医学与医学生物学实验室安全

（第 3 版）

主　编　徐善东

北京大学医学出版社

YIXUE YU YIXUE SHENGWUXUE SHIYANSHI ANQUAN

图书在版编目（CIP）数据

医学与医学生物学实验室安全 / 徐善东主编. —3 版. —北京：北京大学医学出版社，2019. 8（2021. 8 重印）

ISBN 978-7-5659-2020-2

Ⅰ. ①医… Ⅱ. ①徐… Ⅲ. ①医学检验 – 实验室管理
– 安全管理 ②生物学 – 实验室管理 – 安全管理 Ⅳ. ① R446 ② Q-338

中国版本图书馆 CIP 数据核字（2019）第 176909 号

医学与医学生物学实验室安全（第 3 版）

主　　编：徐善东

出版发行：北京大学医学出版社

地　　址：（100191）北京市海淀区学院路 38 号　北京大学医学部院内

电　　话：发行部 010-82802230；图书邮购 010-82802495

网　　址：http：//www.pumpress.com.cn

E-mail：booksale@bjmu.edu.cn

印　　刷：北京瑞达方舟印务有限公司

经　　销：新华书店

责任编辑：董采萱　靳 奕　　责任校对：靳新强　　责任印制：李 啸

开　　本：787 mm×1092 mm　1/16　印张：21.25　字数：536 千字

版　　次：2019 年 8 月第 3 版　2021 年 8 月第 2 次印刷

书　　号：ISBN 978-7-5659-2020-2

定　　价：69.00 元

本书由
北京大学医学出版基金
资助出版

编委会名单

编委会主任　吕兆丰

编委会副主任　徐善东

编委会委员　（按姓氏笔画排序）

丁库克	王旻	王茂武	王春霖	王洪军	宁钧宇
刘刚	刘宏	刘永年	孙品阳	苏国清	李军
李蕾	李正直	李劲松	李建民	吴兵	邱灼雄
沈如群	张义	张华	张彪	张洪清	陈莉月
陈毓梅	范洪	范宪周	罗成旺	孟宪敏	贾延江
高国全	高贵凡	郭松斌	黄元华	崔泽实	董君枫
谢利德	翟晖	魏强			

编委会秘书　吴娟

编者名单

主　编　徐善东

副主编　李劲松　董君枫　孙品阳

编　者（按姓氏笔画排序）

丁库克　王　磊　王春霖　卢　静　台红祥　刘　娜

刘永年　李　晶　李劲松　张　玮　张英涛　张洪清

陈一星　陈莉月　季　静　周　萌　赵　丽　赵海龙

贺慧颖　袁　园　高　艳　郭敏杰　崔　燕　董君枫

霍　莹　魏　强

前　言

　　《医学与医学生物学实验室安全》一书是中国医学装备协会医学实验装备与技术分会共同努力的成果，是顺应国家健康战略实施而出现的医学相关领域实验室安全管理的学术性著作。

　　国家实行健康战略推进了健康事业、健康产业和健康社会的发展，医药卫生与健康事业必然会在很大程度上得以提升，医学与医学生物学在其中必然承担着重要的责任。其中，医学与医学生物学实验是不可或缺的，无论是学科的人才培养，还是学科的科技研究，都离不开实验室的工作。转化医学的学科链，即生命科学、生物医学基础、临床医学基础和临床医学应用，在发挥医学成果转化的功能作用之时，更离不开医学与医学生物学实验室的工作。近年来，实验室安全工作得到了有关部门的很大重视，除了要保证实验室能够平稳发挥作用之外，实验室频发的安全事故也是实验室安全工作得以重视的一个重要原因。

　　医学和医学生物学相关的各类实验室，无论是做科技研究的科研实验室，还是培养人才的教学实验室，抑或是提供医药卫生服务的专业实验室，由于其实验内容、实验药品试剂、实验设备仪器、实验程序以及实验人员等具有的特殊性，在实验室安全方面都需要给予高度重视。《医学与医学生物学实验室安全》一书正是在这样的背景下编辑出版的。

　　本书以医学与医学生物学领域的实验室安全为关注点，从实验室建设、使用、维护、保障和管理等维度，对实验室的安全问题进行了比较详细的论述，试图从实验室安全的一般规律，到医学与医学生物学实验室安全的特殊规律，进行可能的理论性阐述和应用性指导，希望对医学与医学生物学实验室安全能够有比较深层次的认识，从而形成医学与医学生物学实验室安全方面更自觉的行动。因此，本书的目的不仅仅是在医学与医学生物学实验室安全方面实现认识上的提示和行为上的规范，更深层的目的是探索医学与医学生物学实验室安全管理学术建设的可能，为这一特殊领域的实验室安全管理奠定学科基础。

　　《医学与医学生物学实验室安全》是本书第三次修订出版时所使用的书名。该书的编写经历了一个不断认识、不断完善的过程。在中国医学装备协会医学实验装备与技术分会成立之后不久，分会就对医学相关实验室安全问题给予了特殊关注，以李桂芬、范宪周、孙家霖等为首的一批老专家们，提出了应该编写一本书来指导医学相关实验室安全管理工作。于是，分会于 2007 年 5 月专门立项深入研究医学相关实验室安全问题，在此基础上启动了认真细致的编写工作；2010 年 10 月，作为成果的《医学与生物学实验室安全技术指南》出版了。该书的出版填补了我国在医学类实验室安全技术管理方面的空白，同时也顺应了国家卫生和教育行政主管部门对实验室安全高度重视的要求。在防范事故、加强人员培训，该书成为很好的教材，受到了领域内广泛的欢迎，在短短的一年多时间内就销售一空。基于本书第 1 版编写过程的经历和对医学相关实验室安全的进一步认识，分会专家决定在原书作为技术指南的基础上，加入技术管理的理念，在 2012 年 7 月决定对本书进行再版修订，于 2013 年 7 月完成修订并出版。第 2 版书的名称改为《医学与生物学实验室安全技术管理》，把医学实验室安全的技术行为约束，上升到了技术理念和行为管理的层面。同样，第 2 版书也受到了领域内的高度重视，该书修版后在几年内共 4 次印刷发行。2014 年分会专家对该书的使用情况进行了认真讨论，认为需要进一步完善内容和结构，于是在 2015 年启动了第 3 版的修订工作。第 3 次修订出版的原则是，要使本书成为以医学与医学生物学实验室安全管理为关注点的学术性著作，为本领域的学科建设奠定基础。经过在主编团队领导下的全体编写专家的不懈努力，这本书终于以《医学与医学生物学实验室安全》之名呈现在读者面前，相信本书也会受到领域内的欢迎，并发挥出更加重要的医学相关实验室安全管控的影响力。

虽然本书的编写专家们尽了最大的努力，但一个领域内学术性的建设并不会一蹴而就。在本书与读者见面后，特别希望领域内同行在阅读与实践的基础上，对于本书的内容和结构提出宝贵意见。我相信，在读者和作者的共同努力下，《医学与医学生物学实验室安全》会不断完善，为医学相关实验室安全做出更大的贡献。

吕兆丰

2019 年 7 月

目　录

第一部分　实验室与实验室安全总论

第二部分　医学与医学生物学实验室安全

第三部分　医学与医学生物学特殊实验室安全

第一部分 实验室与实验室安全总论

第一章 概　述

实验室是人类为认识自然和改造自然，利用自然界中与人类生产生活相关的物理、化学、生物等各种因素，运用实验技术，按照科学规律进行实验活动的场所和机构。实验室在开展学术探索、发展前沿科学、培养高素质人才、完成前瞻性基础研究及实现引领性原创成果等方面起着非常重要的作用，是国家科技创新体系的重要组成部分。但是由于实验室自身特点，它又存在一定程度的不安全因素，可能会引发实验室安全事故，进而对实验者本人、周围人群和环境产生一定伤害，甚至危及生命。故加强实验室安全管理，创新安全思想、理念、模式，不断研究和提出先进、有效的安全措施和方法技术，预防和消除危险事故发生，是实验室管理者和工作人员必须面对和承担的一项重要职责。实验室工作者要始终保持对实验室安全工作的敬畏感，始终保持如履薄冰、如临深渊的危机感，始终树立"实验室安全工作永远只有进行时，没有完成时"的理念，做到未雨绸缪，防微杜渐。

第一节　实验室概述

一、实验室的定义

实验，在《辞海》（第6版）中释义为：亦称"试验"，根据一定目的，运用必要的手段，在人为控制的条件下，观察研究事物的实践活动。科学实验是近代自然科学产生和发展的重要基础之一，是获取经验事实和检验科学假说、理论真理性的重要途径。

实验室是根据不同的实验性质、任务和要求，设置相应的实验装置以及其他专用设施，由教学、科研人员在实验技术人员合作下，有控制地进行教学、科研、生产、技术开发等实验的场所和机构[1]。这个定义从实验室目标要求、实验室运行条件和实验室内在功能方面较全面地概括了实验室的特征。实验室是实验室系统组织结构的基本单位[1]。随着实验室功能的丰富和完善，实验室已逐渐发展成为进行教学、科学研究和出具公正检测结果的更为复杂的组织机构。

二、实验室的产生及演变

古代，中国、希腊、埃及的科学家们就开展了大量科学实验。他们当时进行实验的场所可以被广义地认为是实验室雏形，他们所使用的工具和物品被称为实验仪器或技术装备，实验条件和场所十分简陋。13世纪，英国牛津大学著名学者罗杰·培根（Roger Bacon）第一次将科学实验提到了重要的位置。真正的实验科学开拓者是伽利略（Galileo，1564—1642年），他不但将实验作为科学研究的一种重要手段，还提供了重要的实验方法。随着科学研究不断发展，实验室的建立者逐步由个别研究者发展为科学团体组织。1666年，法国建立了官方科学机构——巴黎科学院；19世纪初期，格拉斯哥大学化学系教授托马斯·汤姆森

（Thomas Thomson）建立了第一个供教学实验用的化学实验室；随后，各国著名大学相继成立了实验室。近 200 年来，随着发展，世界各地逐渐出现了涉及更多学科和功能的实验室。总之，实验室是伴随着科学技术和社会发展而发展的，人们对实验室的认识也是一个逐渐提高的过程。

三、实验室的确认

1．实验室确认的定义

实验室的确认是审查、核实一个实验活动场所 / 机构组织是否符合实验室基本定义的行为。若该实验活动场所 / 机构组织满足实验室确认的基本原则，则该场所 / 机构组织可被称作实验室。

2．实验室确认的基本原则

确认该场所或建筑物及其公共设施和环境是否符合开展正常实验活动的需要，其所具备的条件是否满足实验室的要求，应遵循如下基本原则：

（1）有满足实验技术工作要求的房舍、设施和场所等环境。

（2）有健全的组织机构，配备管理和从事实验室活动所需的专业人员。

（3）有足够数量且配套的实验仪器和实验设备。

（4）有科学的工作规范和完善的实验室管理制度。

（5）有稳定的学科发展方向和实验教学、科学研究或检测服务、技术开发等明确的实验任务。

（6）有必需的实验室项目经费。

（7）有一定的经济效益和社会效益。

四、实验室的分类

实验室的数量成千上万，不同种类的实验室有不同的要求和功能，其任务内容和范围也不同。实验室的分类原则有很多种，各有其相应的侧重点和独特性，通常使用的有如下几种：

1．按学科系统原则划分

根据学科系统原则划分，可将实验室分为理科、工科、农科、医科和人文学科等类实验室，例如化学实验室、物理学实验室、生物学实验室等。除传统的理科、工科、农科、医科类实验室，随着社会科学的逐渐发展，越来越多的文科院校（如文、史、政、经、法等）逐步建立了实验室（如心理学实验室、考古学实验室等），它们充分利用现代科学技术开展教学和研究，并将其成果建立在可靠的科学实验基础之上。

2．按工作任务原则划分 [1]

（1）教学实验室：教学实验室专门从事现代人才的培养，是高校学生进行实验课程的主要场所。教学实验室具有一定的教学实验任务和专门化实验教学资源，是一类通过提供相应专业的实验环境和学习资源，授人知识和技能，培养学生动手能力和分析问题、解决问题能力的实验场所。单纯的教学实验室一般设置在高等院校、职业培养类院校及部分中等学校里，如高等学校本科学生实验教学中心以及初高中物理、化学实验室等。

（2）科研实验室：科研实验室是专门从事科学研究的实验室，大多承担国家级、省部级等课题科学研究，为进入实验室的科研项目和研究开发人员提供仪器设备、技术资源、智力资源等支持。按照研究者的设计和思路，完成各种科学技术创新开发等实验活动，是产出科研成果的重要场所，也是推动科学发展的重要基地。单纯的科研实验室一般设置在高校和科研院所中，如高校或研究机构中的国家重点实验室。

（3）测试服务和生产开发类实验室：此类实验室承担的主要任务是为社会提供科学研究以及相关检验检测类服务，或承担产品生产开发与研究任务。虽然此类实验室具有多种功能，但更偏向于应用，主要是将科技成果转化为生产力，具备社会服务功能，如高校中的部分应用型实验室、医院的临床实验室、医药企业中的相关实验室等。

3．按工作性质原则划分

（1）检测实验室：从事检测工作的实验室，其检测是指按照规定程序，由确定给定产品的一种或多种特征、进行处理或提供服务所组成的技术操作。这类实验室包括基因检测实验室、血液检测实验室、病理检测实验室等。

（2）校准实验室：从事校准工作的实验室，其校准是指在规定条件下，依据相关技术文件，为确定测量仪器或测量系统所指示的量值，或实物量具或参考物质所代表的量值，与对应的由标准所复现的量值之间关系的一组操作[2]。这类实验室如计量理化实验室中的校准实验室等。

此外，还可按照归属原则划分，如从属于大学或由大学代管的实验室，属于国家机构、国际组织机构的实验室，属于工业企业部门的实验室等。还可以按照特性原则划分，如：干性实验室与湿性实验室，主实验室与辅助实验室，常规实验室与特殊实验室。

第二节　实验室认可与检验检测机构资质认定

根据《中华人民共和国计量法》《中华人民共和国认证认可条例》《检验检测机构资质认定管理办法》等法律法规的规定，实验室认可和检验检测机构资质认定都是对实验室技术条件及专业能力的评价许可。

一、实验室认可

实验室认可是由主任评审员（主要负责质量管理体系的审核）和技术评审员（主要负责对技术能力的评审）对实验室内所有影响其出具检测／校准数据的准确性和可靠性的因素（包括质量管理体系方面的要素或过程以及技术能力方面的要素）进行的全面评审。随着全球经济一体化的推进，各类实验室都将使用国际标准规范质量管理，按照统一标准进行能力认可。通过实验室认可，可以提高实验室自身的管理水平、技术能力和员工素质，确保出具数据的准确性和可靠性，获得政府部门、社会各界的信任，使实验室成果得到更广泛的承认和信任。

中国合格评定国家认可委员会（China National Accreditation Service for Conformity Assessment，CNAS）是根据《中华人民共和国认证认可条例》的规定，由中国国家认证认可监督管理委员会（Certification and Accreditation Administration of the People's Republic of China，CNCA）批准设立并授权的国家认可机构，统一负责对认证机构、实验室和检验机构等相关机构的认可工作。CNAS的认可活动已经融入国际认可互认体系，目前是国际认可论坛（International Accreditation Forum，IAF）、国际实验室认可合作组织（International Laboratory Accreditation Cooperation，ILAC）、亚太实验室认可合作组织（Asia Pacific Laboratory Accreditation Cooperation，APLAC）和太平洋认可合作组织（Pacific Accreditation

Cooperation，PAC）的正式成员。他们通过国与国之间实验室认可机构签订的相互承认协议（双边或多边互认）达到对所认可实验室出具的证书或报告的相互承认，以减少重复检验，消除贸易技术壁垒，促进国际贸易。

二、实验室认可的标准

1. 标准

（1）标准：标准是衡量事物的准则，是对重复性事物和概念所做的统一规定，是国际、国内或行业、企业内共同遵守的准则和依据。标准的编制是以科学管理和质量控制为需要，以科学、技术和实践经验的综合成果为基础，经有关方面的专家协商一致后制定，由主管机关批准并以特定形式发布后生效。

（2）标准的分类

1）按性质分为技术标准、工作标准和管理标准三种。

2）按制定和执行权限分为国家标准、行业标准、地方标准和企业标准四种。

3）按法律效力分为强制性标准和推荐性标准两种。

（3）标准的符号含义

1）由国际标准化组织制定的国际标准用大写英文缩写 ISO 标识。

2）我国制定的国家标准用大写汉语拼音字母 GB 标识。

3）行业标准以不同行业名称的大写汉语拼音字母标识，如卫生行业标准以 WS 标识。

4）企业标准以大写汉语拼音字母 Q 标识。

5）推荐性标准符号：ISO 用英文大写字母 R，如 ISO/R；我国用汉语拼音大写字母 T，如 WS/T 118—1999，其中标准符号后的 118 代表标准编号，1999 代表公布年份。

（4）标准化组织

1）国际标准化组织（International Organization for Standardization，ISO）是 1947 年成立的、世界上最大的非政府性标准化组织。

2）中国标准化协会（China Association for Standardization，CAS）成立于 1978 年，是由全国从事标准化工作的组织和个人自愿参与构成、经国家民政主管部门批准成立的全国性法人社会团体。

2. 当前用于实验室认可的标准文件

（1）国际标准

1）ISO/IEC 17025：2017《检测和校准实验室能力的通用要求》及其在特殊领域的应用说明；

2）ISO 15189：2012《医学实验室——质量和能力的要求》；

3）ISO 15190：2003（E）《医学实验室——安全要求》。

（2）国家标准：国家标准化管理委员会根据 ISO/IEC 17025 等同转化形成的 GB/T 27025—2008《检测和校准实验室能力的通用要求》（代替 GB/T 15481—2000）。

（3）CNAS：根据 ISO/IEC 17025 等同转化形成的 CNAS-CL01：2018《检测和校准实验室能力认可准则》。

三、检验检测机构资质认定

检验检测机构是指依法成立，依据相关标准或者技术规范，利用仪器设备、环境设施等技术条件和专业技能，对产品或者法律法规规定的特定对象进行检验检测的专业技术组织。

　　资质认定是国家对检验检测机构进入检验检测行业的一项行政许可制度，依据《中华人民共和国计量法》《中华人民共和国认证认可条例》和《医疗器械监督管理条例》等法律法规设立和实施。国家认证认可监督管理委员会和省级质量技术监督部门（市场监督管理部门）在上述有关法律法规的要求下，按照标准或者技术规范的规定，对检验检测机构的基本条件和技术能力是否符合法定要求实施评价许可。资质认定包括对检验检测机构的计量认证。中国计量认证（China Metrology Accreditation，CMA）是根据《中华人民共和国计量法》和《中华人民共和国计量法实施细则》的规定，由省级以上人民政府计量行政部门对检测机构的计量检定、测试能力和可靠性进行的一种全面的认证及评价，其认证对象是所有对社会出具公正数据的产品质量监督检验机构及其他各类实验室，如各种产品质量监督检验站、环境监测站、疾病预防控制中心等。计量认证是对检测机构的法制性强制考核，是政府权威部门对检测机构进行规定类型检测所给予的正式承认。取得认证的实验室或检验检测机构，才被允许在检测报告上使用 CMA 标志，具备法律效力。

　　当前用于检验检测机构资质认定的规范性文件主要有：

- 国家质量监督检验检疫总局《检验检测机构资质认定管理办法》（总局令第 163 号，2015 年 4 月 14 日公布）。
- 中国国家认证认可监督管理委员会《检验检测机构资质认定评审准则》及释义（2016 年 6 月 2 日公布）。

四、实验室认可与检验检测机构资质认定的对比

　　实验室认可与检验检测机构资质认定都是针对实验室进行的评价许可，但是评价许可的具体内容有所不同，两者的对比说明详见表 1-1。

表1-1　实验室认可与检验检测机构资质认定对比说明

	实验室认可	检验检测机构资质认定
定义	由认可机构对实验室人员的能力和执业资格予以承认的合格评定活动	省级以上主管政府部门依据有关法律法规和标准、技术规范的规定，对检验检测机构的基本条件和技术能力是否符合法定要求实施的评价许可
评审对象	任何愿意获得国家认可的从事校准或检测工作的实验室	依法成立，根据相关标准或技术规范，利用仪器设备、环境设施等技术条件和专业技能，对产品或法律法规规定的特定对象进行检验检测的专业技术组织
评审依据	ISO/IEC 17025、ISO 15189、GB/T 27025—2008、CNAS-CL01 等认可准则及应用指南、应用说明	《检验检测机构资质认定评审准则》《检验检测机构资质认定管理办法》
目的	承认某机构或实验室完成特定任务的能力或资格	对向社会出具具有证明作用的数据、结果的检验检测活动以及检验检测机构实施资质认定和监督管理
性质	权威机构实施的一种能力评估	符合法定要求实施的评价许可
实施主体	权威机构，由政府授权，如 CNAS	政府机构（国家级资质认定由国家市场监督管理总局实施，地方级由省、直辖市、自治区市场监管局实施）
实施客体	自愿申请的待评定实验室	检验检测机构
使用范围	国际通常做法，CNAS 与国际组织签订互认协议	国内通用 CMA

第三节　实验室建设和管理要素

实验室建设以满足实验室工作业务流程的优化及日常管理、人才培养等方面的需求来确定实施方向。实验室管理要素包括实验场所和管理制度的完善，实验用品和实验设备的管理，实验研究人员能力的提高，安全管理措施，信息化管理等。教育部对高校实验室建设和管理主要从以下六个方面进行了要求[3]：

一、建立规章、健全规范

实验室相关规章制度健全，日常管理科学有序；人员岗位职责明确，工作资料完整；安全管理保障政策得力，有良好的科研创新文化氛围，实施效果显著。

二、教学水平及科研贡献

实验室是实行人、财、物相对独立管理的教学、科研机构；仪器设备和实验用房相对集中；激励创新的政策措施得力，具有良好的学术氛围，实施效果显著。

建设方向应围绕主要研究方向和重点任务展开，在本领域具有重要影响；有承担国家和地方重大科研任务的能力；具备培养高层次人才的条件，能够广泛开展国内外学术交流与合作；充分发挥高等学校多学科优势，设立自主研究选题，加强跨学科研究；开展仪器设备的自主研发和更新改造，开展实验技术方法的创新研究。

三、仪器设备开放共享交流及运行管理

具有良好的实验条件和充足的研究场所；经费保障到位；仪器设备、数据库和样本库等科技资源，在满足教学任务、科研任务需求的同时，承担开展科学知识传播、学术交流的功能，建立开放共享机制，面向社会开放运行；大型精密仪器专人专管，共用共享，合理使用资源，提高利用率。

四、队伍建设及人才培养

拥有高水平学术带头人和年龄与知识结构合理、富于创新、团结协作的优秀研究团队；组建稳定、专业、高水平的管理人员队伍。

制定引进和培养优秀青年人才的政策措施，吸引并稳定优秀青年人才承担教学、科研工作。注重人才培养和梯队建设，吸引本科生进入实验室参与科研活动，支持研究生参与课题研究和学术交流，注重研究成果向教学内容及时转化。

五、环境设施建设

实验室基本环境条件包括以下因素：空间设施、通风设施、温度、湿度、噪声、振动、灰尘、海拔、大气压强、雷电等自然因素和微生物菌种、危险化学品、特种设备、有害气体、电磁干扰、冲击振动等安全因素。避开影响实验室建设的环境因素，在保证不对自然环境及实验参与人员产生危害的基础上，发挥实验室最大功能。特殊技术要求及环境保护要求严格遵守国家法律法规及行业标准。

六、实验室安全建设

实验室安全是实验室健康可持续发展的前提和保障。实验室安全建设包括安全管理组织体系建设、安全设施建设、安全文化理念建设等。教育部对高校实验室安全建设的要求详见表1-2。

表1-2　实验室安全建设

序号	建设内容	建设标准	实施形式	评估标准
1	安全管理组织体系	有安全工作领导机构、督查队伍及专（兼）职的安全工作人员，有明确的岗位职责，有队伍建设计划、人才引进计划等	有文件或是档案	执行校级主管部门的评估标准
2	安全检查	有明确的检查流程和项目及检查记录、隐患整改反馈	分为定期检查和专项检查两类	执行校级主管部门的评估标准
3	安全准入制度	安全准入制度已建立并良性运行	实验参与人员通过考核方准进入实验室	执行校级主管部门的评估标准
4	安全应急	组建安全应急队伍，有应急预案，组织应急演练和培训，并良性运行	安全应急队伍由校级领导牵头组建，保证应急演练和培训人员数量和质量，有培训计划及培训记录	执行校级主管部门的评估标准
5	安全宣传教育	形式多样、有效的安全宣传手段，宣传方式能覆盖实验参与人群，宣传内容覆盖实验室全部工作	宣传内容适用实验室现实情况，紧贴时代发展，采用易于接受和学习的方式	执行校级主管部门的评估标准
6	经费投入	每年有固定经费投入，保证"三废"合理处置，保证安全设施及防护用品更新、补充等	根据实验室实际情况配套资金，并保证资金使用方向	执行校级主管部门的评估标准
7	信息安全	实验数据、实验技术、实验成果等内容均受知识产权保护，在进行复制、录影（像）、传输、保存、发表时做好保护、保密工作	根据实验室实际情况严格执行保护、保密工作	执行校级主管部门的评估标准

第四节　实验室安全

一、实验室安全的定义

国家标准《职业健康安全管理体系要求》（GB/T 28001—2011）对"安全"的定义是："免除了不可接受的损害风险的状态。"安全表示一种存在状态，即"免于危险"或"没有危险"的状态。

实验室安全是指在实验过程中，主观安全意识强烈，并采用了有效的方法和技巧，使得实验室不发生安全事故，对实验室工作者和周围人群不产生伤害，没有造成人身、财产威胁，对环境没有造成污染。

实验室安全的主要内容包括：实验室人员安全，实验室环境安全，实验室仪器设备安全，实验过程操作安全，实验用药品试剂材料安全及实验室信息安全。医学与医学生物学实验室中尤其要注重维护人体解剖学遗体捐献者信息、卫生统计学和遗传学信息（包括人类族群特殊信息）等医学伦理相关信息的安全。

二、实验室安全的意义

高校实验室具有学科多样，数量多而分散，人员多而流动性强，以及涵盖设备多样、体量大、危险源众多、管理薄弱等特点，实验不但具有探索性、创新性，还具有一定的风险性，因此，在国内外实验室中常有安全事故发生。随着我国高等院校教学、科研活动的飞速发展，实验室也逐渐暴露出自身存在的一些问题，各种安全事故屡见不鲜。如 2010 年黑龙江某高校学生在实验室进行"羊活体解剖学实验"时，28 名师生被感染乙类传染病布鲁氏菌病；2011 年山东某高校化学实验室夜间起火，将实验室内大量仪器烧毁；2011 年美国某大学女生在实验室机械间操作车床时，因头发被车床绞缠导致颈部受压迫，最终窒息死亡；2013 年上海某高校博士生林某私自使用实验室内剧毒化学品 N- 二甲基硝胺，致使舍友黄某中毒死亡；2015 年江苏某高校化工学院实验室在实验过程中发生储气钢瓶爆炸，致使 5 人受伤、1 人死亡；2018 年北京某高校在进行垃圾渗滤液污水处理科研实验时因实验操作不当造成镁粉、活性炭等燃爆，过火面积 60 m²，3 名参与实验的研究生死亡等。近十年来，全国高校共发生各类实验室安全事故 14 543 起，死亡 29 人，提示高校实验室安全仍存在诸多问题，任重而道远[4]。

高校实验室安全工作既是实验室建设和管理的重要组成部分，又是开展其他工作的前提条件，与广大师生员工的身心健康息息相关[5]。实验室中存在的危险源、不安全行为、不安全环境等各种不安全因素都使得加强实验室安全建设具有重要意义。故在高校实验室安全工作中应注意以下几个方面：

- 实验室安全必须符合"以人为本"的发展理念。这是保障高等学校、科研院所等实验室相关人员人身安全的基本要求。
- 通过加强高校实验室安全工作，不断提高师生安全意识，增强师生安全防护能力，提升校园安全和人才培养整体水平。
- 实验室的安全建设与管理不但要符合国家相关法律法规的要求，也要满足维护国家和人民利益的需要，这也是创建"平安校园"、构建"和谐社会"的重要组成部分。
- 与时俱进，不断加强实验室安全工作。高校实验室的种类和数量逐年增加，实验室规模不断扩大，功能不断拓展，实验室内的教学科研活动日趋频繁，实验室内各种潜在的不安全因素变异性大，危害种类繁多，如危险化学品、实验动物、用电事故、病原微生物感染疾病、放射性污染、特种设备如高压容器爆炸事故等，实验过程中对安全问题重视不足也会造成重大事故发生，因此，加强实验室安全工作尤为重要[6]。
- 注重安全知识培训，不断提高安全意识和警惕意识。随着实验室的建设发展，由于缺乏安全意识、警惕性不高或没有安全知识，近年来实验室安全事故时有发生，造成的危害主要有：①人身伤害，包括肢体伤害、精神伤害，甚至丧失生命；②财物损失，包括实验室仪器设备、设施的损坏；③实验内容和结果的损失；④污染环境，甚至还会破坏生态环境。这些不同程度的伤害会使个人、高校、社会和国家蒙受巨大资源和财产损失，目前实验室安全问题已引起高校和社会高度关注。

● 注重实验室安全文化传承作用的发挥。实验室安全工作的价值不仅在于保证实验室顺利运转，确保师生人身安全，还能帮助学生树立"以人为本、安全第一"的安全价值观念，承担着安全文化传承的职责[5]。

实验室从最初的简单模仿操作发展成为具有创新能力及引领社会进步的重要机构，在这个动态过程中安全与危险共存并相互制约。安全与创新也不是一对矛盾体，相反，当预防能力制约了危险因素，安全就会保障和促进创新能力。安全管理理论体系是不断发展、不断变化的，唯有不间断地摸索，才能使安全管理上升到新高度。

（王春霖　张　玮）

参考文献

[1] 胡征. 现代实验室建设与管理指南 [M]. 天津：天津科技翻译出版有限公司，2014.

[2] 检测和校准实验室能力的通用要求：GB/T 15481—2000 [S]. 北京：国家质量技术监督局，2001. http：//zb.guaihou.com/stdpool/GBT%2015481-2000%20%E6%A3%80%E6%B5%8B%E5%92%8C%E6%A0%A1%E5%87%86%E5%AE%9E%E9%AA%8C%E5%AE%A4%E8%83%BD%E5%8A%9B%E7%9A%84%E9%80%9A%E7%94%A8%E8%A6%81%E6%B1%82.pdf.

[3] 中华人民共和国教育委员会. 高等学校基础课教学实验室评估办法和标准表 [2]. (1995-07-06). http：//etc.sdufe.edu.cn/info/1031/1112.htm.

[4] 李凤木. 高校实验室安全管理浅析 [J]. 实验室研究与探索，2010 (7)：342-344.

[5] 武晓峰，闻星火. 高校实验室安全工作的分析与思考 [J]. 实验室研究与探索，2012，31 (8)：81-84.

[6] 温光浩，周勤，程蕾. 强化实验室安全管理，提升实验室管理水平 [J]. 实验技术与管理，2009，26 (4)：153-157.

第二章　实验室安全管理

管理，在《辞海》（第6版）中释意为：管理学中指社会组织为实现预期目标进行的以人为中心的协调活动。为应对人类各种疾病，各国都投入了大量人力、物力建设包括医学实验室在内的各种实验室，以满足临床检验、疾病控制、研究和教学之需。在从事与人体和疾病相关研究的实验室中存在多种危险因素：首先，生物因子是医学实验室的主要研究对象，可能导致严重危害，一般称为生物威胁（bio-threat）或生物危害（bio-hazard）；其次，生物学实验中采用的研究方法和技术手段较为多样，在实验室中存在涉及化学、物理和辐射等多个领域的多种设备、试剂和因子，储存、使用、销毁过程均存在风险；再有，医学实验室中水、电和气（采暖和灭菌）带来了消防方面的隐患；最后，自然灾害如暴风雨、严寒甚至地震也可能破坏实验室设施正常运行，给医学实验室人员和周边环境带来伤害和影响。因此，在开展实验活动时，实验室的安全管理是首要的，必须避免各种因素造成相关人员伤害、环境污染和公众危害，以促进实验室长远发展。

第一节　实验室安全管理的原则

实验室安全管理的具体内容涉及：组织体系建设、规章制度制定、安全相关要素管理、智能化管理、实验室安全评价、实验室安全研究方法等方面。那么，在实验室安全管理的过程中应遵从以下六个原则[1]：

- 安全首位：安全运行是实验室开展正常工作的基本要求，所有不利于安全的因素都应被去除、减少和降低，实验室的设计、使用、能耗、便利程度、人性化服务都必须以安全为前提。
- 科学合理：实验室为实验操作提供了合适的场所和隔离有害因子的有效屏障，保护操作人员、样本和实验室所在的环境。对于实验室安全管理，应该基于科学数据和既往经验，结合实验室的实际情况，提出合理、切实可行的要求，达到促进实验室正常运转的目的。
- 预防为主：实验室安全管理应以防范为主，实验室应该对不能去除但存在安全隐患的因素进行定期检测和监测，发现问题及时采取防控措施。
- 方便使用：实验室安全管理不应阻碍日常工作，最好的结果是在科学合理的管理机制下，管理人员和技术人员工作井然有序，实验室高效运行。
- 远离危害：实验室尤其是医学实验室是开展与人和疾病有关研究的场所，实验必须在相应防护级别的实验室内进行；开展实验尤其是与实验动物有关的实验，应尽可能遵循减少、降低和替代的原则；使用实验室后要及时净化处理，避免或减少人员与有害因子接触。
- 以人为本：建设实验室是为了研究和解决与人和疾病有关的问题，开展实验过程中应该避免对工作人员的伤害，以人的安全为第一要素。

第二节 实验室安全管理体系

在实际管理中，除了实验室设立单位（以下简称单位）的主管部门，在单位内部还需要有相应的组织体系贯彻落实相关法律法规和管理要求，并制定适合本单位的更具体的细则要求。组织体系复杂程度通常依据单位具体情况而定，一般包括管理部门和相应的人员，由领导层、委员会、监督检查队伍和实验室安全工作人员共同构成，在统一标准下有所侧重地相互协作，保障实验室在日常、紧急、突发状况等各种情形下正常运转。

在实验室安全管理中，政府部门、单位、单位负责人和主管部门、实验室管理人员和工作人员、各委员会均应承担相应的责任[2]。根据实验室安全管理相关法律法规和行业标准等要求，其主要责任有以下几点。

1．政府、社会主管部门及其责任

对于实验室，如医学实验室，政府和社会主管部门主要是指单位所在国家和地区的卫生、教育等领域的主管部门，上述部门通过组织制定实验室安全管理的法律法规、标准和指导意见等文件对各单位提出要求，并对各单位的安全管理工作进行监督检查，以保证和促进管理文件的贯彻实施。

2．实验室所属单位及其责任

实验室所属单位应有明确的法律地位和从事相关实验活动的资格。单位法人应承担第一安全责任人的职责。单位应设立安全委员会，委员会成员应该包括实验室安全管理所有相关部门的负责人和各实验室负责人，委员会负责咨询、指导、评估、监督本单位所有实验室安全相关的事宜。

3．主管部门及其责任

单位应指定专门的部门负责本单位实验室的安全管理工作。管理部门应负责安全管理体系的设计、实施、维持和改进；规定所有人员的职责、权力和相互关系；建立机制以避免管理层和实验室人员受任何不利于其工作质量的压力或影响（如财务、人事或其他方面），或卷入任何可能降低其公正性、判断力和能力的活动；指定负责技术运作的技术管理层，并提供可以确保满足实验室规定的安全和技术要求的资源；在每个实验室中指定一名安全负责人，赋予其监督所有活动的职责和权力，包括制定、维持、监督实验室安全计划的责任，阻止不安全行为或实验活动的权力，直接向决定实验室政策和资源的管理层报告的权力和义务。

单位的安全管理部门应对所有员工、来访者、合作者、社区和环境的安全负责，制定明确的准入政策并主动告知所有员工、来访者、合作者可能面临的风险；尊重员工的个人权利和隐私；为实验室工作人员提供持续培训及继续教育的机会，保证工作人员可以胜任所分配的工作；为工作人员提供必要的免疫计划、定期的健康检查和医疗保障；保证实验室设施、设备、个体防护装备、材料等符合国家有关的安全要求并定期检查、维护、更新以确保不降低其设计性能；为员工提供符合要求的个人防护装备、实验物品和器材；并保证员工不疲劳工作，不从事风险不可控的或法律法规禁止的工作。

4．实验室管理人员及其责任

实验室负责人和实验室的安全管理人员是保证实验室安全的具体执行者，应为实验室所有人员提供履行其职责所需的适当权力和资源；指导所有人员学习与其相关的安全管理体系文件及其实施要求，并评估其理解和运用的能力；保证政策、实验计划、操作程序和指导书等应用文件传达至所有相关人员。项目负责人负责制定并向实验室管理层提交活动计划、风险评估报告、安全及应急措施、项目组人员培训及健康监督计划、安全保障及资源要求。

5．实验室使用人员及其责任

在实验室中工作的个人，应该充分认识和理解所从事工作的风险，自觉遵守实验室的管理规定和要求，按规定正确使用设施设备和个体防护装备，有责任和义务避免因个人原因造成的安全事件或事故，在身体状态许可的情况下接受实验室的免疫计划和其他的健康管理规定，主动报告可能不适于从事特定任务的个人状态，不因人事、经济等任何压力而违反管理规定，并主动识别和报告任何危险和不符合规定的工作。

上述与实验室管理相关的各部门和人员共同组成了实验室安全管理体系，详见图2-1。

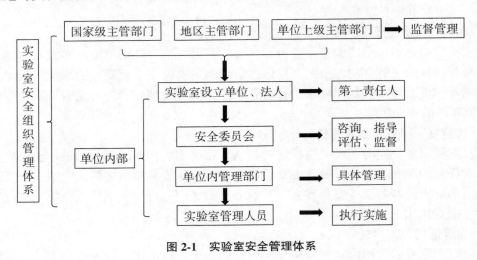

图2-1　实验室安全管理体系

第三节　实验室安全管理规章制度

实验室安全管理，离不开具备良好执行力的管理组织和科学严格的管理制度。建立有效、合理、科学、规范的安全管理制度，是管理组织的重要工作。健全的制度保证实验室安全管理有法可依、有章可循，能有效加强安全管理，提高工作效率，是衡量安全管理质量的重要标准。

一、管理制度的概念

管理制度是对一定的管理机制、管理原则、管理方法以及管理机构设置的规范。它是实施一切管理行为的依据。合理的管理制度可以简化管理过程，提高管理效率。它具有如下特点[1]：

- 权威性：管理制度由权威管理部门制定，在其适用范围内具有强制约束力，一旦形成，不得随意修改和违反。
- 排他性：一旦形成制度，与之相抵触的其他做法均不能实行。
- 特定范围内的普遍适用性：各种管理制度都有特定的适用范围，在这个范围内，所有同类事项均需按此制度办理。

- 相对稳定性：管理制度一旦制定，在一段时间内不轻易变更，具有相对稳定性。但这种稳定性是相对的，当现行制度不符合变化了的实际情况时，就需要及时修订。

二、管理制度的制定原则

1．合法合规

实验室，尤其是医学实验室，主要围绕生物因子开展与人和疾病相关的实验，因此实验室的安全管理首先要符合国家法律法规，如应符合《病原微生物实验室生物安全管理条例》的要求，在此基础上还需要满足实验涉及的化学、物理、辐射等因子相关的法律法规、国家标准、地方标准和指南性文件的要求，如《实验室生物安全通用要求》（GB19389—2008）、《危险废物和医疗废物处置规范》（北京市地方标准）、《危险化学品目录（2015 版）》等。实验室安全管理的规章制度要及时依据国家法律法规和标准的修订予以更新，同时还可以参考其他国家的管理要求，具备一定前瞻性。

2．切实可用

每个实验室使用的实验材料、开展的实验活动都有其独特之处，对于不同的危害因子、不同的设施设备和环境、不同的工作人员，在制定管理制度时都要充分考虑上述因素，根据本单位的情况制定切实可行的管理制度。脱离实际情况、直接套用其他单位的实验室制度，可执行性可能欠佳。

3．全面覆盖

管理制度应该覆盖所有对象，尤其是危害因子，并充分考虑本单位所有实验室实际情况，在落实国家和地方制度时予以扩充和细化，保证所有实验室安全管理都有据可循。

4．方便使用

建立实验室安全管理制度是为促进管理的权威性和统一性，也要便于查阅和使用。因此，管理文件的形式应该有相对统一的格式，尤其要方便使用和记录，便于不同管理人员执行。

5．持续完善

实验室安全管理制度应由熟悉本单位实验室活动及国家和地方管理要求的人员来制定，这样既能保证文件的实用性，也能保证工作人员精准理解制度要求。任何制度都会在执行过程中暴露不足，且国家和地方的规章制度在新形势下也会更新，故实验室安全管理制度要及时修订才能渐趋完善。

三、管理制度的主要内容

在实验室安全管理中，除了国家法律法规，单位内部需要细化制度来保障管理要求得以执行，应该包括但不限于以下制度。

1．评估制度

风险管理是许多实验室采取的管理模式，是指导和控制与风险相关问题的协调活动，是动态、循环并持续改进的。实验室进行风险评估的管理过程是对实验室所有人和物潜在风险的估计和衡量，也是控制实验室安全事故的基础性工作。

风险评估制度中一般要求单位事先对所有拟开展的实验活动涉及的风险进行评估，包括理化、辐射、电气和自然灾害的风险。此外，对实验室设施（围护结构、通风空调系统、供水与供气系统、污水处理与消毒灭菌系统、电力供应系统、照明系统、自控监视与报警系统、实验室通信系统等)、实验室设备(生物安全柜、高温高压设备、消毒装置、个体防护装备等)、实验室工作人员(操作技术和健康等方面的状况)都要建立相应的评估体系。风险评估应由具有经验的专业人员进行,应指定负责人,由其制定并执行风险评估策略,并向实验室管理部门提交风险评估报告。

2．安全计划审核制度

实验室主管部门、负责人和管理人员应对安全计划进行审核、更新,以使之不断完善。审核内容包括:实验操作规程、培训和监督检查计划、危险材料的管理、应急设备和装置的状态、健康监护、记录等。

3．安全检查制度

实验室主管部门、负责人和管理人员负有监督检查的职责,应定期执行安全检查制度。检查内容包括:实验室设施设备和人员的状态,生物、理化和辐射因子的保存状态,应急装备、报警装置和急救装置的状态,危险废物和化学品的管理及处置等。

4．报告制度

实验室应建立报告制度。所有的实验室事件、伤害、事故、疾病以及潜在风险都应当向实验室管理人员、负责人或单位主管部门报告,可以是口头报告或书面报告形式,且应对不报告的现象予以惩罚。

5．标识制度

在实验室里应该采用规范清晰的标识 [可参照相关标准,如《病原微生物实验室生物安全标识》(WS 589—2018)],对实验室设施设备、入口和出口、易燃易爆化学品、辐射因子、生物危险材料等进行标识。实验室管理人员还应根据实情及时更新标识。

6．记录制度

对实验活动以及实验室中发生的涉及安全的事件都应及时进行记录,例如:实验开展前的风险评估、安全审核和事件趋势分析等;实验过程中的实验步骤、实验所用设备状态、实验结果等;实验结束后的净化消毒、危险废物处置等;以及为开展实验进行的所有准备,如人员的培训、试剂耗材的置备、设施设备的状态等。

7．准入制度

所有实验室均应执行准入制度。所有人员(实验室工作人员、管理人员、聘用人员、学生、进修生、协作人员、访问学者和参观 / 访问人员以及其他因工作需要进入实验室的人员)应根据进入区域的不同,分别获得有关部门或实验室主任的批准或由实验室内部人员带领方可进入实验室。进入实验室的人员须身体状况良好,从事实验操作的人员应参加并通过实验室安全知识培训和专业技能培训,并自愿从事拟开展的实验活动。

8．人员培训制度

所有实验室相关人员在进入实验室开展实验前均应接受相应的培训,培训要有计划和持续性,并且要有记录、考核和追踪,确保培训有效。

9．安全效益评价制度

安全效益具有间接性、滞后性、长效性和潜在性等特性。安全效益不是在安全措施运行之时就能体现出来,而是在事故发生之时才会表现价值和作用。因此,在实验室中,安全措施不能等到事故发生时才实施,应防患于未然。安全措施的作用和效果往往是长效的,能促使实验室安全运行氛围的形成,使所有实验室相关人员受益。

10. 安全年报制度

实验室应建立安全年报制度，对安全成效进行宣传，以合适的方式向所有利益相关方公布实验室的运行状态。所有安全相关的信息均应予以公开，如管理机制、管理计划、计划执行、奖惩、人员培训、应急处置等情况。

11. 奖励与惩罚制度

实验室所在单位应建立奖励和惩罚制度，管理部门应根据实验室的安全管理状态采取合适的奖励和惩罚措施。安全是实验室运行的基础和前提，许多法律法规都对违反规定的行为提出了惩罚措施。鉴于实验室的安全运行给所有利益相关方都带来了巨大的隐形效益，管理部门应建立并积极执行奖励制度，进一步促进设施设备、人员、危险因子的良好管理。

第四节　安全相关要素的管理

做好实验室安全管理工作，应在全面了解管理对象的基础上，相关机构、部门和人员承担相应的管理职责，在实施过程中由监督部门予以客观有效的评价，不断促进和优化实验室的安全管理。医学实验室的安全管理涉及生物、化学、物理、辐射等多个领域，从管理对象上来说涉及硬件（设施、设备、装备和材料）和软件（人员、信息和操作），其特点各异。对实验室安全相关要素的管理具体来说包括以下几个方面。

一、设施、设备和个人防护装备

为达到隔离人与操作对象、人与环境、操作对象与环境，保护人、样本和环境的目的，实验室设有两级屏障。一级屏障是建筑设施，包括医学实验室在内的设施与所有建筑一样，都要有通风空调系统、动力与照明系统、给排水与供气系统、人流物流进出系统、通信系统、自控与报警系统等。在建设和安全管理中，尤其是生物安全方面的具体要求可以参照《实验室生物安全通用要求》（GB 19489—2008）、《生物安全实验室建筑技术规范》（GB 50346—2011）、《病原微生物实验室生物安全通用准则》（WS 233—2017）等标准。

二级屏障主要是设备和个人防护装备。设备（生物安全柜、负压排风柜、动物饲养隔离器、换笼机、压力蒸汽灭菌器、气体消毒设备等）和个人防护装备（头面部、呼吸道、手部、躯体、足部等防护装备）的选择、配置、使用和维护需要专业指导，它们是保障实验操作人员安全的最后屏障，选择合适的设备和装备、以恰当的方式使用并予以维护，才能获得预期的效果。有的实验室还需根据需要配备其他必要的特殊设备和装备，比如在高等级生物安全实验室中需配备生命保障系统，在大动物实验室中配备动物残体处理系统，在化学实验室中需要配备排风柜，在辐射实验室中需要配备防辐射装备。目前部分设备和装备有检测维护标准，如生物安全柜，但目前大多设备和装备还没有相关标准，因此设施、设备和装备的安全管理需要管理人员和使用人员共同配合，以个体为基础实行有针对性的安全管理。

二、材料

医学实验室中的材料有各种生物因子、化学品、辐射因子和实验动物等，各种材料由于其自身性质、导致危害的途径、引起的后果不同，在选择、采购、运输、验收、保存、使用和废物处置时都需要遵循与其特性相适应的要求和程序。

三、人员

参与实验室运行的主要有管理人员、技术人员和设施设备维护人员。对人员的安全管理包括培训、考核、健康监测以及能力评价等。所有人员均需参加培训，对不同类型人员应设立覆盖面、内容难易程度有一定差别的安全教育课程，并根据不同专业，明确培训内容和考试要求，可采用课堂讲授、网络自主学习、实际操作、演练的方式进行安全教育和培训，只有通过考核的人员才能进入实验室。健康监测既包括日常健康状况监测、人员暴露情况下的医学控制，也包括对人员精神状态的评价。能力评价是定期对人员进行的综合技术能力评价，以作出合格/经培训后可上岗/不合格的结论。

四、信息与网络

实验室的信息包括设施设备、人员、材料、实验活动、数据等多方面的信息，有纸质、电子和网站等多种形式。涉及保密的实验室的建设和运行的所有信息都应该按照保密相关规定予以管理，尤其是生物安全三级及以上级别的实验室，相关档案需保管达20年以上。目前实验室的信息如科研数据等越来越多地通过电子形式保存，部分研究通过电子、网络才能完成，对于信息和网络安全的管理，应致力于解决有效介入控制问题，发展保障数据存储和传输安全性的技术手段，保证物理安全、网络结构安全、系统安全、管理安全等一系列安全管理。

五、安全操作

安全技术操作是实验室安全的核心，是实验室安全管理的重中之重，包括良好的操作技术规范（个人行为规范和准则）和对实验室设施（正常和紧急逃生情况下进出实验室）、常用仪器设备（生物安全柜等的安全使用和清洁消毒）、个人防护装备（选择合适的个人防护装备，正确穿脱个人防护装备并进行安全性和有效性检测）、常规实验活动、动物实验活动（实验动物饲养、抓取、给药、采样和解剖等操作，以及器械、利器、废物、感染材料、尸体等处理的安全操作和安全处置）、实验室清场消毒（消毒灭菌方法的选择，消毒剂的配制、使用和有效性验证，消毒灭菌效果的监测，消毒设备的维护）和废物处置的安全操作。所有的实验活动都需要对相关人员进行培训、演练，并及时、完整地进行记录，以保证设施、设备、人员和环境的安全。

六、应急预案与处置

实验室安全应急预案的制定和意外事件的处置在实验室安全管理工作中具有重要的意义。实验室需要形成完整的预案管理文件体系，针对各类可能发生的安全意外事件和所有危险源制定应急预案和现场处置方案，并明确事前、事中、事后相关部门和有关人员的职责。应急预案是针对具体的装置、场所或设施、岗位所制定的应急处置措施，应具体、简单、针对性强。要做到安全意外事件相关人员熟练掌握、应知应会，并通过应急演练做到迅速反应、正确处置。实验室在开展实验过程中发生各种类型的意外事件是难以避免的，关键是发生时能迅速、有序、正确处置，将意外事件的影响和危害降到最低，防止出现严重后果。

第五节　实验室智能化管理

实验室智能化管理这一概念是伴随着计算机、互联网和物联网技术的不断发展而提出来的。早期实验室管理手段比较单一落后，缺少智能化、自动化的现代管理手段，多采用传统的、人工记账式的管理方法，工作量大，重复性劳动多；计算机的普及促进了数字化管理系统的发展，该系统能够利用现代化设备保存原始资料和基本数据，减轻实验室管理人员的工作强度；互联网技术实现了实验室的统筹管理和动态监管；其后的物联网技术则实现了人与物、物与物之间的对话，促进实验室管理朝智能化方向发展。伴随着管理便利性的提高，其客观和高效的特点进一步显现，智能化管理已不断渗透到实验室管理的方方面面。

一、环境和设施

实验室中仪器设备长时间使用有可能会产生大量的电磁干扰或者导致高温，影响仪器设备的工作状态和使用寿命；室内温度、湿度、洁净度、气流、气压、辐射或特殊气体浓度等因素除影响实验之外，甚至还可能影响工作人员的健康和生命安全。因此，实验室环境监控是实验室安全管理的重要环节。以前，在实验室内放置温度、湿度、气压等各种检测仪，工作人员检查各种参数并处置异常情况的模式存在一定的滞后性。现在，利用物联网传感技术，在实验室内安装烟雾监测仪、温湿度传感器等相关设备，对实验室的环境进行实时监控，并将数据信息实时地发送到后台控制系统，根据实地情况自动调控实验室的空调、加湿器、警报装置等，保证实验室安全[3]。

在当前节能减排的大背景下，实验室智能化管理是实现实验室能效管理的重要手段和措施，管理过程中要全面获取实验室的实时运行数据，并对实验室进行评价和优化运行，在充分保障实验室内环境的前提下实现最大限度的节能[4]。

二、设备

实验室设备在采购、使用、共享、维护、检修的过程中，管理程序和面向人群非常复杂，在设备登记入账、跟踪定位和使用维护方面，信息管理平台应时而生[5-6]。目前，许多机构公共实验室的大型设备在统筹管理和实时监督方面采用了网络化的信息管理平台，但设备整体智能化管理依然严重依赖人工。未来，在设备智能化管理方面，利用互联网技术可以带来许多便利，包括：新入设备可以通过电子标签实现设备的登记入账，便于数据查询、更新和统一管理；设备维修和维护时，更新配置信息，记录故障现象原因和解决方案，并根据既往记录提示管理人员进行检测，提高设备检测维护工作的效率；利用物联网技术，动态掌握仪器设备的流向，实现对仪器设备所处位置的智能识别跟踪；在设备使用过程中利用传感器自动跟踪，完成登记并进行数据统计[3]。

三、人员

智能化实现了实验室的自动化管理，为实验室的准入、安全有序运行以及实验设备的责任到人提供了技术保障。通过预约和准入，保障实验室进入人员的安全审查。在人员进入实验区域后，还可以通过便携式的设备达到对人员动线的跟踪，实现实时动态监控，避免危险发生[3,5-6]。

四、材料

实验材料除了类似于设备需要登记入册外，还有其他基于自身性质的特点。对于实验产生的数据、过程的质量控制、结果管理，以及实验相关的物资、档案管理等，采用适合的管理软件既可以提高分析结果的准确性和可靠性，又能增强实验室人员分析处理检测结果的能力和实验信息的保密性，同时还能提高实验室各类资源的利用率，实现实验室的量化管理，提高实验室的工作效率[7-9]。

虽然人们在利用互联网、大数据、云平台等计算机相关技术达到智能化管理实验室的过程中开发了许多软件，如实验室信息管理系统（Laboratory Information Management System，LIMS），也制造了很多设备，如诸多感应装置，但所有智能化管理都是基于人的管理思想和模式，提升管理人员的意识才是实现实验室安全管理最重要的基础。

第六节　实验室安全评价

在目前的实验室安全管理中，较多单位和实验室采取了风险管理的思路。具体实践过程分为风险评价、风险沟通、风险应对三部分：主管部门和人员与所有利益相关方交流风险评价的结果（风险沟通），采取针对性措施降低风险（风险应对），以达到实验室安全管理的目的，其中风险评价是重中之重[10]。实验室安全评价是对与安全有关的所有因素的状态，包括为去除、减少和降低危害采取措施后的效果的评价，本质上是对实验室是否存在安全隐患的评价，亦可称为风险评价或风险评估。评价的结果为决定是否开展实验提供合理客观的依据。

开展实验室安全评价应遵守以下几条原则[11]：①明确评价目的，包括评价结果的输出方式；②采取透明的操作方式获得客观的结果；③在能满足管理要求的前提下尽可能简单，在获得大量细节和复杂的操作之间取得平衡，避免过多的假设以免降低评价的可信度；④充分考虑时间和信息来源的限制，充分考虑不安全因素与人、环境相互作用的复杂性。

一、评价主体和评价对象

对实验室进行安全评价时，涉及设施设备、生物、化学、辐射、物理、医学、管理等多个学科和领域，是一项综合性评价工作，评价结果对于估计实验室的日常运转状况是否适合开展实验活动和是否达到管理要求至关重要。因此，参加实验室安全评价的人员应该有丰富的经验和知识，以便做出客观判断和评价。比如，在生物安全三级实验室正式开始运行前，必须通过中国合格评定国家认可委员会组织的实验室认可以及国家级卫生或者农业主管部门的实验活动资格评审，两者是对设施设备、管理、人员操作水平的评价，上述活动的评价主体是全国范围内在实验室软硬件管理和实践中有经验的专家。另外，除了专门组织的安全评价活动，在实验室工作的人员、实验室设立单位的管理部门每天都要对实验室里正在发生的大小事件进行安全评价，参与实验室工作的每一个人也是实验室安全的评价主体。

安全评价要对可能导致不安全的所有因素的状态以及采取措施后的效果进行估计，这些不安全因素可能来自设施设备、装备等硬件部分，也可能来自与工作人员态度和行为有关的技术操作是否规范、制度是否被遵守等软件部分。综合来看，评价对象正是实验室安全管理实践涉及的三个方面：组织体系即管理队伍的素质、管理对象的安全状态、管理制度和措施的落实情况。评价对象的特点决定了评价应采取的方法和标准。

二、评价过程

如前文所述，实验室安全评价本质上是对实验室是否存在安全隐患的评价，亦可称为实验室风险评价或风险评估。对风险涉及事件发生的频率和后果严重程度的定性或定量分析是风险评估的重要组成部分。常用的分析技术有头脑风暴法、情景分析、检查表法、危害分析与关键控制点法、风险矩阵、故障树分析、事件树分析等，有许多分析技术已经被结构化或半结构化。实验室的风险评估涉及种类繁多的生化因子、复杂多样的实验操作过程和实验室设施设备、特性不一的人员状况等评估对象，因此需根据评估的目标和范围，参考决策者的需要、潜在后果的严重程度、参与评估的人力资源、评估过程中信息和数据的可获得性等因素，在评估的不同步骤中分别或组合使用上述分析技术。

根据《风险管理术语》（GB/T 23694—2009）和《风险管理——风险评估技术》（GB/T 27921—2011）的描述，风险评估分为风险识别、风险分析和风险评价三个步骤，包括系统地运用相关信息来确认风险来源，并对风险进行估计，以及将估计后的风险与给定的风险准则比对以决定风险严重性的全部过程。具体过程如下。

1. 风险识别

风险识别是发现、列举和描述风险要素的过程。实验室风险识别应包括多个方面：水、电、供能在内的实验室建筑，实验室中的设备、装备，实验中涉及的生物、理化、放射因子和实验操作方式，突发事故，实验人员的精神和身体健康状况，实验室管理等。此外，对实验室出现的新情况或某些特殊实验中的风险因子也应予以关注，如：许多设备设施实现了电子化控制，意味着实验室必须预备发生自动化失效这类突发事件时的应急方案；生化制剂性质不同危险性不同，要求在运输、储存、使用过程中必须遵循相关法律法规的要求；实验过程的中间产物可能包含新的危险因子，比如在微生物实验中，基因水平的操作已经从简单改造基因发展到了数周内合成中等病毒基因组大小的长核酸片段，这类实验可能产生毒力、耐药性、感染途径与原微生物均不同的感染性物质，如荷兰科学家和美国分别证明经过点突变的 H5N1 病毒在人流感动物模型雪貂中从不能传染变得能传染，所以世界卫生组织官员和多位病毒学家一致认为涉及该变异病毒的实验必须从三级实验室移至四级实验室中；某些经验数据的适用范围在不同实验室间有差别，如按日常操作从结核杆菌中提取出的 DNA 或蛋白质样品在适当的培养基上可能获得阳性培养物[12]，那么必须调整实验步骤或加强防护才能避免危害。

了解基本风险的同时，还需要对已采取的防范措施进行识别，这也是评估剩余风险的重要步骤。风险识别过程中通常采用头脑风暴法、结构化访谈法、德尔菲法、情景分析这几种综合专家意见的方法来获得接近实际情况的风险清单，并根据实验环境、实验对象、操作程序的改变及时更新。在实际操作时需要加强人员配备、优化评估人员的组成结构和追踪科学报道，避免遗漏危害因子，为风险分析夯实基础。

2. 风险分析

风险分析包括对风险发生的可能性和对潜在后果的估计，以确定风险级别。对于风险发生的可能性，可以通过以下两种途径进行估计：一是利用历史相关记录识别过去发生的事情或状况，以推测未来发生的可能性，如在英国 1994—1995 年的实验室感染发生率为 16.3

例 /100 000 人年。但要注意，被分析的系统、设备、组织和活动类型的变化会明显影响风险在未来发生的可能性，且对于从未发生的事件、情况或环境，其风险估计尤为困难，因此在多数情况下历史数据仅作为参考。二是评估主体对特定实验室、具体实验项目中影响风险发生的因素进行梳理，根据各个因素的失效或成功状况推断风险发生的可能性，这是目前实验室风险评估中采用较多的方式。分析风险的潜在后果是基于风险已经发生的假设，对实验室内外的个体、人群和环境所受影响程度进行估量，包括健康、经济、社会效应多个方面，严重程度与风险性质高度相关。

目前，实验室中已识别的风险可用定性、半定量或者定量的方法进行分析，具体方法如下。

（1）定性分析：简便快捷的风险评估较多采用定性分析的方法。根据影响风险的因素状况对风险的发生率和后果做出基本判断，如实验室可能发生水灾、火灾、意外事故等危害，实验过程中可能产生气溶胶、刺伤等可能造成创口、实验动物抓咬可能会引起病原体感染，生物制剂、化学品、放射性因子运输、存放、使用后污染的废物可能对人体和环境有害。

定性分析中常通过确认是否采取针对性措施及采取的措施是否充分来估算感染发生的可能性；或者采用检查表形式，根据已发布的法律法规和指南结合专家经验，列举出各级别实验室的必需条件或进行某项实验时必须具备的条件和防护措施，若未达到该要求，则认为风险发生概率增加。

实验室中经常操作的生物、化学、放射性因子，根据其引起后果的严重程度，部分法律法规对其进行了分类或分级。如国内颁布的《病原微生物实验室生物安全管理条例》、美国疾病预防控制中心和国家卫生研究院出版的《微生物和生物医学实验室生物安全》和世界卫生组织出版的《实验室生物安全手册》，根据病原微生物引起人类个体及群体或动物疾病的严重程度，将病原微生物分为 4 个危险度级别，操作某一级别的微生物必须在对应级别的实验室内进行；联合国紫皮书《全球化学品统一分类和标签制度》、国家标准《化学品分类和危险性公示通则》和国家标准《放射性同位素产品的分类和命名原则》对化学品、放射性制剂的危害性质做了描述。这些信息都是定性分析中估计后果严重程度的参考标准。

定性分析大多根据历史数据和国际、国家、地区法律法规的要求，对实验室存在的风险源和已有的安全措施进行分析，列出风险及影响因素清单，使用"高、中、低、灾难性后果、影响可忽略"此类词语对风险发生的可能性和后果进行描述。这种方式方便快捷，但易受评估主体经验的影响。另外，当风险较多或影响风险发生和后果的因素较多时，定性评估结果不易于给出明确的需要优先采取哪方面针对性措施的建议。

（2）半定量分析：与定性分析相比，半定量分析不光要借鉴已完成的类似评估和处理相似问题得到的数据以及评估主体的经验，还需要预先根据收集的数据和检查、测量的结果界定风险发生的可能性和后果处于分类系统的哪一水平，将风险发生的可能性和后果进行分级，予以"高、中、低"或"一级、二级"这些分类标签以及对应的数量区间。如某类事件的发生频率为每年万分之一至千分之一时定义为"低"；每周暴露于某化学品的时间达一定时间以上定义为"高"；《全球化学品统一分类和标签制度》关于化学品的健康危险部分将急毒性效应按浓度区间分为五个级别，最低为"第五类"。

风险矩阵是半定量评估中经常采取的表达方式，P-I（probability-impact）等级又称为风险等级，可以从发生率和后果两个方面表示一种风险或一种因素的严重程度，也可以用来分析该风险或因素在健康、经济、社会效应等多个方面的影响，产生多维分析结果。根据风险在风险矩阵中所处的位置，风险评估者和风险管理者能确认某一风险的等级并能将多种风险按严重程度排序，采取优化的控制措施。国际标准 CWA15793：2008《实验室生物风险管理标准》和世界卫生组织拟定的《实验室评估工具》也采用了半定量的方法，对实验室生物安全相关的 16 项和实验室相关的 19 项风险因子进行分析，两者涵盖了部门组成结构、管理规定、实验设备设施、人员构成、样品、数据、试剂等实验室涉及的几乎所有方面。评估主体根据每一项里列举的影响因素的执行情况，分别采用参照评分和百分比制对每一项作出总体估计，这一结果直观显示了实验室的问题所在，也便于工作人员实行有针对性的改进措施[13]。另有文献报道模糊综合评估法，即通过总结和研究实验室安全管理的特点，建立评价指标体系，结合层次分析法确定各指标的权重，通过打分得到综合评价矩阵，然后采用基于加权平均算子的模糊数学方法得到实验室安全管理评价的结果集，进一步分析得出安全管理中的薄弱环节，评价安全管理的有效性，其各项指标体系的分值也可视为半定量的评价，详见表 2-1[14]。

表2-1 实验室安全管理评价各指标得分表

一级指标	得分	二级指标	得分
组织机构和制度	75	组织机构完善	70
		规章制度的制定、公示及执行情况	74
		安全教育全覆盖	79
		安全检查细致到位	82
		文件与记录保存完备	72
化学品管理	78	化学品存放容器标签完整无误	76
		化学品搬运、储存和使用符合规范	79
		危险化学品设立清单和领用记录	78
仪器设备管理	84	仪器设备按技术要求合理调试、使用和维护保养	84
		设备定期检测以确保测量精度	81
		对可能造成伤害的机械设备进行防护	85
		大型精密仪器和特种危险设备有专人负责	86
应急计划和措施	69	定期进行应急培训与演练	63
		应急设施完备可用	74
		急救资源齐全	68
		应急预案完备	71
环境安全管理	82	通风、照明、控温度、控湿度等设施完好	89
		电路、水、气管道完好	88
		防火、防爆设施完好	86
		废弃物处理及时、方法科学合理、排放符合环保要求	74
		实验室卫生情况	89
个体防护	77	防护用品的数量满足需求	75
		防护用品的质量满足需求	75
		防护用品使用情况	80

虽然半定量分析也会受到评估主体主观意见的影响，但引入数量关系增强了多次分析结果之间的一致性、透明性和可信度，也能给出更清晰的有关风险控制建议。

（3）定量分析：定量分析可精确估计风险后果及其发生的可能性。定量分析针对性强，能提供更精确的信息，但是可评估范围小，同时更加依赖于数学模型。对于不同风险，人们需要根据评估对象的特异性开发不同模型，这一要求使得能用定量分析的风险数目减少。利用已经结构化的定量方法，可以分析实验室中的部分风险，比如利用事件树分析实验室的火灾发生概率，将多个可能导致火灾的环节以及多重保护系统的工作状况以树形结构排列，分析初始事件可能导致的各种结果，定量评价实验室在防火方面的安全性。实验室涉及的风险范围中，定量分析在评价化学品方面开展较早，模型也相对成熟和多样[14]。但总体上对数学模型的需求使得能用定量评估方法分析的风险数目大大减少，评估过程也难于被风险管理者全部理解，在实验室风险评估中用得较少。

3. 风险评价

风险评价是将风险分析的结果与风险准则进行比较，或者在各种风险的分析结果之间比较，确定风险等级，以便做出风险应对的决策。对于实验室，尤其是医学与医学生物学实验室来说，从实验室建设到实验运行，国内外都有一系列法律法规和标准指南可作为风险评价参考。根据这些规定，风险可能处于不同的层次：①完全不可以接受，不能进行；②需要作出调整以降低风险；③可以接受或可以忽略，管理部门和人员可根据风险的危害程度提出合理的管理意见。

三、评价结果的应对

实验室安全评价（或称之为风险评估）是进行实验室安全管理的核心环节，评价结果是制定应对措施实施实验室安全管理即风险应对的基础和依据。风险应对决策可以从降低不安全事件发生的可能性和对发生后果采取措施两方面着手。其中，应对措施可以包括消除具有负面影响的风险源、停止或退出可能导致风险的活动以规避风险、改变风险事件发生的可能后果、转移风险、分担风险、保留风险等。选择适当的风险应对措施需要考虑但不限于以下几个方面：法律法规、环境保护和社会责任等方面的要求；应对措施的实施成本和收益；利益相关方对风险的认知和承受度以及对某些风险应对措施的偏好；选择几种应对措施，将其单独或组合使用。

在选择了风险应对措施之后，应制定实施计划并对实施过程开展监督，以保障实施准确性和规范性。另外，要认识到应对措施并不一定能将原有风险降到零，甚至还有可能引起其他风险，那么对剩余风险也需要进行评价、应对、监督和检查。对于风险应对措施涉及的所有利益相关方，都要进行沟通，必要时还需要调整应对措施。

上述评价、沟通、应对、监督和检查的过程都需要记录，以保证和促进管理的质量。一方面可以为今后的评价提供需要反复使用的信息；另一方面可以保证实验室安全管理的可追溯性，这样就能够为进一步分析风险和调整应对措施提供完整线索，也能满足法律法规和标准指南的需要[15]。

第七节　实验室安全常用的研究方法

有效规避风险的前提是辨识工作中的潜在风险，对事故苗头和隐患的控制取得主动权，主动评估事故风险，培养对事故苗头的敏锐感知力，不仅重视已有危险，更要预防新的危险，主动消除安全隐患，制定防范措施，加强实验室安全管理。以下是实验室安全常见的几种研究方法。

一、海恩法则和墨菲定律

海恩法则是德国飞机涡轮机的发明者帕布斯·海恩在 20 世纪中叶提出的关于航空界安全飞行的法则。海恩法则指出"每一起严重事故的背后，必然有 29 次轻微事故和 300 起未遂先兆以及 1000 起事故隐患"，主要说明了飞行安全与事故隐患之间的必然联系。其深刻含义即事物的质变是由量变引起的，要关注事故发生的先兆和隐患，把问题控制在萌芽状态，且任何技术和规章都无法取代人自身的素质和责任心。

墨菲定律（Murphy's law）是美国爱德华兹空军基地的上尉工程师爱德华·墨菲（Edward A. Murphy）于 1949 年参加 MX981 实验时根据受试者表现做出的论断，其内容是"如果有两种或以上选择，其中一种将导致灾难，那么必定有人会做出这种选择"。其引申含义即只要存在发生事故的原因，事故就一定会发生，而且不管其可能性有多么小，其总会发生，并造成最大可能的损失。

著名的海恩法则及墨菲定律都给了我们这样的启示：事故的出现都符合从隐患、萌芽到发生的发展规律，每一次重大事故的背后都有先兆；偶然事件、小概率事件都是问题积累到一定程度的质变，当偶然事件、小概率事件再次升级，就会导致严重的安全事故发生。

根据海恩法则，实验室安全的主要实施步骤为：生产过程程序化，整个过程可考量；每一个过程划分相应责任，确定责任人；分析并列出可能发生的事故和先兆；制定定期检查制度；发现事故隐患及时报告并排除。

二、SWOT 分析法

SWOT 分析法又称为态势分析法，由哈佛商学院的 K.J. 安德鲁斯在 1971 年首次提出，其中 S 是优势（strengths），W 是劣势（weaknesses），O 是机会（opportunities）、T 是威胁（threats）。该方法主要是通过调查列举与研究对象密切相关的各种内部优势、劣势和外部的机会、威胁等，依照矩阵分布排列四部分内容，通过系统分析，将各因素相互匹配并加以分析，从中得出相应的带有决策性的一系列结论[16]。运用这种分析方法，可以对实验室的安全情况进行全面、系统、准确的研究，从而根据研究结果制定相应的实验室安全管理办法、宣传教育方法以及安全发展战略、计划和对策等。

SWOT 分析可以分为两部分：SW 部分主要用来分析内部条件，OT 部分主要用来分析外部条件。通过矩阵排列，找出实验室安全管理中有利、不利的因素并发现安全隐患，从而找出解决办法，并明确未来安全管理的发展方向。其主要步骤为：分析优势、劣势、机会、威胁四方面因素；根据分析结果构造 SWOT 矩阵；通过矩阵分析利弊及成功要素，然后制定计划。

三、准入制法

准入制是允许进入某领域或地方的法律或法规，当具备门槛条件时就可以加入该领域，享受应有权利，承担应有义务。高校引入实验室安全准入制，对进入实验室的工作人员及学生进行安全技能和操作规范培训。人员按照"全员、全程、全面"的要求，系统学习，未经相关安全教育和未取得合格成绩者不得进入实验室。

实验室准入制被纳入实验室安全管理体系中，使社会及管理者对实验室安全的认识普遍提高。准入制只允许合法的、值得信任的人员和设备进入实验室。其宗旨是防止不经许可的人员和设备进入实验场所，对实验室工作人员及实验场所造成危害。

1．准入制的实施步骤

实验室通过准入制度对进入实验室工作的人员进行长期监督和管理。拟进入人员首先应具备相应工作技能和良好的生理、心理素质；进入实验室工作前应参加培训及学习并通过考核，熟悉实验室的安全管理体系、设施设备和操作规程，充分了解所从事活动的内容、风险和防护措施，此后由实验室负责人和实验室管理部门共同对该人员授予准入实验室的权利；进入实验室后由实验室负责人和实验室安全管理人员对该人员定期进行考核评估，并随时根据其生理、心理状况更新其准入状态。准入制并不是一次性的审核，而是和对人员开展风险评估紧密联系的一种管理方式，是随人员状态及时调整的。

2．实验室安全准入制的实施方式

实行实验室安全准入制主要有两个重要工作：一是确定哪些人可以进入实验室，主要通过培训、考核、生理指标检测、心理状况评价来评估和确定；二是怎样确保其他未获得授权者不能进入实验室。目前门禁是普遍使用的方式，获得授权者通过门禁卡、指纹识别、虹膜识别等方式进入授权进入的区域，其他人员则被排除在外。

四、安全检查表法

安全检查表法（Safety Checklist Analysis，SCA）是运用安全系统工程的方法，发现系统以及设备、机器装置和操作管理、工艺、组织措施中的各种不安全因素，列成表格进行分析的方法。现行的实验室安全检查表是实验室现场检查，发现潜在危险，督促各项安全法规、制度、标准实施的较为有效的工具。它是安全管理体系中系统全面、规范准确、注重分析结果的一种综合评价形式。

安全检查表的编制主要依据以下四个方面的内容：①国家、地方的相关安全法规、规定、规程、规范和标准，行业、企业的规章制度、标准及企业安全生产操作规程；②国内外行业、企业事故统计案例及经验教训；③行业及企业安全生产的经验，特别是本企业安全生产的实践经验，引发事故的各种潜在不安全因素及成功杜绝或减少事故发生的成功经验；④系统安全分析的结果，如采用事故树分析方法找出的不安全因素，或作为防止事故控制点源列入检查表。

一般情况下，由有经验的人员如领域内专家或单位安全委员会成员根据检查对象编制安全检查表，检查表通常集中了容易出现问题的节点。检查表交由熟悉被检查对象或有经验的人员进行现场检查。结束后检查人员应对检查结果做出总体评价或分析，指出问题所在，以指导整改。

五、3E 安全管理法

如何预防事故的发生是实验室安全工作的重点，3E 安全管理法主要是针对事故的预防和对策。3E 分别指强制管理（Enforcement）、教育培训（Education）、工程技术（Engineering）这三个方面，也称 3E 对策。工程技术对策着重解决的是物的不安全状态；教育培训对策着重解决的是人的不安全行为，让人知道应该怎么做；强制管理对策则是使人知道必须要怎么做。三者相辅相成，共同做好事故预防工作。

六、WRS 方法论

WRS 方法论是从物理（W，即仪器设备、实验材料、操作标准、信息化平台、经费保障等）、事理（S，即组织框架、规章制度、管理目标和安全文化）、人理（R，即领导层、管理层和执行层）三方面分析管理对象，制定合适的管理方案，并在实施中完善[17]。

（李 晶 魏 强）

参考文献

[1] 祁国明. 病原微生物实验室生物安全 [M]. 2 版. 北京：人民卫生出版社，2006.

[2] 中华人民共和国国家质量监督检验检疫局，中国国家标准化管理委员会. 实验室生物安全通用要求：GB19489—2008 [S]. 北京：中国标准出版社，2008.

[3] 应海盛. 基于物联网的高校实验室管理研究 [J]. 电脑知识与技术，2015，11（21）：47-49.

[4] 董春桥，张延荣."互联网＋实验室"建设探讨 [J]. 实验技术与管理，2017，34（1）：240-243.

[5] 赵青山，徐荻秋，李健. 高校实验室综合管理系统的开发 [J]. 实验技术与管理，2019，36（1）：249-258.

[6] 孟令军，刘艳，李臣亮，等. 高校实验室信息化综合管理平台的建 [J]. 中国医学装备，2019，16（2）：117-120.

[7] 张北奇，黄卫华，李绍连，等. 疾控机构实验室信息管理系统设计思路 [J]. 医学动物防制，2012，28（4）：468-469.

[8] 郭华，谢珊，吴军，等. 贵州省疾控机构网络化实验室信息管理系统的建设与规划 [J]. 微量元素与健康研究，2019，36（1）：61-62.

[9] 孙丽翠，杜玉萍，刘春丽，等. LIMS 在科研型实验室管理中的应用研究 [J]. 中国公共卫生管理，2018，34（3）：364-367.

[10] 中国合格评定国家认可中心. 生物安全实验室认可与管理基础知识：风险评估技术指南 [M]. 北京：中国标准出版社，2012.

[11] FAO，WHO. Risk Characterization of Microbiological Hazards in Food：Guidelines [M]. 2009.

[12] Blackwood KS，Burdz TV，Turenne CY，et al. Viability testing of material derived from Mycobacterium tuberculosis prior to removal from a containment level-III laboratory as part of a Laboratory Risk Assessment Program [J]. BMC Infect Dis，2005，5：4.

[13] Cherrie JW，Howie RM，Semple S. 工作场所健康危害因素监测与风险评估（第四版）[M]，译. 南京：江苏科学技术出版社，2012.

[14] 任颖. 模糊综合评价在实验室安全管理评价中的应用 [J]. 中国安全生产科学技术，2015，11（1）：186-190.

[15] 王君玮，翟培军，王荣. 生物安全实验室设施设备风险评估技术指南 [M]. 北京：中国建筑工业出版社，2018.

[16] 周宜君，王文蜀，胡吉成. 基于 SWOT 分析探讨高校化学类实验室安全管理 [J]. 实验技术与管理，2015，32（10）：213-216.

[17] 阳富强，朱伟方. 基于 WSR 方法论的高校实验室安全管理 [J]. 实验技术与管理，2017，34（3）：249-252.

第三章 实验室安全文化建设

实验室安全文化建设是在文化层面研究实验室安全的规律，加强安全管理，强化人的安全观念，其深层内涵属于"安全教育""安全修养"和"安全素质"的范畴。安全文化体现着个人（或单位、群体）对安全价值观和安全行为准则的认可程度，是为了安全生活和安全生产所衍生的文化。通过多维度实验室安全文化建设，营造安全氛围，树立安全理念，发挥文化的功能以进行安全管理，做到从源头上预防和杜绝安全事故的发生。通过长期坚持、持续调整安全文化的重要因素，逐渐形成一套有效提高安全水平的管理体系，不断推动安全管理向更高层次迈进。

第一节 实验室安全文化

一、安全文化的产生及定义

安全文化这一概念最早出现在 1986 年。在国际原子能机构召开的切尔诺贝利核电站事故评审会上，人类初步认识到了"核安全文化"及其对核工业事故的影响。1986 年，美国把安全文化应用到了航空、航天的安全管理中。1988 年，美国将安全文化的概念作为一种重要的管理原则，落实并渗透到了核电站和相关的核电保障领域。1991 年，国际核电安全咨询组织 International Nuclear Safety Group，INSAG 出版的报告（INSAG-4）给出了安全文化的定义："安全文化是存在于单位和个人中的种种素质和态度的总和。文化是人类精神财富和物质财富的总称，安全文化和其他文化一样，是人类文明的产物。企业安全文化为企业生产、生活、生存活动提供安全的保证。"这可以被认为是核安全文化的开始。1993 年，我国劳动部提出"要把安全工作提高到安全文化的高度来认识"，可以认为，我国安全文化的理念由此开始。目前，安全文化已从核安全文化、航空航天安全文化等"企业"安全文化拓展到了全民安全文化，形成了一般意义上的安全文化，并开始步入全民安全文化的新时代[1]。

安全文化，在"中国安全文化建设系列丛书"中的定义为："在人类生存、繁衍和发展的历程中，在其从事生产、生活乃至实践的一切领域内，为保障人类身心安全（含健康）并使其能安全、舒适、高效地从事一切活动，预防、避免、控制和消除意外事故和灾害（自然的、人为的或天灾人祸的）；为建立起安全、可靠、和谐、协调的环境和匹配运行的安全体系；为使人类变得更加安全、康乐、长寿，使世界变得友爱、和平、繁荣而创造的安全物质财富和安全精神财富的总和。"安全文化主要通过"文之教化"的作用，将人培养成具有现代社会要求的安全情感、安全价值观和安全行为表现的人[1]。安全文化是安全生产在意识领域和人们思想观念上的综合反映，包括安全价值观、安全判断标准、安全能力和安全行为方式等[2]。

二、实验室安全文化的定义

实验室安全文化是存在于实验室组织和个人中的安全意识、安全态度、安全责任、安全知识、安全能力和安全行为方式等的总和，包括具有传承性的实验室物质文化、制度文化、精神文化和行为文化等。

三、实验室安全文化的意义

实验室安全文化是将安全文化运用到实验室安全管理中，通过发挥文化的功能来进行实验室安全管理，是实验室安全管理的深层次要求。实验室安全文化的核心是"以人为本"，是一个学校学风建设、教学能力、科研素质和个性发展的集中反映，是高校实验室安全管理体系建设的重要内容之一。安全文化具有显著的时代性、人本性、广泛性、多样性的特点，具有更新观念、传播知识、规范行为、凝聚文化等功能[3]。相比在安全事故发生后再采取相关措施，预防事故的发生更加重要。在这种情况下，实验室安全文化建设就显得尤为重要。通过实验室安全文化建设，营造实验室安全氛围，管理者与实验人员从自身角度出发，才能做到从根本上预防和杜绝安全事故的发生[4]。因此，对于目前各高校实验室安全管理工作而言，实验室安全文化体系建设至关重要。同时，实验室安全文化的弘扬、推广、发展和创新也具有很大的现实意义，具体如下：

1. 实验室安全文化是校园安全文化的重要组成部分，是构建和谐校园的要求，是社会主义精神文明建设的重要内容

实验室安全文化体系是高校安全文化体系必不可少的组成部分。创造良好的实验室安全文化环境，建设完整的实验室安全文化，着重提高人的精神素质和思想观念，发挥文化的功能并同时借助于文化的引领作用来进行实验室安全管理，是目前安全管理的崭新阶段[3]。作为校园安全的一部分，实验室安全也是社会安全和稳定的重要因素，因此有必要建立并逐渐完善实验室安全文化体系，更好地发挥实验室育人作用，促进校园文化建设和社会长效发展。身处在全社会都在倡导稳定、环保、可持续发展的大环境中，树立"以人为本、安全第一、预防为主"的实验室管理理念，发展和推广实验室安全文化是确保教学科研工作顺利进行的保障，更是构建"和谐校园"的具体要求[5]。

2. 使实验室安全管理制度和安全管理活动具有强有力的文化约束和支持，实现实验室安全状况的根本好转

文化对人具有长远的、深层次的、潜移默化的影响，在优秀的实验室安全文化的熏陶下，实验室相关人员通过不断接触和学习实验室安全知识，逐渐树立正确、明晰的安全价值观和安全伦理道德，形成较好的安全防范意识，养成良好的安全行为习惯，不仅个人受益终身，更有益于提高实验室整体安全水平，为提高全社会安全文化水平做出贡献。

3. 通过实验室安全文化建设，营造实验室安全氛围，从思想层面入手，从根本上预防和杜绝实验室安全事故的发生

分析总结以往发生的实验室安全事故，可以发现安全意识淡薄是引起实验相关人员不安全行为的根本原因。实验室安全文化的核心是实验室安全成为实验室相关人员的主动需求，从被动式管理"要我安全"转变成主动式管理"我要安全"，最终达成安全共识，逐渐形成统一、正确的价值观、安全观和安全行为准则[6]。通过加强实验室安全文化建设，提高实验室工作人员的安全文化素养，规范他们的实验态度和行为操作，营造积极、健康、有序的实验室安全文化氛围；同时，提高实验室管理者的服务意识和管理水平，加强实验室安全文化建设，使实验室逐渐形成有利于重视和加强安全实验的良好环境，实现实验室的根本安全[7]。也就是说，通过文化影响思想，进而由思想控制行为，在文化的约束下从思想上扭转实验者对待安全的态度和重视程度，从而从根本上杜绝和避免安全事故发生。

4. 实验室安全文化是高等教育文化传承与创新的内容之一，有利于提高学校软实力

实验室安全文化建设切实关系到每个师生的生命健康，生活、工作及生存的环境质量，将知识转化为文化也是高校工作的重要内容和目标。实验室管理者们需要学会在琐碎的安全管理事务中总结、创新出新的管理理念，在实验室安全文化建设中体现文化的社会影响力，提高学校软实力[7]。

第二节　实验室安全文化建设的内涵

目前在高校实验室的安全管理中，主要依靠安全检查和各种技术手段来预防安全事故发生，对于营造安全氛围、提高安全意识、树立安全价值观等安全文化建设的投入仍相对欠缺，实验室安全文化的理念还没有被管理工作者和广大师生充分认识和运用。因此，需要积极推进实验室安全文化一体化建设来促进实验室安全有效管理[8]。在进行实验室安全文化建设时，从"以人为本、安全第一、预防为主"的原则和"构建和谐社会、平安校园"的要求出发，明确文化建设的目标，以加强实验室的安全规范管理，提高全员安全素质，创造和谐稳定的校园安全环境[9]。

在新时期，安全管理者应借助先进的信息化技术手段，运用网络信息平台及多种创新方式，寻求建设实验室安全文化的新途径，跟随社会文化建设的步伐，不断创新发展实验室安全文化。如建立和完善安全管理体系，明确各组织的安全责任；不断丰富和创新安全文化建设的内容与形式，完善实验室安全文化体系；健全实验室安全相关的管理制度和规范，提供相应保障和指导；借助高校多方平台，联合校内多个组织机构，定期组织和开展诸多形式促进安全文化建设的活动，加强实验室安全文化宣传，增强师生的安全意识并提升安全素养和社会责任感；健全安全管理评价机制，完善实验室安全管理[9]。

根据实验室安全文化的定义和要求，开展实验室安全文化建设应包含以下几方面内容：

- 实验室安全文化建设应具有明确的目标和定位，提高实验室相关人员安全素质和安全意识，从根本上杜绝和减少实验室安全事故。
- 加强对实验室安全文化建设工作的领导。各高校应成立相应的文化建设领导小组，制定安全文化建设的指导政策，探索符合各高校实验室安全文化建设的模式，加强对实验室安全文化建设工作的领导。
- 建立健全实验室安全文化建设管理制度、责任制度，组建实验室安全技术队伍，将安全校园、安全实验宣传工作纳入正规化、制度化范畴。
- 加强实验室安全文化队伍建设，充分发挥各高校的组织作用，依靠现有力量搞好实验室安全文化建设。
- 开展多形式、多平台宣传教育活动，树立安全理念，营造安全实验氛围。
- 加强对实验室信息安全的重视，建立健全信息管理和保密制度，将医学伦理学等内容纳入实验室信息安全文化建设中。如高校实验室进行人体解剖、病理检验检测等实验时，应确保样品提供者的信息安全，不被泄露。
- 加强教师、学生及实验室工作人员的道德素质修养，遵循伦理原则，妥善处理实验动物和捐献标本等，避免安全事故发生。

● 创新实验室安全管理方法，探索建设虚拟实验室、绿色实验室和仿真实验室等模式的现代化实验室，降低安全事故发生的可能性。

第三节　实验室安全文化建设的维度

实验室安全文化建设的内容和建设水平影响实验室安全管理的机制和方法，实验室安全文化的氛围和特征决定实验室安全管理模式[10]。实验室安全文化建设的维度主要包括以下几个方面。

一、必要的安全资金投入

实验室安全文化建设是经济和社会发展总体战略的有机组成部分，国家和高校在安全文化建设上不断加大资金投入，各单位用于实验室安全上的资金投入也在逐年增加，必需的经费投入是实验室安全文化建设的基本保障。只有获得必要的资金保障，才能进行具体的实验室建设、环境设施配置、安全活动开展等一系列内容。

二、科学合理的实验室建设

在实验室建设时，应科学合理地划分各实验平台，优化资源，合理配置各实验室安全防护设施及稳固安全的实验建筑。尤其是对一些特殊实验室的特殊要求，在实验室建设的规划设计时，对设施和装备的安全要考虑周全。投入经费定期采购先进的、安全的实验设备，淘汰陈旧的、有故障的、已超过使用年限的仪器设备，避免因仪器设备老旧而引发的实验室安全事故。

三、安全制度建设

实验室安全制度建设是安全文化建设的表现形式，也是文化建设中具有强制性和约束力的部分。建立健全实验室安全管理制度、安全责任制度、准入制度和定期的安全检查制度，一体化构建内容完善、标准健全、运行科学、保障有力和成效显著的实验室安全管理文化体系，创新安全管理研究方法（如 SWOT 分析法、准入制法、安全检查表法、3E 安全管理法等），利用外部约束力规定和引导实验操作人员，切实有效地满足实验室安全文化建设的具体要求，真正落实教学与科研中的安全思想和安全行为，规范操作，确保实验安全。

全面系统地掌握实验室安全管理的相关知识，运用多种实验室安全管理方法进行有效管理，不仅有助于实验室人员理解和执行国家的有关规定，而且也是实验室人员遵守操作技术规范、避免发生安全事故的基础。目前，我国实验室安全制度的制定原则和主要内容如下。

1. 实验室安全管理制度的制定原则

安全制度必须由法定的组织按照严格的程序制定和发布，制定规范、可行的实验室安全管理制度应遵守以下四个基本原则：

（1）必要性原则。

（2）合法性原则。

（3）规范性原则：①名称规范化：要求准确、规范、精练、醒目，正确选择制度的种类。②结构规范化：外部结构规范即名称、制定时间和制定机关、目录、附件或附录规范化。内部结构规范即依据、目的、适用范围、主管机关、行为规则、违法处理、解释机关、施行日期等规范化。③语言规范化：应使用现代汉语，而且词语要准确。

（4）可行性原则：在制定行为规则时，要具体、明确、合理、易于操作；罚则要适度，要行得通。

2．实验室安全制度建设的主要内容

（1）建立和健全实验室各项安全规章制度和安全责任制度：实验室安全制度是为了规范和约束人的行为而制定的规约性文件，包括公约、守则、办法、规则、规定等，制度建设是实验室安全文化建设的重要内容之一。没有制度何谈管理，没有管理更何谈责任[4]。在实验室安全管理中，必须建立一套完善的安全管理制度，使各项安全管理都有章可循、有制可依。同时，依照实验室安全管理制度，分层级建设实验室安全责任体系，确保每间实验室都有安全责任人，各司其职、各负其责，由上至下约束管理人员、实验室人员、学生等与实验室安全相关的所有人，通过追责的办法让实验室所有相关人员产生一种防范意识，以达到警示目的。

（2）建立实验室安全准入制度和安全培训：针对即将进入实验室的所有人员，包括学生、进修生等，应实行"全员、全面、全程"安全考试准入制度，并将实验室安全培训作为一项必修内容，对实验室工作人员进行有领导、有组织、有针对性的岗前安全培训和专业技能培训，以提高他们的安全素养、安全知识、安全意识、安全技能和自我保护能力。通过学习和考核等方式，确保在进入实验前强化其安全意识，在实验过程中能够安全操作，以最大限度避免实验危险发生。

（3）实验室安全检查制度和应急预案：定期安全检查可以及时发现实验室存在的安全隐患，通过自查、互查、学校检查等方式加强管理人员、实验人员的安全意识，起到警示和约束作用。把住源头，强化隐患排查，开展实验室安全"全过程、全要素、全覆盖"的定期评估，严把危化品采购、储存、领用到处置的各个关口，针对可能出现的安全隐患及时整改并配备科学的安全应急预案，做好事故预防措施并增强事故处理能力。

四、安全队伍建设

安全管理队伍由主管单位的单位负责人，职能处（科）、部门负责人或实验室负责人和实验室安全员组成。根据各单位情况，成立安全领导团队、安全管理领导小组，统一领导、各司其职，担负起本单位安全的重要任务。

强化责任落实，系统管理，强化高校实验室安全能力。根据"谁使用、谁负责，谁主管、谁负责"的原则，逐级分层落实责任制。要严格按照"党政同责，一岗双责，齐抓共管，失职追责"和"管行业必须管安全，管业务必须管安全"的要求，在各单位统一领导下，构建三级联动的实验室安全管理责任体系，落实每位实验用房使用者都是本房间的直接安全责任人的制度。让学生也参与到实验室安全管理工作中，加强实验室安全队伍建设。

五、安全精神文化建设

实验室安全精神文化包括安全意识、安全理念、安全价值观和安全行为准则等具体内容，主要发挥引领作用。在实验室安全精神文化建设中需要把握实验室安全文化的特点和发展需求，优化安全内容、改进工作方法、创新工作载体，通过营造良好的安全文化氛围，强化安全宣传教育工作，引导实验室人员树立正确的、科学的实验安全观，增强安全实验意识，养成良好的安全操作习惯，激活安全思想内在动力，不断提高师生安全素养，从而真正做到从内至外实现实验室安全。实验室安全精神文化建设可以主要从以下三个方面进行。

1．营造良好的安全文化氛围

通过张贴安全标识、标语、编写和传阅实验室安全手册、报纸期刊和实验室安全歌，在实验室中营造浓厚的安全实验氛围，养成注意安全的良好习惯和意识，逐渐推动形成支持实验室人员及师生人人皆学、处处能学、时时可学的泛在化学习环境，使其掌握必要的安全知识和安全技能。

2．开展多种形式的安全宣传教育活动

安全教育是防止事故发生的预防性工作。安全教育主要包括安全思想教育、安全法制教育和安全责任教育。通过教育，使实验室相关人员能在教学实验、科学研究及生产过程中清楚不安全因素及相应的预防措施，一旦发生事故，能迅速、冷静地处理，最大限度降低安全损失。

创新实验室安全文化活动形式。可利用多渠道、多形式倡导实验室安全文化，增强人员安全意识，如通过安全讲座、安全材料发放、实验安全课程、安全评比、事故图片展览、警示教育片、安全知识竞赛、问卷调查等系列安全文化活动学习和掌握安全知识，也可利用网络交流平台（网站、QQ 群、微信群和微信公众号等）宣传实验室安全相关内容。通过这些安全教育，潜移默化地增强师生、实验室工作人员的安全意识，使其达成安全思想共识，形成安全理念，为推进安全文化建设、营造良好的舆论氛围建立坚实的思想基础。

3．重视交流借鉴，构建全方位协同安全新机制

倡导互动交流文化，重视校内和校际实验室之间的安全经验交流[5]。通过借鉴学习国内外安全文化建设的先进经验和有效举措，综合运用校内外安全资源，推动优质资源开放共享，达到取长补短、共同进步的目的。同时，充分发挥学生的积极性和主观能动性，让学生参与到实验室安全管理工作中，将安全教育融入到师生日常学习生活中，使安全理念逐渐成为实验室人员自觉行动的一部分。

六、安全辅助建设

1．配置环境保护措施

针对实验室危险废弃物可能对环境造成危害的情况，实验室应配置相应的废液、废物回收装置（如废液桶、利器盒、医疗垃圾袋等），分类回收实验室的各种废弃物，并按照国家规定定期让有资质的废物处置机构进行处理，防止废弃物对自然环境造成污染。对产生废气的实验室，应安装通风设施，防止气体污染，保证实验室空气质量安全。

2．健全安全防护措施

对重点实验室和可能出现危险的实验室安装监控设备，及时发现安全隐患，确保防盗安全。存放化学试剂的实验室或仓库应安装防爆、防盗、抗腐蚀性强的试剂柜，并安装防爆摄像头、防爆排气装置等以确保该类实验室的安全。针对实验室内易燃易爆气体钢瓶，应安装固定装置，并将气体分类放置，防止钢瓶倾倒或泄漏发生爆炸。同时，还应在各实验室内配置灭火器、灭火毯等消防设备和应急喷淋、洗眼器及急救箱等急救设备，张贴醒目的危险标识牌并定期检查，以确保设施、仪器性能良好。

3．日常实验室技术操作培训

通过定期实验室安全操作培训和技术培训，督促实验室人员不断学习、总结经验，努力提升自身的业务水平和管理能力；通过安全工作的专业培训，提高业务素质；强化实验人员的操作规范，提升实验操作水平，尽量避免一些不必要的人为事故发生，创造一个安全、和谐的实验室环境。

4．消防演习及急救培训

定期开展消防讲座或消防演习，使实验师生掌握预防实验室火灾发生、应对实验室火灾、快速火场逃生等消防应急能力。另外，还可以开展急救常识普及和急救操作培训，通过培训使实验师生掌握实验室急救基本知识，增强实验室安全事故发生时的紧急应对能力和急救技能，从而降低实验安全事故的发生风险，减少人员损伤和财产损失。

七、信息安全建设

在新时期，应借助多元协同、内容丰富、应用广泛的信息化技术手段，利用"互联网+"新形态，借助模拟、仿真手段和虚拟环境，辅助高校开展教学、科研工作。将信息技术与高等教育深度融合，以网络化、数字化、智能化教学手段培养高水平人才，通过建设现代化实验室，有效规避危险实验可能导致的安全事故。目前，实验室信息安全建设主要包括以下两个方面：

1．加强和完善实验室信息安全管理，提出有效的安全策略

随着智慧实验室的不断应用和发展，应针对各类实验室信息进行安全风险分析并提出安全策略。如对实验室内实验数据、电子文件、记录和管理进行加密、加权（设置权限）和加备（定期备份）；保证实验室信息管理平台共享数据采集完整性，数据传输加密和认证；加强实验室信息监管力度，专人专项负责信息安全维护，实现对高校实验室信息的安全管理。

2．加强实验室人员职业道德素质培养，提高保密意识

制定信息安全培训计划及培训制度，对实验室人员定期开展信息安全培训，加强信息安全知识学习，提高保密意识，有效制止和防范教学、科研数据资料的泄密、丢失以及有害信息传播；提高实验室人员职业道德素养，防止实验室信息安全事故发生。

（王春霖　周　萌）

参考文献

[1] 庞俊兰,朱俊华,李建民,等．医学与生物学实验室安全文化建设探讨[J]．实验技术与管理,2013(12)：187-189.

[2] 国家安全生产监督管理总局．"十一五"安全文化建设纲要[Z](2006-05-05)．http://www.chinasafety. gov. cn/zjnsjg/zcfgs/wjsh_369/200605/t20060515_208881. shtml.

[3] 北京市安全生产监督管理局．北京市安全文化建设纲要（2007—2010 年）[Z]．(2007-07-24)．http://ajj. beijing. gov. cn/art/2007/8/10/art_98_7642. html.

[4] 侯德俊,张社荣,张磊,等．依托实验室安全文化建设提升实验室安全工作水平[J]．实验技术与管理,2014(6)：9-11.

[5] 王梁燕,洪奇华,华跃进．高校实验室安全文化体系的构建和完善[J]．教育教学论坛,2017(33)：

11-13.

[6] 陈浪城，严文锋，刘贻新．"以人为本"建设高校实验室安全文化 [J]．实验室研究与探索，2015，34（7）：285-288.

[7] 贾小娟，史鑫，董君枫，等．高校实验室安全文化建设实践探索与研究 [J]．实验技术与管理，2013（9）：196-198.

[8] 牛焕双，张润杰，刘滨．以安全文化建设促进高校化学实验室安全管理 [J]．实验技术与管理，2013（9）：199-201.

[9] 亓文涛，孙淑强，樊冰．基于信息化的高校实验室安全文化体系构建 [J]．实验室研究与探索，2016，35（2）：295-299.

[10] 范强锐，赵平．以安全文化建设提升实验室安全工作水平 [C]//北京高教学会实验室工作研究会 2007 年学术研讨会论文集．北京：北京高教学会实验室工作研究会，2007：139-142.

第二部分　医学与医学生物学实验室安全

第四章　医学与医学生物学实验室

医学和医学生物学实验室主要从事与人类疾病和健康相关的实验工作，涉及多个学科，涵盖多种类型的实验室，存在较多的危险因素和安全隐患，既具有一般实验室的普遍性，又有其特殊性。本章主要对医学与医学生物学实验室的概念、特点、分类、功能、安全工作的特点和分类以及安全管理的要素进行阐述，剖析医学与医学生物学实验室的普遍性和独特性，指出医学与医学生物学实验室安全工作的要素，以期为提高医学与医学生物学实验室工作人员的认识提供理论依据，为加强医学类实验室的安全管理提供参考，为保障相关实验的顺利开展奠定基础。

第一节　医学与医学生物学实验室

一、概念

医学生物学（medical biology）是研究与医学有关的生物学问题的一门综合性学科，它建立在生命科学的主要成就之上，是基础医学和临床医学各学科的主要基础[1]。医学与医学生物学都是实验性非常强的学科，没有观察和实验，医学与医学生物学不可能取得如此辉煌的成就。医学与医学生物学实验室是实现医学与医学生物学教学、科研活动最主要的场所，以研究人类疾病的病因、发病机制、诊断、治疗、预防为目的，利用多种科学仪器、药品和多学科的研究方法，对包括生物材料、化学样品、实验动物等各种实验材料进行检验、检测、研究、探索、实验和实习。

二、特点

医学与医学生物学实验室除具备一般实验室的特点外，还有着自身的独特性。

1．人员复杂且流动性大

既包括长期从事科学研究、熟悉实验室的科研人员和技术人员，也包括大量缺乏实验经验的学生或实习生，另外还有部分管理人员和后勤工作人员。

2．实验室研究方法多样

医学与医学生物学实验室的研究方法众多，包括中西医理论、生物学、微生物学、遗传学、形态学、机能学、物理、化学、生物化学、免疫学、血液学、血液免疫学、生物物理学、药物学、核医学及其他多个相关学科的研究方法。

3．实验材料多样

实验室的实验材料包括生物材料（包括人体标本、细菌、病毒、朊病毒等）、有机和无机样品、环境样品、实验动物等各种材料，以及品目众多的各类剧毒、易制毒、易燃、易爆、致癌、致畸变、精神麻醉类化学试剂。

4．生物安全要求高

生物安全是医学与医学生物学实验室安全的重要组成部分。因多数实验需涉及人或动物的体液或组织样本，或微生物甚至病原微生物样本，这就需要在实验室建设及使用过程中对生物安全防护措施及规范操作都进行严格要求。实验室生物安全针对的不仅是实验室工作人员的个人健康，还涉及周围人群以及环境，一旦发生安全事故，极有可能带来不可预计的危害。

5．涉及医学伦理问题

医学伦理反映的是医学发展到某一阶段的特定社会背景下的医学道德的基本精神，是调节各种医学道德关系所必须遵守的根本原则和要求。美国著名生命伦理学家比彻姆和邱卓斯合著的《生命医学伦理学原则》一书中，提出了生命伦理学"四原则"，即尊重自主原则、不伤害原则、有利原则（行善原则）和公正原则，一直被学界引为生物医学伦理学公认的普遍原则。

6．涉及实验动物福利问题

《实验动物福利伦理审查指南》（GB/T 35892—2018）明确指出，涉及实验动物的实验室应接受实验动物伦理委员会审查。

三、分类

医学与医学生物学实验室包括高等医药院校、医学科研单位、疾病预防控制单位、临床医学单位，以及生物学、生命科学、运动医学和动物医学等研究单位的各类相关实验室，数量众多，类型复杂[2]。医学与医学生物学实验室的分类方法可参考本书第一章第一节中讲到的实验室分类。如可按学科分为临床医学、基础医学、医学检验、预防医学、口腔医学、药学、护理学、运动医学、生命科学、辐射医学、实验动物学等各学科实验室；也可按用途分为教学、科研、社会服务、生产开发、成果转化等实验室；或按管理层次分为国家级或行业部级实验室及实验基地，省级实验室、中心及基地，各单位的中心实验室等。

四、功能

医学与医学生物学实验室是高等学校医药专业和各级卫生医疗机构的重要组成部分，对医学研究、疾病预防控制、临床医学和生物学来说举足轻重。其具体功能如下所述：

1．一般实验室的功能

同普通实验室一样，医学与医学生物学实验室同样具有育人、创新研究和科研攻关、服务社会以及科技成果转化的功能。

2．培养医学人才的功能

医学和医学生物学与一般学科不同，极强的实践性是其根本属性，没有临床实践，纵有满腹经纶也只是纸上谈兵。医学与医学生物学实验室是医学生接受实践教学以及进行科研训练的场所，是培养综合能力、创新精神、高素质应用型医学人才的主阵地。医学与医学生物学实验室作为理论教学的补充，通过实验实践教学，使学生掌握有关实验技能、基本操作以及理论的具体应用，培养学生动手能力以及发现问题、解决问题的能力，启发创造性思维，提高综合素质[3]。

3．为疾病诊断和临床治疗提供判断依据的功能

目前，众多疾病的诊断和临床治疗是以各项生理、生化、病理指标的检验结果为判断依据，如根据血糖测定、糖耐量测试、胰岛素抵抗测试诊断糖尿病，根据白细胞计数及分类判断发热患者是否有细菌感染等，而医学与医学生物学实验室正是进行这些生理、生化、病理等各种检验检测的主要场所。另外，对于一些突发的公共卫生事件，特别是传染病的诊断和防治，也离不开相关的医学与医学生物学实验室，如流行病学实验室和病原生物学实验室等。

第二节　医学与医学生物学实验室安全

医学与医学生物学实验室研究对象复杂多样，实验项目广泛，涵盖多个学科，而且部分实验操作周期长或需要不间断进行，实验室内人员及设备长时间、高频率持续工作，并且生物安全事故的后果较其他事故更加严重。因此，相较于其他类型的实验室，医学与医学生物学实验室对实验室安全的要求更高。

一、医学与医学生物学实验室安全的特殊性

医学与医学生物学实验室不仅存在如用水、用电、用气、防火和防盗等普遍性安全问题，还因其实验过程中可能涉及各种危险化学品、放射性物质、生物样品以及病原微生物等，使得该类实验室的安全问题又具有特殊性 [4]。包括仪器设备、实验用试剂材料、实验对象和实验室废弃物等，都有其不同于普通实验室的特殊性，具体情况如下。

1. 仪器设备的安全风险高

医学与医学生物学实验类别及项目多，有的实验需要在高温或者超低温、高压、强磁、真空、微波、辐射、高电压、高转速等特殊环境下进行。压缩气体钢瓶、高压蒸汽灭菌器、高速离心机和液氮罐等危险性较高的仪器也是该类实验室的必备设备。因实验需要，某些仪器设备如培养箱等需要长时间持续工作，存在很多安全隐患，若使用不当，会威胁到实验人员的安全。

2. 实验用试剂材料复杂多样

目前在医学与医学生物学领域的研究工作中，常涉及核酸、蛋白质等生物大分子，因实验所需，常用一些化学试剂来溶解蛋白质，抑制、裂解核酸或破坏细胞膜等。这些化学试剂所固有的对生物大分子的破坏或干扰性能，也可能对人体造成相应的损伤。此外，还常用到易制毒或剧毒试剂、易燃易爆试剂等具有一定危险性的化学试剂，种类繁多。

3. 实验对象特殊

实验对象多为人体、动物体的体液和组织样本，或微生物甚至致病微生物等 [5]。实验过程中人员有被感染的危险性，甚至感染还可能传播到社会，引起传染病的流行。因此，生物安全操作等级及操作规范要求严格，拟从事的实验活动必须与实验室的生物安全防护级别相适应。

4. 实验室废弃物特殊

医学与医学生物学实验室因其实验研究目的、分析检验对象的特殊性，导致其废弃物除具有日常生活垃圾共有的特征外，还可能携带病原微生物、化学致癌物等具有生物及环境危害特性的成分。实验过程中产生的废弃物量大、种类多。例如涉及的物理废弃物如破碎的玻璃器皿，生物医疗废弃物如细胞、病原微生物培养物，危险化学品废弃物如废液、废气和废弃的固体药品等，具有传染性、生物危害性、化学危害性及环境危害性等，收集、

处置不当会造成严重的环境污染和人员伤害。

二、医学与医学生物学实验室安全内容

根据医学与医学生物学实验室自身的特点，其安全应包括以下几个类别。

1．实验室建筑与设施安全

医学与医学生物学实验室的特殊性如生物安全、放射安全等对建筑设计与建筑本身有特殊要求，所以，应根据各类实验室安全设计标准和基本需要，加强实验室规划布局工作，减少实验室安全方面的先天设计缺陷。确保实验室的设施具有适当的面积、结构和场所，从而保证对生物、化学、辐射和物理等危险源的防护水平控制在经过评估的可接受程度。所有的实验操作必须在确保实验人员安全的条件下进行。合乎规范的实验室还应为不同的活动提供适当的隔离，确保工作环境的安全，确保实验室人员和周围人群免受伤害，同时防止危害周围环境。各级生物安全实验室的设施和设备要求应符合《实验室生物安全通用要求》（GB19489—2008）的技术规范，如配备符合二级生物安全防护（biosafety level-2，BSL-2）实验室的设备和设施（如门禁系统、生物安全柜、洗眼器、冲淋装置等）[6]。详见第五章。

2．消防安全

因实验需要，医学与医学生物学实验室常用到易燃易爆试剂和各种电器，使得火灾隐患客观存在，任何疏忽大意都会导致火灾的发生。因此，必须严格执行各项消防安全制度，同时在楼层醒目位置配备消防报警装置、灭火器、消防栓等消防设施，各实验室还应配备沙箱、灭火毯等小型应急消防设备，并定期检验其有效性[7]。走廊及逃生通道不得堆积杂物，定期或不定期进行消防培训和消防演练。详见第六章。

3．仪器设备安全

压力容器、高压蒸汽灭菌器和液氮罐等特种设备是医学与医学生物学实验室的必备仪器，具有较大危险性；该类实验室还常用到烤箱、生化培养箱、低温冰箱等需要长时间运行的仪器设备以及一些大型精密贵重的仪器设备。这些仪器设备应符合国家相关的安全要求，并满足仪器设备对环境的要求，保证仪器设备的正常运行。同时，应制定标准操作程序和安全操作技术，并根据标准操作程序定期检查、清洁、保养和校准，保证其性能。详见第七章。

4．试剂与实验材料安全

实验人员应熟知所用化学试剂的理化性质、危害性、使用注意事项以及急救措施，并做好相应的防护；建立规范化的化学品采购、保管、使用以及废弃物处理制度；同时尽量选择毒性小、使用安全的试剂，防止爆炸、中毒等事故的发生。实验工作中常使用到的玻璃仪器有易碎的特性，使用不当还有炸裂的风险，因此，使用过程中应轻拿轻放。详见第八章。

5．废弃物处置安全

医学与医学生物学实验室产生的危险性废弃物种类比较复杂，除了一般实验室存在的危险性化学废弃试剂，还有具有传染性的生物医疗废弃物以及可对人体造成损伤甚至是不可逆损伤的放射性废弃物。对这些废弃物的处置、排放应符合国家或地方法规和标准的要求，将收集、运输、处理废弃物的危险降至最小，将对环境的有害作用减至最小。详见第九章。

6. 治安安全

实验室内物品繁多，除了仪器设备、家具等国有资产，还有实验用试剂、生物样本、实验资料、档案信息以及实验人员的个人财产等。为了避免国有资产以及个人财产的损失，避免易制毒、剧毒化学试剂以及精神类、麻醉类药品和菌（毒）株的丢失，避免实验样品及实验资料的遗失，保证实验的顺利进行，必须做好实验室治安管理，防止被盗事件的发生。详见第十章。

7. 生物安全

生物安全是医学与医学生物学实验室安全管理的重中之重。这类实验室在实验过程中会进行生物组织切片、涂片、染色、镜检，细菌和细胞培养，生物生化测定与鉴定，分子生物学等诸多实验，接触病原微生物的概率很大，这些病原微生物对实验室工作人员、实验室内环境和外环境都会造成一定的暴露风险[8]。这些暴露风险一旦发生，将会导致实验室工作人员感染致病，以及外环境污染引发疾病流行等。因此，应强化实验人员及管理人员的生物安全意识，建立规范化和日常化安全管理体系，加强人员培训，配备必要的物理、生物防护装备，规范管控实验室感染性材料，避免实验室感染的发生，控制实验室周围环境污染的发生，确保实验室工作人员、实验室内部环境和外部环境的生物安全。详见第十三章。

8. 放射安全

目前，核医学技术发展迅速，已经成为医学、药学、生命科学、预防医学等领域的重要研究手段，被广泛应用于高校科研和实验教学中[9]。但是，放射性物质会损伤人体，污染环境。如果管理不科学、操作不规范，可能会对操作者身体造成伤害，并对环境造成污染，从而危害社会。因此，对于放射性实验室，应加强基础硬件安全建设；严格管理和使用放射性同位素；严格规范操作，避免放射性污染；同时要严加管理放射性废弃物。详见第十六章。

三、做好医学与医学生物学实验室安全工作的重要性

近年来，随着我国医药卫生事业的蓬勃发展，医学与医学生物学实验室的数量大幅增加，且这类实验室物理环境因素、化学环境因素、生物环境因素交织，涉及实验人员的安全、环境安全和社会安全，一旦发生爆炸、火灾、毒性物质泄漏而导致电伤害、辐射伤害、感染、机械伤害等事故，不仅影响教学和科研工作的正常开展，甚至导致师生的心血付诸东流，更有可能导致对国家政治、经济和人民生活造成深远影响的社会问题[10]。安全无小事，任何时候都必须把"安全第一，预防为主"的原则放在工作首位。医学与医学生物学实验室的安全工作任重而道远，必须常抓不懈，警钟长鸣。

第三节　医学与医学生物学实验室的安全管理

医学和医学生物学实验室的安全管理是一项复杂、长期且艰巨的工作，应在遵循普通实验室安全管理各项规定的基础上，结合医学与医学生物学实验室自身特点和安全类别，统筹考虑，建立完整有效的安全管理体系和运行机制，制定符合规范并切合实际的各项安全管理制度和操作规程，按照责任划分，以问题为导向，从源头治理，狠抓落实，确保医学与医学生物学实验室安全运行。

一、医学与医学生物学实验室安全管理体系

在医学与医学生物学实验室安全管理过程中，应建立层次清晰、权责分明、多级联动的安全管理体系，明确各级责任，这是保障实验室安全的核心。某医学院校建立的多级联动安全管理体系见图4-1。

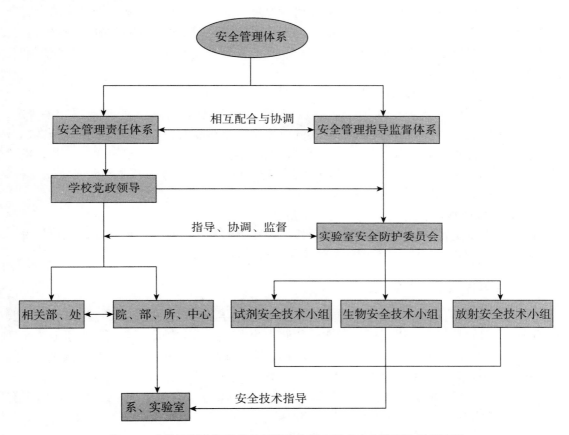

图 4-1　高等医学院校医学与医学生物学实验室安全管理体系示意图

高等医学院校实验室安全管理工作应实行校、院（所、中心）、系（实验室）三级管理模式。学校法人是学校安全管理的主要负责人；各职能部门代表学校贯彻落实国家关于高校实验室安全工作的法律法规，制定学校实验室安全管理制度、工作方针和规划，确保学校实验室安全管理责任落实到位，承担安全管理责任；各院（所、中心）负责其管辖范围内的实验室安全管理工作，承担安全落实的第一责任；各系（实验室）负责本系各实验室的安全管理工作，承担实验室安全的直接责任。

学校设立实验室安全防护委员会（以下简称委员会），组长由校主管领导担任，成员由各相关职能部门和各院（所、中心）主管领导组成。委员会代表学校指导、协调、监督各部处、各学院实验室安全管理工作，督查、协调解决实验室安全工作中的重要事项，研究审核实验室技术安全设施建设的工作计划、建议和经费预算等。委员会下设放射防护、生物安全、试剂与药品安全、安全防护教育等技术小组，对各实验室安全技术进行指导与培训，并协助处理突发事件。

二、医学与医学生物学实验室安全管理的制度

建立健全医学与医学生物学实验室安全管理的各项制度，是实现实验室安全科学管理、提高管理效率、确保教学科研工作顺利开展的可靠保证。

1. 一般安全管理制度

医学与医学生物学实验室的一般安全管理制度可参考本书第二章第三节"实验室安全管理规章制度"中论述的风险评估制度、安全计划审核制度、安全检查制度、报告制度、标识制度、记录制度、准入制度、人员培训制度、安全效益评价制度、安全年报制度和奖惩制度的内容。

2. 应急预案及安全事故处理制度

因医学与医学生物学实验室的特殊性，各实验室应根据学校以及各院、系相关规定，制定符合本实验室特点的应急预案。当实验室发生安全事故时，应立即启动应急预案，做好应急处置，保护现场，防止危害扩大蔓延，同时须及时上报，不得隐瞒事实真相。事故所在单位应写出事故报告，对事故瞒报、不报的单位和个人，学校将追究相关人员责任，情况严重者将给予相应的行政处分。

3. 对外安全责任制度

医学与医学生物学实验室因涉及对外检验检测等多种服务项目，所以应设立对外安全责任制度。实验室在承担校外教学、科研实验任务时，应明确安全责任。

三、实验室安全管理要素

天下大事必作于细，古今事业必成于实！对于医学与医学生物学实验室的安全管理，应在统筹规划的基础上，以问题为导向，从源头治理，要落实到每一个管理要素上，而且必须定期、不定期地进行安全检查，一旦发现问题，立即采取纠正措施，并持续改进。

依据《医学实验室质量和能力认可准则》（ISO 15189：2012，IDT）、《医学实验室安全应用指南》（CNAS-GL14 20021）和《医学实验室安全要求》（GB19781—2005）等国家有关标准，医学和医学生物学实验室安全管理的要素包括：

1. 人员

实验室应制定严格的程序对人员进行管理，并保存所有人员记录，包括相关教育和专业资质、健康监护、技术培训和评估。

（1）人员资质：实验室工作人员应具备一定的专业素质，接受过正规的专业教育、培训，其专业应与所承担的工作相适宜。

（2）健康监护：实验室应定期对工作人员进行体检，建立健康监护档案，应根据其可能接触的病原微生物制定免疫接种计划，将体检结果和免疫接种记录记入健康监护档案。

（3）技术培训和评估：实验室应保证工作人员定期接受安全培训，包括安全质量管理体系、标准操作程序、实验室信息系统、健康与安全、伦理、信息保密等，培训后应对培训人员进行考核评估，实行准入制管理。

2. 安全管理体系文件

安全管理体系文件通常由管理手册、工作程序、说明及标准操作规程（SOP）、记录这四个层次的文件构成。应保证这些文件易于理解、具有现实可行性，做成供工作人员快速使用的安全手册并传达至所有相关人员。安全主管应在其权力和职责范围内维持安全管理

体系文件的现行有效，指导所有人员使用和应用安全管理手册和所有涉及的文件及其实施要求。

（1）安全管理手册：应对组织结构、人员岗位及职责、安全及安保要求、安全管理体系、体系文件架构等进行规定和描述。安全要求不能低于国家、地方相关规定、标准的要求。安全管理手册应明确规定管理层人员的角色和责任，包括确保实验室所有人员遵循安全管理体系文件的责任。适用于整个单位和领导层使用，是第一层次的文件。

（2）工作程序：至少应明确规定落实具体安全要求的责任部门、责任范围、工作流程及责任人、任务安排及对操作人员能力的要求、与其他责任部门的关系、应使用的工作文件等。工作程序应满足实验室落实所有的安全要求和管理要求，为第二层次的文件。

（3）说明及标准操作规程（SOP）：应详细说明设施、设备、操作的功能、危险因子、防护方法、具体操作步骤、应急措施等，为第三层次的文件。

（4）记录：实验室应制定政策，规定实验室安全相关文件和记录的保留时间。保存期限应符合国家、地方法规或标准的要求。应按 ISO 15189 的要求对文件进行控制，为运行提供证据，是第四层次的文件。

3. 安全检查与整改

实验室安全检查内容应涵盖实验室安全管理组织体系、规章制度、安全教育、安全检查、实验场所、安全设施、基础安全、化学安全、生物安全、辐射安全、机电等安全、特种设备与常规冷热设备十二个方面的检查指标，这对于提高高校实验室安全管理水平、降低安全风险具有重要意义。详细介绍见第十七章附录 17-1 和附录 17-2。

四、风险评估

实验室风险评估是做好实验室建设设计、实验室布局、管理体系建设的前提，能最大限度地保证实验室安全运行，减少安全隐患。评估应由熟悉实验材料特性、实验和防护设备、实验程序和政策的技术人员进行，应充分、及时、准确、公告化、制度化，并能适时更新。例如，当实验室活动涉及传染或潜在传染性生物因子时，应进行生物风险程度评估。生物风险程度评估应至少包括下列内容：生物因子的种类（已知的、未知的、基因修饰的或未知传染性的生物材料）、来源、传染性、致病性、传播途径、在环境中的稳定性、感染剂量、浓度、动物实验数据、预防和治疗、降低风险的措施及风险再评估、危害发生的应急措施等。除应事先对所有拟从事活动的生物风险进行评估外，还应对化学、辐射、电气、火灾、自然灾害、恶意使用等的风险进行评估。

医学与医学生物学实验室的安全工作只有起点，没有终点，安全永远在路上。对于医学与医学生物学实验室的各类安全问题，应贵在行动、重在实干、成在细节，发挥主观能动性，持续不断地改进安全管理工作，有效地提升实验室技术能力，对实验室进行系统性、规范化的科学管理，确保医学与医学生物学实验室的安全，降低安全风险，防止安全事故发生。

（赵　丽　刘　娜　季　静　霍　莹）

参考文献

[1] 杨抚华. 医学生物学 [M]. 7 版. 北京：科学出版社，2010：5-6.

[2] 范宪周,孟宪敏.医学与生物学实验室安全技术管理 [M].2版.北京:北京大学医学出版社,2013:2-3

[3] 敖天其,廖林川.实验室安全与环境保护探索与实践 [M].成都:四川大学出版社,2015,5-6.

[4] 郑春龙.高校实验室生物安全技术与管理 [M].杭州:浙江大学出版社,2013:2.

[5] 唐秋琳,黄强,黄鹏,等.高校生物医学实验室安全管理与教育探索 [J].实验技术与管理,2018,35(1):277-280.

[6] 戴盛明,董家书.医学实验室质量与安全管理实践 [M].北京:中国医药科技出版社,2017:3.

[7] 张洪清,王兆龙,陈彦军,等.高等医学院校实验室安全管理的研究与探索 [J].实验技术与管理,2017,34(8):5-6.

[8] 马惠苹,贺旭,李卫红,等.浅谈如何加强医学生物学实验室安全管理 [J].继续医学教育,2015,29(11):77-78.

[9] 曹慧,张超,梁婷,等.对高校放射性同位素实验室安全管理的探讨 [J].科技创新与应用,2018,21:193-194.

[10] 冯建跃.高校实验室化学安全与防护 [M].杭州:浙江大学出版社,2013:13-14.

第五章 医学与医学生物学实验室建筑与设施安全

建筑是建筑物与构筑物的总称，是人们为了满足社会需要，利用所掌握的物质技术手段，并运用一定的科学规律、美学法则创造的人工环境。实验室建筑顾名思义是用于科学研究、教育教学、检验检测实验的建筑。医学与医学生物学实验室建设，无论是新建、扩建或改建项目，与普通公共建筑相比，均有其特殊性，需要综合考虑实验室的总体规划、工艺要求、层高以及各楼层合理布局，同时要充分考虑供电、供水、供气、通风、空气净化、安全措施、环境保护等基础设施和基本条件。由于实验室建设是一个涉及多专业领域的系统工程，每一实验室的建设必须被视为一个项目进行充分论证和设计。本章从实验室布局、材料、通风、温控声控、配电、供水几方面进行介绍。

第一节 设计与布局安全要求

实验室建设论证初期，功能布局和安全是需要首先论证的内容。功能布局主要考虑的是实验室空间的合理利用和工作流程顺畅，一般单位在设计布局的时候均会充分考虑论证。实验室建设安全涉及材料、工艺流程以及水、电、气流组织等，在设计布局阶段应充分调研并和设计人员充分沟通。

一、实验室安全设计一般原则

所有实验室，包括医学与医学生物学实验室，在考虑新建实验室或对已建的实验室进行改建时，应遵守相应的国家、地方建设法规，以及各行业主管机构的实验室专用建设标准和规范。应根据建设要求，委托有资质的设计和咨询单位进行实验室建设方案论证和设计。

实验室的平面布局应保证每个功能区域都有适于在区内开展工作的受控安全环境以及实验室家具等设施，应有足够的无障碍空间以进行安全工作，包括大型设备周围应有空间以便于维护人员开展维护工作。应在实验工作区邻近设计足够的空间，以安全、符合规范地存放生物样本、耗材、化学品、气瓶，以及用于在处置前存放实验过程中产生的垃圾和特定的实验室废弃物。

医学与医学生物学实验室的系统设计应充分考虑设备和人员操作的环境要求，譬如温度范围、温度控制精度、湿度范围、湿度控制精度、洁净度、压差、换气次数、噪声等，要求系统配置送排风系统，综合设计给排水、纯水、电气、废水和废气处理、智能化控制、消防等实验室配套系统。设计应遵循的原则为：①安全性：符合实验安全需要，确保实验室人员及环境的安全。②科学性：选址合理，布局规范，流程通畅。③功能性：功能齐全，满足需要。④先进性：理念先进，空间有发展余地。⑤可行性：投资预算，设备和人员等实验环境要求。⑥合理性：方便操作，方便管理。⑦舒适性：体现人性化和人文关怀理念，营造舒适的实验环境。⑧节能性：绿色、环保、节能。

实验室在布局设计时，应重点考虑外通道、内通道、入口、门锁、面积、进深等有关问题。

二、实验室安全设计具体原则

实验室外通道指实验室走廊、电梯间。由于实验研究常涉及有毒有害和易燃易爆危险品，所以设计中尤应注意。走廊净宽要满足安全疏散的要求，最小为 1.4 m。实验室的门至楼梯间的最长距离不得超过 30 m。双开间以上的实验室的门应设置两个出入口，应能全部通向走廊；若不能全部通向走廊，其中之一可留有通向邻室的门或安全洞口。实验室建筑的耐火等级应为一、二两级，吊顶、隔墙及装修材料应符合消防规范，采用不燃或难燃烧材料，而且建筑设计过程中应采用最新的消防规范。

实验室内通道指在建筑物中自成隔离区内的通道。如三级、四级实验室以及动物实验室等，都由清洁区、半污染区和污染区组成，都有自成隔离区的房间，污染区和半污染区之间设缓冲间，必要时，半污染区和清洁区之间也设缓冲间，这些缓冲间被视为内通道。内通道对建筑设计、装修设计、装修材料等要求更高。内通道净宽宜不小于 1 m。内通道的门无论是与房间相连还是与外通道相连，都宜有可视窗。地面与墙体、墙体与天花板的连接处都应是圆弧角。通道内不存放任何与安全无关的设备和物品。照明开关应设在显著位置。

实验室内、外通道的每个出口和入口应有明显标志，入口处标志应包括国际通用危险标志（如生物危险标志、火险标志和放射性标志），以及其他规定的标志。应设紧急疏散通道，并配置应急疏散标志，以区别于普通出口。紧急撤离路线应有在黑暗中也可明确辨认的标志。

实验室入口应有可锁闭的门。实验室的进入应仅限于经授权的人员，但门锁应不妨碍紧急疏散。理论上讲，门禁系统在断电情况下，应使门处于可打开状态，因此在门禁系统的旁边应有明确提示门禁电源的位置，以便在紧急情况下可以方便地切断电源，使门处于可打开状态。

对于实验室面积，目前没有统一标准来确定一个实验室应该占有的面积。但在规划设计时应明确实验室工作用房的范围，主要包括实验用房、实验辅助用房、公用设施和行政及生活服务用房。确定实验室的面积大小，一方面要考虑实验人员、投资预算情况、整体建筑物的功能与区域分配，另一方面则要根据实验室本身的工作性质、实验人员活动空间、实验台、仪器体积、仪器放置要求，以及工程管网布置的必需尺寸来确定。如建立一个电子显微镜室或一个进行分子生物学研究的电泳室，它们对房间面积的要求就不同。电镜室根据实验需要可以配置缓冲间、样品制备室、切片室、观察室、暗室等；且基于电源电压的稳定性要求，宜配置不间断电源；此外，根据扫描电镜等精密电子仪器本身的重量以及对防震动的要求，电镜室往往设置在楼房建筑的底层。而一个分子生物学的电泳室，基本不存在对电源电压稳定性及抗震等要求，相关仪器的重量有限，所以常规的独立实验室就可以开展工作。

对于实验室房间进深，这关系到实验室的面积、采光、通风、结构布置等方面的问题。实验室的进深尺寸一般为 6～7 m，根据房屋进深，对实验台、排风柜、药品柜、数据处理设备、落地仪器等进行平面布局。目前，我国一般实验室大多数为天然采光，要求一定的开窗面积，所以进深不宜太大。

目前，国外的生命科学研究实验室普遍流行贯通式房间设置，面积可达 200～800 m²，甚至更大，这当然为操作、共用仪器设备、人员交流、美观等提供了极大的方便，但也存在微生物、气溶胶、有毒有害物质及气体容易扩散和污染的潜在危险，所以需要根据使用要求具体规划和设计布局。不同实验室的具体建设应参照《实验室生物安全通用要求》（GB 19489—2008）相关要求进行布局、设计，涉及二级及以上生物安全的实验室应根据规范要求由上级主管部门备案或审批。

第二节　建筑与材料安全要求

实验室建筑不同于普通公共建筑，在建筑层高及建筑材料选择上应充分考虑实验室特点，进行科学布局及选材。

一、实验室层高、地面荷载、墙体

实验室空间有其特殊要求，包括房屋高度、地面载重和墙体厚度等。位于楼房建筑底层的实验室，可以设计考虑放置大型的仪器设备，其层高可以设计得高些。例如，有大型仪器和净化要求的实验室一般宜不低于 4.5 m。对于需要加做高架地板等有恒温恒湿要求的实验室（如大型精密仪器室），还需根据设备的要求确定层高尺寸。在实验室建筑规划时，要考虑送风、排风管道的交叉安装空间和维修空间。一般医学和医学生物学实验室梁下高度宜不低于 4 m。

实验室地面荷载指每平方米的面积平均可以承载多少千克的物体；楼面活荷载指的是除楼板自重以外的其他荷载，包括人员、设备、家具等的荷载。负荷总的原则应遵循《建筑结构荷载规范》（GB 50009—2012）的要求。此规范规定民用建筑楼面内的实验室、阅览室、会议室活荷载标准值为 2.0 kN/m^2，教室活荷载为 2.5 kN/m^2，书库、档案库、贮藏室的活荷载为 5.0 kN/m^2。在实验室设计时，要充分考虑设备重量。对于实际运行中是否会安装自重较大的设备，如各种大型仪器设备、液氮罐、自动化冰箱等，需要在规划设计前做好调研统计，在建筑设计、施工过程中对需有特别负荷要求的地面给予特殊考虑。实验室围护结构应符合国家对该类建筑的抗震要求和防火要求，天花板、地板、墙间的交角应易清洁和消毒灭菌，所有缝隙和贯穿处的接缝都应可靠密封，内表面应光滑、耐腐蚀、防水，以易于清洁和消毒灭菌。实验室墙体上需布置各种管线，随着对建筑功能要求不断增多，新建实验室在整体设计上应有周密规划，墙体上宜预留管道井和桥架。改建实验室时，要找到原始建筑设计图、各种管线布置图，根据新的需求结合原布置图重新规划设计。在设计中尽量减少对原有墙体和结构的破坏，可采用维修柱和维修桥架模式，同时方便维修、维护。

墙体厚度和保温等是针对有特殊要求的房间而言。如冷藏室、防爆实验室，就要考虑墙体的保温、防火、防爆，应根据功能要求设计保温材料、墙体材料、墙体厚度等。

我国地域广阔，不同地区有不同的气候特点。南方的实验室在建设中要有防潮防霉的处理措施，甚至有些地区因容易发生白蚁侵蚀建筑物的现象而需特殊防范；北部地区实验室在建设时又要考虑防止墙体、天花板干裂等问题。

二、实验室门、窗

普通建筑房屋门的净宽度不宜小于 90 cm，实验室的门宽一般也采用这个数值。当然为了满足人员出入和较大型器材、冰箱、烘箱等设备搬动的要求，有时需要设计 1.2 m 或更宽的不等宽双扇子母门或者双开门。对开间大的贯通式实验室以及多套间的实验室，应该设计前后两个门，以便紧急情况下应急逃生。生物安全实验室门的设计开向应符合规范，原则上向压力大的方向开。如经常进行危险性操作、使用易燃易爆物品、进行高压实验研究和有防爆要求的实验室，门应向外开。实验室的门除有特殊要求外，宜在门上设玻璃观察窗，以便进行安全观察。实验室的门一般建议采用木制或钢制门。有特殊情况时可采用特殊设计，如有安静需求的实验室设置隔声门，有冷藏要求的实验室设置保温门，需防止电磁场干扰的实验室设置屏蔽门，以及有防尘要求的实验室设置密闭门等。由于实验室功能不同，要求亦不同，应按建设规范设计，选用合适材料配置[1]。

实验室尽量利用天然采光，窗户面积应不小于地面面积的 1/7 [《住宅建筑规范》（GB 50368—2016）]。实验室凡可开启的窗户，均宜配置纱窗。所有外窗都应配置窗帘，以避免大多数仪器、试剂和实验材料被光线直接照射。三级和四级生物安全实验室不应设外窗，但可在围护墙上配置密闭观察窗和采光窗。观察窗和采光窗应采用安全的、合乎规范要求的材料制作。

第三节　通风与空气安全要求

通风是借助换气稀释或通风排除等手段，控制空气污染物的传播与危害，实现室内外空气环境质量保障的一种建筑环境控制技术。医学和医学生物学实验室由于生物安全问题，对实验室通风和气流组织的要求更严格。实验室的通风形式分为自然通风、机械送排风和局部送排风。通风形式的不同，对实验室建筑、设施和送排风设备有着不同的要求。

一、自然通风

一级生物安全实验室没有特殊的通风要求，可以采用自然光线、自然通风。有条件的实验室可以配置机械送排风。

二、机械送排风

《化工采暖通风和空调调节设计规范》（HT/T 20698—2018）规定，实验室的最小换气量一般为每小时 6～8 次[2]。美国采暖、制冷与空调工程师学会（American Society of Heating Refrigerating and Airconditioning Engineers，ASHRAE）规定，实验室的整体换气次数应由局部排风设备或其他房间排风所排出的总风量、带走房间热负荷所需的制冷风量、最小换气次数需求决定。在使用情况下，有洁净要求的医学与医学生物学实验室、有恒温恒湿要求的实验室，根据洁净度要求和温度、湿度要求，根据相关建设标准设计换气次数。

对于一级以上的生物安全实验室，为保证空气的流向、清洁和气流速度，需要采用适当的机械设备实现机械送排风。其原则是：气流方向应保证由清洁区流向污染区，由低污染区流向高污染区，并确保实验室高污染区的空气必须通过高效过滤后方可经专用排风管道排出。同时，实验室内各种设备的位置也应有利于气流由"清洁"空间向"污染"空间流动，最大限度减少室内回流与涡流。采用机械式排风的普通实验室换气次数不宜少于每小时 6 次，但当实验室内有可能产生高热负荷的分析设备，或房间内有较大量的局部排风时，则可能需要相应增加换气次数。

1. 送风

一级生物安全实验室没有特殊通风要求，可以不配置机械送风系统。二级生物安全实验室可采用带循环风的空气净化系统。如涉及化学溶媒、感染性材料的操作，则应采用全新风系统。三级和四级生物安全实验室必须采用全新风系统。不论是循环风空气净化系统，还是全新风空气净化系统，均应设置粗、中、高三级空气过滤，空气要经过过滤后才能输送。送风系统的风口宜高于室外地面 2.5 m，并位于排风口的上方，同时应尽可能远离污染源。

2．排风

二级及以上级别生物安全实验室的排风应经高效过滤后向空中排放。三级、四级生物安全实验室的排风必须与送风连锁，排风先于送风开启，后于送风关闭，排风系统应能保证生物安全柜内相对于其所在房间为负压。实验室房间的排风管道不应兼作生物安全柜的排风管道。排风口应远离送风口并设置在常年主导风向的下风向，应至少高出所在建筑 2 m，应有防雨、防鼠、防虫设计，但不应影响气体直接向上空排放。

三、局部送排风

在医学与医学生物学实验室中，常见有排风柜、排风罩、排风试剂柜、B2 型生物安全柜等设备，此类设备属于局部排风系统。部分仪器在使用过程中也会产生对环境和工作人员有危害的气体和辐射，如实验室常见的气相色谱仪、液相色谱仪、液相色谱 - 质谱联用、电感耦合等离子体质谱仪、原子吸收光谱仪等大型检测仪器，在设计时都应配置局部排风设施和排风系统。很多医学和医学生物学实验过程中产生有毒有害废气的地方，也应配置局部排风系统。

排风柜作为一个安全类设备，除提供可进行有毒有害实验操作的空间外，还是一个集照明、电器、气路、水路、遥控装置、导流系统于一身的多功能整体。根据需要可以设计成单人或双人操作、步入式操作的排风柜。一般单人操作的排风柜外尺寸为长 1.2 ~ 1.5 m，进深 0.7 ~ 0.8 m，台面高度 0.75 ~ 0.90 m，总高度大于 2.2 m。双人操作的排风柜外尺寸长度 1.8 m，其余数值与单人操作的排风柜相同。排风柜的移动门要可视、可上下移动及密封。排风柜总体要求密封，保证有毒有害气体排出。风量控制可采用定风量排风控制或者变风量排风控制，设计时还应注意减震、减噪等。使用多台排风柜时，可能会造成房间空气负压而影响实验结果，此时应设计补风系统，保证实验室房间压力符合实验室建设规范。同时，宜采用变风量排风柜和变风量排风系统以减少排放和节省能耗。变风量排风柜的排风量设计和配置可以参照《变风量排风柜》（JB/T 222—2007）[3]（参见表 5-1）。设计和配置送排风系统的实验室同时应设计和配置送排风控制系统，以保证送排风连锁控制。根据《科学实验室建筑设计规范》（JGJ 91—93）[1] 要求，工作时间连续使用排风系统的实验室应设置送风系统，送风量宜为排风量的 70%，以满足实验室压差要求，并应根据工艺要求对送风进行空气净化处理。对于采暖地区，冬季应对送风进行加热。送风气流不应扰乱气流影响实验室排风装置的正常工作。

表5-1　排风柜排风量设计依据[3]

性能参数 型号	平均面风速（m/s）		控制浓度 （ml/m²）	排风柜阻力 （Pa）	响应时间 （s）	面风速偏差 （%）
	无人操作	有人操作				
SBPG-120						
SBPG-150	0.3	0.5	≤ 0.5	≤ 70	≤ 3	≤ ±15
SBPG-180						

B2 型生物安全柜也属于局部排风设备。根据《生物安全柜》（YY 0569—2011）[4]要求，应独立设置排风系统，不与其他排风系统合并。B2 型生物安全柜排风量设计依据参见表 5-2。

表5-2　生物安全柜排风量设计[4]

生物安全柜级别		工作口平均进风速度（m/s）	循环风比例（%）	排风比例（%）
Ⅰ级		0.38	0	100
Ⅱ级	A1	0.38 ~ 0.50	70	30
	A2	0.50	70	30
	B1	0.50	30	70
	B2	0.50	0	100
Ⅲ级		—	0	100

局部排风设备的排风系统根据废气类型的不同分类，废气一般分为有机废气、无机废气和生物气溶胶，应根据废气成分设计和配置废气处理系统。一般情况下，这三种类型的排风系统建议分系统设计规划排风，分类配置废气处理设施，确保达到排放标准后排放。

第四节　室温与温控安全

根据《民用建筑供暖通风与空气调节设计规范》（GB 50736—2016）的规定，不同类型实验室对温度要求不同。一般来讲，冬季应为 18 ~ 20℃，夏季应为 26 ~ 28℃。部分实验室，如分子生物学实验室、精密仪器室、动物房，对温度有特殊要求时，设计和配置应参考相关建设和管理标准。大多数精密仪器要求夏季在 22±2℃，冬季在 18±2℃，相对湿度不宜高于 65%。对于某些贵重精密仪器室或者有特殊要求的实验室如恒温恒湿实验室，对温度、湿度、换气次数等有特别要求，应根据仪器设备的环境要求，单独设计和配置温湿度控制设备和系统。

一般来说，通过空调实现实验室设定温度。常见实验室空调配置有两种方式。

1．独立空调 + 全新风空调

常见的独立空调为多联机，安装方便，使用灵活，可以根据季节、天气、作息时间调节，晚间不做实验时可以停止。全新风空调保证实验室换气次数以及满足人员换气和实验室新风需求。

2．集中空调

当实验室有洁净、恒温恒湿等特殊要求的时候，需采用集中空调（洁净空调、恒温恒湿空调、精密空调等）。但集中空调系统不能适应实验楼中每个房间如精密仪器室和特殊需求实验室的不同温度、湿度要求，整个实验楼空调同时开启和关闭也会给实验管理带来一定程度的不便。

有恒温恒湿要求或洁净要求的，应根据实验环境要求或仪器使用要求，独立设计恒温恒湿空调，并根据温度范围、温度控制精度、湿度范围、湿度控制精度要求设计气流组织、围护材料等。

第五节　声音与声控安全要求

实验室由于配置了室外排风机等噪声源，在建设选址和设计时应考虑对环境的影响，按《声环境质量标准》（GB 3096—2008）中区域的使用功能特点和环境质量要求，声环境功能区分为以下五种类型：

- 0 类声环境功能区：指康复疗养区等特别需要安静的区域。
- 1 类声环境功能区：指以居民住宅、医疗卫生、文化教育、科研设计、行政办公为主要功能，需要保持安静的区域。
- 2 类声环境功能区：指以商业金融、集市贸易为主要功能，或者居住、商业、工业混杂，需要维护住宅安静的区域。
- 3 类声环境功能区：指以工业生产、仓储物流为主要功能，需要防止工业噪声对周围环境产生严重影响的区域。
- 4 类声环境功能区：指交通干线两侧一定距离之内，需要防止交通噪声对周围环境产生严重影响的区域。

实验室建设时，应合理选型和合理降噪。根据《生物安全实验室建筑技术规范》（GB 50346—2011）的要求，生物安全实验室的噪声应≤60 分贝。如果实验室配置生物安全柜、动物隔离器等，则噪声最大不应超过 68dB（A）。

实验室内噪声源主要来自于实验室里的各种仪器和设备，譬如空气压缩机、循环水箱、真空泵等，以及实验室送排风管道中空气流动产生的噪声。设计时，有条件的实验室应考虑隔离所产生噪声超过室内噪声的设备，譬如空气压缩机、真空泵等。同时，大型设备如质谱仪等，建议人机分离，将质谱仪放于单独隔间，实验人员只有进样操作才需要短时间进入设备间，避免长期处于噪声环境。

大部分生物安全实验室都配置独立空调系统，在设计和规划阶段应配置空调设备间，减少空调运行时噪声对实验人员的影响。

第六节　配电与用电安全要求

实验室内用电除满足基本照明之外，还需满足精密仪器、大功率仪器的使用需求。因此，在设计初期，对用电情况应进行深入调研。

一、实验室照明

实验室照明功率要高于住宅照明要求，这是基于要保护视力、保证实验现象观察、便于仪器仪表检测等要求。实验室照明宜用荧光灯，所有照明设备应不产生强烈反光。根据实验需要，实验台可配置台面照明。三级和四级生物安全实验室内照明灯具宜采用吸顶式密闭洁净灯，并应配置防水罩。实验室照明设计参照《建筑照明设计标准》（GB 50034—2013），具体见表 5-3。

表5-3 工作面上的平均照度

房间名称	照度标准值（lx）	工作面及高度（m）	备注
通用实验室	30	实验台面，0.75	一般照明
生物培养室	300	工作台面，0.75	宜设局部照明
天平室	300	工作台面，0.75	宜设局部照明
电子显微镜室	300	工作台面，0.75	宜设局部照明
谱仪分析室	300	工作台面，0.75	一般照明
放射性同位素实验室	300	工作台面，0.75	一般照明
普通办公室	300	桌面，0.75	一般照明
学术报告厅	300	桌面，0.75	一般照明
设计室、绘图室、打字室	500	桌面，0.75	宜设局部照明
管道技术层	30	地面或台面	一般照明

二、实验室配电

实验室种类繁多、功能各不相同，设备用电负荷也千差万别。实验工作本身又具有很大的不确定性，故对用电的需求也不相同。在医学与医学生物学实验室，由于通风、洁净要求较高，对实验室用电要求也较高。因此，在实际工作中，应根据实验室用电特点，在供电中考虑以下几个方面：

● 有条件的实验室应双路电源供电，即常用电源和备用电源各一路，从而在一路断电时，另一路可以立即供电。实验室内设有电力线和普通照明线，每一房间内要有三相交流电和单相交流电，要注意插座的电流是否符合要求。对于实验室落地仪器，可采用离地0.3 m高度的插座；对于较大体积仪器的安装和维修，可将插座位置设置在距离地面1~1.3 m的高度。有条件的实验室每个房间宜设计配置独立的配电箱。

● 我国的标准电压是220 V，进口仪器设备根据制造国的不同，电压要求也有所不同。因此，应配置与仪器使用相符合的变电装置。在设计阶段，应分别统计实验室内使用设备的电源插座需求、插头形状、功率、用电要求，汇总后进行相应配置。实验室应设有可靠接地系统。

● 实验室设计和规划阶段，应对未来5~10年内使用的大型设备有所计划，这涉及仪器放置的房间、朝向、功率负荷等。根据仪器的物理特性，分为冷、热、噪、静、动、洁、明、暗、特殊、放射性等分类仪器室。如低温冰箱、制冰机等，统一放置在没有阳光照射、相对低温的阴面房间，并需根据散热量配置合适的空气调节装置；烤箱、细菌培养箱等相对散热量大的仪器放置在统一房间，独立排风和控温；大型离心机，特别是超速离心机、落地式大容量离心机等对电源的负荷、电压的稳定性要求严格，也需要根据仪器要求设计和配置用电。

无论新建还是改建实验室，都必须先规划所有用电设备功率、放置位置，以决定电路和电压配置，并留有一定余量。目的都是为了安全、节能、满足需要、保护设备。插座设置应远离水管和易燃易爆气体管道。具体设计时，可以参考《民用建筑设计通则》（GB

50352—2017）及相关电气设计其他国家标准。

三、实验室用电安全

电能是一种方便的能源，电气设备的应用有力推动了人类社会发展，但同时也带来了安全隐患，应在采取必要安全措施的情况下使用和维修电气设备。

首先，实验室用电应严禁超负荷运行。大、中型仪器（如深低温冰箱、自动化冰箱、大型离心机、高压灭菌器、烤箱、孵箱等）必须直接使用动力线。实验室内电气设备及线路设施必须严格按照安全用电规程和设备的要求使用，不许乱接、乱拉电线，墙上电源未经允许，不得拆装、改线。

其次，实验室相关人员应加强岗前培训和教育，掌握基本的电工常识和用电安全知识，提高用电安全意识，不随便乱动或私自修理实验室内的电气设备。经常接触和使用的配电箱、配电板、闸刀开关、按钮开关、插座、插销以及导线等，必须保持完好，不得有破损或将带电部分裸露。不得错接插座、插头的火线与零线。不得用铜丝等代替保险丝，并保持闸刀开关、磁力开关等盖面完整，以防短路时发生电弧或保险丝熔断飞溅伤人。经常检查电气设备的保护接地、接零装置，保证连接牢固。在移动电风扇、照明灯、电焊机等电气设备时，必须先切断电源，保护好导线以免磨损或拉断。在使用手电钻、电砂轮等手持电动工具时，必须安装漏电保护器，工具外壳要进行防护性接地或接零，并要防止移动工具时导线被拉断，操作时应戴好绝缘手套并站在绝缘板上。对设备进行维修时，一定要切断电源，在明显处放置警示牌，并协助专业维修人员工作。

其他与用电安全相关的具体措施有以下几点。

1. 防止人体触电的安全措施

加强绝缘就是采用双重绝缘或另加总体绝缘，保护绝缘体以防止绝缘损坏后的触电。采用遮拦、护罩、护盖箱闸等把带电体同外界隔绝开来。高压设备不论是否有绝缘，均应采取屏护。各类电源线路应排列有序，不能乱拉、乱搭，非安全电压线路最好增加绝缘保护套。

保证必要的安全距离除可以防止触及或过分接近带电体外，还能起到防止火灾、防止混线、方便操作的作用。在低压工作中，最小检修距离不应小于 0.1 m。

2. 静电防护与消除

在干燥环境中，特别是天气比较寒冷的北方地区，人体皮肤或服装与实验台、仪器设备接触时，以及人体皮肤和服装之间摩擦时容易产生静电，瞬间静电压可达上万伏，造成人体不适，同时对仪器设备造成危害，如会带来噪声和失真，扰乱电子计算机。静电严重的区域，特别是化学实验室，可能造成爆炸等火灾事故。

静电的控制与消除可以通过导体接地的方式将静电电荷导入大地。适当保持实验室环境的湿度也有利于减少静电的形成。仅从消除静电危害的角度考虑，保持相对湿度在 70% 以上较为适宜。当相对湿度低于 30% 时，产生的静电比较强烈。使用静电中和器也是降低静电危害的有效手段[5]。

静电还会对精密仪器设备和印刷电路板、电子元件等造成损害，并对正在运行的电子设备产生干扰信号或导致元件击穿损坏。因此，对于防静电有严格要求的场所，应通过接触安全区内的金属接地棒或在手腕上佩戴接地腕带，消除人体静电。穿着专用的防静电鞋、防静电工作服可以降低人体电位，避免服装带高电位引起的灾害。

3．雷电危害与防护

雷电有很大的破坏力，其破坏作用是综合性的，包括电性质、热性质和机械性质的破坏作用等。对于实验室室内设备，雷击主要通过侵入与设备相连的信号线、电源线或其他金属管线使设备受损。

加装合理的避雷器和避雷针等设施，并合理接地是最有效的防雷手段之一。在一些危险品仓库、生物学实验室、化学实验室、易燃气瓶存放处和存放有易燃液体等易燃易爆物品的场所，须安装相关的防护装置。防雷和防护装置应定期向专业检测机构申请检测。

4．精密仪器的安全用电

安装有各类精密仪器如电子显微镜、各种医学类电子测量仪器等的实验室，对电源质量、抗电噪声干扰等都有严格的要求，要防止各种感应电、电磁波等的干扰，才能保证仪器设备在工作或非工作状态下都不被损坏。特别是对于仪器设备内部的关键印刷电路板、敏感元件、芯片，以及探头等重要零部件，必须采取有效技术措施，确保仪器不因受外来的各种噪声窜扰而遭损坏。通过电源稳压滤波、电磁波防护、不间断电源、可靠接地等手段确保设备用电，降低电源冲击和干扰风险。

5．电气设备的防火防爆

实验室仪器设备在运行中，如使用不当会产生火灾隐患或自燃，严重的会引发爆炸。电气装置运行中产生的热、各种电火花、电弧是电气火灾和爆炸的直接原因。

存在易燃易爆环境和引燃引爆条件是引发电气火灾的主要因素。易燃易爆环境主要包括可燃气体、易挥发的汽油、乙醇以及其他可燃物等，聚集或堆积在室内，与空气混合后，容易被引燃。电器散热困难、长时间使用电热或大功率设备而环境通风不畅，这些情况都容易导致周边及设备内部可燃物温度升高。设备不良引起电流增大，或绝缘物老化造成电流短路，引发部件或线路发热甚至电火花，从而引发火灾。另外还有电器超负荷强行运行，引起电机超负荷发热。

防止电气火灾和爆炸的重点措施是排除可燃易爆物质。防止可燃易爆物质泄漏，保持易燃易爆环境的卫生，保持实验室和仓库通风以稀释爆炸性混合物，合理布局并有效隔离易燃易爆环境和引燃引爆条件，安装环境监控和报警装置，这些都是有效防止电气火灾和爆炸的基本手段。

在实验室同时使用多种电气设备时，其总用电量和分线用电量均应小于设计容量。连接在接线板上的用电总负荷不能超过接线板的最大容量。实验室内应使用空气开关并配备必要的漏电保护器，电气设备和大型仪器须接地良好，对电线老化等隐患要定期检查并及时排除。

6．实验室用电的其他注意事项

（1）实验前先检查用电设备，再接通电源；实验结束后，先关仪器设备，再关闭电源。

（2）离开实验室或遇突然断电，应关闭电源。

（3）不得将供电线任意放在通道上，以免因绝缘破损造成短路。

（4）做完实验或离开实验室要及时断电，确保实验装置不带电。

第七节　供水与排水安全要求

医学与医学生物学实验室建筑排放的废水中含有一定浓度的实验废水或试剂废液，因此，在排水管道选材上应充分考虑实验室的特性，进行科学供水及排水设计。

一、供水系统

实验室离不开水。实验用水包括自来水、蒸馏水和纯水。自来水的供水方式有以下几种。

1．直接供水方式

在实验室层数不高，水压、水量均能满足要求的情况下，一般可通过城市供水网管即自来水管道直接供水。用这种方式供水，无须加压水泵。

2．高位水箱给水方式

在用水高峰时，室外管网内水压下降以至于不能满足楼内上层用水要求，或当室外管网内水压周期性不足时，可通过在楼内高层设置水箱贮水的方式给水。

3．设有加压水泵和水箱的给水方式

当室外管网的水压经常低于生产、生活、消防等用水要求的水压，而用水量又不均匀时，可在楼层的中部设立加压水泵或水箱。但使用后要做到水箱内的水时时处于达标状态，否则变质的水可能影响实验结果。

实验室还应配置洗眼器和紧急淋浴器等安全设施，以备眼睛和身体被化学品侵蚀时及时冲洗。由于自来水的水压高于专门设计的洗眼器，故不要使用一般的淋浴喷头来代替洗眼器。

三级和四级生物安全实验室主给水管应设在清洁区，条件允许时可由分区专设的高位水箱供水。其污染区和半污染区的给水管路都应设防回流阀，污染区还应在水龙头附近设防回流阀，也可设洗手池，但不得用手动式龙头。所有给水管材应采用不锈钢管、铜管或无毒塑料管。

依据《仪器分析用高纯水规格及试验方法》（GB/T 33087—2016），实验室用纯水一般分为三级：一级水、二级水和三级水。一级水用于有严格要求的分析实验，包括对颗粒有要求的实验，如高效液相色谱分析用水。一级水可用二级水经过石英设备蒸馏或交换混床处理后，再经 0.2 μm 微孔滤膜过滤来制取。一级水去污染程度最高，电阻率达 18 $M\Omega \cdot cm$；二级水电阻率远远低于一级水，为 $\geq 1 M\Omega \cdot cm$，用于无机衡量分析等实验，如原子吸收光谱分析用水。二级水可用多次蒸馏或离子交换等方法制取。三级水的电阻率仅为 0.1 ～ 1 $M\Omega \cdot cm$，用于一般化学分析实验。三级水可用蒸馏或离子交换等方法制取。聚合酶链反应（PCR）等生命科学实验用水和细胞培养用水还需除菌、除有机物、除致热原。

二、排水系统

排水系统是指将分散在实验楼各房间内的实验设备、辅助设备、卫生器具等使用后排出的生产污水、生活污水分类汇集后排往室外排水管网的排污系统。对于酸性和碱性的废水，中和后方可排入下水道；对于含放射性核素污水、含细菌污水等，应妥善处理，达到排放标准后再排出。保持、维护下水管道的通畅是实验室管理和实验室安全的重要工作之一。

在一级、二级生物安全实验室，实验室内应该设有地漏并应保证其通畅。三级和四级生物安全实验室的核心实验室内不得设地漏。三级和四级生物安全实验室半污染区和污染区的废水必须收集至专门的收集器中，不得直接排入室外排水管网。三级生物安全实验室污染区和半污染区收集的污水，应添加有效消毒剂灭菌后再排入室外排水管网；四级生物安

全实验室以及某些特定的三级生物安全实验室的污水，必须通过高压高温灭菌后再排入室外管网。

三、污水处理系统

实验室污水如果直接排放会污染周边环境，因此必须对排放的污水进行处理，使处理后的排放水达标排放。处理后的排放水须达到国家《污水综合排放标准》。原则上，有机污水、无机污水、生物活性污水、含辐射物质类污水应独立排入不同的污水池，独立处理。应在所有处理生物活性污水的区域内安装专用洗手池，如有可能，应配置自动的，或用肘部、膝部或足部操作的水龙头。处理生物活性污水区域的洗手池下水系统应无阻碍地排水（即池内不设存水塞）。

污水处理应根据污水的成分和每天的产量设计污水处理方案和工艺流程，确保处理后的排放水质达到国家及地方污水排放标准。

（陈莉月）

参考文献

[1] 中国科学院北京建筑设计研究院. 科学实验室建筑设计规范：JGJ 91-93[S]. 中华人民共和国建设部，1993.

[2] 中华人民共和国工业和信息化部. 化工采暖通风与空气调节设计规范：HG/T 20698—2018. 2018

[3] 全国暖通空调及净化设备标准化技术委员会. 实验室变风量排风柜：JB/T 222—2007 [S]. 中华人民共和国建设部，2007.

[4] 国家食品药品监督管理局北京医疗器械质量监督检验中心. 生物安全柜：YY 0569—2011 [S]. 国家食品药品监督管理局，2011.

[5] 郎永强. 静电安全防护要诀 [M]. 北京：机械工业出版社，2007.

第六章　医学与医学生物学实验室消防安全

医学与医学生物学实验室因其特有的设施、仪器设备、实验材料、化学试剂和实验操作等因素，使得火灾隐患客观存在，任何疏忽大意都可能会导致火灾发生。本章将对实验室火灾的概念和预防、灭火设施和器材的配备、火灾扑救，以及逃生自救方法等进行讨论。

第一节　消防安全基本要求

消防管理是实验室安全管理工作中最重要的一个部分，各单位应当遵守消防法律、法规、规章（以下统称消防法规），贯彻预防为主、防消结合的消防工作方针，履行消防安全职责，保障消防安全[1]。国务院办公厅于 2017 年 10 月 29 日公开发布《消防安全责任制实施办法》（国办发〔2017〕87 号），首次对消防安全责任制的实施作出全面且具体的规定，进一步明确消防安全责任，建立完善消防安全责任体系，坚决预防和遏制重特大火灾事故发生[2]。

由于实验室教学、科研工作涉及有毒有害气体和易燃易爆危险品，所以建设和设计过程中各种材料和工艺布局应尤其注意消防安全规范的要求，譬如：走廊净宽要满足安全疏散的要求，最小为 1.4 m；实验室的门至楼梯间的最长距离不得超过 30 m[3]。实验室原则上不得使用明火炉，建议使用密封电炉、电陶炉、电磁炉、加热套等加热设备代替，如确实因教学、科研需要使用明火炉，应根据消防安全管理制度，制定灭火和应急疏散预案[4]。建议施行"实验室明火炉许可证"制度，加强审批和使用监管，确保使用安全。每个明火炉的申请应明确明火炉的主要用途和使用范围，由单位防火安全负责人审核批准后方可使用。

实验室常用加热设备主要包括：油浴锅、沙浴锅、金属浴锅、水浴锅等加热浴锅，烘箱、电阻炉（马弗炉）、电磁炉、电烙铁、电吹风、热风枪、电热水壶、微波炉等。单位及实验人员须提高实验室安全意识，加强加热设备的使用与管理，定期检查加热设备的安全状况，杜绝违规操作。使用加热设备的实验室应配备相应的防护设施，制定相应的应急预案，配置现场急救用品和消防设施等。

第二节　消防设施与设置

消防设施与设置包括适用于医学与医学生物学实验室的防火器材的选择和各类安全措施等。

一、实验室防火器材

1. 手动灭火器材

实验室要常年配有灭火器、灭火沙、灭火毯和石棉布等消防器材，任何人不得挪动，并定期对灭火器材进行检查。常用的 MFZL5 型干粉灭火器适用于由电器、可燃气体、油类引起的初期小火，可以一人操作。灭火器内的干粉需要定期更换。灭火沙主要用于油性有机溶剂和金属的燃烧。灭火毯和石棉布由于体积小、重量轻，可以折叠悬挂，放置位置随意，如放在酒精灯旁边，一旦需要灭火，使用起来非常方便、可靠。

2．区域报警器

区域报警器为手动装置。一般为一个红色、15 cm 见方的小盒，安放在墙上，表面由透明的玻璃封闭，内为报警器。当确信有火情时，将玻璃击碎，按下按钮，开始报警。

3．自动报警、灭火设备

（1）烟雾传感器：多设置在屋顶，感受空气中的气体颗粒浓度。当烟雾达到一定程度时，会自动报警。

（2）自动喷淋器：也多设置在屋顶，感受空气中的温度变化。它与高压水管道相连，当温度升高到一定程度时，会自动喷水。

现代楼房建筑中，特别是医院、研究所、大专院校的楼房中，烟雾传感器和自动喷淋器交替安置在屋顶上，要让大家知道、认识这些设备，但不要触动、试验，不能遮挡，更不能在其上悬挂他物。

4．消火栓

多设在走廊、电梯间旁边以及楼道侧出口处的墙壁凹槽中，为手动装置。消火栓一头为喷淋"水枪"，中间为传水带，其长度至少为 8 m，最长可达 20 ~ 30 m。末端为测压表，与高压水管道相连。由于喷射的是高压水，力量很强，至少要 3 个人同时操作。

5．送风口、排风口

此类送风口和排风口与实验室内的通风以及送、排风口不同，这是指消防专用送、排风口。平时不启用，一旦着火，将自动启用。国家有相应的严格的建筑标准，实验室房间、走廊、电梯间、楼道侧出口处一般都设有送风口及排风口。送风口设在墙体的下部，排风口设在墙体的上部。实验室无论装修还是摆放仪器设备时，切不可遮挡风口，以免发生意外时无法正常启用。

二、其他安全措施

1．压力表

实验室很多仪器设备上配有压力表。压力表可分为正压型和负压型。高压灭菌器、烤箱的压力表属于正压型，为安全起见，必须定期（一般是半年）将表取下，送往专门的检定机构检测。为不影响使用，可以配备两个表交替使用。细胞培养使用的二氧化碳压力表属于负压表，它显示气瓶内的压力以提示气瓶内的气体量。

2．暗室

很多实验室都配有暗室，由于其能见度低，安全措施非常重要。暗室内切不可过多摆放家具、仪器，不可经常调换物品位置，不可密布线路，不可安置自动门，不可设置多道门锁，不可安装复杂门锁。暗室内应该安置报警铃、电话，门口必须安置红灯，以提示屋内有人工作。暗室内尽可能双人同时工作。

3．冷库和高温室

有些实验室需要冷库和高温室。冷库和高温室内必须有控温显示、控温开关。不得使用自动门。应该安置报警铃、电话，有条件的情况下应安置摄像头。不得穿过多暴露身体的衣服、裸脚趾鞋进入冷库和高温室。应双人同时工作。

4．烘箱、马弗炉、冰箱等温度设备

实验室配置大量的烘箱、马弗炉、冰箱等温度设备，应该对该类加热和制冷设备进行重点管理，防患于未然。有条件的实验室宜配置自动化温度管理系统，实时检测该类温度设备的温度，高于设定温度时及时在线报警，启动应急预案，或者和消防报警联动。

三、实验室火灾的预防器材准备

实验室公共消防设施包括火灾自动报警系统、自动灭火系统、消火栓系统、防烟排烟系统，以及应急广播和应急照明、安全疏散设施等。

灭火器材是实验室必须配备的，如破拆工具、灭火器等，尤其是灭火器，对初起火灾的扑救能够起到非常好的效果。灭火器是一种可由人力移动的轻便灭火器具，它能在其内部压力的作用下，将所充装的灭火剂喷出，用来扑救火灾。灭火器根据使用方式可分为手提式和车推式，根据内部充装的灭火剂分为泡沫、干粉、挥发液体、二氧化碳、酸碱、清水等不同种类。

1．干粉灭火器灭火原理与使用方法

干粉灭火器分为普通干粉和多用干粉两大类。普通干粉又称 BC 干粉，是指碳酸氢钠或改性钠盐、氨基干粉等。多用干粉又称 ABC 干粉，是指磷酸铵盐干粉、聚磷酸铵干粉等。碳酸氢钠干粉灭火器适用于易燃、可燃液体、气体及带电设备的初起火灾；磷酸铵盐干粉灭火器除可用于上述几类火灾外，还可扑救固体类物质的初起火灾。但以上这些都不能扑救金属燃烧火灾。

灭火时，可手提或肩扛灭火器快速奔赴火场，在距燃烧处 5 m 左右，放下灭火器。如在室外，应选择在上风方向喷射。干粉灭火器扑救可燃、易燃液体火灾时，应对准火焰根部扫射；如果被扑救的液体火灾呈流淌燃烧，应对准火焰根部由近及远并左右扫射，直至把火焰全部扑灭。如果可燃液体在容器内燃烧，使用者应对准火焰根部左右晃动扫射，使喷射出的干粉流覆盖整个容器开口表面；当火焰被赶出容器时，使用者仍应继续喷射，直至将火焰全部扑灭。

使用磷酸铵盐干粉灭火器扑救固体可燃物火灾时，应对准燃烧最猛烈处喷射，并上下、左右扫射。如条件许可，使用者可提着灭火器沿着燃烧物的四周边走边喷，使干粉灭火剂均匀地喷在燃烧物的表面，直至将火焰全部扑灭。

2．二氧化碳灭火器灭火原理与使用方法

液化的二氧化碳从存储容器中喷出迅速汽化，从周围吸热，起到冷却的作用。同时，二氧化碳气体不导电、密度较空气大，可以排除氧气而包围在燃烧物体的表面或分布于较密闭的空间中，降低可燃物周围或防护空间内的氧浓度，产生窒息作用而灭火。二氧化碳灭火器适用于扑救贵重设备、档案资料、精密仪器、600 V 以下电气设备及油类的初起、小面积火灾。

使用时，拔出保险销，一手握住喇叭筒根部的手柄，另一手紧握启闭阀的压把，二氧化碳即喷出灭火。使用时，避免冻伤和吸入。

3．泡沫灭火器灭火原理与使用方法

泡沫灭火器的灭火液由硫酸铝、碳酸氢钠和甘草精组成，主要是由化学反应产生的二氧化碳所发挥的窒息作用来灭火。

使用时，手提灭火器上部的提环，至着火点 8 m 左右距离时，将灭火器倒置，一手紧握提环，另一手扶住灭火器底圈，对准着火点喷射。适用于扑灭桶装油品、管线、地面的火灾。不适用于电气设备和精密金属制品的火灾。

4．水剂灭火器灭火原理与使用方法

每千克水自常温加热至沸点并完全蒸发汽化可吸收 2593.4 kJ 的热量，利用水吸热的能力发挥冷却灭火作用。此外，水被汽化后形成的水蒸气为惰性气体，且体积将膨胀 1700 倍左右。在灭火时，由水汽化产生的水蒸气将占据燃烧区域的空间，稀释燃烧物周围的氧含量，阻碍新鲜空气进入燃烧区，使燃烧区内的氧浓度大大降低，从而达到窒息灭火的目的。当水呈喷淋雾状时，形成的水滴和雾滴的比表面积将大大增加，增强了水与火之间的热交换作用，从而强化了其冷却和窒息作用。另外，对一些易溶于水的可燃、易燃液体还可起稀释作用；采用强射流产生的水雾可使可燃、易燃液体产生乳化作用，使液体表面迅速冷却，可燃蒸气产生速度下降而达到灭火的目的。主要用于扑救木、竹、棉、纸等一般固体物质的初起火灾。

使用时，手提住提把，直接喷射即可。

以上四种灭火器在管理和使用中需要注意的是，按照实验室性质、面积、风险评估情况，选取合适种类和数量的灭火器，于显眼、方便处定点摆放；定期检查灭火器压力、定期更换；根据灭火器种类，到期报废。

5．挥发液体灭火器

这类灭火器主要用于扑灭各种物品上较大的火焰，包括电器失火。使用该种灭火器会挥发出有毒气体，故不宜在不通风处使用。主要有七氟丙烷、气溶胶、IG-541 混合气体、高压 CO_2 等。七氟丙烷成本高但灭火效果很好，主要用在一些机房、配电室或者存放文物档案、精密机械设备的区域等。

第三节　消防安全制度建设

没有规矩不成方圆，任何实验室在消防安全管理方面，都应制定相关规章制度，方便师生查阅、对照检查。实验室消防安全制度主要包括以下几方面：

- 防火安全管理工作要认真贯彻"预防为主，防消结合"的方针，坚持"谁主管、谁负责"的原则，切实落实消防法律、法规、制度、规定的要求，切实落实防火安全责任制。
- 实验室内应当按照国家有关消防技术规范，设置、配备消防设施和器材。消防器材应放置在明显和便于取用的地点，周围不准堆放物品和杂物。
- 实验室内严禁吸烟，火种要当场熄灭。实验室内不得存放私人物品及与实验无关的物品。严禁把易燃易爆物品带入实验室。每天下班前，由防火安全责任人检查室内有无火种，切断电源，关闭水源和门窗。
- 应对实验室相关人员进行安全教育，使之了解必要的安全常识，了解和掌握实验室内水、电、气的阀门和灭火设备的位置以及安全出口等。在实验过程中，实验工作人员不得随便离开实验室。
- 教师确因教学、科研工作需要，在正常开放以外的时间使用实验室，应提出申请，经主管负责人批准后借用，使用中必须遵守上述各项安全制度。对违反制度的单位和人员，应当按照有关法规、规章进行处罚；触犯刑律的，由司法机关追究刑事责任。

第四节　消防安全教育

消防安全教育是大学生入学教育的重要内容，重点培养学生在面临火灾安全问题时的反应能力。大学生的消防安全教育应常抓不懈、警钟长鸣。

公安部在构筑社会消防安全"防火墙"工程中，提出应具有消防"四个能力"[5]，具体为：

- 检查消除火灾隐患的能力，包括：查用火用电，禁违章操作；查通道出口，禁堵塞封闭；查设施器材，禁损坏挪用；查重点部位，禁失控漏管。
- 扑救初级火灾的能力。发现火灾后，起火部位员工1分钟内形成第一灭火力量；火灾确认后，单位3分钟内形成第二灭火力量。
- 组织疏散逃生能力，包括熟悉疏散通道，熟悉安全出口，掌握疏散程序，掌握逃生技巧。
- 消防宣传教育能力，包括要有消防宣传人员，有消防宣传标识，有全员培训机制，掌握消防安全常识。

应定期开展消防安全活动，如组织消防安全检查、举办消防安全讲座、进行消防安全演习、消防站体验开放日等。实验室消防管理还应该根据自身实验室的特点做好以下教育和管理：

- 要教育职工和学生懂法、守法、执法。防火工作是所有实验室安全的重点工作之一，应常抓不懈、百说不厌。
- 人人知晓国家规定的火警报警电话"119"。实验室、安全负责人、保卫部门、消防部门、值班部门的电话要张贴在明显易见部位，并保持字迹清晰。
- 掌握防火常识，熟悉周围空间，认识逃生标志，知道逃生路线。
- 了解水、电、气及其阀门的位置，保证方便操作使用。
- 尽量不使用明火。如果使用，应做到火在人在、人走火灭。
- 树立安全用电意识。下班时应关灯、关机，并尽可能拔掉电源插销；节假日前要进行安全大检查，休假期间不用的电器要拔掉电源插头。
- 知晓灭火程序。一旦电器着火，应首先、立即关闭总电源，切断电流，再用干粉灭火器灭火，严禁用水灭火。由于大部分有机溶剂不溶于水，当其着火时，应用石棉布、湿布或灭火沙覆盖，绝对不能用水灭火。
- 保证楼道、室内道路通畅，保证各种出入门可以手动开启和关闭。所有办公地点、所有仪器周围，都不得大量堆积报纸、废纸等易燃物品；白炽灯下方及周围1 m以内不得存放易燃物品。

（陈莉月）

参考文献

[1] 中华人民共和国公安部. 机关、团体、企业、事业单位消防安全管理规定 [Z]. 2001.

[2] 中华人民共和国国务院办公厅. 消防安全责任制实施办法 [Z]. 2017.

[3] 中华人民共和国住房和城乡建设部, 中华人民共和国国家质量监督检验检疫总局. 建筑设计防火规范: GB50016—2014 (2018 年版) [S]. 北京: 中国计划出版社, 2018.

[4] 全国人民代表大会. 中华人民共和国消防法 [Z]. 2019.

[5] 中华人民共和国公安部. 关于印发《构筑社会消防安全"防火墙"工程工作方案》的通知 [Z]. 2010.

第七章 医学与医学生物学实验室设备与仪器安全

设备与仪器是医学与医学生物学实验室进行医学科学研究、临床疾病诊断和医疗服务，以及医学教育中必不可少的器材装备和重要工具。随着各种新技术和新功能的不断出现，仪器和设备也在不断推动着现代科学研究前进的步伐。

为了确保设备仪器操作者及周围人群的人身安全，确保设备仪器所提供的检测数据准确可靠，确保设备仪器的寿命与功能，对管理和使用人员来说，熟悉医学与医学生物学实验室设备仪器的安全知识，掌握医学与医学生物学实验室设备仪器的安全使用要求是必不可少的。

本章将从设备仪器安全要求、实验台柜安全要求、实验器皿安全要求、特种设备安全要求和精密仪器安全要求五个方面进行阐述和讨论，为医学与医学生物学实验室设备仪器的安全管理提供理论基础。

第一节 设备仪器定义及分类

本章中的设备仪器泛指科学技术上用于实验、计量、观测、检验、绘图等的器具或装置。设备仪器的体积、重量、形状各有不同，最小的可以直接拿在手中操作，较大的则需要很大的空间。设备仪器一般具有检测、自动控制、报警、信号传递和数据处理等功能，如显微镜、分光光度计、离心机、压力表、酸度计等，均属于医学与医学生物学实验室常用的设备仪器。

一、设备仪器的定义

设备通常指可供人们在生产中长期使用，并在反复使用中基本保持原有实物形态和功能的生产资料和物质资料的总称。设备属于劳动加工工具，其主要功能是加工、改造各类物质，并基本保持原有实物的形态和功能，是人体四肢功能的延伸，属于机械科学领域，如混匀仪、切片机、冷冻干燥机、培养箱和生物安全柜等。

仪器是应用某种方法完成某种物质检测和分析的工具，其主要功能为识别各类事物的性质和数量，是人脑思维、判断功能与人体感官功能的延伸与发展，属于信息科学领域，如 PCR 仪可以快速检测基因表达水平，电光学发光免疫分析仪可以检测某种特定抗原或抗体，原子吸收分光光度计可以对药品、生物样品及环境样品中的微量元素进行定量分析等。

二、设备仪器的分类

随着现代科学技术和医学理论的不断创新和发展，尤其是光电技术、生物技术、理化技术、计算机技术、纳米技术等发展突飞猛进并实现多学科交叉融合，使得新的医学设备仪器不断问世；加之医学事业的不断发展，医学实验室设备仪器的种类和数量同样日新月异。那么，要有效地发挥各类设备仪器的功能，提高其使用率，避免重复购置和闲置，对其进行科学的分类和管理是十分必要的。

由于医学设备仪器的种类繁多、功能各异、原理和结构复杂，因此分类方法较多，目前一般是按照设备仪器的精密和贵重程度、主要功能和使用方向、结构及技术原理等进行分类。具体分类如下。

1. 按设备仪器的精密、贵重程度分类

设备仪器按照其精密和贵重程度，可分为大型精密仪器、贵重设备仪器和一般设备仪器三类。

（1）大型精密仪器：原国家科学技术委员会制定的《大型精密仪器管理暂行办法》中的大型精密仪器目录明确规定，由国家科学技术委员会和地方统一管理的大型精密仪器共23种，详见表7-1。

表7-1　大型精密仪器目录

序号	仪器名称	英文缩写	序号	仪器名称	英文缩写
1	电子显微镜	EM	13	荧光分光光度计	FS
2	电子探针	EPA	14	核磁共振波谱仪	NMR
3	离子探针	LPA	15	顺磁共振波谱仪	ESR
4	质谱仪	MS	16	气相色谱仪	GC
5	各种联用仪	CA	17	液相色谱仪	LC
6	X线荧光光谱仪	XF	18	氨基酸分析仪	AAA
7	X线衍射仪	XD	19	电子能谱仪	EE
8	红外分光光度计	LR	20	热天平	TB
9	紫外分光光度计	UV	21	差热分析仪	DTA
10	原子吸收分光光度计	AA	22	超速离心机（≥4万 r/min）	UC
11	光电直读光谱仪	PEDA	23	图像分析仪	IA
12	激光拉曼分光光度计	LR			

（2）贵重设备仪器：主要按照设备仪器的价值划分，在不同年代，贵重设备仪器的起价标准不同。2000年，教育部和卫生部将贵重设备仪器的起价定为人民币10万元。目前仍执行的教育部部属高等院校对贵重设备仪器范围的规定是：①单价≥40万元人民币；②单件（台）价格不足40万元人民币，但属于成套或配套购置，其成套价格≥40万元人民币；③单价不足40万元人民币，但属教育部根据国家有关部门规定、明确为贵重和稀缺的国外引进的设备仪器。

（3）一般设备仪器：根据财政部令第68号《事业单位财务规则》的规定，将单价≥1500元人民币的设备仪器定为专用设备，单价≥1000元人民币、耐用期在1年以上的属于固定资产。其他各部委对设备仪器价值的界定有所差别，执行中可根据行业范围的归属去执行。

2. 按设备仪器的功能和使用方向分类

医学设备仪器按功能和使用方向，可分为研究类、诊断类、治疗类、外科手术类、急救类、护理类、消毒类、临床检验分析类和通用类设备仪器等诸多类别，各类仪器又可根据功能再细分。医学与医学生物学实验室的通用类设备仪器主要包括离心机、分析天平、超净工作台、旋转蒸发仪、冰箱、培养箱等。

3．按设备仪器的结构原理分类

按照设备仪器的工作原理和结构，可将其分为以下几类。

（1）电子设备仪器：如心电诊断仪器、脑电诊断仪器、生物电诊断仪器、呼吸功能及气体分析仪器、心脏治疗及抢救仪器等。

（2）光学设备仪器：如光学显微镜、光学内镜、物理光学仪器、电子光学仪器和激光设备仪器等。

（3）超声设备仪器：如超声波诊断仪、超声波净化设备、多普勒血液流变仪等。

（4）X线设备仪器：如X线医用诊断机、X线防护装置等。

（5）低温、冷冻设备仪器：如真空冷冻干燥器、低温冰箱等。

4．按照设备仪器在实验过程中发挥的作用分类

根据实验过程和在实验过程中设备仪器发挥的作用，可将常用的医学和医学生物学实验设备仪器分为以下几类。

（1）样品保存设备仪器：如冰箱、液氮罐等。

（2）样品前处理设备仪器：如移液器、天平、切片机、均质搅拌器、离心机、冻干机、高压灭菌器、电泳装置等。

（3）培养设备仪器：如培养箱、生物安全柜、超净工作台、发酵罐、摇床、水浴、转瓶机、PCR仪、酶标仪等。

（4）观察分析设备仪器：如显微镜、菌落计数仪、流式细胞仪、光度计、测序仪、色谱仪等。

（5）辅助设备仪器：如洗瓶机、超纯水仪、超声波清洗器等。

但随着设备仪器功能的不断扩展，原有意义上的分类会呈现交叉的现象，很多分类已经不能完全满足现在管理的需要，未来需要有更加合理的分类方法。

三、医学设备仪器的分类代码

我国现行涉及医学及医学类设备仪器分类的标准主要有：

● 《全国工农业产品（商品、物资）分类与代码》（GB 7635—87）；

● 《全国卫生行业医疗器械、设备仪器（商品、物资）分类与代码》（WS/T 118—1999）；

● 教育部高等教育司编订的《高等学校固定资产分类及编码（第三版）》。

上述三个标准目前对设备仪器的分类均采用四层八位代码，即：将设备仪器依次分为大类、中类、小类和品名4个层次；为便于计算机处理，每层分别以两位阿拉伯数字表示。因此，我国每件设备仪器的分类代码均由8位阿拉伯数字组成。如在国家标准《全国工农业产品（商品、物资）分类与代码》（GB 7635—87）中，医疗器械的大类代码为68、仪器仪表的大类代码为87、通用设备的大类代码为63。在行业标准《全国卫生行业医疗器械、设备仪器（商品、物资）分类与代码》（WS/T 118—1999）中，以医学及医学生物学实验室常用的设备液相色谱仪为例，其分类代码为87162513（说明见表7-2）。随着科技的进步和管理水平的提高以及与国际接轨的需要，国家标准正在着手制定五层十位或六层十二位的代码，行业标准也将随着国家标准的修订而变更，会将每一品名再细化，延续至型号和规格层次。

表7-2　液相色谱仪87162513的分类与代码说明

代码数字	代码层次	设备仪器名称	名称层次
87	大类	仪器仪表	大类
8716	中类	分析仪器	中类
871625	小类	色谱仪器	小类
87162513	品名	液相色谱仪	品名

第二节　实验台柜安全要求

实验台和实验柜是实验室必不可少的主要设备之一，也常把它们称为实验家具。其主要特点有：需要附设水、电、燃气、负压吸引等各种管道以保证各类型实验的需要；台面、柜壁等处需要做防腐蚀处理，避免实验中产生的侵蚀性溶液或气体腐蚀；满足存放各种形式、大小不一的实验器皿和各种试剂的需要。

一、实验台柜的范畴

实验台柜包括实验台、实验柜和试剂架等，具体物品如下。

（一）实验台

实验台是实验室进行实验检测及存放仪器所使用的台子。按照摆放的位置分为中央实验台、边实验台、转角台，按照材质分为全钢实验台、钢木实验台、全木实验台、PP（聚丙烯）实验台、铝木实验台等。

实验台主要由台面和台下的支座或器皿柜组成。为了方便实验操作，在台面上往往设试剂架。实验台的形式、大小各异，主要取决于台子的主要功能、摆放位置、操作人员、操作姿态、房间的面积和布局等。

从实验人员的活动尺度来看，单人实验台长度一般为 1 m。根据台面上是否放置台架决定实验台台面宽度，一般为 65 ~ 80 cm。实验台高度基本在 82 ~ 90 cm。有经验证明，稍高一点的实验台（90 cm）适用于站、坐两种姿势，低台面实验台会造成站姿时颈部不适。两排实验台之间净距离至少为 130 cm。以上均是指依墙摆放的实验台，如果实验台摆放在房间中央（亦称中央台），台面宽度要加大至 150 cm 左右，实验台长度依空间而定。边台作为辅助实验的台面，其功能主要是摆放小型设备仪器或资料等。边台的长度主要取决于房间的大小，其宽度多为 55 ~ 65 cm。

实验台的材料主要分为全木式、全钢式和钢木结合式。当今被认为最经济、最合理的是钢木结合式。

（二）实验柜

实验柜分为实验台下的器皿柜和实验台上的吊柜，还包括一些高柜，如排风柜、药品柜、气瓶柜、防爆柜、玻片柜等。

1. 器皿柜

实验台下空间通常设有器皿柜。器皿柜的形式也有多种，但根据实验室生物安全的要求，建议新建的实验室不再使用"全落地式"实验台和器皿柜，因为"全落地式"虽然稳固，但柜体与地面的接触缝隙难以清扫，许多实验台（柜）甚至多年也不曾搬动一下。而钢木结合式的实验台正好可以克服这一缺点，它仅以钢材作为支架着地，木质结构的柜体悬于地面上方 10 cm 左右。根据需要，实验柜还有齐平台面和设置伸膝凹口的形式。

2. 吊柜

靠墙式实验台的上方往往制作吊柜。实验台台面与吊柜底面之间的距离最高不超过 100 cm，柜体高度为 60 ~ 75 cm。吊柜过低，影响操作；过高，则取放不便。吊柜一般用木质材料制作，要保证安装质量。吊柜内不宜存放重物。

3. 排风柜

排风柜不仅提供可进行实验操作的台面，还是一个集照明、电控、气路、水路、遥控装置、导流系统、承载系统于一身的多功能整体。根据需要可以设计成单人、双人操作的排风柜。单人柜的外尺寸为长 1.5 m，进深 0.7 m，台面高度 0.75 ~ 0.80 m，总高度 2.3 m；双人柜的外尺寸长 1.8 m，其余数值与单人柜相同。排风柜的前面板要有可视、可上下移动的密封玻璃罩。有时由于空间或经济条件等限制，可以在原有的实验台上进行改造，加装通风装置。使用大功率的排风柜时，可能会形成房间空气负压而影响实验结果，此时应采取减少功率或进行局部补风的措施。在污染区和半污染区内不应另外安装分体空调、暖气和电风扇等。具体要求详见第五章内容。

4. 气瓶柜

气瓶柜是指用于存放实验室气瓶的柜子，是一种必不可少的安全保障实验柜。气瓶柜有单瓶普通型、双瓶自动报警和排气型。气瓶柜有小型气泵，内部由吹洗系统、报警器、排气孔及排风通道等组成。

在实验过程中，需要用到各种实验气体，有些是易燃、易爆气体，有的有助燃性质，还有的气体在混合时会发生化学反应，且大多为高压气体。气体一旦发生泄漏或管理不善，极有可能对实验人员的人身安全和国家财产造成重大损失。使用气瓶柜有助于气瓶的科学使用和安全保障。

安全使用气瓶柜需要注意以下几点：

- 安装气瓶柜前选择远离火源、通风良好的地方。将柜体靠墙放置，并调整地脚，使柜体水平。
- 定期进行漏气测试，以免柜内漏气报警系统老化或人为损坏而失控。正常自检周期一般为 1 ~ 2 个月内自检一次。
- 当气瓶柜遇到停电或断电重新启动时，控制系统要重新设定，避免影响正常工作。功能设定必须设定定时抽气，每天的抽气时间可根据使用情况进行设置。
- 气瓶柜连同内部的气瓶属于特殊装置，对于内装有易燃、腐蚀或毒性气体的气瓶，应挂贴相应的标签，设有专人负责，并对相关管理人员进行必要的安全培训。
- 气瓶柜风机排风口应与专用排气通道相连，以便泄漏的气体及时排出室内，避免气体积聚导致事故。

（三）试剂架

试剂架的标准设计高度为 76 cm，可增高至 100 cm。分 2 ~ 3 层，下层留空，下层底板离台面 30 ~ 35 cm，以便放置小型仪器或其他物品。试剂架搁板的边缘设有突缘，防止药品不慎跌落。根据需要安装适合仪器插头的万能电源插座。

靠墙式实验台的试剂架一般贴靠墙面或做在墙上，其本身还可作为非承重墙上吊柜的承重体。架子宽度宜取 20 ~ 25 cm，不宜太宽。中央式实验台的试剂架宽度大于靠墙式实验台的试剂架，以能并列两瓶中型试剂瓶（500 ml）为宜，通常宽度为 35 ~ 45 cm。

二、实验台柜的安全要求

在进行医学与医学生物学实验时，实验台柜可以存放各种生物样品和试剂；而且，很多操作是在实验台上完成的，生物样品在实验过程中会加入各种试剂，样品多呈现液态。因此，实验台柜应采用耐水、耐高温、耐酸碱腐蚀材料制作。在实验中很多容器是玻璃器皿，台面应具有一定的缓冲作用，减缓冲击力，防止玻璃器皿磕碰。对于特殊的放射化学实验和有菌的生物化学实验，实验台面还有更多的特殊要求。对于医学与医学生物学实验室而言，尤其应该注意对实验台的清洁和消毒。

在安装实验台柜时，不仅要求实验台柜的规格大小和材质满足实验要求，还应该考虑到安全间距的问题。在紧急情况下，实验人员不论在哪个方位做实验，都应有两条通路可以选择，以便快速安全撤出实验室。中央实验台处于实验室中间位置，四周的通道空间较大，安全间距一般不小于 130 cm；如果旁边有相邻的实验台，还须在实验台通道中间加设分开屏，以保证反面实验人员的安全。

此外，实验台还应采取防倾倒措施，边角应以圆弧过渡，不应有突出的尖角、锐边，防止逃生时被划伤绊倒。各种台、架、设备之间应保持一定距离，其侧面至少留有 4 cm、后面至少留有 2 cm 间距，便于通风散热和检修。

第三节　实验器皿安全要求

在医学与医学生物学实验室中，实验器皿发挥着极其重要的作用。因此，了解实验器皿的有关安全使用常识，有助于实验器皿的正确与安全使用、保养和储存，有助于医学和医学生物学实验的顺利开展。

一、实验器皿的定义和分类

实验器皿是用以盛装实验物品的物件的总称。实验器皿可以由不同的材料（如玻璃、塑料、陶瓷和金属等）制成，并做成各种形状，以满足不同的需求。常用的实验器皿有试管、烧杯、蒸发皿、坩埚、酒精灯、洗气瓶、干燥管、量筒、容量瓶、滴定管、量器装置等。医学与医学生物学实验室常用的实验器皿以玻璃制器皿为主。根据实验器皿主要用途的不同，可将常见实验器皿分为以下五种。

（一）计量类

用于测量体积、温度、密度等的实验器皿，多为玻璃器皿。主要有滴定管、移液管、量筒、量杯等。

（二）反应类

用于进行医学及医学生物学反应的实验器皿，包括可加热的实验器皿，多为玻璃或陶瓷器皿。主要有试管、烧瓶、蒸发皿、坩埚、酒精灯等。

（三）容器类

用于盛装或贮存固体、液体、气体等各种试剂的实验器皿等，多为玻璃器皿。主要有培养皿、试剂瓶、烧杯、试管等。

（四）分离类

用于进行过滤、分液、萃取、蒸发、灼烧、结晶、分馏等分离提纯操作的实验器皿。主要有漏斗、分液漏斗、蒸发皿、烧瓶、冷凝器、坩埚、烧杯等。

（五）固定夹持类

用于固定、夹持各种实验器皿的用品，多为金属器皿。主要有铁夹、铁圈、铁架台、漏斗架等。

二、实验器皿的安全要求

不同材质的实验器皿具有不同的特性，其相应的安全使用要求亦有不同。

（一）玻璃制实验器皿

玻璃的成分主要是 SiO_2，根据其成分和含量不同，玻璃可以分为钠钙玻璃、硅硼玻璃、铅玻璃、高铝玻璃和石英玻璃等。不同用途的玻璃制器皿具有不同的安全要求，具体如下。

1. 计量类玻璃实验器皿的安全要求

计量类玻璃实验器皿是用来量度液体的玻璃器皿，一般用钠钙玻璃制成。

（1）计量类玻璃实验器皿量取液体时应在室温 $20\pm5℃$ 下进行。读数时，量器应垂直，液体弯液面的最低点应与分度线上边缘的水平面相切（弯液面是指量器内的液体与空气之间的界面），操作者视线应与分度线在同一水平面上。

（2）计量类玻璃实验器皿一般是钠钙玻璃制品，不能加热，也不能盛装热溶液，以免炸裂。

（3）当物质溶解时，其热效应不大者，可将其直接放入计量类玻璃实验器皿内配制溶液。

（4）计量类玻璃实验器皿用清洁剂进行清洗，然后用水冲净，器壁上不应有挂水等沾污现象。

（5）洗净的计量类玻璃实验器皿应提前放入工作室，使其与室温尽可能接近。

2. 反应类和分离类玻璃实验器皿的安全要求

在使用玻璃器皿进行化学反应或分离操作时，多数都有加热的要求，此类玻璃器皿一般用热稳定性能好的硅硼玻璃制成。

（1）用烧瓶、烧杯加热时，不能先将空的器皿放在加热器上，然后再倒入溶液。如果不小心将器皿内液体烧干，必须先从加热器上取下，待冷却后，才能重新加入液体。

（2）加热时不应将玻璃器皿直接放在电炉上，因玻璃易和电阻丝接触使局部受热而发生炸裂。应尽量使用水浴、油浴、电热套等无明火的加热器，避免发生炸裂。

（3）使用玻璃烧瓶、烧杯时，不要将容器完全装满。

（4）拿取大而重的装有溶液的烧瓶时，应用一只手握住瓶颈，另一只手托住瓶底。

3. 容器类玻璃实验器皿的安全要求

容器类玻璃实验器皿是用来盛装或贮存固体、液体、气体等各种试剂的玻璃器皿。

（1）玻璃的耐碱性较差，尤其是强碱介质对玻璃有一定的腐蚀作用，因此不能用玻璃容器长期存放碱性物质，氢氧化钠、氢氧化钾等强碱试剂应采用塑料瓶做包装。

（2）试剂瓶是钠钙玻璃制品，严禁直接加热或倒入高温溶液，也不能和其他高温物体接触，否则易炸裂。

（3）对试剂瓶等容器进行高温高压消毒时，应将瓶塞打开，以避免因气体膨胀而发生爆炸。

4. 酒精灯的安全要求

酒精灯是以乙醇为燃料的加热实验器皿。乙醇燃烧过程中产生的热量可以对其他实验材料进行加热，加热温度可达 400～1000℃。酒精灯的材质包括不锈钢和玻璃，在使用中各有优缺点。玻璃酒精灯价格低廉，瓶内乙醇量一目了然，但缺点是易裂；不锈钢酒精灯坚固、耐用，缺点是内部乙醇的量不易观察。不论是何种酒精灯，其使用要求都是相同的。

（1）关于灯芯：新购置的酒精灯应首先配置灯芯。灯芯通常是用多股棉纱线拧在一起插进灯芯瓷套管中制成。灯芯不要太短，一般浸入乙醇后还要长 4～5 cm。新灯加完乙醇后须将新灯芯放入乙醇中浸泡，而且移动灯芯套管使每端灯芯都浸透，调整好其长度后才能点燃。对于旧灯，特别是长时间未用的灯，在取下灯帽后，应提起灯芯瓷套管，用洗耳球或嘴轻轻地向灯内吹一下，以赶走其中聚集的乙醇蒸气，再放下套管检查灯芯。酒精灯的灯芯要平整，若灯芯不齐或烧焦，都应用剪刀修整为平头等长。

（2）添加乙醇：新灯或旧灯壶内乙醇少于其容积 1/4 时都应添加乙醇，乙醇量以 1/3～2/3 为宜，添加时要借助小漏斗，以免洒出。燃着的酒精灯若需添加乙醇，必须熄灭火焰，绝对禁止向点燃的酒精灯里添加乙醇，否则很容易着火，造成事故。万一洒出的乙醇在桌上燃烧，要立即用湿棉布铺盖灭。

（3）点燃酒精灯：点燃酒精灯一定要用燃着的火柴，不能用一盏酒精灯去点燃另一盏酒精灯。否则易将乙醇洒出，引起火灾。

（4）酒精灯加热：加热时若无特殊要求，一般用外焰来加热器具。不能让试管接触灯芯，否则试管会炸裂。加热的器具与灯焰的距离要合适，与灯焰的距离通常用灯的垫木或铁环的高低来调节。使用酒精灯对试管里的固体及液体加热时，应先进行预热。在给试管里的液体加热时，注意液体体积不能超过试管体积的 1/3。

有些实验器皿如集气瓶、量筒、漏斗等不允许用酒精灯加热。烧杯、烧瓶不可直接放在火焰上加热，应放在石棉网上加热。

（5）熄灭酒精灯：熄灭灯焰时，可用灯帽将其盖灭，决不允许用嘴吹灭。当用嘴吹灭酒精灯时，由于往灯壶内吹入了空气，灯壶内的乙醇蒸气和空气在灯壶内迅速燃烧，形成很大气流往外猛冲，同时有闷响声，这时候就形成了"火雨"，造成危险。而且酒精灯中的乙醇越少，留下的空间就越大，在天气炎热的时候，也会在灯壶内形成乙醇蒸气和空气的混合物，给下次点燃酒精灯带来不安全因素。

（6）存放酒精灯：不用的酒精灯必须将灯帽罩上，以免乙醇挥发。

（二）塑料制实验器皿

1. 塑料的物理化学特性

塑料器皿具有成型加工方便、设计灵活、价格便宜、质轻、卫生性能优良、功能多等优点，已广泛应用于科研、教学领域。医学与医学生物学实验室常用的塑料器皿有：试剂瓶、试管、试管架、离心管、吸头、吸头盒、冻存管、冻存盒、量杯、量筒、滴定管、吸管、培养瓶、培养皿、一次性注射器、储罐等。

我们通常所用的塑料并不是一种纯物质，它是由许多材料配制而成的。塑料制品种类繁多，因其化学结构不同，性能也有差别。根据其化学结构可分为低密度、线型低密度、中密度和高密度聚乙烯，聚丙烯和以丙烯为基础的共聚物，聚丁烯，聚丁二烯等。

2. 塑料制实验器皿的安全要求

（1）塑料试剂瓶可以用于存放普通水剂溶液，适宜存放液体的 pH 范围为 5.5 ～ 9.0。

（2）塑料里含有很多添加剂，有机试剂或者热水都能使里面的有机添加剂溶解，使用时需注意。

（3）元素分析的时候，用塑料器皿不容易引入金属杂质。

（4）含有生物危险品的一次性塑料器皿要去污后才能丢弃。

对所用的一切实验器皿，用完后都要清洗干净，按要求保管，要养成良好的工作习惯。不要在实验器皿里遗留油脂、酸液、腐蚀性物质（包括浓碱液）或有毒药品，以免造成后患。

若能够正确使用和存放实验器皿，就能在很大程度上避免伤害事故的发生，同时还可以提高仪器的使用效率并延长使用寿命。

第四节　特种设备安全要求

特种设备是与国民经济建设和人民群众生活密不可分、但又具有较大危险性的一些重要的基础设施。在 2013 年制定的《中华人民共和国特种设备安全法》中，对特种设备的定义是对人身和财产安全有较大危险性的锅炉、压力容器（含气瓶）、压力管道、电梯、起重机械、客运索道、大型游乐设施、场（厂）内专用机动车辆，以及法律、行政法规规定适用本法的其他特种设备[1]。国家对特种设备实行目录管理。特种设备目录由国务院负责特种设备安全监督管理的部门制定，报国务院批准后执行。与医学和医学生物学实验室密切相关的特种设备主要是压力容器（气瓶、液氮罐）、高压灭菌器等。

一、压力容器安全要求

压力容器是广泛应用于工业领域，包括医学领域的常用设施，是比较容易发生事故的特种设备。当容器内的压力达到一定数值、容器的容积超过一定限度，且容器内盛装的介质为易燃易爆或有毒类物质时，一旦发生容器破裂或爆炸，会引发一连串的恶性事故。为了正确、安全使用压力容器，避免由于无知和操作失误导致的事故发生，有必要了解压力容器的一些基本知识。

国家质量监督检验检疫总局于 2016 年颁布《固定式压力容器安全技术监察规程》，将同时具备下列条件的容器划定为压力容器[2]：

● 工作压力 ≥ 0.1 MPa。

● 容积 ≥ 0.03 m^3，并且内直径（非圆形截面内边界最大几何尺寸）≥ 150 mm。

● 盛装介质为气体、液化气体以及介质最高工作温度 ≥ 其标准沸点的液体。

在压力相等的情况下，压力容器的容积越大，其内蓄积的能量就越大，一旦破裂、爆炸，造成的危害就越大；同时，容器内储存的介质特性（易燃或有毒）也决定了容器的安全性能。因此，压力、容积、介质特性是压力容器三个重要的安全指标。常见压力容器的安全要求具体如下。

（一）气瓶安全要求

气瓶是实验室的常用设备。在 2009 年重新修订的国务院《特种设备安全监察条例》中，压力容器包括固定式和移动式压力容器、气瓶、氧舱等 [3]。气瓶是可以反复使用的、用于充装各种气体的压力容器。

气瓶属于高压储气瓶，常用于装载易燃、易爆、有毒性和腐蚀性的危险介质，需要经常搬动，且在移动、搬动过程中易于受到震动、撞击、日晒等外因而增加瓶体爆炸的危险。不同的气体需要不同的气瓶，不同气体有不同的理化性质。因此，了解气瓶的基本知识，掌握其安全使用方法和相关法规，对保证实验人员安全和国家财产安全是十分必要的。

1. 气瓶的分类和标记

气瓶因结构、容积、工作压力和充装介质的不同而有许多分类方法。如按结构可分为无缝气瓶（用于充装氧、氢、氮等永久气体和二氧化碳等高压液化气体）、焊接气瓶（主要用于充装液氨、液氯等低压液化气体）和特种气瓶（如用于灭火的二氧化碳气瓶、呼吸器和救护器用气瓶），按公称工作压力分为高压气瓶（≥ 10 MPa）和低压气瓶（< 10 MPa），按公称容积分为小容积气瓶（≤ 12 L）、中容积气瓶（12 L <公称容积≤ 150 L）和大容积气瓶（> 150 L）。

按照国家《气瓶安全技术监察规程》的规定，气瓶标志包括制造标志和定期检验标志以及其他标志。气瓶的钢印标志是识别气瓶充装气体的依据，包括制造钢印标志和检验钢印标志两种。钢印标志的内容包括制造单位代号、气瓶编号、各种技术参数、监督检验标记、检验单位代号、检验日期和下次校验日期等符号和数据。

气瓶的颜色标志包括瓶体外表面颜色、字样、字色和色环，其作用有二：一是识别气瓶的充装介质种类和压力范围，避免在充装、运输和使用时混淆而导致事故；二是表面涂漆也是为了防止气瓶锈蚀。气瓶外表面的颜色标志、字样和色环应当符合标准《气瓶颜色标志》（GB/T 7144—2016）的规定。表 7-3 是《气瓶颜色标志》（GB/T 7144—2016）中几种常用介质的气瓶颜色标志 [4]。

表7-3　几种常用介质的气瓶颜色标志

序号	介质名称	化学式（或符号）	瓶色	字样	字色	色环
1	氮	N_2	黑	氮	白	P = 20，白色单环
2	氧	O_2	淡酞蓝	氧	黑	P ≥ 30，白色双环
3	氢	H_2	淡绿	氢	大红	P = 20，大红单环 P ≥ 30，大红双环
4	甲烷	CH_4	棕	甲烷	白	P = 20，白色单环 P ≥ 30，白色双环
5	二氧化碳	CO_2	铝白	液化二氧化碳	黑	P = 20，黑色单环
6	氮（液体）	N_2	黑	液氮	白	

注：1. 色环栏内的 P 是气瓶的公称工作压力，单位为兆帕（MPa）。

2. 充装液氧、液氮和液化天然气等不涂敷颜色的气瓶，其体色和字色指瓶体标签的底色和字色。

2. 气瓶的安全使用和管理

气瓶的产权单位应建立气瓶档案，内容包括合格证、产品质量证明书、气瓶改装记录等，档案应保存到气瓶报废为止。产权单位应按规定向所在地、市劳动部门锅炉压力容器安全监察机构报告本单位拥有的气瓶种类和数量。根据《气瓶安全技术监察规程》和有关规定，制定本单位相应的安全管理制度、定期检验制度、安全技术操作规程和事故应急处理措施。定期对气瓶的运输（含装卸及驾驶）、储存和使用人员进行安全技术教育。

正确使用并维护气瓶是保证气瓶安全、防止事故发生的重要保障。因此，气瓶使用者应学习气瓶及其介质气体的安全技术知识，严格执行安全技术操作规程。

（1）气瓶应专瓶专用，不得私自改装其他气体，不得擅自更改气瓶的钢印和颜色标记。

（2）应有专人负责气瓶安全工作。气瓶操作人员经安全技术培训后，应在技术熟练人员的指导和监督下进行操作练习，合格后才能独立使用气瓶。

（3）气瓶不得靠近热源放置，距明火、可燃与助燃气体气瓶的距离应超过 10 m。盛装易起聚合反应或分解反应气体的气瓶，应远离射线、电磁波和震动源。气瓶在夏季使用时应防止暴晒和雨淋，必要时应加遮盖物。

（4）气瓶在使用前应进行安全状况检查，对盛装气体和气瓶状况进行确认。一旦发现气瓶颜色和钢印标记模糊不清，检验超期，气瓶有变形、划伤或腐蚀等损伤，气体质量与标准规定不符等情况，应拒绝使用并报告安全监督人员。

（5）气瓶使用过程中应注意以下方面：

- 气瓶一般应立放，并应采取措施防止倾倒，以确保气瓶不会因为自然灾害而移动。
- 缓慢开启瓶阀，以避免出气速度过快产生摩擦热。
- 阀门关闭动作也应轻缓，要关严但不要用力过大、关得太紧。
- 阀门关得过死或盛装易燃气体的气瓶在阀门开启时，严禁用锤子、管钳等铁器敲击瓶阀或瓶体，以防产生火花。
- 氧气瓶的瓶阀及其附件，以及开启氧气瓶的手或手套、工具上均不能沾有油脂。
- 冬季如果瓶阀冻结，严禁火烤，可将气瓶移入室内或用浸有不超过 40℃温水的清洁布包裹瓶阀使其解冻。严禁用超过 40℃的热源对气瓶加热。
- 瓶内气体不得用尽，必须留有剩余压力。永久气体气瓶的剩余压力应不低于 0.05 MPa，液化气体气瓶应留有不少于 0.5% ~ 1.0% 规定充装量的剩余气体。不得自行处理气瓶内的残液。

（6）气瓶投入使用后，不得对瓶体进行挖补、焊接修理，并严禁在气瓶上进行电焊。

（7）气瓶的近距离移动应以双手扶持瓶肩，转动瓶底进行；较远距离移动可用轻便小车运送。移动时必须佩带好瓶帽（有防护罩的除外），轻装轻卸，严禁抛、滑、滚、翻以及肩扛、脚踹。

3. 气瓶的维护、保养与储存

（1）气瓶外表面的漆色和标志应保持完好，漆色脱落的应按规定重新上漆。

（2）气瓶的储存应设专用仓库，其建筑应符合《建筑设计防火规范》的有关规定。仓库内不得有地沟、暗道，严禁明火和其他热源，并保持通风、干燥，避免阳光直射。气瓶的储存应由经过安全技术培训的专人管理。气瓶应按所装气体的不同分类、分室储存。

（二）液氮罐的安全使用

在医学和医学生物学实验室中，许多实验材料的保存都需要极端的低温环境。液氮的沸点和临界温度极低，分别为 $-195.6℃$ 和 $-147℃$，氮气属于不燃气体，对人体基本无毒，因此液氮是最常用的制冷剂。液氮罐是用于存储和运输液氮的容器，具有良好的隔热性能，可使液氮较长时间保持在 $-196℃$ 的低温状态，是医学和医学生物学实验室中常用的低温设备之一，主要用于长期保存组织细胞、细菌、病毒等生物活性物质。

1．液氮罐的构造与用途

（1）液氮罐大多由铝合金或不锈钢制造，结构上分为罐体、罐颈和罐盖。

（2）液氮罐的类型按照用途主要分为储存罐、运输罐、储存/运输两用罐。运输罐在设计上增加了抗震性能。液氮运输罐又可分为自排液式和自增压式两种。自排液式液氮罐在容器上装有升压系统和液面计，可自行产生压力并连续排放液氮。自增压式液氮罐在结构上增加了液氮气化增压管道，利用罐体外壳的热量使液氮少量气化蒸发产生压力，使液氮自动输出。这两种运输罐都可用于液氮的储存、中转运输，以及向液氮储存罐、需冷却的仪器和仪器冷却装置中补充液氮。

不同型号的液氮罐容积不同（可自数升至数百升），静态液氮的保存期限也不同（自 ≥ 20 天至 ≥ 200 天）。

2．液氮罐的安全使用和管理

（1）液氮罐只能用于盛装液氮，不允许盛装其他液体。

（2）使用前检查包括：

- 检查外壳有无凹陷，真空排气口是否完好。若真空排气口被碰坏，真空度降低致保温效果下降，会使罐上部结霜，液氮损耗大，失去继续使用的价值。
- 检查罐的内部是否清洁、干燥，若有异物，必须取出，以防内胆被腐蚀。

（3）填充液氮时要小心谨慎，缓慢填充。对于新罐或处于干燥状态的罐，充液氮前一定要用少量液氮预冷，以防降温太快损坏内胆，减少使用年限。充填液氮时不要将液氮倒在真空排气口上，以免造成真空度下降。盖塞是用绝热材料制造的，既能防止液氮蒸发，也能起到固定提筒的作用，所以开关时要尽量减少磨损，以延长使用寿命。用于长期贮存时，需要定期补充液氮，补充时机一般以液氮剩余量为总容量的1/3时为宜。

（4）液氮的使用：

- 液氮属于低温液体，使用中要注意避免滴洒到裸露的皮肤上，尤其不能触及眼睛或滴入衣领和鞋内，否则可能造成严重冻伤。
- 在液氮使用过程中要注意经常检查液氮罐的情况。若发现外表挂霜，应停止使用；特别是颈管内壁附霜结冰时，严禁用硬物清除颈管内的冻霜，以免损伤颈管和影响真空状态。此时可将液氮取出，让冰霜自然融化。
- 放进或取出冷冻物品时，要尽量缩短罐口打开时间，也不要把提筒完全提出来，以减少液氮消耗。
- 严禁在容器盖上放置物体和密封颈口。禁止用其他塞子代替专用罐盖，更不能使用密封的塞子，以免液氮持续蒸发形成的氮气压力升高而导致容器损坏。
- 检查容器内液面高度时，应用实心塑料小棒或实心小木棒插入底部，过 $5 \sim 10$ s后取出，结霜的长度即是液面高度。

● 长期储存和使用液氮罐时要注意室内通风以防止缺氧。

（5）放置液氮罐应始终保持直立，存放于通风良好的阴凉处，避免阳光直晒。严禁将液氮罐倾斜、横放、倒置、堆压、相互撞击或与其他物件碰撞。

（6）当液氮罐内液氮耗尽并闲置不用时，内胆上的附着物会腐蚀内胆的铝合金，甚至形成空洞，导致液氮罐报废。因此，及时对闲置的液氮罐进行清洗是十分必要的。清洗方法如下：

● 先将液氮罐内的提筒取出，液氮移出，放置 2～3 天。

● 待罐内温度上升到 0℃ 左右时，倒入 30℃ 左右的温水（不可超过 40℃），用布擦洗，尤其是一定要细心清除粘在内胆底上的融化物质，再用清水冲洗干净，将水排净。

● 将洗净的液氮罐用鼓风机吹干，或倒置于室内安全且不易翻倒处，自然风干；常温下放置待用。

● 整个刷洗过程中，注意动作要轻慢，严防冲击和碰撞。

（7）液氮罐的安全运输：

● 液氮运输时，必须用运输罐，禁止将储存罐作为运输罐用。

● 液氮罐在运输过程中只能立放，且必须装在木架内垫好软垫并固定好；罐与罐之间要用填充物隔开，防止颠簸撞击。

● 装卸车时要轻拿轻放，严防液氮罐碰击和倾倒，更不能在地上随意拖拉，以免减少液氮罐的使用寿命。

（8）按规定定期对液氮罐及其配件进行检查和校验。

二、高压蒸汽灭菌器的安全要求

高压蒸汽灭菌器属于蒸汽锅炉，是广泛应用于医院和医学生物学实验室的消毒灭菌设备，是实验室中常见的特种设备之一。正确掌握其使用方法，对保证确切的灭菌效果、提高医疗和科研质量，以及操作人员和环境的安全至关重要。

（一）构造和工作原理

高压蒸汽灭菌器主要由双层金属筒、带有紧固螺栓和密封圈的金属盖，以及电热管、压力温度计、安全阀和排气阀组成。现已有微机控制的全自动电热高压灭菌器。使用时在两层桶之间加水，内桶放置需灭菌物品，关闭容器盖后通电加热，使水变为蒸汽。由于紧闭的盖使蒸汽不能外溢，致灭菌器内的压力升高，温度亦随之升高，达到灭菌的目的。

（二）安全使用要求

高压蒸汽灭菌器主要用于耐高温、高压和潮湿物品的灭菌，如用于细菌培养的普通培养基、医用生理盐水、外科手术敷料和器械等的灭菌，是最常用且效果最可靠的灭菌方法。通常灭菌所需压力为 0.103 MPa（15 lb/cm²），温度可达 121.3℃，时间为 15～20 min。

1. 使用方法

首先，加水至规定水位，将待灭菌物品放入内桶，合盖并对称旋紧螺栓后，接通电源加热，至蒸汽产生压力达 0.034 MPa（5 lb/cm²）时，排气阀自动开启放冷气，至压力表回"0"后排气阀关闭（非自动型号的灭菌器也可在加热开始就将排气阀置于垂直位打开，待放出蒸汽后，再将排气阀置于横位关闭）；继续加热，达到所需温度后计时并维持到规定时间。灭菌结束后断电、关机、冷却，待容器内压力降至 0.05 MPa 以下时，打开排气阀放尽余气，至压力表为"0"时才可松开螺栓开盖取物。

2．使用注意事项

（1）放置待灭菌物品时四周应留有空隙，装载量不应超过内桶总容量的 80%，以免妨碍蒸汽的穿透。

（2）必须完全排除冷空气才可继续加热，否则灭菌器内实际温度达不到设定值而影响灭菌效果。

（3）灭菌完毕后，严禁立即放气减压、开盖。必须待灭菌器内压力降至与大气压相等，或温度降至 80℃ 以下才可放尽余气开盖。否则，瓶内液体因压力过高可能外溢冲掉瓶塞，甚至导致爆裂。灭菌封装严密的液体时，排气后需等 20 min 后才能开盖。

（4）安全阀应保持通畅，周围禁止放置任何物品，以免限制安全阀开启。灭菌器运行时应注意观察压力变化，如果安全阀开启后压力仍继续升高，应立即切断电源，使压力降至正常。

（5）应定期检查灭菌情况。通常将硫黄粉末（熔点为 115℃）或苯甲酸（熔点为 120℃）置于试管内放入灭菌器中一同灭菌，通过观察上述物质是否熔化以判断灭菌效果。也可将含有温度敏感指示剂的灭菌器效果检测胶纸贴于待灭菌物品的外包装表面，通过观察检测胶纸上指示剂的变色情况来判断灭菌效果。

第五节　精密仪器安全要求

医学和医学生物学实验的大多数实验对象都是微观的，检测和分析是基于细胞、分子、蛋白质水平，而这些微观样本对外界环境的影响极为敏感，比如温度、pH、酶解、损伤等，所以，对这些微观样本的实验操作大多是通过精密仪器来完成的。因此，对于精密仪器的安全使用有更高的要求。

一、精密仪器的定义

精密仪器是指用以产生、测量精密量的仪器和装置，包括对精密量的观察、监视、测定、验证、记录、传输、变换、显示、分析处理与控制。精密仪器是仪器仪表的一个重要分支。

按照测量对象的不同，精密仪器可以划分为重量精密仪器、几何量精密仪器、热工量精密仪器、机械量精密仪器、电磁精密仪器、无线电精密仪器、光学与声学精密仪器、电离辐射精密仪器等。

二、精密仪器安全运行条件要求

精密仪器实验室安全运行条件的要求主要有四个方面，分别为温度、湿度、洁净度和防震[5]。

1．对温度的要求

温度是实验室环境中的一个重要方面，绝大多数精密仪器在较高或较低的温度条件下都不能正常使用。即使在使用温度范围内，由于温度的变化，各种不同材料组成的部件因为膨胀系数的不同也会发生扭曲、变形，与原本的基准产生偏差。如激光拉曼光谱仪虽然有极好的基座，但温度的变化仍会使基座上光学镜片组的位置产生变化；而等离子光谱仪使用说明书中要求每小时温度的变化不能大于 ±1℃。实践证明，温度不稳定、变化太大可使样品检测出的数据超出标本 10% 以上。

另外，电子元件对温度也有较高的要求，温度的变化会使电子元件参数发生漂移。温度的较大变化会影响测试数据的精度，同时也会影响电子元件的寿命。对于使用小型空调设备的单个实验室，由于空调会不间断启动、停止，加上人员频繁进出，会使室内温度不能保持恒定，从而影响到测试数据的精度。

2．对湿度的要求

湿度也是影响仪器精密度和寿命的重要因素。很多设备仪器出现故障最主要的因素之一就是锈蚀。设备仪器除有各种金属部件外，还有许多复杂、精密的电子线路。不同金属元素原电池的电动势是不同的，在氧气和含有导电成分的水等介质影响下，金属中不同元素之间会形成腐蚀电池，从而使金属氧化锈蚀，而对于复杂密集的集成电路，除锈蚀外还会造成短路。大多数的仪器故障都是电路锈蚀导致接触不良或短路所造成的。长期严重的故障会使仪器不可修复而报废。在使用小型空调设备的单个实验室，在高温、高湿天气下，工作人员不时进出实验室会带进室外的高温饱和水蒸汽，由于实验室相对温度较低，露点条件形成时热饱和空气就会附着在仪器上凝结成小水珠。即使有去湿机设备，也不会很快去除仪器上的水分。因此，在高温、高湿天气，应尽量避免人员频繁进出，要长期稳定地保持实验室中的相对湿度。

3．对洁净度的要求

空气中的灰尘不断地附着在仪器电路上，在水的作用下形成导体，使密集的电路出现短路而损坏仪器。同样，空气中的灰尘也会污染样品和试剂，影响测试数据的精度。所以，一般微量测定的实验室也需要有空气过滤器等除尘装置。大型精密仪器对实验环境要求较高，一般放于封闭的房间，由于实验室中各种各样的样品和试剂总会有少许不断逸出到房间空气中，加上人体所排出的许多有机物，这些污染物除对仪器造成腐蚀，对实验精度造成误差外，同时也对工作人员的身体健康造成伤害。

实验室空气中的灰尘主要是人员进出和新风补充时带入。为了尽量避免人员带入室外灰尘，应制定严格的制度。实验人员必须穿工作服换鞋入内，不准在室内吸烟、吃食物。每个实验室都要有专用的样品操作间，并设有抽风设备。

4．对防震的要求

震动会严重影响精密仪器的正常工作，特别是大型精密仪器。如电子显微镜，它的像差是用光阑控制孔径角加以限制，这些光阑直径为几十至几百微米，定位精度要求几微米，任何微小的震动经放大几万、几十万倍后都会导致图像的波动，所以固定样品的结构和整个镜筒的震动都必须控制在显微镜的分辨能力之内。拍摄原子图像时，在曝光时间内样品的移动不能超出几分之一原子间距。所以说，精密仪器实验室对建筑和环境防震方面有很高的要求。为了防止外围环境对仪器的影响，在建筑设计时应在建筑物四周设有防震沟。对防震要求高的仪器，必须放在楼层的底层，并尽可能远离震动源，如电梯、空气压缩机、泵类等，并在地面铺设胶垫，防止人员和运货小车的影响。

三、常用精密仪器的安全使用要求

1. 电子天平

应用现代电子控制技术进行称量的天平称为电子天平。精密天平是电子天平中测量精度较高的一种，也是生物学实验室中用于称量的最基本和最重要的仪器设备之一。其工作原理是电磁力平衡，即用电磁力来平衡物体质量从而称量出物体的重量[6]。精密天平是定量分析工作中不可缺少的重要仪器，充分了解其性能并熟练掌握其使用方法是获得可靠分析结果的保证。电子天平一般按照精度或等级进行划分，详见表 7-4 和表 7-5[7]。

表7-4　电子天平按精度划分

种类	最大称量范围（g）	标尺分度值
超微量电子天平	2 ~ 5	< 称量的 10^{-6}
微量天平	3 ~ 50	< 称量的 10^{-5}
半微量天平	20 ~ 100	< 称量的 10^{-5}
常量电子天平	100 ~ 200	< 称量的 10^{-5}

表7-5　电子天平按等级划分

种类	等级	最小刻度	检定分度值 e（允差，mg）	校准砝码
十万分之一	特种精确度级（Ⅰ）	0.01 mg	0.1	—
万分之一		0.1 mg	1	用 E1 或 E2 砝码校准
千分之一	高准确度（Ⅱ）	1 mg	10	用 E2 或 F1 砝码校准
百分之一	中准确度（Ⅲ）	0.01 mg	100	用 F1 砝码校准

精密天平的安全使用需要注意以下方面：

（1）正确放置天平：精密天平应放置在牢固平稳的水泥台或木台上，调整地脚螺栓高度，使水平仪内空气气泡正好位于圆环中央。室内要求清洁、干燥及较恒定的温度，同时应避免光线直接照射到天平上。应放置在防潮、防震的环境中，并且要求没有腐蚀性气体侵蚀，以防止元器件变质、机械固件震松、金属零件表面腐蚀等现象的发生。天平箱内应放置吸潮剂（如硅胶），当吸潮剂吸水变色，应立即高温烘烤更换，以确保吸湿性能。

（2）使用天平之前要开机预热 0.5 ~ 1 h。如果一天中要多次使用，最好让天平整天开着。这样，天平内部有一个恒定的温度，有利于称量过程的准确性。

（3）挥发性、腐蚀性、强酸强碱类物质应盛于带盖称量瓶内称量，防止腐蚀天平。

（4）称量时应从侧门取放物质，读数时应关闭箱门以免空气流动引起天平摆动。前门仅在检修或清除残留物质时使用。

（5）精密天平若长时间不使用，应定时通电预热，每周一次，每次预热 2 h，以确保仪器始终处于良好使用状态。

（6）天平从首次使用开始起，应对其进行定期校准。

2. 电泳仪和电泳槽

电泳装置是利用带电颗粒在电场的作用下发生迁移的特性进行物质分离实验的仪器设

备。电泳仪和电泳槽是完成电泳实验的主要组成部分。电泳仪和电泳槽安全使用需要注意以下几个方面：

（1）仪器工作时，不要用手触摸电泳仪的输出部位。禁止人体接触电极、电泳物及其他可能带电的部分，也不能到电泳槽内取放东西，如有需要应先断电，以免触电。同时要求仪器必须有良好接地端，以防漏电。

（2）仪器通电后，在对电泳仪与电泳槽进行操作时，必须停止电泳仪输出，不能直接增加或拔除输出导线插头，以防短路现象发生。虽然仪器内部附设保险丝，但短路现象仍有可能导致仪器损坏。

（3）由于不同介质支持物的电阻值不同，电泳时所通过的电流量不同，其泳动速度也不同，故不同介质支持物的电泳不要同时在同一电泳仪上进行。

（4）在总电流不超过仪器额定电流时，可以多槽关联使用，但要注意不能超载，否则容易影响仪器寿命。

（5）某些特殊情况下需检查仪器电泳输入情况时，允许在稳压状态下空载开机，但在稳流状态下必须先接好负载再开机，否则电压表指针将大幅度跳动，容易造成不必要的人为机器损坏。

（6）使用过程中发现异常现象，如较大噪声、放电或异常气味，须立即切断电源，进行检修，以免发生意外事故。

第六节　设备仪器的操作风险评估

目前，各类医学与医学生物学实验室使用的设备仪器种类繁多、功能强大，对于其在使用、管理、运行中存在的风险我们应有科学的认知，并对这些风险进行科学评估，做好风险防范，避免安全事故的发生。

一、设备仪器的风险评估

设备仪器的风险评估是指在设备仪器风险事件发生之前或之后对其给生活、生命、财产等各个方面造成影响和损失的可能性进行量化的工作。评估内容包括设备仪器本身的风险、设备仪器运行的风险和外界条件对设备仪器影响的风险等。设备仪器本身的风险指设备在运行中因原材料制造缺陷、自然磨损、意外事故等遭受损坏的可能性，设备在整套系统中的作用及是否容易遭受损坏。设备仪器的运行风险指设备仪器停止运行带来的风险，如制药厂的设备仪器损坏停运会导致发酵或者反应釜停运，从而导致里面的菌体死亡或者贬值而产生间接损失，应对此进行最大和最小损失的风险评估。外界条件对设备仪器影响的风险主要包括设备仪器操作人员对设备仪器的操作熟练程度、设备仪器的维护保养和运行管理制度、停电、停水等对设备仪器运行的影响。

对设备仪器进行的风险评估主要根据风险的可接受程度来判定。若某个风险被认为是不可以接受的，那么必须用相应的措施将其降低或者消除；若某个风险被认为在可接受范围内，那么就必须根据可接受或者不可接受的风险级别进行验证，以确定这个风险是合理存在的。

二、设备仪器的操作风险评估

在医学与医学生物学实验中，最重要的是设备仪器操作的风险。设备仪器的操作风险是指在设备仪器操作过程中出现的电气伤害、机械噪声、呼吸伤害、放射伤害等所形成的风险。对于这些风险因素，如果没有完善的识别措施，会导致严重的安全事故和人员伤害。而且，在医学生物学实验室中经常会使用到高温、高压、高速运转的设备仪器，实验室的安全运行大多与人的操作因素有关。操作风险主要表现为实验人员在实验过程中的不安全操作行为，如实验操作不规范、技能欠佳、安全意识薄弱、疲劳实验等[8]。所以，要找出设备仪器可能存在的操作风险，并对操作风险进行评估，进而制定出可降低或者消除操作风险的管理方法，以避免各类实验室安全事故的出现。

第七节　设备仪器的安全管理要求

随着科学技术和医学理论的不断创新发展，对实验设备仪器工作状态的要求也越来越高，设备仪器的正常使用和安全使用对教学科研及学科发展发挥着日益重要的作用。为了保证设备仪器的使用安全，各实验室应采取下述管理措施。

1. 制定设备仪器的操作规程

为保证设备仪器的正常使用，应制定设备仪器的操作规程。尤其是大型精密设备仪器具有复杂的结构和严格的操作程序，任意违反规程的操作将导致设备仪器的损坏或检验结果不准确。制定设备仪器的操作规程时应明确说明书的使用要求，必要时应按说明书的要求进行试运行，经确认无误后才能定稿。操作规程应包含对技术安全的规定和试剂的规定。对于大型精密设备仪器和某些特殊的设备仪器，应针对其特殊性制定专门的技术安全制度和规则。设备仪器所用的试剂应与该设备仪器完全匹配，新购进的试剂或不同批号的试剂可通过质量控制、比对等方式进行鉴定，合格后才能使用。

为方便使用，可将操作规程制成简明扼要的操作卡置于设备仪器近旁的显著位置，供操作者遵照执行。

2. 对用于计量的实验设备仪器进行计量管理

设备仪器的性能主要指计量特征，如额定操作条件、灵敏度、分辨力、测量范围、稳定性、准确度、最大允许误差、重复性等。因此，计量管理是设备仪器管理的重要内容，是现代医学和医学生物学实验室中设备仪器检验、测量数据准确性、可靠性和标准化管理的重要基础和保证。《中华人民共和国计量法》第九条规定，对于"用于贸易结算、安全防护、医疗卫生、环境监测方面的列入强制检定目录的工作计量器具，实行强制检定"。很多计量器具本身可能并不具有安全隐患，但由于缺少对其计量功能的检测，由此产生的数据精度失准或误差过大，将会对后期的一系列工作包括研究成果、临床依据造成影响，特别是可能给患者的治疗带来伤害，甚至危及生命安全。

医学计量器具的种类包括：①量具，如量筒；②计量仪器仪表，如压力表、酸度计、分光光度计、天平、酶标分析仪等；③计量装置；④标准物质。

我国政府先后在 1987 年、1999 年和 2001 年颁布了 3 批共计 61 项 118 种"强制检定的工作计量器具目录"[9]。其中，与各类医学实验室关系密切的强制检定工作计量器具共 40 项 77 种，并对这些强制检定的工作计量器具的检定制定了相应的检定规程。如分光光度计，包括可见光分光光度计、紫外分光光度计、红外分光光度计、荧光分光光度计和原子吸收分光光度计 5 种，其相应的国家计量检定规程（JJG）规程有《紫外、可见、近红外分光光度计检定规程》（JJG 178—2007）、《滤光光电比色计检定规程》（JJG 179—1990）等。各种设备仪器的计量管理应根据相应的规程进行定期计量检查和校验，发现某些技术功能指标下降时应立即进行维修。

3．对所有设备仪器进行校准管理

所有设备仪器都必须经过校准后方可使用。由于校准缺乏、延迟和失误导致测量数据不准确，进而给人力、物力、精神乃至生命等多方面带来伤害的事例举不胜举，故设备仪器必须按照要求定期进行校准。精密设备仪器再次搬运后必须经过重新检定和校准后才可使用。仪器校准的管理由质量主管负责，具体实施由实验室负责人负责；校准设备仪器的人员必须经过专门培训，熟悉设备仪器的原理、性能、使用方法和相关标准。校准设备仪器时，应保证环境条件符合设备仪器的要求，所用试剂及储存条件符合设备仪器要求。特殊设备仪器如电泳分析仪、分析天平、生物安全柜等的校准，应按照国际标准或国家标准中已公布的质控方法监测其性能，或由权威机构对其进行校准[10]。设备仪器的全部校准资料应有记录并存档。校准不合格的设备仪器应停止使用，加以明显标志以避免误用，并报告实验室仪器负责人，请维修中心进行维修。

4．保证设备仪器的维护、保养和修理

设备仪器的维护、保养和修理统称为维修。维护和保养是指设备仪器处于完好状态下对其实施保护性措施，以保证设备仪器经常处于最佳状态，这是提高设备仪器使用效益的重要保证；修理则是在设备仪器发生故障后使之恢复正常运转的补救措施。所有过程都是为了保证仪器操作者的安全、仪器本身的安全，以及使用数据的人群不受到直接或间接的影响。

（1）维修的种类：设备仪器的维修分为预防性维修和故障性维修。

预防性维修包括定期维修和状态检测两种方式，其目的是恢复设备仪器的技术状态，并防止故障突然发生。定期维修虽可减少事故发生率，但可能造成过度维修，增加维修费用。

故障性维修是指出现故障后进行修理，其缺点是设备仪器在缺乏预防性维修时造成的故障可能比较严重，致使长时间停机，影响工作。

因此，采用状态检测和故障诊断技术，在设备仪器的状态检测和检查基础上进行维修的方式最为优越，可避免过度维修，提高维修效果。

（2）制定维护、保养制度：在每台设备仪器的操作规程中，应包含日常维护、保养措施和相应规定，操作者应严格按要求对设备仪器进行使用后的日常保养和维护，并将设备仪器的状态、使用情况、维护和保养情况进行日常登记。当设备仪器出现故障时，应及时通报实验室仪器负责人和设备仪器维修中心。维修中心应根据设备仪器的损坏情况决定是自行修理还是请厂商工程师修理。设备仪器每次维修后，都应有维修报告和记录并存档。维修后的设备仪器必须经过校验或质控合格后才能重新使用。

（3）设备仪器的维护内容：对设备仪器进行良好的日常维护可以延长设备仪器有效使用期，并确保设备仪器的性能良好。日常维护包括一般性维护和特殊性维护。一般性维护主要包括设备仪器正常运行所需的电力设施和工作环境维护，包括防潮、防尘、防热、防震、防腐蚀和定期检查等。特殊性维护工作主要针对不同设备仪器的特点而定，如光电倍增管应避免强光照射，流式细胞仪、自动生化分析仪应预防毛细管堵塞等。

（4）设备仪器的磨损与报废：设备仪器在使用过程中必然发生磨损。加强对设备仪器的合理使用和日常检查可延长其最佳技术状态。设备仪器的报废需满足以下三个条件：

- 自然寿命终止：即设备仪器的使用年限已超过规定，其主要结构和部件磨损、变质和老化，使其性能已无法达到技术指标的最低要求。
- 经济寿命结束：即设备仪器年久失修，已无法修复使用；或意外事故使设备仪器遭受严重损伤，导致无法修复或修复花费较大，经济上不合算。
- 技术寿命终止：当设备仪器因结构陈旧、技术落后、性能不良而达不到实验和测试要求时，其技术寿命终止。

（王　磊　董君枫）

参考文献

[1] 中华人民共和国特种设备安全法 [Z]. 北京：中国法律出版社，2013.

[2] 固定式压力容器安全技术监察规程：TSG 21—2016[S]. 中华人民共和国国家质量监督检验检疫总局，2016.

[3] 中华人民共和国国务院. 特种设备安全监察条例（修订版）[Z]. 2009.

[4] 全国气瓶标准化技术委员会. 气瓶颜色标志：GB/T 7144—2016 [S]. 中华人民共和国国家质量监督检验检疫总局，中国国家标准化管理委员会，2016.

[5] 方江邻，陈小华，杨勇. 精密仪器实验室对环境的要求和改进措施的研究 [J]. 实验技术与管理，2008，25：1141-1143.

[6] 王鹏. 生物实验室常用仪器的使用 [M]. 北京：中国环境出版社，2015.

[7] 范宪周，孟宪敏. 医学与生物学实验室安全技术管理 [M]. 2 版. 北京：北京大学医学出版社，2013.

[8] 王敏，田端正，施小平，等. 高校环境类实验室安全风险评估探索 [J]. 浙江化工，2017，48（07）：39-42.

[9] 国家质量监督检验检疫总局关于调整《中华人民共和国强制检定的工作计量器具目录》的通知 [J]. 监督与选择，2002（01）：10.

[10] 丛玉龙，秦小玲，邓新立. 现代医学实验室管理与实践 [M]. 北京：人民军医出版社，2005.

第八章　医学与医学生物学试剂和药品安全

在医学与医学生物学实验室中存放并使用着各类试剂与药品，其中部分试剂与药品对人体或环境具有一定的危害性。尤其在科研型实验室中，因实验存在一定的创新性与未知性，易发生各类安全事故。为规范医学实验中危险性试剂与药品的使用，保障实验人员及环境的安全，本章重点阐述危险性试剂与药品的安全使用及管理内容，主要包括危险化学品（包括剧毒化学品、易制毒化学品、易制爆危险化学品，精神麻醉性药品及毒性药品）的购买、使用、存放、安全防护及事故应急处理等方面内容。

第一节　危险性试剂与药品的概念

一、危险性化学试剂

1．试剂（reagent）

又称试药或化学试剂，泛指为实现某一化学反应而使用的纯粹物质。广义指为实现化学反应而使用的化学药品，狭义指化学分析中为测定物质成分或组成而使用的纯粹化学药品[1]。

2．危险化学品（hazardous chemicals）

具有毒害、腐蚀、爆炸、燃烧、助燃等性质，对人体、设施、环境具有危害的剧毒化学品和其他化学品。

3．剧毒化学品（toxic chemicals）

具有剧烈急性毒性危害的化学品，包括人工合成的化学品及其混合物和天然毒素，还包括具有急性毒性、易造成公共安全危害的化学品。

4．易制爆危险化学品（explosive hazardous chemicals）

可用于制造爆炸物品的危险化学品。

5．易制毒化学品（precursor chemicals）

可以用于制毒的主要原料或可以用于制毒的化学配剂。

二、危险性药品

1．药品（drug，medicine）

药品是用于预防、治疗、诊断人的疾病，有目的地调节人的生理机能并规定有适应证或者功能主治、用法和用量的物质，包括中药材、中药饮片、中成药、化学原料药及其制剂、抗生素、生化药品、放射性药品、血清、疫苗、血液制品和诊断药品等。

2．麻醉药品（narcotic drugs）

麻醉药品是指能使感觉消失，特别是痛觉消失，以利于手术的药物，如全身麻醉药乙醚、氟烷等，局部麻醉药如普鲁卡因、利多卡因等。而麻醉药品系指连续使用后易产生生理依赖性，能成瘾癖的药品，例如阿片、吗啡等[1]。

3．精神药品（psychoactive drug）

精神药品是指直接作用于中枢神经系统，使之兴奋或抑制，连续使用能产生依赖性的药品[1]。依据人体对精神药品产生的依赖性和危害人体健康的程度，将其分为一类和二类精神药品。

4．医疗用毒性药品（简称毒性药品）

毒性药品系指毒性剧烈，治疗剂量与中毒剂量相近，使用不当会致人中毒或死亡的药品。

第二节 危险性试剂的分类及危险特性

根据我国 2011 年版《危险化学品安全管理条例》规定，危险化学品包括爆炸品、压缩气体和液化气体、易燃液体、易燃固体、自燃物品和遇湿易燃物品、氧化剂和过氧化物、有毒品和腐蚀品，及其他对人体、设施、环境具有危害的化学品。

也可根据我国国家标准，包括《化学品分类和危险性公示—通则》（GB 13690—2009）及《危险货物分类和品名编号》（GB 6944—2012），按照理化危险性、健康危险性和环境危险性对化学品进行分类。

一、按照理化危险性分类

（一）爆炸品

爆炸物质是指能通过化学反应在内部产生一定速度、一定温度与压力的气体，且对周围环境具有破坏作用的一种固体或液体物质（或其混合物）。爆炸品为包含一种或多种爆炸物质或其混合物的物品。

1．爆炸品的分类

《化学品分类和标签规范 第 2 部分：爆炸物》（GB 30000.2—2013）将爆炸品按照爆炸危险性的大小分为以下六类：

（1）有整体爆炸危险的物质、混合物和物品（整体爆炸是实际上瞬间引燃几乎所有内装物的爆炸）。如三硝基甲苯（TNT）、硝酸铵、三硝基苯酚（苦味酸）、硝化甘油等。

（2）具有抛射危险，但无整体爆炸危险的物质、混合物及制品。如枪弹、无引信炮弹、照明弹、火箭发动机等。

（3）具有燃烧危险和较小爆炸或较小抛射危险两者之一，或者两者兼有但无同时爆炸危险的物质、混合物及制品。如苦氨酸、乙醇含量＞25% 或增塑剂含量＞18% 的硝化纤维素等。

（4）无显著危险的物质、混合物及制品。

（5）具有整体爆炸危险但极不敏感的物质或混合物。此类物质比较稳定，在着火实验中不会爆炸。

（6）不具有整体爆炸危险的极不敏感的物质或物品。此类物质仅含有极不敏感的起爆物质，因意外起爆或传爆的可能性极小。

2．爆炸品的危险特性

（1）强爆炸性：爆炸品化学性质不稳定性，在一定外界条件下，能以极快的速度发生猛烈化学反应，产生大量气体和热量，使周围的温度迅速升高并产生巨大的压力而引起爆炸。

（2）强破坏性：爆炸品爆炸后产生危害性极强的冲击波、碎片冲击、震荡作用等。爆炸常因意外而突发，在瞬间完成。大型爆炸往往具有毁灭性的破坏力，可在相当大的范围内造成人员伤亡、物质损坏、建筑倒塌等重大损失。

（3）高敏感性：爆炸品对撞击、震动、摩擦、冲击波、热、火花、光和电等极为敏感，极易发生爆炸。一般爆炸品起爆能越小，其敏感度越高，危险性就越大。

（4）火灾危险性：绝大多数爆炸品爆炸时瞬间可形成高温，引燃旁边可燃物品造成火灾。火灾伴随着爆炸，极易蔓延，增加了事故的危害性。

（5）毒害性：很多爆炸品本身具有毒性或爆炸后可产生多种有毒及窒息性气体，如二氧化硫、一氧化碳、二氧化碳、一氧化氮、二氧化氮等，可通过呼吸道、食管、皮肤进入人体引起中毒，严重时可危及生命。

实验室中常见的易爆混合物详见表8-1。

表8-1　常见的易爆混合物

主要物质	相互作用的物质	危害结果
浓硝酸、硫酸	松节油、乙醇	燃烧
过氧化氢	乙酸、甲醇、丙酮	燃烧
溴	磷、锌粉、镁粉	燃烧
高氯酸钾	乙醇、有机物	爆炸
氯酸盐	硫、磷、铝、镁	爆炸
高锰酸钾	硫黄、甘油、有机物	爆炸
硝酸铵	锌粉和少量水	爆炸
硝酸盐	酯类、乙酸钠、氯化亚铁	爆炸
过氧化物	镁、铝、锌	爆炸
钾、钠	水	燃烧、爆炸
红磷	氯酸盐、二氧化铅	爆炸
黄磷	空气、氧化剂、强酸	爆炸
乙炔	铜、银、汞化合物	爆炸

（二）危险气体

1. 气体的分类

《危险货物分类和品名编号》（GB 6944—2012）中按运输危险性将气体分为易燃气体、非易燃无毒气体和有毒气体三类。

（1）易燃气体：在20℃和101.3 kPa标准压力下，与空气混合有易燃范围的气体。易燃气体在常温下遇明火、撞击、电气、静电火花以及高温即会发生着火或爆炸。如氢气、甲烷、乙烷气。

（2）非易燃无毒气体：是指在20℃和压力不低于280 kPa的条件下，或以冷冻液体状态运输的不燃、无毒气体。此类气体泄漏时，遇明火不会燃烧，没有腐蚀性，吸入人体内也无毒、无刺激作用。但此类气体仍有一定的危害性，分为窒息性气体和氧化性气体。窒息性气体指可稀释或取代通常空气中氧气的气体，如氮气、二氧化碳及稀有气体等。氧化性气体指通过提供氧气比空气更能促进其他材料燃烧的气体，如氧气、压缩空气等。

（3）有毒气体：常温常压下呈气态或极易挥发的具有毒性或腐蚀性的气体，可对人体健康造成一定的危害。此类气体对人或动物有毒害、窒息、灼伤、刺激等作用，如氯气、氨气、溴化氢、臭氧、硫化氢等。

2. 气体的危险特性

（1）物理性爆炸：储存于压缩容器内的压缩或液化气体受热易膨胀，当压力升高超过压力容器的耐压强度时可发生容器爆炸。特别是液化气体钢瓶内气液共存，在运输、储存或使用中，外力作用撞击或受热时瓶内液体会迅速气化，钢瓶内压急剧升高，导致爆炸。储存易燃气体的钢瓶爆炸时，爆炸碎片的冲击能间接引起火灾，造成人员伤亡和财产损失。

（2）化学性爆炸：易燃气体和氧化性气体化学性质活泼，在普通状态下可与很多物质发生反应或爆炸燃烧。例如，乙炔、乙烯与氯气混合遇日光可发生爆炸，液态氧与有机物接触可发生爆炸。

（3）易燃性：易燃气体与空气混合后达到一定浓度可形成爆炸性混合物，遇明火会发生燃烧爆炸。爆炸极限宽的气体造成的火灾、爆炸危险性更大。

（4）腐蚀性和毒害性：有些气体具有腐蚀性，可造成皮肤溃烂、黏膜溃烂等；有些气体具有毒害性，可造成呼吸系统、神经系统的损害，甚至危及生命。如氯气、氨气、二氧化硫、光气等。

（三）易燃液体

易燃液体是指闪点不高于93℃的液体，其特点为常温下易挥发，其蒸气与空气混合能形成爆炸性混合物，遇明火易燃烧。如乙醚、丙酮，苯、甲醇、乙醇、丁醇、氯苯、苯甲醚。闪点为液体表面的蒸气和空气的混合物与火接触初次发生蓝色火焰闪光时的温度[2]。

1. 易燃液体的分类

易燃液体按其闪点分为 4 个危险类别：闪点小于 23℃，且初沸点不大于 35℃。为极易燃液体和蒸气；闪点小于 23℃，且初沸点大于 35℃，为高度易燃液体和蒸气；闪点小于23℃，且不大于 60℃，为易燃液体和蒸气；闪点大于 60℃，且不大于 93℃，为可燃液体。

许多有机溶剂具有强挥发性，挥发出的蒸气遇到火源易引发燃烧。溶剂的易燃性取决于它的闪点，低沸点的石油醚和乙醚是十分易燃的化学试剂。实验室常用易燃试剂的闪点详见表8-2。

表8-2 实验室常用易燃试剂闪点

名称	闪点温度（℃）	名称	闪点温度（℃）
戊烷，石油醚	−49	2- 丁酮	−7
乙醚	−45	乙酸乙酯	−4.4
环戊烷	−37	庚烷	−4
二硫化碳	−30	甲苯	4.4
二异丙醚	−28	1，2- 二甲氧乙烷	4.5
己烷，石油醚	−23	乙腈	6
环己烷	−20	2- 戊酮	7
丙酮	−18	甲醇	10
四氢呋喃	−17	1，4- 二氧六环	12
苯	−11	2- 丙醇	12
乙酸甲酯	−9	乙醇	12

2．易燃液体的危险特性

（1）易挥发性：易燃液体大部分属于低沸点、低闪点、易挥发的物质。随着温度的升高，蒸发速度加快，当蒸气与空气混合达到一定浓度时，遇火源极易发生燃烧爆炸。

（2）受热膨胀性：易燃液体受热后，体积膨胀，液体表面蒸压随之增加，部分液体挥发成蒸气。此类气体在密闭容器中储存时，压力超过容器的承受压力会使容器出现变形或破裂现象，如果气体的体积急剧膨胀，则会引起爆炸。

（3）带电性：大部分易燃液体为非极性物质，在管道、储槽车、油船内输送、灌装、摇晃、搅拌和高速流动的过程中由于摩擦易产生静电，当所带的静电荷聚积到一定程度时，可产生电火花，有燃烧和爆炸的危险。

（4）流动扩散性：易燃液体大部分黏度较小，具有流动扩散性，发生燃烧时有蔓延和扩大火灾的危险。

（5）毒害性：大多数易燃液体都有一定的毒性，对人体的器官和系统有毒害作用。

（四）易燃固体

易燃固体是容易燃烧或通过摩擦可能引燃或助燃的固体，易于燃烧的固体与火源短暂接触即可被点燃并迅速燃烧。如赤磷、钠、粉末状的固体镁、铝、活性炭、硫黄粉。

易燃固体的危险特性有以下几点。

1．易燃性

易燃固体在常温下，遇到能量很小的火源就能引起燃烧，对热源、撞击比较敏感，受到摩擦、撞击等外力就能引起燃烧，发生火灾的危险性极大。易燃固体与空气接触面积越大，越容易燃烧，燃烧速率也越快。

2．易爆性

易燃固体多数具有较强还原性，易与氧化剂发生反应。在与强氧化剂接触时，能够立即着火或爆炸。

3．易分解、升华

易燃固体容易被氧化，受热易分解或升华，遇火源、热源可引起剧烈燃烧。

4．毒害性

多数易燃固体本身具有毒性，而且燃烧后可生成有毒物质，散发出有毒烟雾或产生有毒的固体。

（五）自燃物质

自然物质指燃点低，与空气接触在很短时间内发生氧化反应，放出热量自行燃烧的固体或液体。如黄磷、硼氢化铝、二甲基锌、三丁基铝。

自燃物质的危险特性有以下几点。

1．自燃性

部分自燃物质化学性质非常活泼，自燃点低，具有极强还原性，与空气中的氧或氧化剂接触，立即发生剧烈的氧化反应并放出大量热，达到自燃点而自燃甚至爆炸。有些自燃物质在缺氧条件下也可发生化学反应，放出热量自燃，如黄磷、锌粉等。

2．热积聚性

有些自燃物质含有不饱和双键，易与氧或氧化剂发生氧化反应，释放热量。如通风不良，热量聚积不散，致使温度升高，氧化速率加快，产生更多的热量，最终因热积聚达到燃点而引起自燃。

3. 遇湿易燃性

有些自燃物质在空气中能氧化自燃,遇水或受潮后也可分解而自燃爆炸。

(六)遇湿易燃物质

遇湿易燃物质指遇水或受潮后发生剧烈化学反应,放出大量易燃气体和热量的物品,不需明火也能燃烧或爆炸。

1. 遇湿易燃物质的分类

按照与水反应释放出易燃气体的速率将遇湿易燃物质分为三类。第一类:环境温度下与水剧烈反应,所产生的气体具有自燃倾向,或在环境温度下极易与水反应,放出自燃气体的速率大于或等于每分钟 1 L/kg 的物质,如钠、钾等。第二类:环境温度下极易与水反应,放出易燃气体的速率小于每分钟 1 L/kg 的物质,如金属镁、铝粉等。第三类:环境温度下与水缓慢反应,放出易燃气体的最大速率大于每小时 1 L/kg 而且小于每小时 20 L/kg 的物质,如硅铝粉、锌灰等。

2. 遇湿易燃物质的危险特征

(1)遇水易燃易爆性:遇水后发生剧烈反应,产生大量的可燃气体和热量。当可燃气体遇明火或反应放出的热量达到引燃温度时,就会发生燃烧爆炸。遇湿易燃物质也可在潮湿空气中自燃,放出易燃气体和热量。如金属钠、碳化钙等。

(2)与氧化剂剧烈反应:大多数遇湿易燃物质有很强的还原性,遇到氧化剂或酸时反应更为剧烈。

(3)毒害性和腐蚀性:多数遇湿易燃物质本身具有毒性,有些遇湿反应后还可放出有毒或腐蚀性的气体。

(七)自热物质和自反应物质

自热物质和混合物是发火液体或固体以外,与空气反应不需要能源供应就能够自己发热的固体或液体。

自反应物质是即使没有氧气(空气)也容易发生激烈放热分解的不稳定液态或固态物质。

自热物质和自反应物质的危险特性有以下几点。

1. 自燃危险性

自热物质暴露在空气中,不需要能量供应就能够发生自燃,引发火灾事故。

2. 无氧易爆性

自反应物质在没有空气、氧气供给下也可发生放热分解反应,部分自反应物质具有爆炸物性质,易引发爆炸事故。

(八)氧化性物质和有机过氧化物

氧化性物质是本身不一定具有易燃性,但通常因反应可放出氧气引起或促使其他物质燃烧的固体。如硝酸钾、氯酸钾、高锰酸钾、过氧化钠。

有机过氧化物是含有过氧键(—O—O—)结构的液态或固态有机物质,可以看作一个或两个氢原子被有机基替代的过氧化氢衍生物,也包括有机过氧化物配方(混合物)。有机过氧化物是热不稳定物质或混合物,容易放热加速分解。有些有机过氧化物在封闭条件下加热时组分容易爆炸、迅速爆燃,如过氧化苯甲酰、过氧化甲乙酮、过苯甲酸。

氧化性固体和有机过氧化物的危险特性有以下几点。

1. 强氧化性

氧化性物质含有过氧基，很不稳定，易分解放出氧。无机氧化物含有高价态的氨、溴、氮、锰和铬等元素，具有较强获得电子和氢的能力，与易燃物、可燃物、有机物、还原剂等可发生剧烈化学反应并引起燃烧爆炸。

2. 敏感性

许多氧化剂如氯酸盐类、硝酸盐类、有机过氧化物等对摩擦、撞击、震动敏感，在储运过程中具有危险性。

3. 强分解性

有机过氧化物分子组成中的过氧键不稳定，易分解放出原子氧，而且有机过氧化物本身就是可燃物，易着火燃烧，受热分解的生成物均为气体，更易引起爆炸。

4. 与酸作用剧烈

大多数氧化剂，特别是碱性氧化剂，遇酸反应剧烈，甚至发生爆炸，如过氧化钠（钾）、氨酸钾、高锰酸钾、过氧化二苯甲酰等遇硫酸立即发生爆炸。

5. 与水作用分解

活泼金属的过氧化物遇水分解放出氧气和热量，有助燃性，能使可燃物燃烧，如过氧化钠。

6. 毒性和腐蚀性

活泼金属的过氧化物有较强的腐蚀性，可对皮肤造成伤害。铬酸酐、重铬酸钾等既有毒，又会烧伤皮肤。有些有机过氧化会对眼睛造成伤害，如过氧化环己酮、叔丁基过氧化氢等化合物只要与眼睛短暂接触，就会对角膜造成严重损伤。

二、按照健康危险性分类

（一）毒性物质

1. 毒性物质的定义

毒性物质（toxic substances）是指经吞食、吸入或皮肤接触后可能造成死亡或严重受伤或健康损害的物质，包括剧毒化学品、毒性药品等。

2. 毒性物质的毒性分级

试剂与药品的毒性伤害程度首先取决于毒性水平。化学物质的毒性水平用实验动物的半数致死量（LD_{50}）或半数致死浓度（LC_{50}）衡量，数值越小，表示毒性越强。试剂按其毒性水平可分为剧毒、高毒、中等毒、低毒、无毒。毒性物质分级标准可参见表8-3。

表8-3　试剂与药品毒性程度分级

接触途径	剧毒	高毒	中等毒	低毒	无毒
经口 LD_{50}（mg/kg）	5	50	300	2000	
经皮 LD_{50}（mg/kg）	50	200	1000	2000	
气体 LC_{50}（ml/m³）	100	500	2500	20000	5000
蒸气 LC_{50}（mg/L）	0.5	2.0	10	20	
粉尘和烟雾 LC_{50}（mg/L）	0.05	0.5	1.0	5	

3．毒性物质危险特征

（1）溶解性强：很多毒性物质水溶性较强，易被人体吸收，危险性极大。脂溶性毒性物质能通过溶解于皮肤表面的脂肪层侵入毛孔或渗入皮肤而引起中毒。

（2）挥发性强：多数毒性物质沸点较低，挥发性强，在空气中易形成有毒蒸气，增加中毒概率。有些毒性物质无色无味，隐蔽性强，更易引起中毒。

（3）侵入性强：有的毒性物质可经口、经呼吸、经皮肤等多种途径侵入人体，经口进入人体的危害性最强，因此在有毒性物质的场所内应严禁饮食。毒性物质从皮肤破裂的地方侵入人体后会随血液蔓延至全身，加快人体中毒速度。因此，在皮肤破裂时，应避免接触毒性物质。

（4）分散性：固体毒性物质颗粒越小，分散性越好，特别是一些悬浮于空气中的毒性颗粒，更容易吸入肺泡而使人体中毒。

（二）腐蚀性物质

1．腐蚀性物质及分类

腐蚀性物质是指能灼伤人体组织并对金属等物品造成损坏的固体或液体，主要是一些酸类、碱类或能够分解产生酸和碱的物质。腐蚀性物质具体的定义为与皮肤接触 4 h 内出现表皮和真皮坏死现象，或温度在 55℃时对 20 号钢的表面年腐蚀率超过 6.25 mm 的固体和液体。

腐蚀性物质按照化学性质分为酸性腐蚀品、碱性腐蚀品和其他腐蚀品三类。

2．腐蚀性物质的危险特性

（1）强腐蚀性：腐蚀性物质对金属具有腐蚀性，与金属反应后使金属结构发生变化，特别是其局部腐蚀作用危害性大。腐蚀性物质可腐蚀皮肤，严重时灼伤皮肤，对人体组织可产生不可逆的伤害。腐蚀性物质可刺激、损伤眼睛，严重时可造成不可逆的视力下降、失明等伤害。

（2）强氧化性：腐蚀性物质如浓硫酸、硝酸、氯磺酸、漂白粉等氧化性很强，与还原剂接触易发生强烈的氧化还原反应，放出热量，容易引起火灾事故。

（3）毒害性：多数腐蚀品具有不同程度的毒性，如接触了发烟氢氟酸的蒸气会对身体造成伤害。

三、按照环境危险性分类

（一）环境危险物质分类

环境危险物质包括水生毒性物质和破坏臭氧层物质。水生毒性物质指对水生生物造成危害的物质，分为急性水生毒性物质和慢性水生毒性物质。

急性水生毒性物质指在水中短时间暴露对水生生物造成危害的物质，其对短期接触它的生物体造成的伤害称为急性水生毒性（acute aquatic toxicity）。急性水生毒性一般使用鱼类 96 h LC_{50}（GB/T 27861—2011）、甲壳纲 48 h EC_{50}（GB/T 21830—2008）、藻类 72 h 或 96 h EC_{50}（GB/T 21805—2008）确定。急性水生毒性物质包括马钱子碱、二氧化硒、高锰酸钾，甲苯、硫酸二甲酯、氯磺酸等。

慢性水生毒性物质指在水中长时间暴露对水生生物造成危害的物质，时间的长短应根据生物体的生命周期确定；其在生物体生命周期相关的接触期间对水生生物体造成的伤害称为慢性水生毒性（chronic aquatic toxicity）。慢性水生毒性主要根据鱼类早期生活阶段毒性试验（GB/T 21854—2008）、大型溞繁殖试验（GB/T 21828—2008）、藻类生长抑制试验（GB/T 21805—2008）来确定。慢性水生毒性物质包括萘、偏砷酸、三氯化锑、石油醚、正己烷、正戊酸、苯酚溶液等。

破坏臭氧层物质指《关于消耗臭氧层物质的蒙特利尔协议书》附件中列出的受管制的物质，如氟氯化碳、四氯化碳、三氯乙烷、氟氯烃、氟溴烃、甲基溴、溴氯甲烷等。

（二）环境危险物质危害特性

1. 破坏环境

水生环境污染会给生态系统造成直接的破坏和影响，也会给人类社会造成间接的危害，有时这种间接的环境危害比当时造成的直接危害更大，也更难消除。

2. 危害健康

臭氧层破坏使太阳紫外线大量渗入，危害人体健康，可导致皮肤癌等疾病。

第三节　危险试剂与药品的安全管理

实验室危险试剂与药品安全管理的目的是防止事故，避免危害人体健康、破坏实验室、污染环境等现象的发生。实验室比工厂接触化学试剂的量相对要小，但实验室有多种不同化学试剂共存，具有研究课题多又分散、时间紧迫、人员流动性强等特点。在实验室安全管理中首先要参考国家相关的法律法规，充分认识当前工作中危险试剂与药品管理存在的问题，根据实际使用情况制定有效的安全管理制度，规范危险试剂与药品的申购、领取、存放及使用行为，确保实验室工作中试剂与药品的安全。

一、危险试剂与药品相关法律法规

（一）危险化学品相关法律法规

为加强危险化学品的安全管理，预防和减少危险化学品事故，我国自 2011 年 12 月 1 日起施行由国务院修订后的《危险化学品安全管理条例》。此条例中对危险化学品，包括剧毒化学品及易制爆危险化学品的生产、储存、使用、经营和运输等做出明确规定。

目前已公布 2015 版《危险化学品目录》，此目录是由国务院安全生产监督管理部门会同国务院工业和信息化、公安、环境保护、卫生、质量监督检验检疫、交通运输、铁路、民用航空、农业主管部门，根据化学品危险特性的鉴别和分类标准确定、公布的，并适时调整。目前使用的《危险化学品目录》包括 2828 条危险化学品，其中包括 148 种剧毒品。除目录中列明的条目外，其他符合危险化学品条件的仍属于危险化学品。

根据《危险化学品安全管理条例》（国务院令第 591 号）第二十三条规定，公安部编制了 2017 年版的《易制爆危险化学品名录》。易制爆危险化学品包括酸类、硝酸盐类、氯酸盐类、高氯酸盐类、重铬酸盐类、过氧化物和超氧化物类、易燃物还原剂类、硝基化合物类及其他。

（二）易制毒化学品相关法律法规

为了加强易制毒化学品管理，规范易制毒化学品的生产、经营、购买、运输等行为，防止易制毒化学品被用于制造毒品，我国 2005 年 11 月 1 日起施行《易制毒化学品管理条例》。目前我国对易制毒化学品的生产、经营、购买、运输和进口、出口实行分类管理和许可制度。易制毒化学品分为三类：第一类是可以用于制毒的主要原料，第二类、第三类是可以用于制毒的化学配剂。易制毒化学品的具体分类和品种可查看《易制毒化学品的分类和品种目录》。

为加强药品类易制毒化学品管理，防止其流入非法渠道，我国 2010 年 5 月 1 日起施行《药品类易制毒化学品管理办法》。药品类易制毒化学品是指《易制毒化学品管理条例》中所确定的麦角酸、麻黄碱等物质。药品类易制毒化学品的生产、经营、购买以及监督管理等参照《药品类易制毒化学品管理办法》执行。

（三）麻醉药品和精神药品相关法律法规

为加强麻醉药品和精神药品的管理，保证麻醉药品和精神药品的合法、安全、合理使用，防止其流入非法渠道，自 2005 年 11 月 1 日起施行《麻醉药品和精神药品管理条例》。此条例包含麻醉药品药用原植物的种植，麻醉药品和精神药品的实验研究、生产、经营、使用、储存、运输等活动以及监督管理等内容。

麻醉药品和精神药品是指列入 2013 年版的《麻醉药品品种目录》和《精神药品品种目录》的药品和其他物质，精神药品分为第一类精神药品和第二类精神药品，目录由国务院药品监督管理部门会同国务院公安部门、国务院卫生主管部门制定、调整并公布。《麻醉药品品种目录》包含 121 种药品，《精神药品品种目录》包含 81 种药品。

（四）医疗用毒性药品相关法律法规

为加强医疗用毒性药品的管理，防止中毒或死亡事故的发生，根据《中华人民共和国药品管理法》的规定，国务院制定了《医疗用毒性药品管理办法》。此管理办法对毒性药品的收购、经营、加工、使用等进行了规定。

毒性药品的管理品种由国家卫生健康委员会（原卫生部）同国家食品药品监督管理总局（原国家医药管理局）、国家中医药管理局规定，包括中药品种如砒霜、生草乌等，及西药品种如阿托品、三氧化二砷等。

二、建立试剂与药品的安全管理制度

实验室的安全管理首先要在思想上高度重视。它不同于一般的行政管理，是专业性很强的科学监督，必须建立系统的管理制度，做好每一环节的安全措施。

（一）建立安全管理三级责任制

高等学校应建立危险化学品安全管理的校级领导机构，统筹全校危险化学品的安全监督管理工作。领导机构一般由学校党政共同负责组织，组长一般由校党委书记、校长担任；副组长成员包含主管安全工作、实验室工作、后勤工作、科研等工作的校领导；成员应有相关职能部处负责人及各学院的主管领导等。领导机构成员共同负责组织和实施本学校危险化学品安全管理工作，不断完善危险品安全管理组织框架、工作体系，开展危险化学品安全管理工作的宣传、培训、综合检查和深化建设，研究落实危险化学品安全管理工作及解决重大问题。各学校应设有职能部门具体负责危险化学品日常安全管理等，包括使用危险化学品的二级学院（单位）应有管理机构和专职人员负责本部门危险化学品的安全管理工作，各实验室应有专职或兼职人员负责危险化学品的日常管理工作。

（二）安全管理制度建设

《危险化学品安全管理条例》中要求危险化学品的储存及使用单位应当具备法律、行政法规和国家标准、行业标准要求的安全条件，建立、健全安全管理规章制度和岗位安全责任制度。

实验室中有关化学试剂和药品安全管理制度应包括：实验室安全管理规则、实验室安全卫生守则、危险化学品管理办法、剧毒品管理办法、易制爆危险化学品管理办法、易制毒化学品管理办法、危险化学品废物处理规定等。管理制度是做好实验室安全管理工作的保证，有效的制度应该使进入实验室的科室负责人、课题负责人、实验技术人员和学生等每一个人受到约束。

（三）管理人员的队伍建设

高等学校职能部门、二级学院（单位）和实验室的负责人以及安全管理人员应具备相应的危险化学品管理专业知识和能力，接受危险化学品安全培训和考核。管理人员初次上岗培训不少于32学时，初次上岗培训之后再培训不少于12学时。培训内容包括：国家有关法律、法规、标准，实验室安全管理、安全技术和职业卫生等，应急管理、应急预案及应急处置，实验室典型事故案例分析及其他需要培训的内容。管理人员经考核合格后方可上岗作业；对有资格要求的岗位，应当配备依法取得相应资格的人员。

三、法律法规对危险试剂与药品申购、领取及存放的要求

（一）危险化学品的申购、领取及存放

我国危险化学品，包括剧毒化学品及易制爆危险化学品的申购、领取及存放须遵守《危险化学品安全管理条例》具体规定。

国家对危险化学品经营实行许可制度，未经许可的任何单位和个人不得经营危险化学品，因此，购买危险化学品须查看销售企业的危险化学品经营许可证。在科研工作中，个人不得购买剧毒化学品和易制爆危险化学品，需通过使用单位购买，使用单位须落实专管部门负责申购、贮存和使用管理。通过单位购买剧毒化学品，应当向所在地县级人民政府公安机关申请取得剧毒化学品购买许可证。购买易制爆危险化学品，应当持本单位出具的合法用途说明。如需申请剧毒化学品购买许可证，申请人应当向所在地县级人民政府公安机关提交下列材料：营业执照或者法人证书（登记证书）的复印件，拟购买的剧毒化学品品种、数量的说明，购买剧毒化学品用途的说明，经办人的身份证明。

购买剧毒化学品、易制爆危险化学品的单位应当在购买后5日内，将所购买的剧毒化学品、易制爆危险化学品的品种、数量以及流向信息报所在地公安机关备案。

危险化学品应当储存在专用仓库、专用场地或者专用储存室内，涉及危险品的场所入口处设置有明显的警示标识。建立危险化学品出入库核查、登记制度，由专人负责管理。剧毒化学品以及储存数量构成重大危险源的其他危险化学品，应当在专用仓库内单独存放。储存剧毒化学品、易制爆危险化学品的专用仓库，应当按照国家有关规定设置相应的技术防范设施。

储存、使用剧毒化学品、易制爆危险化学品的单位，应当如实记录其储存、使用的剧

毒化学品、易制爆危险化学品的数量、流向。使用剧毒化学品、易制爆危险化学品的单位不得出借、转让其购买的剧毒化学品、易制爆危险化学品。剧毒化学试剂的使用必须执行严格的登记，随用随领。还需采取必要的安全防范措施，防止剧毒化学品、易制爆危险化学品丢失或者被盗。发现剧毒化学品、易制爆危险化学品丢失或者被盗的，应当立即向当地公安机关报告。

使用剧毒化学品的单位应配备专门的保险柜并固定，实行双人双锁保管；对于具有高挥发性、低闪点的剧毒品，应存放在具有防爆功能的冰箱内，并配备双锁，在储存场所内配备监控与报警装置。领取剧毒化学品应双人收发、双人运输。管理人员应严格记录剧毒化学品的品种、规格，以及购入、发放、退回的日期、单位及经手人、数量和结存数量。使用剧毒化学品时应有两人同时在场，且计量取用后立即放回保险柜，详细记载用途，双人签字。同时，应建立规范的剧毒品处置流程，依规对残余、废弃的剧毒品或空瓶进行处置，双人签字。以上即双人收发、双人记账、双人双锁、双人运输、双人使用的"五双"管理。

易制爆危险化学品需分类存放、专人保管，做好领取、使用、处置记录，同样采用"五双"管理制度。爆炸品单独隔离存放，限量存储，爆炸品的使用、销毁均需按照公安部门的要求执行。

如需通过道路运输危险化学品，托运人应当委托依法取得危险货物道路运输许可的企业承运，不得在托运的普通货物中夹带危险化学品，不得将危险化学品匿报或者谎报为普通货物托运。任何单位和个人不得交寄危险化学品或者在邮件、快件内夹带危险化学品，不得将危险化学品匿报或者谎报为普通物品交寄。

（二）易制毒化学品的申购、领取及存放

国家对易制毒化学品的购买实行分类管理和许可制度。易制毒化学品分为三类：第一类是可以用于制毒的主要原料，第二类、第三类是可以用于制毒的化学配剂。

购买易制毒化学品的单位，应当建立单位内部易制毒化学品管理制度，禁止走私或者非法购买、转让易制毒化学品。个人不得购买第一类、第二类易制毒化学品，禁止使用现金或者实物进行易制毒化学品交易。

申请购买第一类中的药品类易制毒化学品的，由所在地的省、自治区、直辖市人民政府食品药品监督管理部门审批。申请购买第一类中的非药品类易制毒化学品的，由所在地的省、自治区、直辖市人民政府公安机关审批，审批通过后向采购单位发放购买许可证。申请购买第一类易制毒化学品的单位，除应取得购买许可证，需再提交组织登记证书和合法使用需要证明。

购买易制毒化学品的单位，应当于每年3月31日前向许可或者备案的行政主管部门和公安机关报告本单位上年度易制毒化学品的购买情况。

易制毒化学品需分类存放、专人保管，做好领取、使用、处置记录，其中第一类易制毒化学品实行"五双"管理制度。

（三）麻醉药品和精神药品的申购、领取及存放

国家对麻醉药品药用原植物以及麻醉药品和精神药品实行管制，麻醉药品和第一类精神药品不得零售。除个人合法购买麻醉药品和精神药品之外，禁止使用现金进行麻醉药品和精神药品交易。

开展麻醉药品和精神药品实验研究活动应当具备下列条件，并经国务院药品监督管理

部门批准：

- 以医疗、科学研究或者教学为目的。
- 有保证实验所需麻醉药品和精神药品安全的措施和管理制度。
- 单位及其工作人员 2 年内没有违反有关禁毒的法律、行政法规规定的行为。

国家对麻醉药品和精神药品实行定点经营制度，科学研究、教学单位需要使用麻醉药品和精神药品开展实验、教学活动的，应当经所在地省、自治区、直辖市人民政府药品监督管理部门批准，向定点批发企业或者定点生产企业购买。需要使用麻醉药品和精神药品的标准品、对照品的，应当经所在地省、自治区、直辖市人民政府药品监督管理部门批准，向国务院药品监督管理部门批准的单位购买。

麻醉药品和第一类精神药品的使用单位应当设立专库或者专柜储存麻醉药品和第一类精神药品，实行"五双"管理制度。专库应当设有防盗设施并安装报警装置，专柜应当使用保险柜，专库和专柜应当实行双人双锁管理。使用单位还应当配备专人负责管理工作，建立储存麻醉药品和第一类精神药品的专用账册，药品入库双人验收，出库双人复核，做到账物相符。专用账册的保存期限应当自药品有效期期满之日起不少于 5 年。

（四）医疗用毒性药品的申购、领取及存放

医疗用毒性药品的销售由各级医药管理部门指定的药品经营单位负责，科研和教学单位所需的毒性药品，必须持本单位的证明信，经单位所在地县以上卫生行政部门批准后，供应部门方能发售。

使用毒性药品的单位必须建立健全保管、验收、领发、核对等制度。毒性药品的包装容器上必须印有毒药标志，严禁将毒性药品与其他药品混杂，做到专柜加锁并由专人保管。

四、单位危险试剂与药品的领用程序

（一）危险试剂与药品的购买

依据实验室实际使用情况，由实验人员填写计划单，经实验室负责人批准后，送交专管部门按规定程序购买。

（二）危险试剂与药品的接收

此类物品的库管员应由两人担任。购买成功后，库管员首先必须核对实物与购买计划单是否一致。检查危险试剂与药品是否包装完好，封口严密，标签清晰，文字完整，易于辨认，无污染、无渗漏、无破损、无混杂、无启封痕迹等，以上有一项验收不合格，保管员可拒绝接收，报主管领导进行调查，直至符合规定。验收合格后，填写接收记录，瓶外贴上标签（内容包括编号、购进日期、重量、有毒标志），四人（两位保管员，两位采购员）签名确认，保管员登记造册、入库。

（三）危险试剂与药品的贮存保管

此类物品须置于保险柜中贮存，分类码放整齐，有存放编码记录。建立出入库账目，及时盘点，做到账物相符。贮存环境及条件：严格按照《化学试剂管理规程》中的要求进行贮存，特殊品种按其产品说明书规定的要求进行贮存。保险柜要双人双锁保管，两人各持有一把锁的钥匙。保管员对化学性质不够稳定的物品每月检查一次，性质稳定的每季度检查一次。做到账、卡、物相符，并做好记录，发现问题及时采取措施，并报告主管负责人。不准在危险试剂与药品存放室内休息、饮食，严禁吸烟。严禁无关人员进入危险试剂与药品存放室内。

（四）危险试剂与药品的发放

经实验室负责人签名批准后，至少派两名使用者领用并在收发记录上签名，两位保管员核对后签名，两人开锁，取出试剂，交给领用人。领用人复核原包装重量，应与原包装验收重量相符，否则不准开封，并立即报告实验室主管和采供部负责人调查处理，直至符合规定。检查原包装的完整性，封口严密、封条完好、标签完整、外标识完整等无误后方可开封取样。取样完毕后加贴封口条，注明封口人、封口日期、剩余毛重等，退回保管员处。保管员填写发放记录、注明剩余量（毛重），两人签字确认。未经批准领用的试剂不得发放。所有记录均保存至物品用完后 5 年方可销毁。凡超过有效期或使用期的危险试剂与药品均应销毁。因某种原因致使其改变物理化学性质的危险试剂与药品应销毁。沾染危险试剂与药品的实验耗材严禁擅自丢弃，必须交保管员统一管理、统一销毁。

五、实验室内储存、使用危险化学品的注意事项

（一）管理控制使用的危险化学品

列入国家或地方管理控制使用的危险化学品名录的，一律严格执行国家或地方规定，不允许在实验室存放，必须交由单位主管部门严格管理。如剧毒品、爆炸品、易制爆品等。

（二）未列入管控名录的危险化学品的储存管理

实验室不宜存放过多的危险品，保存满足日常使用即可。大量的危险化学品应储存在学校专用的化学品库房内。实验室应有专用于存放试剂和药品的空间（储藏室、储藏区、储存柜等），应通风、隔热、避光、安全。有机溶剂储存区应远离热源和火源，易泄漏、易挥发的试剂储存区要保证充足的通风。试剂柜中不能有电源插座或接线板。

实验室内的化学品应按照化学品的物理、化学性质分类、分专柜存放。储存的危险化学品要有明显、清晰的标识，封口应严密。不宜使用饮料及生活用品容器盛放化学试剂和药品。储存柜外要有分类标识，粘贴相应的危险警示标识，指示其危险类型及危害程度[3]。化学品摆放不宜过高，不宜叠放，配备必要的二次泄漏防护、吸附或防溢流设施。固体、液体不混乱放置，装有试剂的试剂瓶不得开口放置，实验台架无挡板不得存放化学试剂。

医学实验室内存放特殊物品应符合以下要求：

- 危险化学品应存放在具有通风或吸收净化功能的储存柜内。
- 易燃易爆的化学品应放在化学品安全柜（防爆柜）中，需低温存放的易燃易爆化学品应存放在具有防爆功能的冰箱内。
- 腐蚀化学品应单独存放在具有防腐蚀功能的储存柜内，并配有防遗撒托盘。
- 精神药品、麻醉药品应单独存放在具有保险柜功能的专用储存柜中，实行"双人保管、双人领用、双人使用、双把锁、双本账"的"五双"管理制度。
- 酸、碱化学试剂要分开存放。
- 氧化性化学品与还原性化学品分开存放，特别要注意强氧化剂（如高锰酸钾、过氧

化氢、浓硫酸、硝酸、次氯酸钠、高氯酸等）不得与易燃有机试剂（如丙酮、乙腈、乙醚、无水乙醇等）混放。

● 有机物与无机物分开放。

● 对有气味的或挥发性试剂，要经常检查密封状态，放在排风柜内。

● 对温度敏感的化学试剂，依照推荐要求的温度存放入相应的冷藏箱内。冷藏箱分别有 −20 ~ 0℃ 的冷冻箱、−20℃ 的深冷箱和 −70℃ 的超冷箱。

● 化学品包装物上应有符合规定的化学品标签。当化学品由原包装物转移或分装到其他包装物内时，转移或分装后的包装物应及时重新粘贴标识。化学品标签脱落、模糊、腐蚀后应及时补上，如不能确认，则以废弃化学品处置。

● 研究课题结束时，应由结题人清理各种化学试剂，做出交接。实验室内应定期清理过期药品，无药品累积现象。使用过的危险化学试剂，如无他人接管，应退回库房或按废弃试剂有关规定处置。

● 控制实验室内存放的危险化学品的总量，原则上不应超过 100 L 或 100 kg；其中易燃易爆化学品的存放总量不应超过 50 L 或 50 kg，且单一包装容器不应大于 20 L 或 20 kg。

（三）危险化学品的制度及台账要求

使用危险化学品的单位应根据所使用的危险化学品的种类、危险特性以及使用量和使用方式，建立、健全使用危险化学品的安全管理规章制度和安全操作规程，保证危险化学品的使用安全。

使用危险化学品与易制毒化学品的实验室应建立、健全管理台账，如实记录发放的日期、品种、数量、使用方向等，以及实验后剩余的危险化学品总量。领用台账和证明材料复印件应当保存 2 年备查[4]。

（四）配备化学品安全技术说明书

化学品安全技术说明书（safety data sheet for chemical products，SDS）是化学品生产或销售企业按法律要求向客户提供的有关化学品特征的一份综合性法律文件，也是化学品生产供应企业向用户提供基本危害信息（包括运输、操作处置、储存和应急行动）的一种载体。在实验室使用某种不熟悉的试剂和药品时，必须查明有关安全信息，了解其理化性质特征，对其危险性做出评价和分析，达到安全管理和使用的目的。SDS 针对每种化学品提供 16 个项信息，包括：①化学品及企业标识；②危险性概述；③成分 / 组成信息；④急救措施；⑤消防措施；⑥泄漏应急处理；⑦操作处置与储存；⑧接触控制与个体防护；⑨理化特性；⑩ 稳定性和反应性；⑪ 毒理学信息；⑫ 生态学信息；⑬ 废弃处置；⑭ 运输信息；⑮ 法规信息；⑯ 其他信息。

SDS 的每一项信息可以根据内容细分出小项。每一项的信息要清楚地分开，大项标题和小项标题的排版要醒目。每一项的标题、编号和前后顺序不应随便变更。除第 16 项"其他信息"外，其余部分不能为空。

具体以某公司编制的氢氧化钠的 SDS 为例加以说明，详见本章后"附录 8-1：氢氧化钠化学品安全技术说明书"。

（五）危险化学品使用注意事项

危险化学品要落实专人管理，发放时根据实际需要的数量发放，并有发放记录。发放记录包括品种、规格、发放日期、领取单位、经手人、数量及结存数量，并记载实验用途及用量。在开展实验前，实验操作人员应熟悉所使用化学品的 SDS，了解实验过程中发生的化学反应和可能产生的实验结果。严格遵守实验操作规程，对各种危险因素和危害后果有充分的应对及防范。管理人员每天要对化学品盘查，核对数量，及时更换或处理容器破碎或标签不清的试剂，定时清理过期失效的化学品。

使用危险化学试剂中的易燃易爆物时，必须做到防范事故于未然。实验室内外应做到畅通无阻，楼道的安全出口不应任意堵塞和封闭。应充分使用有两个门的实验室，不要随便堆积杂物，以保证出口通畅，使室内人员快速避开危险。实验室地面不能用易燃材料作地板，也不宜用太滑的材料。实验室拥挤及杂乱无章容易发生危险，室内人员以 40 m^2 容纳 4 人同时进行实验为宜，有大量学生进行实验的实验室内必须有教师指导。

对于经常使用易燃易爆危险化学试剂的学科，应设专用防爆实验室。防爆实验室需符合防爆设计要求，安装防爆开关、防爆灯等，安装必要的气体报警系统、监控系统及断电断水应急系统等设施。实验室门窗应有防火、抗震能力，具有防爆屏障、自动灭火装置及充足的安全防护用品。

一般的排风柜不具备防爆能力，操作有爆炸性的危险化学试剂时，不宜在普通的排风柜内进行。对于产生可燃气体或蒸气的装置，应在其进、出口处安装阻火器，室内加强通风，使爆炸物浓度控制在爆炸限值以下。

六、个人防护措施及实验室环境安全

（一）个人防护用品

1. 防护眼镜

实验室工作人员在进行涉及危险试剂的实验操作时需佩戴防护眼镜，防护眼镜通常由聚酯材料制成，眼镜两侧有保护屏。普通眼镜一般不具备防护化学试剂的能力，不能用普通的视力校正眼镜代替防护眼镜。有条件的实验室可为使用者配制具有矫正视力功能的防护眼镜。需要注意的是，在进行化学、生物学和高温实验时，实验者不得佩戴隐形眼镜。

有些防护眼镜的表面有耐油、耐热材料涂层，可耐受化学试剂的侵蚀，并可有效防御化学试剂的飞沫和粉尘。护目镜是在镜片周围用软材料做成护屏，在不影响呼吸的情况下把耳及鼻的上部都包起来，可防御化学试剂的气雾，抗酸或碱的飞沫。防护面罩由聚碳酸酯制成并在表面涂上防雾材料，轻便舒适、贴近面部，可用皮带固定在头上。

实验室的工作人员可根据实验的防护需要选择防护眼镜的种类，尤其在使用易燃易爆化学品时，务必佩戴合适的防护眼镜，以免出现爆炸性事故，对实验者的眼睛造成不可逆的损害。

2. 防护口罩

为了避免危险化学试剂的蒸气、烟雾或粉尘从呼吸系统侵入实验人员体内，造成人身伤害，应使用合适的防护口罩。由纱布做成的常用卫生口罩没有抗化学试剂的能力，防护化学试剂的口罩应由特殊滤过性材料制成。在特殊的实验室内应配备和使用呼吸器或面罩，如有挥发性毒物、有溅射危险的实验室。使用的呼吸器或面罩须在有效期内，不用时须密封放置。实验人员应针对所操作的危险有害试剂的理化特性选用可以达到防护效果的产品。

3．防毒面罩

实验室防毒面罩的骨架由硅树脂材料制成，保护面部的部分由橡胶软材料制成，眼部装有聚碳酸酯镜片，呼吸部位两侧有过滤筒，不同型号装有不同的过滤材料。根据使用危险化学试剂的理化性质，可选择不同型号的过滤材料。有的过滤材料可防酸性气体，有的材料可防碱性气体，有的材料可防有机溶剂蒸气，还有专用的防毒面罩，可用来防氯气或汞的蒸气。实验室在购买前应明确防护需求，查清型号，以便准确选择产品。

4．防护手套

实验过程中为防止化学渗透，可选择用多种合成材料制成的防护手套，如乳胶手套、聚氯乙烯手套、丁腈橡胶手套、丁基橡胶手套、聚乙烯醇手套等。

天然橡胶即乳胶手套能针对碱类、醇类以及多种化学试剂稀释水溶液提供有效的防护，并能较好地防止醛和酮的腐蚀。聚氯乙烯手套防化学腐蚀能力强，几乎可以防护所有的化学危险品。丁腈橡胶手套可防止油脂、二甲苯、聚乙烯、脂肪族溶剂以及大多数农药配方的侵蚀。氯丁橡胶手套与天然橡胶手套的舒适度相似，对石油化工产品、润滑剂具有很好的防护作用，另外还具有很强的抗老化性能，可抗臭氧和紫外线。丁基橡胶手套可防酸或碱性化学试剂。氰基橡胶手套除可用来防酸或防碱外，还可防御醚类或酮类有机溶剂。聚乙烯醇手套能针对多种有机化学品提供高水平的防护，如脂肪族、芳香烃、氯化溶剂、碳氟化合物和大多数酮（丙酮除外）、酯类以及醚类[5]。

5．其他防护用品

在医学和医学生物学实验室中，一般多用白大衣作为工作服，实验室服装不能用易燃化纤材料制作。在发生事故或处理大量危险化学试剂时，需穿特制防护服装。防护服最好用厚蓝色布料制成。洗刷地板上溢撒的危险化学试剂时，应穿防护鞋（或靴）。此外，还可根据工作需要加以选择由聚丙烯酸酯平板压制成的小型防护屏，或由金属板、金属丝制成的防护屏。

（二）维护实验室环境安全

实验室应定期安排专人清扫，实验室物品摆放有序，实验完毕物品归位，保持实验室内整洁有序。有毒有害实验区与学习区明确分开，布局合理，实验区不准饮食、吸烟及存放食品。

实验室使用危险化学试剂时配备相应的消防设备、个人防护用品及其他安全设施。安全管理人员要定期检查和临时抽查实验室中危险化学试剂的存放、使用情况，对发现的问题及时督促解决。根据人员流动情况及使用化学试剂的种类变化，定期开展安全培训，加强实验室安全文化的宣传工作。

实验室内人员要熟悉安全出口和灭火器材的放置地点，急救报警电话号码应标示在明显位置。消防部门定期开展灭火器的选择和使用方法的培训。实验室内平时可准备少量石棉布和沙土，以应对可能发生的火灾。

由单位配备化学实验废弃物分类容器，对化学废弃物进行分类收集与存放、贴好标签，盖子不敞开，不在实验室内存放大量化学废弃物。化学实验的固体废物和生活垃圾不混放，不向下水道倾倒废旧化学试剂和化学废液。具体的化学废弃物处置原则可参见第九章内容。

第四节　常用危险化学试剂的安全使用

一、易燃易爆化学试剂

（一）易燃易爆化学试剂使用注意事项

- 使用高氯酸、过氧化氢等易爆化学品时，应防止震动、摩擦和碰撞。
- 取用钠、钾、钙、黄磷等易燃物质时，必须使用专用镊子，不得用手接触。
- 钠、钾、钙应在煤油中储存，不得与水或水蒸汽接触。黄磷应放在水中储存，保持与空气隔离。
- 使用甲烷、氢气等与空气混合后能形成爆炸的混合气体时，必须在排风柜内或者室外空旷处进行操作。
- 进行有爆炸危险的操作时，所用到的玻璃容器必须使用软木或胶皮塞，不得使用磨口瓶塞。
- 不得在明火周边使用易燃易爆物质，如有机酸、苯、甲苯、石油醚、汽油、丙酮、甲醇、乙醇等。
- 禁止采用明火对易燃物质进行蒸馏或加热操作。
- 对易燃物质蒸馏或加热时，应使用水浴进行加热。沸点高于100℃的，应采用油浴进行加热。加热液体时，须接冷凝回流装置。
- 蒸发易燃液体或有毒液体时，必须于排风柜中操作，不得将蒸气直接排进室内空间。
- 加热操作过程中，如发生着火爆炸，应先切断电源、热源和气源，然后组织灭火。

（二）易燃易爆化学试剂安全使用举例

1. 活泼金属

金属钾与空气中的氧反应生成过氧化钾膜，即使被浸泡在矿物油中储存，也会生成氧化层。切割金属钾时如不清除氧化膜，会引起爆炸。切割金属钾是危险性较大的操作，一定不能离开惰性储存溶剂。操作中也可小心地滴入叔丁醇破坏金属钾的氧化层。

2. 铬酸洗液

铬酸洗液由浓硫酸和重铬酸钾配制而成，具有强氧化能力和溶解性能，是实验室内常用的洗涤剂。

配制的正确方法是：称取 5 g 重铬酸钾，放在 250 ml 烧杯中，用 5 ml 水溶解；再将 100 ml 浓硫酸慢慢向重铬酸钾水溶液中倾倒。因配制过程中会产生大量热量，倾入速度不宜太快。待放冷后移入干燥的玻璃塞瓶中，贴好标签。铬酸洗液有吸水能力，可因吸水放热而失效，故应密封存放。配制和使用洗液时必须戴防护眼镜和手套。

使用铬酸洗液洗涤玻璃仪器时应先做初洗。大量有机物或焦油状物质存在时可能与洗液发生剧烈的氧化还原反应，有燃烧或爆炸危险。洗液不应开口放在水槽旁，因为水溅入后可引发爆炸，是实验室常发生伤害事故的原因之一。

3. 高氯酸

高氯酸可以和有机物发生剧烈的氧化还原反应，例如棉布、橡胶、木头等。即使是由高氯酸挥发出的蒸气，也会被上述物质吸收后引发燃烧或爆炸。因此，高氯酸不能存放在木质试剂柜内，储存区周围不得有其他有机物质。同时，高氯酸还是一种腐蚀性极强的化学试剂，使用时要佩戴防护眼镜和手套。

4. 液氮

液氮在实验室中常被用作冷冻剂（−196℃），其内常含少量液氧，两者之间沸点有差异，液氮沸点为 −196℃，液氧沸点为 −183℃。使用中随着液氮的减少，残留液中液氧浓度升高，当液氧浓度升高至 80% 时，与有机物相遇可引发爆炸。因此，反应中更换冷却剂前应在通风条件下把余留的含氧液氮吹尽。此外，转移液氮须佩戴防护眼镜和耐低温手套，以防冻伤。

5. 高锰酸钾

高锰酸钾与乙醇、乙醚、硫黄、磷、硫酸、过氧化氢等有机物或还原剂接触易发生爆炸，在使用高锰酸钾时要注意戴上防护手套和护目镜，操作环境需加强通风，温度不超过30℃，且远离火种和热源。储存时应注意与还原性物质以及易燃易爆类物质分开存放。高浓度高锰酸钾具有一定的腐蚀性，废弃物处理时需稀释到低浓度后按一般化学废液处理。

6. 过氧化氢

过氧化氢含量达 60% ～ 100% 为爆炸品，40% ～ 60% 为一级氧化剂，与强氧化剂如高锰酸钾、丙酮、甲酸、羧酸、乙二醇共存能引起爆炸。使用过氧化氢时需要穿实验服和戴防护手套。储存时应与各种强氧化剂、易燃物隔离存放。储藏在阴凉、通风、远离火种、热源，避免阳光直晒，温度不超过 30℃ 的试剂柜中。废弃液需稀释处理之后倒入指定的废液桶中，定期交给相关部门进行回收。

7. 乙醚

实验室中乙醚常用于有机萃取和实验动物麻醉等。乙醚易挥发，遇高热、明火极易爆炸，其蒸气与空气混合容易形成爆炸物。使用乙醚时应穿戴全身防护用品，避免与皮肤直接接触，远离火源。乙醚需包装严密，切勿与空气接触，储藏在阴凉、通风的防爆试剂柜中，与氧化物等试剂分开储存。乙醚废弃液应存放于指定的废液桶中，定期交给相关部门进行回收。

8. 甲醇

甲醇在实验室常被用作溶剂、甲基化试剂。甲醇易挥发、极易燃，其蒸气与空气易形成爆炸性混合物。使用甲醇时应戴防护手套和口罩，在远离热源和明火的排风柜中操作。甲醇需储藏在温度不超过30℃且远离火种和热源的试剂柜中，并与氧化物、酸类、碱金属试剂分开储存。甲醇废弃液应存放于指定的废液桶中，定期交给相关部门进行回收。

9. 乙醇

乙醇是实验室常用的试剂，可用于实验室消毒、提取 DNA、酒精灯燃料等。乙醇易挥发、易燃烧，其蒸气与空气易形成爆炸性混合物。使用乙醇时应注意远离火源、热源。乙醇需储藏在阴凉、干燥的专用化学试剂柜中。乙醇废弃液无须特殊处理。

二、有毒化学试剂

（一）有毒化学试剂使用注意事项

- 盛装有毒物质的容器应有醒目的标签，并在标签上注明"有毒"或"剧毒"字样。
- 在使用具有腐蚀性、刺激性的有毒物品如强酸、强碱、浓氨水、三氧化二砷、碘等时，必须戴橡胶手套和防护眼镜。

● 使用过有毒化学品的用具必须及时清洗干净，废水应进行分类处理。
● 有毒化学品应分类贮存，禁止与易燃易爆物品和腐蚀性化学品贮存在同一地点。
● 化学实验室有毒药品的储存、发放和领取应严格登记，并指定专人负责。
● 禁止将有毒物质擅自挪为他用或带出实验室。

（二）有毒化学试剂安全使用举例

实验室中常见的有毒化学试剂详见表8-4。

表8-4   实验室常见的有毒化学试剂

剧毒物质	氰化物（如氰化钾、氰化钠、氯化氰）、砷及三氧化二砷（别名砒霜）、铍及其化合物、汞、氯化汞、硝酸汞、氢氟酸、氯化钡、乙腈、丙烯腈、有机磷化物、有机砷化物、有机氟化物等
高毒物质	二氯乙烷、三氯乙烷、三氯甲烷、二氯硅烷、苯胺、芳香胺、铊化合物（氧化铊、硝酸铊等）、黄磷、硫化氢、三氯化锑、溴水、氯气、二氧化锰、氯化氢等
中毒物质	苯、甲苯、二甲苯、四氯化碳、三硝基甲苯、环氧乙烷、环氧氯丙烷、四氯化硅、甲醛、甲醇、二硫化碳、硫酸、硝酸、硫酸镉、氧化镉、一氧化碳、一氧化氮等
低毒物质	三氧化二铝、钼酸铵、亚铁氰化钾、铁氰化钾、间苯二胺、正丁醇、丙烯酸、邻苯二甲酸、二甲基甲酰胺、己内酰胺、硝基苯、苯乙烯、萘等
致癌物质	黄曲霉素 B_1、亚硝胺、石棉、3,4-苯并芘、联苯胺及其盐类、4-硝基联苯、1-萘胺、间苯二胺、丙烯腈、氯乙烯、二氯甲醚、苯、甲醛、偶氮化合物、三氯甲烷（氯仿）、硫脲、六价铬（如重铬酸钾、铬渣）、铅、铍、镉等重金属

1．剧毒固体化学试剂

此类化学试剂可引起接触者严重中毒症状或死亡，严禁入口。对于它们的粉尘，也要严格防护。使用剧毒化学试剂要在排风柜内操作。称量时要用有盖容器，并注意降低通风速率，以防粉尘飞扬。

剧毒试剂领取和使用要严格按剧毒试剂管理规定，双人核实、及时记录。使用者要戴眼镜、手套和口罩，手上有伤口者严禁操作剧毒试剂。

实验室常见的剧毒化学试剂及其在实验室内空气中建议极限值（RL值）详见表8-5。

表8-5   常见剧毒化学试剂及其RL值

名称	RL（mg/m³）
砷化物	0.2（以 As 计）
无机氰化物	5（以 CN 计）
汞化物及烃基汞	0.01
四氧化锇（有害蒸气）	0.002
草酸及其盐	1
铊盐	0.1（以 Tl 计）
硒盐	0.2（以 Se 计）
五氧化二钒	0.5

RL，实验内空气中建议极限值。

2．有毒、有刺激性液体化学试剂

此类化学试剂是有一类具有挥发性的液体，蒸气有强刺激性，有毒性伤害作用，可伤害呼吸系统和眼睛。长时间接触可导致慢性中毒，经皮肤吸收也有毒害作用。使用这些化学试剂必须在排风柜内操作，要佩戴眼镜、口罩和耐腐蚀防护手套。

实验室常见的有毒、有刺激性液体化学试剂及其在实验室内空气中建议极限值（RL值）详见表8-6。

表8-6　常见有毒、有刺激性液体化学试剂及其RL值

名称	RL（mg/m³）
乙酰氯	—
丙烯醛	0.25
烯丙醇	5
烯丙氯	3
苯	30
三溴化硼，三氯化硼	10
溴苄，氯苄	5
溴	0.7
溴甲烷	60
二硫化碳	30（控制极限）
2-氯乙醇	3
硫酸二甲酯	0.5
氟氢酸	2.5
异氰酸甲酯	0.02（控制极限）

RL，实验室内空气中建议极限值。

3. 有毒害作用的气体化学试剂

有毒气体化学试剂经呼吸进入人体后，会对人体不同组织和器官造成伤害。实验时应在通风良好的排风柜内操作，使用时要佩戴防护眼镜、手套和口罩，做好皮肤及呼吸道的防护，并注意尾气回收。实验室中常见有毒害作用的气体化学试剂及其在实验室内空气中建议极限值（RL值）详见表8-7。

表8-7　常见有毒害作用的气体化学试剂及其RL值

名称	RL（mg/m³）
三氟化硼	3
一氧化碳	55
氯气	3
氰	20
重氮甲烷	0.4
氟	2
氰化氢	10
氟化氢	2
硫化氢	14
二氧化氮，亚硝酰氯	5

名称	RL（mg/m³）
臭氧	0.2
光气	0.4
膦类化合物	0.4

RL，实验室内空气中建议极限值。

4. 芳香胺和脂肪胺类化学试剂

胺类化合物都有毒性，而且胺类化合物挥发性很大，吸入它们的蒸气或经皮肤接触吸收时都会引发潜在的伤害作用，许多芳香胺类化合物还有致癌作用。使用胺类化学试剂时要在排风柜内操作，佩戴防护眼镜、口罩和手套。实验室常见胺类化学试剂及其在实验室内空气中建议极限值（RL值）详见表8-8。

表8-8 常见胺类化学试剂及其RL值

名称	RL（mg/m³）
二甲胺	18
乙胺	18
三乙胺	40
二异丙胺	20
苯胺	10
n-甲基苯胺	2
p-硝基苯胺	6
o-甲基苯胺	9
p-苯二胺	0.1

RL，实验内空气中建议极限值。

5. 酚类和硝基化合物类化学试剂

许多酚类化合物和芳香硝基化合物具有毒性，可产生有害的蒸气，并很快经由皮肤吸收，尤其是酚有强腐蚀性。因此，使用酚类和芳香硝基化合物类的化学试剂时应特别小心，在排风柜内操作，并佩戴防护眼镜、防护手套。硝基化合物毒性极强，当皮肤有伤口时应严禁接触。

在生物学实验中有时需用纯度较高的酚试剂。酚的纯化需重新蒸馏。因酚的沸点高，又具有较强的腐蚀性，因此酚的纯化具有一定的危险性，应由有经验的人操作。

实验室常用酚类和芳香硝基化合物类化学试剂及其在实验室内空气中建议极限值（RL值）详见表8-9。

表8-9　常见酚类和芳香硝基化合物类化学试剂及其RL值

名称	RL（mg/m³）
酚（腐蚀性）	19
甲酚	22
间苯二酚	20
硝基苯	5
2,4-二硝基甲苯	1.5
二硝基酚，二硝基甲酚	0.2
苦味酸（爆炸性）	0.1

RL，实验室内空气中建议极限值。

6. 卤烃类化学试剂

卤烃类化学试剂具有中等毒害作用，通常被用作溶剂，且用量较大。卤烃类化学试剂的蒸气可经皮肤吸收，虽然毒性不是很强，但容易被忽视，长时间、小剂量接触可导致慢性中毒。在使用此类溶剂时应在排风柜内操作，防护手套应选用由聚乙烯醇制作的耐溶剂手套，不能用医用乳胶手套，因为它对有机溶剂无防护能力。经常使用大量有机溶剂时，应戴口罩。

实验室常用卤烃类化学试剂及其在实验室内空气中建议极限值（RL 值）详见表 8-10。

表8-10　卤烃类化学试剂及其RL值

名称	RL（mg/m³）
溴乙烷	890
溴仿	5
四氯化碳	65
氯仿	50
二氯甲烷	350（CL）
1,2-二溴乙烷	145
1,2-二氯乙烷	40
碘甲烷	28

RL，实验室内空气中建议极限值。

7. 化学致癌剂

化学致癌剂是一种具有诱发肿瘤作用的化学物质。有些化学致癌剂伤害作用表现缓慢，可能经若干年之后才显现，但对人体的危害非常严重。

（1）芳香胺类、取代肼及其衍生物中有致癌性的试剂：这类化合物为强烈致癌剂，人体危害性很大，可以通过呼吸道或皮肤吸收后致癌。在医学和医学生物学实验室，有些染料属于这类化合物（如品红用于细菌的染色），主要诱发膀胱癌。此类试剂包括：2-氨基偶氮甲苯、4-氨基联苯、4-硝基联苯和4,4′-二氨基联苯、4-氨基芪、3-氨基-1,2,4-三唑、品红、甲基黄（二甲氨基偶氮苯）、肼、甲基肼、1,1′-二甲基肼、2-萘胺、1-萘胺、N-苯基-2-萘胺。

（2）N-亚硝基化合物中有致癌性的试剂：所有亚硝胺［R-N（NO）-R′］和亚硝基酰胺［R-N（NO）CO-R′］类化合物都可作为强烈致癌化合物，对实验动物有高度致癌性，主要引起食管癌。此类试剂包括：N-甲基-N-亚硝基苯胺、N-甲基-N-亚硝基尿素、N-亚硝基二甲胺、N-亚硝基哌啶。

（3）烷基化试剂中有致癌性的试剂：动物实验表明二氯甲基醚是很强的致癌物，大白鼠吸入 10 次即可以发生肿瘤，发病部位常见于肺与鼻。人长期接触双氯甲醚也易患肺癌。此类试剂包括：氮丙啶及其衍生物、二氯甲基醚、氯甲基醚、重氮甲烷、硫酸二甲酯、碘甲烷、N-芥子气［RN（CH$_2$CH$_2$Cl）$_2$］、β-丙醇酸内酯。

（4）单环或多环芳烃类化合物中有致癌性的试剂：人体接触此类物质后，癌症的发病率升高，主要是肺癌、皮肤癌、喉癌和胃癌。此类试剂包括：苯、苯并芘、苯并蒽、二苯并蒽、二苯并芘、二苯并菲、甲基胆蒽、二甲基苯并吖啶。其中，苯作为有机溶剂，在实验室中使用较多。长期接触苯的人可发生慢性苯中毒，表现为白细胞、血小板减少，严重的导致全血细胞减少，可发展为再生障碍性贫血；苯还可能导致白血病。

（5）卤代烃类化合物中有致癌性的试剂：长期接触此类试剂可能增加人体罹患肝、呼吸系统、神经系统和淋巴造血系统癌症的风险。此类试剂包括：四氯化碳、氯仿、1,2-二溴乙烷、1,4-二氯丁烯、六氯丁二烯、乙烯基氯。

（6）含硫、磷有机化合物中有致癌性的试剂：长期接触含硫、磷有机化合物可导致乳腺和卵巢肿瘤。此类试剂包括：六甲基磷酰胺、1,3-丙磺酸内酯、硫代乙酰胺、硫脲。

（7）石棉：吸入石棉的粉尘或纤维可引发石棉沉着病，这是有可能导致劳动力丧失及致命的肺部疾患，病情发展恶化可能引发肺癌。虽然石棉不是化学试剂，但常用于实验室用的仪器上，如加热套的内衬材料，以及隔热用的石棉布、石棉绳、石棉网等，因此对石棉的使用要严格防护。

8. 其他常用的有毒、有害试剂

医学、生物学各领域及生物化学的研究工作中，常涉及核酸、蛋白质等生物大分子物质。其中常使用一些化学试剂来溶解蛋白质，抑制、裂解核酸，破坏细胞膜等。这些化学试剂除固有的对生物大分子的破坏或干扰性能，也可能对人体造成相应损伤。

（1）溴乙锭（EB）：可以和 RNA 或 DNA 结合，实验室常用来观察被琼脂糖凝胶或聚丙烯酰胺凝胶分离后的核酸样本。EB 为有毒物质，吞食或吸入有极大的毒性伤害作用，可刺激眼睛、皮肤和呼吸系统，对人体具有不可逆的损伤危险。目前已知 EB 是 DNA 的嵌合试剂，该化合物进入人体可与 DNA 生成稳定复合物，导致基因错配，影响核酸的复制，破坏正常遗传功能，因此具有强致癌性。使用时应佩戴防护眼镜、手套和口罩。眼睛接触后要用大量水冲洗，皮肤如有接触也要用水立即冲洗；皮肤有创口时要避免直接接触，以防EB 经血液循环系统吸收。发生过度接触事故时，需及时就医。

（2）2,4-二硝基氟苯（另一化学名称为 1-氟-2,4-二硝基苯，DNFB 或 DNF）：用于蛋白质或多肽的氨基酸序列测定，作为末端氨基酸的标定试剂，具有较强的毒性，为可疑致癌物。吞服有害，吸入或皮肤接触时除引起灼伤、过敏等局部反应外，还有累积中毒危险。因此，使用时应穿防护服，佩戴防护手套、眼镜和面部防护装备。眼睛接触后应使用大量水冲洗，并及时就医。

（3）甲苯胺蓝：是一种可插入 DNA 碱基对的化合物，用于细胞核染色，有基因毒性，毒性中等。使用时需佩戴防护眼镜、手套和口罩。

（4）1-乙基-3-（3-二甲氨基丙基）碳二亚胺（EDC）：是一种水溶性缩合剂，对皮肤和呼吸系统有刺激作用，对人有很强的毒性，尤其对眼睛可能造成严重损伤。使用时要佩戴防护眼镜、手套和面部保护装置。一旦眼睛有接触，应立即用大量水冲洗，并及时就医。

（5）戊二醛：用作电子显微镜使用中的生物标本固定剂及氨基酸、多肽的交联剂，吞食或吸入均有毒害作用，与皮肤接触可发生灼伤或过敏反应，对环境中水生生物有极高毒性。使用时要戴防护眼镜、手套和口罩。眼睛一旦接触，立即用大量水冲洗，并及时就医。

（6）甲醛：甲醛是气体状态化合物，市售试剂为 37wt% 水溶液（俗称福尔马林），被用作显微镜标本固定剂。甲醛可和蛋白质结合，因此会引起使用者皮肤硬化或破裂，对呼吸道和眼睛有刺激作用，现有资料认为甲醛有致癌性。使用甲醛应在排风柜内，并佩戴防护眼镜和手套。

（7）三氯乙酸：是一种强酸，有腐蚀性。可使蛋白质沉淀，可用于蛋白质含量测定，也可用作生物样品脱钙剂或显微镜镜检时标本固定剂。如有接触可引起皮肤、眼睛严重灼伤，溅入眼内要立即用大量水冲洗，并及时就医。三氯乙酸对水生生物有极高毒性，废弃时不要直接排放到环境中。

（8）氯仿：氯仿可以使有机相和无机相迅速分离，同时还可以抑制 RNA 酶的活性，常被用于核酸分子的提取。遇光会与空气中的氧气发生作用，逐渐分解成有毒的光气（碳酰氯）和氯化氢。氯仿对人的中枢神经系统具有麻醉作用，对心、肝、肾有损害，使用时要佩戴防护眼镜和手套。废弃液应倒入指定容器中，交由专门机构回收，不能随意丢弃。

（9）四氧化锇：常用作电镜生物标本的固定剂。四氧化锇和脂肪、糖类、蛋白质均会发生作用而具有极高毒性，对呼吸道和眼睛可造成严重破坏。使用它的水溶液应尽可能在通风条件下，并使用密闭容器，操作时要佩戴防护眼镜和手套。

（10）溴代十六烷三甲铵（CTAB）：是一种表面活性剂，有助溶作用，常用于离子层析、薄层层析中，吞食有毒，对皮肤和呼吸系统有刺激性，对眼睛有严重伤害风险，对水生生物有极高毒性。使用时要佩戴防护眼镜和手套。进入眼睛后应立即用大量水冲洗。

（11）氯化硝基四氮唑蓝水合物：是一种生物染色剂。吞食或吸入均有毒害作用，长期与皮肤接触可经皮肤吸收而严重损害健康。使用时要佩戴防护眼镜和手套。

三、腐蚀性化学试剂

（一）腐蚀性化学试剂使用注意事项

● 稀释浓酸时，应将酸缓慢加入水中，并用玻璃棒不停地缓慢搅拌，不得将水直接注入酸中。

● 开启盛装过氧化氢、氢氟酸、溴、盐酸、发烟酸等腐蚀性物质的容器时，瓶口不得对着自己和他人。

● 使用发烟酸（发烟硝酸等）和强腐蚀性物品时，应防止中毒或灼伤。

● 浓酸和浓碱不得直接中和，如确需将浓酸或浓碱中和，应先进行稀释。

● 当酸、碱溶液及其他腐蚀性化学试剂溅在皮肤或溅入眼睛时，应立即用大量清水冲洗，然后再就医。

（二）腐蚀性化学试剂安全使用举例

1. 酸、碱化学试剂

这类无机化合物有高度化学活性，对人体可造成严重损伤。其中属于强酸的有浓硝酸、浓硫酸、高氯酸、氯磺酸、溴化氢（溴氢酸）、氯化氢（盐酸）、氟化氢（氟氢酸）等，属于强碱的有氧化钙、氢氧化钾、氢氧化钠、氢氧化铵（氨气）、浓肼及其盐的溶液、氨基钠等。

这些化合物对皮肤和黏膜有严重损伤作用。在使用这类化学试剂时，必须佩戴防护眼镜和耐酸碱手套，要在排风柜内操作，必要时戴防护口罩。如果不慎溅到皮肤上，要立即用大量水冲洗。使用强碱溶液时一定要注意不要溅到眼睛上。

2. 卤素类试剂

卤素类（如氟、氯、溴、碘）试剂和卤化合物也是有毒害作用的化学试剂。

氯是既有毒又有腐蚀性的气体，可在实验室自行产生，也可在使用氯气钢瓶时直接释放出。使用时必须在排风柜内操作，使用者要佩戴防护眼镜、口罩和手套。使用氯气时反应不完全的尾气应用稀碱溶液吸收破坏，不要将尾气直接排放进实验室内。

溴是红棕色液体，有强烈刺激性、腐蚀性和毒害性。溴比重大、易挥发，挥发产生大量蒸气，会对皮肤、眼睛和呼吸道造成伤害。溴如果溅到皮肤上可向内渗透形成溃疡，而且不易痊愈。取用时应特别小心，可用计量滴管或量筒量取，取用时量具下方应以玻璃器皿接住，以防掉在桌面上难以处理。使用溴时必须在排风柜内进行，使用者要佩戴防护眼镜、手套和口罩。对于皮肤上沾染溴引起的灼伤，可用大量甘油涂在伤处。如果吸入溴的蒸气，可用浸有乙醇的纱布或手帕放在吸入者鼻部摇动，以缓解溴蒸气引起的伤害。

碘是暗紫色固体化合物，有挥发性，存放时有蒸气溢出。碘蒸气对人有毒害性，使用时应防止碘蒸气扩散，称量时应用有盖玻璃器皿。

3. 三氧化铬、铬酸和重铬酸盐

这类化学试剂可形成腐蚀性粉尘，长时间接触可溶解在鼻液或呼吸道，诱发溃疡和肿瘤。三氧化铬可使接触的皮肤部位产生过敏反应。使用这些化学试剂应在排风柜内操作，佩戴防护眼镜、手套和口罩。

4. 苯酚（石炭酸）

苯酚稀水溶液可直接用作防腐剂和消毒剂，也可用作溶剂和试剂。苯酚对人体皮肤和黏膜有强烈的腐蚀作用，可抑制中枢神经或损害肝肾功能。使用苯酚须在排风柜中操作，操作人员须佩戴口罩、防护手套和穿防护服。

第五节　危险试剂与药品安全事故的应急处置

实验室内常见的化学试剂和药品的安全事故主要有五种：危险化学品丢失或被盗事故、泄漏事故、中毒事故、化学灼伤事故及火灾与爆炸事故。不同的安全事故特点不同，应急处理的方法也不同。为最大限度地降低危险化学试剂与药品安全事故的危害程度，保障实验室内工作人员的生命、财产安全，本节参考《教育系统事故灾难类突发公共事件应急预案》文件要求，对危险试剂与药品安全事故的应急处理进行简单介绍。

一、危险化学品丢失或被盗事故

在实验室发现危险化学品丢失或被盗，工作人员应立即保护、封锁现场，向主管部门报告。同时积极查找丢失或被盗的化学品，确定丢失化学品的种类、数量及丢失地点，确定其危险特性（如毒性、腐蚀性、放射性、致癌性、爆炸性、易燃性等），调取实验室内相关化学品台账，向调查部门提供。

二、危险化学品泄漏事故

在危险化学品的储存和使用中，可能发生容器破裂、遗撒、泄漏等事故。在场工作人员在保障自身安全的同时须采取简单、有效的处理措施，以消除或减小因危险化学品泄漏带来的危害。

（一）危险化学品泄漏事故的特点

泄漏的化学品的性质决定了化学品泄漏事故可导致的其他伤害。如泄漏的危险化学品具有毒性和腐蚀性，可导致中毒、化学灼伤、环境污染等事故；泄漏的为不燃性气体，可造成窒息事故；泄漏的化学品具有可燃性或爆炸性，可导致火灾和爆炸事故。因此，处理化学品泄漏事故，除需尽快处理泄漏的化学品外，仍需防范其他类型的伤害事故。

（二）危险化学品泄漏事故的处理措施

1. 疏散与隔离

一旦发生危险化学品泄漏事故，应立即疏散无关人员，隔离泄漏污染区域。如出现易燃易爆化学品大量泄漏的情况，应立即切断泄漏区域电源、严禁烟火、设置警戒线，及时联系消防专业人员进行救援。

2. 尽快转移泄漏区域人员

救援人员需配备必要的个人防护器具（防毒面具、口罩、防护服、防护靴等）后进入泄漏污染区域，注意不要直接接触泄漏物及其容器，在保证自身安全的情况下，对无法逃生的人员施救。及时将泄漏区域人员转移至安全区域，对有中毒、受伤现象的人员进行医学急救。

3. 对泄漏源的控制与处理

（1）围堤堵截：液体化学品泄漏到地面上会四处蔓延扩散，难以收集处理，需筑堤堵截或者引流到安全地点，再进行下一步处理。

（2）稀释与覆盖：对于可蒸发的有害液体，可用泡沫或其他物品覆盖外泄的液体，抑制化学品的蒸发且便于收集处理，向已形成的蒸气云喷射雾状水，加速蒸气向高空扩散。有气体泄漏的，应立即开窗通风，稀释气体浓度。对于易燃物，在保证处理人员安全的情况下，可在现场施放大量水蒸汽或氮气，以破坏燃烧条件。

（3）泄漏化学品的收集：泄漏量小时，可用沙子、吸附材料、中和材料、吸收棉等将泄漏化学品吸收、中和后收集。泄漏量大时，可选择用隔膜泵将泄漏出的化学品抽入容器内收集。

（4）废弃物处理：将收集后的泄漏物送至化学废物处理场所处理，用流动水冲洗泄漏场所剩余的化学品，彻底洗消泄漏场所。

三、危险化学品中毒事故

（一）化学毒气伤害

化学毒气伤害是指易挥发的化学品通过空气传播后，对实验人员造成的伤害。由于化学品的毒理性质、释放方式和继发效应不同，化学品伤害及处理方法也各有不同。

1. 化学毒气伤害的特点

（1）突发性化学毒气伤害常见于易挥发的危险化学品泄漏事故，往往是由于容器碎裂或爆炸等突发原因造成化学品泄漏，是难以预料的。

（2）因为毒气瞬间通过空气传播易造成群体性事故，可能同时出现大批化学中毒伤员，需要同时进行救护，增加了救助的难度和负荷量。

（3）化学毒气伤害多伴随其他安全事故而发生，如爆炸、建筑物倒塌、容器突发性碎裂等，可能伴有其他伤害，例如爆炸伤、烧伤、挤压伤、摔伤、重物砸伤等。

（4）化学毒气伤害在危害程度上远远大于其他一般事故。

2. 化学毒气伤害的应急处理

（1）现场处理原则：现场急救基本原则为预先准备，快速反应；立体救护，建立体系；统一指挥，密切协同；集中力量，保障重点；科学救援，技术救治；先抢后救，抢中有救。尽快抢救伤者脱离事故现场，先分类再转送；先救命后治伤，先重伤后轻伤；医护人员以救为主，其他人员以抢为主，以免延误抢救时机。

（2）现场应急处置的主要内容：

- 切断或控制危险化学品事故源。
- 控制污染区：通过检测确定污染区边界，做出明显标志，制止人员和车辆进入，对周围交通实行管制。
- 创建一条安全有效的绿色抢救通道。
- 抢救中毒人员：将中毒人员撤离至安全区，进行抢救，送至医院紧急治疗。
- 检测确定有毒有害化学物质的性质及危害程度，掌握毒物扩散情况。
- 组织受染区域的人员防护或撤离：指导受染区域人员进行自我防护，必要时组织撤离。
- 对受染区域实施洗消：根据有毒有害化学物质理化性质和受染情况实施洗消。
- 做好通信、物资、气象、交通、防护保障。

（3）对伤者进行现场处理：营救人员应穿戴防护用具进入现场救援，立即将被伤害者带出有毒物的区域，给予新鲜空气，并让受伤害者保暖，保持情绪稳定，请医生处置。

（二）经皮肤接触、口服中毒事故

1. 现场急救的原则

立即终止与有害毒源的接触，清除未被吸收的毒物，应用特殊的解毒药和排毒药促使毒物尽快排泄，对症及支持治疗，并给予心理治疗及预防性治疗等。

2. 现场处理要点

（1）尽快使中毒者脱离事故现场，阻断毒物继续入侵，积极进行现场急救是防治急性中毒的有效措施。

（2）进行基本急救处理，区别伤情的轻、重、缓、急，抓住病变要点，加强针对性的医学急救处理。

（3）清除污染衣物，眼、皮肤、毛发等受化学品污染的部位必须彻底清洗，用流动的清水清洗后，适当合理应用中和剂。

（4）初步判断化学毒品名称和数量，为正确治疗提供依据。

（5）立即拨打 120 医疗救援电话，将中毒者尽快转运至附近的医院进行抢救或检查诊治。

3．现场医学救援要点

（1）维持生命体征，镇静、给氧。

（2）发现中毒者呼吸困难或呼吸停止时，应立即给氧或进行人工呼吸，心搏骤停时行胸外按压术等心肺复苏术。

（3）吞咽下毒物应迅速催吐、反复洗胃、灌肠或导泻等，清除未被吸收的毒物。如果中毒者已没有意识，不要随意催吐。当有可能而且需要立即催吐时，可用手指刺激口腔后方或给温盐水（4 g 盐溶于 200 ml 水）吞下促进呕吐。催吐时应十分小心，面朝下，头放低，防止呕吐物进入肺内。注意保留毒性化学试剂的包装，交给医生为后续的治疗提供依据。

（4）部分有毒物质的解毒措施：如为氯化钡、碳酸钡中毒，可口服硫酸钠。氨、铬酸盐、铜盐、汞盐、羧酸类、醛类、脂类中毒时，可给中毒者喝牛奶、生鸡蛋等缓解剂。烷烃、苯、石油醚中毒时，可给中毒者喝一汤匙液状石蜡和一杯含硫酸镁或硫酸钠的水。一氧化碳中毒者应立即吸入氧气，以缓解机体缺氧并促进毒物排出。

四、化学灼伤事故

化学腐蚀物品对人体有腐蚀作用，易造成化学灼伤。腐蚀物品造成的灼伤与一般火灾所致的烧伤、烫伤不同，开始时往往感觉不太疼，但发觉时组织已被灼伤。化学腐蚀物品对皮肤、眼睛等造成的腐蚀要比火焰、热水等所致烧、烫伤更为复杂和严重。化学物质接触皮肤后，其致伤作用与化学物质的浓度、作用时间有关。一般来说，浓度越高、时间越长，对机体的损害越重。所以发生化学灼伤事故后，应迅速采取急救措施。

（一）根据不同化学腐蚀物品的性质，采取相应的救治措施

● 硫酸、发烟硫酸、硝酸、发烟硝酸、氢氟酸、盐酸、磷酸、偏磷酸、焦磷酸、醋酸、乙酸酐、次磷酸、氟硅酸、亚磷酸、氢碘酸、氢溴酸、氯磺酸、氢氧化钠、氢氧化钾、氢氧化钙、氢氧化铵、煤焦酚触及皮肤时，应立即用水冲洗。如皮肤已溃烂，应用水冲洗 20 min 以上再护送至医院治疗。

● 三氯化磷、三溴化磷、五氯化磷、五溴化磷、溴触及皮肤时，应立即用清水冲洗 15 min 以上再送往医院救治。磷烧伤可用湿毛巾包裹，禁用油质敷料，以防磷吸收引起中毒。

● 无水三氯化铝、无水三溴化铝触及皮肤时，可先干拭，然后用大量清水冲洗。

● 甲醛触及皮肤时，可先用水冲洗，再用乙醇擦洗，然后涂以甘油。

● 碘触及皮肤时，可用淀粉物质（如米饭等）涂擦，这样可以减轻疼痛。

（二）眼部化学灼伤的处理要点

实验室化学物品致伤中很高的比例是眼部受伤。因为眼部化学伤害的发生概率高、伤害后果严重，特别要引起实验人员的注意。眼睛的化学灼伤如果不及时采取急救措施，轻者视力减退，重者导致失明。

当眼睛内进入化学试剂时，应立即用大量清水冲洗。冲洗要求：开大眼睑，用水直接冲洗眼睛，反复冲洗至少 15 min，以彻底去除进入眼内的物质。冲洗时，伤者可以是坐位或卧位，头部应略偏于受伤的眼侧，使受伤的眼睛朝下，防止冲洗的水流进另一侧眼中。冲洗后，仔细检查眼睑内是否还残留化学物质。如果有固体颗粒如石灰渣，不可用手去拿，而要用棉签或镊子取出[6]。

（三）皮肤化学灼伤的处理要点

1．去除化学品污染

受伤后应立即脱去被化学物质浸渍的衣服，用大量清水冲洗创面及周围的正常皮肤。其目的一是稀释，二是通过机械冲洗，将化学物质从创面和黏膜上冲洗干净。冲洗时可能产生一定的热量，但由于持续冲洗，可使热量迅速消散。冲洗用水要多，时间要够长。冲洗持续时间一般要求在 1 h 以上，尤其在碱烧伤时，冲洗时间过短很难奏效。如果同时有火焰烧伤，冲洗尚有冷疗的作用。当然，有些化学致伤物质并不溶于水，但冲洗的机械作用可将创面清除干净。大面积灼伤还应注意保暖，因此要求冲洗的水温以 40℃ 左右为宜，应持续冲洗后包裹创面，迅速送往专科医院治疗。

2．尽早应用特效解毒药

对化学中毒和灼伤的关键性治疗为特效解毒药及抗休克药物的应用，原则是早期、足量、尽快达到治疗的有效量，注意防止副作用。

3．头面部灼伤

要注意眼、鼻、耳、口腔内的清洗，特别是眼，应首先冲洗。动作要轻柔，如有条件可用生理盐水冲洗，若无条件则一般清水亦可。

4．注意生命体征

在抢救化学灼伤的同时，尤其要注意的是检查有无直接威胁生命的复合伤或多发伤存在，如窒息、心脏停搏、脑外伤、骨折或气胸等。若有则应按外伤急救原则做相应的紧急处理，尽早对心搏和呼吸骤停者进行心肺复苏术[7]。

5．保护创面

创面要用清洁的被单或衣服简单包扎，尽量不弄破水疱，保护表皮。严重化学品灼伤者不需要涂抹任何药粉、药水和药膏，以免给入院后的诊治造成困难。

（四）伤员运送

伤员运送是将伤员经过现场初步处理后送到医疗技术条件较好的医院的过程。搬运伤员时要根据具体情况选择合适的搬运方法和搬运工具。

五、火灾与爆炸事故

（一）现场处理原则

扑灭现场明火，应在保证扑救人员安全的前提下，坚持"先控制后扑灭，救人先于救火，先重点后一般"的原则。依据危险化学品性质、火灾大小等现场实际情况，选用正确的灭火方法。禁止用水、泡沫等含水灭火剂扑救遇湿易燃物品、自燃物品火灾；禁用直流水冲击扑灭粉末状、易沸溅的危险化学品火灾；禁用砂土盖压扑灭爆炸品火灾，以免增强爆炸品爆炸时的威力；可以使用低压水流或雾状水扑灭腐蚀品火灾，避免腐蚀品溅出 [8]。

（二）不同种类危险化学品的灭火扑救方法

1. 扑救易燃液体火灾

首先应了解易燃液体特性，切断火势蔓延的途径，控制燃烧范围，如有易燃液体溢出，应筑堤拦截或挖沟导流。对小面积（一般 50 m² 以内）的液体火灾，一般可用雾状水、泡沫、干粉、二氧化碳等灭火。大面积液体火灾则必须根据其相对密度（比重）、水溶性和燃烧面积大小，选择正确的灭火剂扑救。例如：比水轻又不溶于水的液体（如汽油、苯等）起火时，用普通蛋白泡沫或轻水泡沫灭水；比水重又不溶于水的液体（如二硫化碳）起火时，可以用水扑救。水溶性的液体（如醇类、酮类等），最好用抗溶性泡沫扑救 [9]。

2. 扑救毒害品和腐蚀品火灾

灭火人员必须穿防护服、佩戴防护面具。一般情况下采取全身防护即可，对有特殊要求的物品，应穿戴专用防护服及防毒面罩。扑救时应尽量使用低压水流或雾状水，以避免腐蚀品、毒害品溅出。遇酸类或碱类腐蚀品时，最好调制相应的中和剂稀释中和。浓硫酸遇水能放出大量的热，导致沸腾飞溅，需特别注意防护。浓硫酸数量不多时，可用大量低压水快速扑救；如果浓硫酸量很大，应先用二氧化碳、干粉等灭火，再把着火物品与浓硫酸分开处理。

3. 扑救易燃固体、自燃物品火灾

一般可用水或泡沫扑救，但少数易燃固体、自燃物品的扑救方法比较特殊，如 2,4-沙二硝基苯甲醚、二硝基萘、萘、黄磷等。2,4-沙二硝基苯甲醚、二硝基萘、萘等是可升华的易燃固体，受热散发出易燃蒸气，在扑救过程中应不时向燃烧区域上空及周围喷射雾状水，并用水浇灭燃烧区域及其周围的一切火源，以免易燃蒸气上升，与空气混合，发生爆炸。黄磷为自燃性物品，遇黄磷着火时，用低压水或雾状水扑救，用泥土、沙袋等筑堤拦截黄磷熔融液体并用雾状水冷却，对磷块和冷却后已固化的黄磷，应用钳子夹入贮水容器中 [9]。

4. 扑救易燃气体火灾

在确保安全的情况下，切断泄漏源，避免泄漏气体与空气形成爆炸混合物。在扑救过程中应向燃烧区域上空及周围喷射雾状水，以稀释和驱散泄漏出的气体，并用水喷射盛装易燃气体的容器，以降低容器温度，避免容器炸裂。当灭火人员发现可能会发生爆炸或容器爆裂时，应迅速撤至安全地带 [9]。

5. 扑救遇湿易燃物品火灾

遇湿易燃物品如金属钾、钠及三乙基铝（液态）等应远离水源、热源。当存放一定数量遇湿易燃物品的实验场所内着火时，禁止用水、泡沫、酸碱灭火器等湿性灭火剂，需用干粉、二氧化碳等灭火剂扑救，或使用水泥、干砂、硅藻土和蛭石等覆盖着火点。

6. 扑救易爆炸物品火灾

首先应保证人员安全，疏散附近工作人员，迅速判断和查明发生爆炸的可能性和危险性，采取一切可能的措施，全力阻止爆炸事故的发生。扑救爆炸物品时，水流应采取吊射，灭火人员应寻找掩体，以免被爆炸波及 [9]。当灭火人员发现有爆炸危险时，应迅速撤至安全地带，来不及撤退时，应就地卧倒。

在危险化学试剂和药品的使用中，实验室工作人员要注意安全管理中的每一个环节，了解危险试剂和药品的概念及种类，严格遵守相关法律法规，参考各类危险试剂的安全使用原则。在发生突发的安全事故后，可以进行简单的处理与施救。在实验室工作中确保自身安全、实验室安全、环境安全和他人安全。

（赵海龙　刘永年　袁　园）

参考文献

[1] 赵克健．现代药学名词手册 [M]．北京：中国医药科技出版社，2004：403，579，658．

[2] 沈鑫甫．中学教师实用化学辞典 [M]．北京：北京科学技术出版社，2002：54-55．

[3] 秦锋，黄强，袁久洪．高校实验室安全事件的原因浅析与管理对策 [J]．实验室研究与探索，2017，36（3）：302-306．

[4] 段莹．实验室易制毒化学品的安全管理探究 [J]．化工管理，2016，（30）：128，130．

[5] 赵晶晶，常健辉，王伟，等．浅谈化学实验室的防护手套 [J]．科技创新导报，2011，（28）：128-129．

[6] 宋志军，王天舒．图说高校实验室安全 [M]．杭州：浙江工商大学出版社，2017．

[7] 岳茂兴，周培根，李瑛．危险化学品事故现场救援 [J]．中华卫生应急电子杂志，2015，（5）：4．

[8] 赵正宏．危化品事故救援的原则程序方法 [J]．现代职业安全，2016，（01）：10-13．

[9] 高建广，于荣友．不同类别危险化学品火灾扑救对策 [J]．中国应急救援，2015，（06）：14-19．

附录8-1　氢氧化钠化学品安全技术说明书

修改日期：2016/07/01	SDS 编号：1669-1
产品名称：氢氧化钠	版本：V1.0.0.3

第一部分　化学品及企业标识

化学品中文名：氢氧化钠

化学品英文名：sodium hydroxide|caustic soda|sodium hydrate

化学品别名：苛性钠 / 烧碱

CAS No.：1310-73-2

EC No.：215-185-5

分子式：NaOH

产品推荐用途：请咨询生产商。

产品限制用途：请咨询生产商。

企业名称：常州合规思远产品安全技术服务有限公司

企业地址：江苏省常州市新北区通江中路 88 号 B-922

邮　编：213022

传　真：0519-85150306

联系电话：0519-85150306

电子邮件地址：msds@hgmsds.com

企业应急电话：0532-83889090

第二部分　危险性概述

紧急情况概述：固体。会引起皮肤烧伤，有严重损害眼睛的危险。

GHS 危险性类别[1]：根据 GB 30000—2013 化学品分类和标签规范系列标准（参阅第十六部分），该产品分类如下：皮肤腐蚀 / 刺激，类别 1A；眼损伤 / 眼刺激，类别 1。

标签要素

象形图：

警示词：危险

危险信息：造成严重皮肤灼伤，造成严重眼损伤。

防范说明

预防措施：不要吸入粉尘 / 烟 / 气体 / 烟雾 / 蒸气 / 喷雾。作业后彻底清洗。戴防护手套 / 穿防护服 / 戴防护眼罩 / 戴防护面具。

事故响应：立即呼叫中毒急救中心 / 医生。沾染的衣服清洗后方可重新使用。如误吸入：将受沾染者转移到空气新鲜处，保持呼吸舒适的体位。如误吞咽：漱口。不要诱导呕吐。如皮肤（或头发）沾染：立即去除 / 脱掉所有沾染的衣服。用水清洗皮肤或淋浴。如进入眼睛：用水小心冲洗几分钟。如戴隐形眼镜并可方便地取出，取出隐形眼镜，继续冲洗。

安全储存：存放处须加锁。

废弃处置：按照地方 / 区域 / 国家 / 国际规章处置内装物 / 容器。

危害描述

物理化学危险：无资料。

---

[1] GHS，全称为 Globally Harmonized System of Classification and Labelling of Chemicals，即《全球化学品统一分类和标签制度》。

健康危害：腐蚀物能引起呼吸道刺激，伴有咳嗽、呼吸道阻塞和黏膜损伤。吸入该物质可能会引起对健康有害的影响或呼吸道不适。意外食入本品可能对个体健康有害。皮肤直接接触造成严重皮肤灼伤。通过割伤、擦伤或病变处进入血液，可能产生全身损伤的有害作用。眼睛直接接触本品会造成严重化学灼伤。如果未得到及时、适当的治疗，可能造成永久性失明。眼睛直接接触本品可导致暂时不适。

环境危害：请参阅 SDS 第十二部分。

第三部分　成分 / 组成信息

✓物质　混合物

危险组分	浓度或浓度范围	CAS No.
氢氧化钠	≥ 99.0	1310 -73 -2

第四部分　急救措施

急救措施描述

一般性建议：急救措施通常是需要的，请将本 SDS 出示给到达现场的医生。

皮肤接触：立即脱去污染的衣物。用大量肥皂水和清水冲洗皮肤。如有不适，就医。

眼睛接触：用大量水彻底冲洗至少 15 分钟。如有不适，就医。

吸入：立即将患者移到新鲜空气处，保持呼吸畅通。如果呼吸困难，给予吸氧。如患者食入或吸入本物质，不得进行口对口人工呼吸。如果呼吸停止，立即进行心肺复苏术。立即就医。

食入：禁止催吐，切勿给失去知觉者从嘴里喂食任何东西。立即呼叫医生或中毒控制中心。

对保护施救者的忠告：存储和使用区域应当有贮留池以便在排放和处理前调整 pH，并稀释泄漏液。清除所有火源，增强通风。避免接触皮肤和眼睛。避免吸入粉尘。使用防护装备，包括呼吸面具。

对医生的特别提示：根据出现的症状进行针对性处理。注意症状可能会延迟出现。

第五部分　消防措施

危险特性：遇火会产生刺激性、毒性或腐蚀性的气体。加热时，容器可能爆炸。暴露于火中的容器可能会通过压力安全阀泄漏出内容物。受热或接触火焰可能会膨胀或爆炸性分解。

灭火方法与灭火剂：合适的灭火介质有干粉、二氧化碳或耐醇泡沫。不合适的灭火介质：避免用太强烈的水汽灭火，因为它可能会使火苗蔓延分散。

灭火注意事项及措施：灭火时，应佩戴呼吸面具（符合 MSHA/NIOSH 要求的或与之相当的）并穿上全身防护服。在安全距离处、有充足防护的情况下灭火。防止消防水污染地表和地下水系统。

第六部分　泄漏应急处理

作业人员防护措施、防护装备和应急处置程序：保证充分的通风。清除所有点火源。迅速将人员撤离到安全区域，远离泄漏区域并处于上风方向。使用个人防护装备。避免吸入蒸气、烟雾、气体或风尘。

环境保护措施：在确保安全的情况下，采取措施防止进一步的泄漏或溢出。避免排放到周围环境中。

泄漏化学品的收容、清除方法及处置材料：少量泄漏时，可采用干砂或惰性吸附材料吸收泄漏物，大量泄漏时需筑堤控制。附着物或收集物应存放在合适的密闭容器中，并根据当地相关法律法规废弃处置。清除所有点火源，并采用防火花工具和防爆设备。

第七部分　操作处置与储存

操作注意事项：在通风良好处进行操作。穿戴合适的个人防护用具。避免接触皮肤和进入眼睛。远离热源、火花、明火和热表面。采取措施防止静电积累。

储存注意事项：保持容器密闭。储存在干燥、阴凉和通风处。远离热源、火花、明火和热表面。存储于远离不相容材料和食品容器的地方。

第八部分　接触控制与个体防护

控制参数

职业接触限值

组分	标准来源	类型	标准值	备注
氢氧化钠	GBZ 2.1—2007	PC-TWA	—	
		PC-STEL	—	

生物限值：无资料。

监测方法：EN 14042《工作场所空气 用于评估暴露于化学或生物试剂的程序指南》。GBZ/T 160.1 ～ 160.81—2004《工作场所空气有毒物质测定》（系列标准）。

工程控制：保持充分的通风，特别在封闭区内。确保在工作场所附近有洗眼和淋浴设施。使用防爆电器、通风、照明等设备。设置应急撤离通道和必要的泄险区。

呼吸系统防护：如果蒸气浓度超过职业接触限值或产生刺激等症状时，请使用全面罩式多功能防毒面具（US）或 AXBEK 型（EN 14387）防毒面具筒。

眼睛防护：佩戴化学护目镜（符合欧盟 EN 166 或美国 NIOSH 标准）。

皮肤和身体防护：穿阻燃防静电防护服和抗静电的防护靴。

手防护：戴化学防护手套（例如丁基橡胶手套）。建议选择经过欧盟 EN 374、美国 US F739 或 AS/NZS 2161.1 标准测试的防护手套。

其他防护：工作现场禁止吸烟、进食和饮水。工作完毕，淋浴更衣。保持良好的卫生习惯。

第九部分　理化特性

外观与性状：白色固体	
pH（指明浓度）：12.7（5% 溶液）	气味：无特殊气味
沸点、初沸点和沸程（℃）：1388	熔点 / 凝固点（℃）：318
相对蒸气密度（空气 =1）：不适用	气味临界值：无资料
饱和蒸气压（kPa）：不适用	相对密度（水 =1）：2.12（20℃）
蒸发速率：不适用	黏度（mm^2/s）：不适用
闪点（℃）：不适用	n- 辛醇 / 水分配系数：无资料
分解温度（℃）：无资料	引燃温度（℃）：无资料
爆炸上限 / 下限 [% (V/V)]：上限，无资料；下限，无资料	
溶解性：与水混溶	易燃性：无资料

第十部分　稳定性和反应性

稳定性：在正确的使用和存储条件下是稳定的。

不相容的物质：酸类、酚类、醇类和硝基取代烃。

应避免的条件：不相容物质，热、火焰和火花。

危险反应：与酸类、酚类、醇类接触可发生剧烈反应。

分解产物：在正常的储存和使用条件下，不会产生危险的分解产物。

第十一部分　毒理学信息

急性毒性：无资料。

致癌性

ID	CAS No.	组分名称	IARC	NTP
1	1310 -73 -2	氢氧化钠	未列入	未列入

皮肤刺激性或腐蚀性：造成严重皮肤灼伤。

眼睛刺激或腐蚀：造成严重眼损伤。

皮肤致敏：无资料。

呼吸致敏：无资料。

生殖细胞突变性：无资料。

生殖毒性：无资料。

特异性靶器官系统毒性——一次接触可能：无资料。

特异性靶器官系统毒性——反复接触：无资料。

吸入危害：无资料。

第十二部分　生态学信息

急性水生毒性

组分	CAS No.	鱼类	甲壳纲动物	藻类/水生植物
氢氧化钠	1310-73 -2	LC_{50}：196mg/L（96h）	EC_{50}：40.4mg/L（48h）	无资料

慢性水生毒性：无资料。

持久性和降解性：无资料。

潜在的生物累积性：无资料。

土壤中的迁移性：无资料。

其他有害作用：无资料。

第十三部分　废弃处置

废弃处置方法

产品：如需求医，随手携带产品容器或标签。

不洁的包装：包装物清空后仍可能存在残留物危害，应远离热和火源，如有可能返还给供应商循环使用。

第十四部分 运输信息

联合国危险货物编号（UN）：1823。

联合国运输名称：固态氢氧化钠。

联合国危险性分类：8。

包装类别：Ⅱ。

包装标签

海洋污染物（是／否）：否。

包装方法：安瓿瓶外普通木箱。螺纹口玻璃瓶、铁盖压口玻璃瓶、塑料瓶或金属桶（罐）外普通木箱。磨砂口玻璃瓶或螺纹口玻璃瓶外普通木箱。按照生产商推荐的方法进行包装。

运输注意事项：运输时运输车辆应配备相应品种和数量的消防器材及泄漏应急处理设备。运输前应先检查包装容器是否完整、密封。运输工具上应根据相关运输要求张贴危险标志、公告。

第十五部分 法规信息

中国化学品管理名录组分

组分	A	B	C	D	E	F	G	H
氢氧化钠	列入	未列入	未列入	未列入	未列入	未列入	未列入	未列入

【A】《危险化学品目录（2015 年版）》，安监总局 2015 年第 5 号公告

【B】《重点环境管理危险化学品目录》，环保部办公厅 2014 年第 33 号文

【C】《中国严格限制进出口的有毒化学品目录》，环保部 2013 年第 85 号公告

【D】《麻醉药品和精神药品品种目录（2013 年版）》，食药总局 2013 年第 230 号通知

【E】《重点监管的危险化学品名录》（第 1 批和第 2 批），安监总局 2011 年第 95 号和 2013 年第 12 号通知

【F】《中国进出口受控消耗臭氧层物质名录》（第 1 批到第 6 批），环保部 2000 年至 2012 年系列公告

【G】《易制爆危险化学品名录（2011 年版）》，公安部 2011 年 11 月 25 日公告

【H】《高毒物品目录》，卫生部 2003 年第 142 号通知

第十六部分 其他信息

最新修订版日期：2016/07/01。

修改说明

本 SDS 按照《化学品安全技术说明书 内容和项目顺序》（GB/T 16483—2008）和《化学品安全技术说明书编写指南》（GB/T 17519—2013）等标准修订。其中，化学品 GHS 分类结果依据《危险化学品目录（2015 版）实施指南（试行）》及《化学品分类和标签规范》（GB 30000.2 ～ 30000.29—2013）系列标准。

第九章　医学与医学生物学实验室废弃物的处置

　　实验室是现代工业、科技和教育事业发展的伴生事物，是进行科学研究、材料分析、产品开发、品质检验以及人才培养的重要场所。随着人类社会科技水平的飞速发展，在实验室中进行着各类实验操作，使用多种实验材料后必然产生气体、液体、固体等种类繁多的实验室废弃物。

　　医学与医学生物学实验室主要分布于医学院校，医院，环境监测、质检、科研院所，医药卫生研究、卫生防疫、制药及生物制剂研发等单位。由于此类实验室数量众多、规模巨大，排放物越来越多，成分组成越来越复杂，并且还可能携带病原微生物、化学致癌物等具有生物及环境危害特性的成分，对人的健康与环境造成巨大的威胁。因此，为了保护人们的健康和环境，必须高度重视实验室废弃物处置工作，做到防患于未然。

第一节　实验室废弃物的概念与分类

　　实验使用的材料品种多、用量大，所产生的实验室废弃物种类多、成分复杂，且有感染性、生物危害性、化学危险性和环境危害性等特点。本节内容阐述实验室废弃物的概念、分类及危害性。

一、实验室废弃物的定义

　　实验室废弃物是指实验过程中产生的三废［废气、废液、固体废弃物（固废）］物质、实验用剧毒物品、麻醉品、化学药品残留物、放射性废弃物、实验动物尸体及器官、病原微生物标本，以及对环境有污染的废弃物[1]。

二、实验室废弃物的分类

　　医学与医学生物学实验室废弃物具有高度的危害性，应进行严格的分类收集、集中处理，消除其危害性，保证工作人员和环境的安全。

（一）按照物理形态分类

按照废弃物的物理存在形式可将废弃物分为废气、废液、固废三种类型[2]。

1. 废气

废气包括实验使用的各种具有挥发性的化学试剂产生的有毒有害气体，分子生物学实验、细菌病毒实验中形成的含生物气溶胶的气体，实验动物饲养、实验中产生的混浊气体等。实验室废气可能有毒、有腐蚀性，长期接触对人体有很大的危险，如不经处理直接排放进入大气，将对周边环境造成污染，且气体难以收集存放，需在气体产生时处理以消除其危害性。

2. 废液

液体没有固定形状，既可能为单一化学试剂溶液，亦可能是多种化学试剂的混合体。废液可分为有害废液和无害废液，有害废液包括铅、镉、汞等重金属的实验室废液，某些剧毒氰化物, 芳香族等有毒、致癌、致畸的有机废液。这些废液如果直接排入下水道, 多数被稀释后难以降解, 在自然界中会污染水源, 造成严重后果。因此, 实验室废液需用专门的容器进行收集存放, 需考虑溢出、渗漏等风险。

3. 固废

固体废弃物包括空试剂瓶、破损玻璃器皿、废纸片、失效药品、反应产生的沉淀、蒸馏残渣等。固体有一定的形态, 一般较为稳定, 可进行堆放。

(二) 按照理化性质及处理方式分类

根据医学与医学生物学实验室废弃物的理化性质, 并结合分类处理原则将其分为一般废弃物、化学废弃物、生物废弃物、实验耗材废弃物、损伤性废弃物、放射性废弃物等类别[3]。

1. 一般废弃物

一般废弃物包括印刷品 (报纸、宣传资料、包装材料)、废弃的纤维和布类制品、废旧的塑料制品、损坏的实验室构件 (木质、塑料、金属类家具)、动物垫料 (无感染风险)等。大部分一般废弃物经适当处理可进行分类回收利用, 不能回收的, 可作为生活垃圾由市政处理。

2. 化学废弃物

医学与医学生物学实验室的化学废弃物主要为实验分析用过的化学试剂混合液, 少量为过期的化学试剂或已经配制但未使用或已经失效的化学试剂, 其存在形式以液态为主。由于化学试剂的组成成分、理化性质差异较大, 在使用、储存和废弃的所有过程中均可因处置不当而泄漏、溢出, 进而引起腐蚀、毒害 (包括致癌、急性或慢性中毒) 或辐射危害事故。此外, 在处理部分化学废液过程中, 如处理不当可能发生剧烈的化学反应, 释放出大量热气和有毒气体, 甚至发生燃烧、爆炸等严重事故。因此, 需根据化学废弃物的理化性质进行分类收集, 存放的容器应具有密封装置, 并按照国家《危险化学品安全管理条例》管理。

化学废弃物包括有机物和无机物, 其分类情况与危害性见表 9-1[3]。

表9-1 化学废弃物的分类与危害

类别		名称	危害
无机物	酸	硫酸、氢氟酸、硝酸、盐酸、五氧化二磷等	强吸水能力, 强刺激性, 腐蚀性, 吸水产热, 可使组织碳化、蛋白质变性等
	碱	氢氧化钠、氢氧化钾、氨水等	强刺激性、腐蚀性、易渗入组织器官
	重金属	汞、锌、镉、铅、砷等	能使蛋白质、酶变性, 引起人体中毒, 使人体功能下降
	其他剧毒物质	溴化乙锭、丙烯酰胺、甲酰胺、砷化物、亚硝酸盐等	毒性大且引起人体慢性中毒, 导致癌变、神经中毒
有机物	油脂类	松节油、油漆、润滑油、动植物油脂等	可与其他有害物质混合
	含卤素类有机溶剂	氯仿、二氯甲烷、四氯化碳、氯苯等	具有急性毒性、慢性毒性、致突变性、生殖毒性、致癌性
	不含卤素类有机溶剂	苯、乙醚、甲醇、苯酚、甲醛等	易挥发, 难降解, 高残留, 有致癌、致畸、致突变的危害

3．生物废弃物

生物废弃物指检验、检疫用生物材料，包括临床检验、疾病预防控制中心、海关检疫部门实验室采集的病人或受检个体的血液、尿液、粪便、体液、分泌物、组织样本，食品、饮料样品，生物医药实验室用实验动物尸体，动植物材料，分离合成的基因、基因片段、肽和蛋白质、基因重组体（质粒、载体、细胞、细菌，甚至动植物），使用过的各种生物培养基。生物废弃物的处置应以无害化为目标。

4．实验耗材废弃物

实验耗材废弃物是指所有直接接触并可能携带残留生物材料的一切实验用品废弃物，主要包括各类一次性实验室用品废弃物（血袋、培养瓶、培养皿、培养板、试管、滴管、离心管、微量吸管、枪头、手套、口罩、帽子、隔离服），培养基、培养液，清洁消毒用品（棉花、纱布、纸巾、抹布、地拖），损坏的样本容器。对实验耗材废弃物进行处置之前，必须对其进行严格的消毒灭菌，以防实验室源性播散。

5．损伤性废弃物

损伤性废弃物包括注射针头、注射筒、输液管、手术刀或与感染性物质接触的破裂玻璃器皿等具有尖锐破坏性质的物品。该类物品应存放在不易被刺破的容器内，而且不可将容器装得太满，一般以达到容器的 3/4 为宜，以免在清洁整理时被扎伤，造成感染。

6．放射性废弃物

医学与医学生物学实验室的放射性废弃物包括放射检查试剂盒及其污染材料、废用的放射治疗用核素（放射源）。目前以商品形式出售的放射性同位素标记化合物包括氨基酸、多肽、蛋白质、糖类、核苷酸、核苷、嘌呤、嘧啶、甾族化合物、类脂化合物，以及医学研究用的肿瘤抗原、激素、受体、维生素和药物等数千种，已经成为临床诊断、疾病治疗和探索微观生命现象及其运动规律不可或缺的材料。

对于放射性废弃物的储存和处理应严格遵照《中华人民共和国放射性污染防治法》及《放射性同位素与射线装置安全和防护条例》的有关规定执行，由环保部门或其派出机构统一收集、运送和处理，任何单位和各人不得擅自处理，具体请参考第十六章。

三、实验室废弃物的危害性

实验室废弃物的危害性主要包括感染性、生物危害性、化学危害性、环境危害性。

（一）感染性

医院检验科、疾病预防控制中心和卫生检疫实验室每天检验分析大量的病人样本、疫区污染物和境外输入的未知危害的动植物。这些东西本身就可能是致病体或病原携带体，因此在取样、运输、保存、分析、剩余物处理等环节稍有疏忽即可污染实验室，对实验室工作人员产生极大的威胁，造成实验室感染和疾病播散。若是烈性传染病或输入性疾病则可能造成大量的人员伤亡和社会财富的重大损失，甚至造成社会动荡等严重恶果。

（二）生物危害性

随着现代科技水平的提高，尤其是分子生物实验技术、基因工程技术（克隆、杂交、基因重组等）改造现有物种，为人们提供优良的生物品种、高效生物制剂的同时，制造和形成了大量无效的（严格来讲是未知其效能的）基因、基因片段、肽和蛋白质、基因重组体（质粒、载体、细胞、细菌，甚至动植物）。这些物质具有一定的感染能力、存活能力，甚至繁殖传代能力，具有潜在的生物危害性。

（三）化学危害性

医学与医学生物学实验室与其他化学实验室一样，在实验分析过程中大量使用各种化学试剂。其中大部分属于强酸、强碱、有害或有毒试剂，具有高挥发性、刺激性，部分具有致畸、致癌和放射性等危害、若它们未经恰当的处理，一旦进入我们生活的自然环境，必然对其造成难以估量的长期的威胁。

（四）环境危害性

医学与医学生物学实验室废弃物的环境危害性是上述三类危害性的长期潜伏、播散，进而对人类生存及生态环境难以预测和不可逆转的改变。任何动植物品种都与其生息繁衍环境休戚相关。人类文明史上，由人类活动引起的灾难性的物种迁移历历在目，如澳洲的兔子、欧洲的螃蟹、我国的水浮莲等，它们对当地生态环境的影响长期仍难平复。

第二节　实验室废弃物的安全管理

为防止实验室废弃物对实验人员、实验结果、环境、社会等造成污染，应加强对实验室废弃物的安全管理，依据相关法律法规，制定各单位的实验室废弃物管理制度，规范实验室废弃物的回收处理流程。

一、废弃物处置相关的法律法规

我国颁布了多项法律法规，从法律上、制度上保证和规范了实验室废弃物的管理，主要有《中华人民共和国环境保护法》《中华人民共和国废弃物污染环境防治法》《中华人民共和国水污染防治法》《病原微生物实验室生物安全环境管理条例》《废弃危险化学品污染环境防治办法》（国家环境保护总局令第 27 号）、《固体废物污染环境防治法》（主席令第 31 号）、《危险化学品安全管理条例》（国务院令第 591 号）、《放射性废物安全管理条例》（国务院令第 612 号）等。

二、实验室废弃物的管理制度

（一）实验室废弃物的管理体系

医学与医学生物学实验室废弃物的管理涉及公安、环保、卫生管理等多个部门，首先应明确医学与医学生物学实验室废弃物处置的主管部门、系统渠道、责任分工。在国家环境保护政策及相关法律、法规的基础之上，建立并不断完善各单位医学与医学生物学实验室废弃物的治理和管理体系，逐级落实实验室废弃物日常收集处理责任人。各地区和部门还应根据本地、本部门的实际情况，建立专业的危险废弃物处置机构，提高医学与医学生物学实验室废弃物的处理能力和效率。

（二）实验室废弃物管理制度

为适应现代医疗实践、疾病监控、卫生检疫和生物医学科研发展的需要，确保医学与生物学实验室废弃物的处置及时、恰当、经济、高效，保障实验室日常工作的顺利进行，建议各单位制定医学与生物学实验室废弃物管理制度，其主要内容应包括以下几个方面：

- 所有实验室工作人员及其相关人员必须提高认识，把保护生态环境视为精神文明的一种表现。
- 在有条件的实验室应聘请专职人员负责每天对实验废弃物进行及时的收集、分类、运送和处理。
- 在无专职清洁人员的情况下，则应指定每天进行实验废弃物收集、分类、运送和处理的责任人。
- 各实验室均应在显著位置放置装有垃圾袋的带盖的分类垃圾桶，并贴上清晰的分类标签及分类指引。
- 所有实验室工作人员及其相关人员均应自觉遵循分类指引弃置实验废弃物。
- 实验前做好实验样本受检、实验耗材领用登记。
- 实验结束后对剩余样本、耗材认真整理，并妥善包装存放。
- 做好实验室废弃物记录，并与实验样本、实验耗材领用登记、存放记录进行对照，发现遗漏即时追踪、避免丢失，尤其要杜绝高传染性样本及其污染物从实验室流出，造成难以估量的后果。
- 不再需要的化学药品登记造册，不得随意弃置。
- 对废弃物即时进行分类、送出实验室。

三、采用统一收集、分类暂存、定期清运的模式

实验室产生的废弃物体量较大，容易产生废弃物积压的情况，应形成统一收集、分类暂存、定期清运的模式，并通过相应的制度和教育培训保障该模式的有效运行。

（一）统一收集

学校应建立起校 - 院系两级统一收集制度，对于废弃物产生量较大的院系，可由院系收集后，交学校统一处理；对于废弃物产生量较小的院系，由学校统一收集。同时，还应建立预约机制，以便将实验室的有害废弃物全部收集处理，消除安全隐患。

（二）分类暂存

不同种类的废弃物需分类暂存，酸、碱、有机溶剂、含卤素的废液等均需要分类存放。液体统一购置塑料桶（分三类并印有标志），用以分别收集含卤素有机物、一般有机物、无机物废液。废液收集桶应随时盖紧，并放于实验室较阴凉的位置。固体一般应保存在（原）旧试剂瓶中，并注明是废弃试剂，暂存在试剂柜中。为保障废弃物存储的安全性，学校应按照国家标准设置危险废弃物储存仓库或废液暂存柜。

（三）定期清运

学校应与废弃物处理公司签订合同，定期进行化学废弃物的集中分拣和运输，保障废弃物的定期清运。

四、明确废弃物安全管理流程

实际工作中，应严格采用分类管理措施，明确实验室废弃物管理流程并公布，以帮助实验室管理者熟悉实验室废弃物管理工作内容、了解相应的分类处理方式、及时分类暂存、在约定时间按主管部门规定的方式和指定存贮地统一回收，再由具备资质的单位进行集中

转运或处置，实现实验室废弃物的安全管理，保障实验室工作的顺利开展。我国某医学高等院校废弃物管理流程可参考图 9-1。

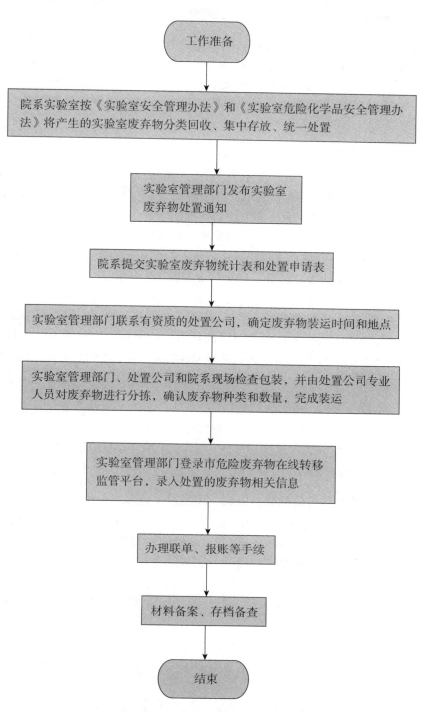

图 9-1　国内某医学高等院校实验室废弃物管理流程图

五、提高环保意识，减少废弃物的产生

实验室废弃物安全管理关系到实验室安全、校园安全和学校周边环境安全，实验室人员应不断提高实验室安全管理意识，加强废弃物的管理措施，将实验室废弃物处置的各个环节形成一个有效的统一整体。同时，不断地更新和完善实验室废弃物管理制度，明确环境保护和安全责任，坚定落实"谁生产谁负责、谁污染谁治理"的原则。各高校应结合本校实际情况建立实验室废弃物的安全管理规定，结合学校的学科背景和实验室特点，制定有约束力的、切实可行的管理制度，并鼓励实验室通过科技创新或者使用新型替代品减少废弃物的产生。

（一）提高环保意识、加强安全教育

我国在经历了 SARS 肆虐之后，又不得不随时面临高致病性禽流感爆发的威胁，近年来又遇 H1N1 甲型流感的国际间传播和 H5N1、H7N9 禽流感疫情，医学与医学生物学实验室的运作安全及其废弃物的治理已成为举国关注的焦点问题之一。医学与医学生物学实验室的安全隐患不仅危及实验室及其工作人员本身的安全，而且处置稍有不当，即可导致相关医疗卫生机构、高等院校、科研院所的重大损失，造成重大疾病甚至烈性传染病的爆发性流行，危及广大群众的身体健康和影响社会的安定，污染环境和破坏生态系统，造成长期社会生态灾难。

因此，必须深入研究、统一观念、加强教育、提高认识，务必使实验室工作人员充分了解实验室安全工作的重要性和实验室废弃物规范处理的必要性，充分认识其肩负的社会生态安全责任。安全教育是一个长期而艰巨的任务，应坚持不懈地展开广泛深入的环境保护知识、专业知识技能和相关法律、法规的教育训练，提高全体工作人员的环保意识、专业知识技能和生态安全责任感。

（二）提倡绿色实验，减少废弃物的产生

我们只有一个地球，破坏环境、污染环境即是千古罪人，这已成为全人类的共识。随着人们环保意识的增长、对生活环境品质要求的提高，各国政府纷纷制定本国的环境保护政策，加强有关环境监督检查的力度。我们更应该提倡绿色实验，减少实验室废弃物的产生。

- 用精密分析仪器替代传统的分析方法，用微量、超微量分析技术替代常量分析技术。
- 加强实验分析技术方案研究，从实验设计一开始就应充分考虑所选用的实验试剂、耗材及其反应产物对环境的危害程度，尽量选用毒性低、反应产物简单、易于回收处理、无环境污染危害或危害程度低、有成熟有效治理措施保障的试剂和耗材。
- 对实验操作的每一步骤及其所需试剂、耗材进行认真计算，尽量做到物尽其用，减少试剂、耗材的准备和实际用量差异，降低实验废弃物的生成数量，从源头上切实减少实验室废弃物的生成量。
- 认真做好实验室药品种类及存量登记，切实减少重复购置药品的机会。根据具体实验需求控制药品、耗材采购数量及每个实验试剂配制储存数量，避免造成药品浪费，增加废液的产生。
- 加强实验室之间的信息沟通，经常进行富余试剂交换，提高使用效率。提倡使用可回收实验耗材，减少终末废弃物产生的数量。
- 对于产生的废弃物严格按分类要求进行归类贮存、妥善处理，保证实验室废弃物污染防治工作的顺利进行，最终达至安全、舒适、清洁、环保的目标。

第三节　实验室废弃物的处置原则及流程

在造成实验室废弃物污染的诸多因素中，行为主体的主观意识是根本因素。医学与医学生物学实验室废弃物因其特殊性，必须严格按照国家的相关法律法规进行处置。应依据法律法规，确定实验室废弃物处理的原则和程序，规范实验室废弃物的收集与处置工作。

一、废弃物处置的总体原则

实验室废弃物的处置实行"源头分类、规范收集、专人管理、定时清运、集中处置"的模式，各单位根据职能划分进行分级管理。

二、废弃物处置的一般程序

处理医学与医学生物学实验室废弃物的一般程序分为以下四步：

- 确定废弃物主要成分及其危害性；
- 收集、储存实验室废弃物；
- 采用适当的方法对废弃物进行预处理，减少废弃物数量及危害性；
- 正确处置废弃物。

三、废弃物的标识、收集及处置

实验室废弃物及其危害性的识别对实验室废弃物的收集、存放、处理、处置至关重要。了解实验室废弃物的组成及危害性是正确处置这些废弃物的前提条件。

（一）做好废弃物的标识

养成对实验废弃物的成分进行标记的习惯，不论废弃物的量是多少，在盛放废弃物的容器上标明它的成分及可能具有的危害性及贮存时间，为安全处置废弃物提供便利。对于不明成分的废弃物，可通过简单的实验测试其危害性。我国颁布了《危险废物鉴别标准》（GB5085.1—2007），规定了腐蚀性，急性毒性初筛和浸出毒性，危险废弃物的反应性、传染性、放射性等危险特性的鉴别标准。对于其他危害性目前还没有制定相应的鉴定标准，鉴定时只能参考国外的有关标准[1]。

（二）废弃物的收集和储存

实验室废弃物收集处理是实验室管理的重要内容，在废弃物收集和储存时需要注意以下几点：

- 使用专用储存装置，放置在指定地点。
- 相容的废弃物可以收集在一起，不具有相容性的实验室废弃物应分别收集储存。严禁将不相容的废弃物放在一起。
- 做好废弃物标签，将标签牢固贴在容器上。标签的内容应该包括试剂名称、组分及含量、危害性、开始储存日期、地点、存储人及电话。
- 各类废弃物应严格根据相关规定及时做无害化处理或送专业部门处理。

- 对感染性废弃物或有毒有害性废弃物，应根据其特性选择合适的容器和地点，专人分类收集后进行消毒处理。在保证废弃物成分得到有效灭活后，交由学校安全管理部门和废弃物处置单位进行处理。
- 对无毒无害的生物性废弃物，不得随意丢弃，实验完成后将废弃物装入统一的塑料袋密封、贴上标签，存放在规定的容器和地点，定期集中处置。
- 高危险类毒品、放射性废弃物必须按相关管理要求单独管理储存、单独收集清运。
- 储存废弃物容器原则上为一次性使用，作为废弃物一并处置，不回收重复使用。

（三）废弃物的正确处置

对于经过减害处理并符合大气污染排放的废气可以排放到空气中；医疗废弃物应当根据就近集中处置的原则，及时将医疗废弃物交由医疗废弃物集中处置单位处置。医疗废弃物中病原体的培养基、标本和菌种、毒种保存液等高危险废弃物，在交由医疗废弃物集中处置单位处置前应当就地消毒；废液应当按照国家和本市关于危险废弃物的有关规定单独收集，进行安全处置，禁止排入排水管道或者直接排入水体；危险废弃物不得混入非危险废弃物中贮存，危险废弃物须委托有危险废弃物经营许可资质的专业废弃物处理机构处理。

第四节　实验室危险废弃物的处理

根据《中华人民共和国固体废物污染环境防治法》及《国家危险废物名录》，实验室危险废弃物指的是由实验室产生的具有腐蚀性、毒性、易燃性、反应性或者感染性等一种或者几种危险特性的，或者不排除具有危险特性的可能性，可能对环境或者人体健康造成有害影响的废弃物。医学与医学生物学实验室中最常见的危险废弃物有化学危险废弃物、生物废弃物、放射性废弃物等，本节内容将重点介绍化学危险废弃物及生物废弃物的处理要求及方法。

一、处理危险废弃物的一般原则

收集、贮存危险废弃物，必须按照危险废弃物特性分类进行，禁止混合收集、贮存、运输、处置性质不相容或未经安全处置的危险废弃物。

二、化学危险废弃物的处理

（一）化学危险废弃物的收集与存放

- 化学废液按化学品性质和化学品的危险程度进行分类收集，使用专用废液桶盛装，不能把不同类别或会发生异常反应的危险废弃物混放。化学废液收集时，必须进行相容性测试，废液桶上须贴标签，并做好相应记录。
- 固体废弃物、瓶装废弃物和一般化学品容器先用专用塑料袋收集，再使用储物箱统一存放。储物箱上须贴标签，并做好相应记录。
- 剧毒化学品管理实行"五双"制度，即双人保管、双锁、双账、双人领取、双人使用为核心的安全管理制度。剧毒废液和废弃物要明确标示，并按学校剧毒化学品相关管理规定收集和存放。
- 废弃化学品须在原瓶内存放，保持原有标签，并注明是废弃化学品。

（二）化学废液的处理

化学废液根据其理化性质进行分类收集（收集存放的容器应具有密封装置），有针对性地分别或综合采用酸碱中和、氧化还原、吸附浓缩、电离电解、沉淀分离等技术方法进行处理，达到对人体和环境均无害化后才可排放，按照国家《危险化学品安全管理条例》进行管理。

1. 实验室化学废液处理的常用方法

由于化学药品和化学试剂具有不同程度的毒性，会造成环境污染。因此，在实验过程中不能乱丢乱倒试剂，能回收重复利用的要回收处理，不能回收的要交由具有资质的公司进行处理。禁止将含有显色剂、掩蔽剂、强酸、强碱，以及剧毒和致癌、致畸、致突变的废液直接排入到环境中。对于不同的化学试剂、废液应采用不同的处理方法。目前，实验室化学废液处理常用的方法和试剂如下。

（1）酸碱中和法：使用稀盐酸、稀硫酸。

（2）氧化还原法：使用氧化剂和还原剂。

● 氧化剂：使用重铬酸钾、浓硝酸、过氧化氢（双氧水）、过氯酸。

● 还原剂：使用硫代硫酸钠、亚硫酸氢钠。

（3）吸附法：使用活性炭、离子交换树脂、沸石。

（4）沉淀法：使用碳酸钠、硫化钠、氢氧化钠、氯化钠、氢氧化钙。

2. 化学废液的贮存

（1）贮存液体废弃物的容器材质应与所储存废液性质相容，应经得起碰撞不易破裂，开口完整，并配有合适的封口装置（如可密封的盖子等），不会溢漏。

（2）各种废液因其理化特性及其毒性迥异，处理方法也各不相同，应分类收集存放。分类不清、标识不明的废液将给随后的处理工作造成困难。

（3）水反应类、空气反应类、氧化剂类废液均需各自单独贮存。

（4）不相容废液应分别收集、分开贮存。氧化剂与还原剂、酸液与碱液、氰类与酸液、含硫类与酸液、碳氢酸类和卤素类废液均应分开贮存。

因为两种不相容废液互混，可能发生剧烈反应，释放大量的热量，甚至燃烧、爆炸，或逸出有毒气体（图9-2）。

3. 实验室化学废液处理的注意事项

（1）实验室废液的处理方法因废液的性质不同而不同，应严格按规定方法进行处理，切勿随意尝试采用其他方法进行处理，避免意外事故的发生。

（2）实验室废液的处理应在通风条件良好、给排水和消防设施完整的场所进行。

（3）在操作过程中应避免直接接触实验室废液，因许多实验室废液及其有害成分可对皮肤产生灼伤、腐蚀或经由皮肤吸收进而产生毒性作用。

（4）实验室内进行废液处理时，应以少量分次为佳，避免大量反应。

（5）再加入试剂时，应缓慢加入，同时充分搅拌，以减少或避免局部剧烈反应。

（6）必要时向水溶性废液中加入适量的水进行适当的稀释，减慢反应速率，降低反应温度。

4. 部分化学废液的处理方法

（1）强酸废液：用氢氧化钠水溶液中和，或用废碱液互相中和，并用大量清水稀释。

（2）氢氧化钠、氨水等强碱废液：用6 mol/L盐酸水溶液中和，或用废酸液互相中和，

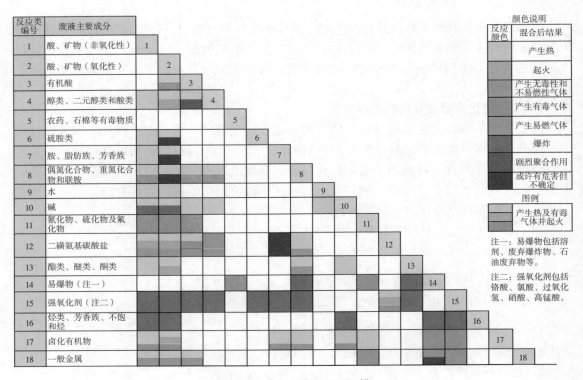

图 9-2　实验室废液相容表 [4]

并用大量清水稀释。

（3）含无机酸类废液：将废酸液缓缓倒入过量的含碳酸钠或氢氧化钙的水溶液中，或用废碱液互相中和，并用大量清水稀释。

（4）含汞废液：先用氢氧化钠将废液调 pH 至 6 ~ 10，然后加入过量硫化钠，使废液中游离汞转化成硫化汞沉淀，再加入硫酸亚铁（生成硫化铁沉淀可将硫化汞微粒吸附）进一步促进沉淀的形成，然后静置分离。上清液收集处理，残渣可用焙烧法回收汞或制成汞盐。

若不小心将金属汞散落在实验室里（如打碎压力计、温度计）必须及时清除。如用滴管、毛笔或在硝酸汞的酸性溶液中浸过的薄铜片、铜丝收集于烧杯中，用清水覆盖。散落在地面上的汞颗粒应撒上硫黄粉（使其生成毒性较小的硫化汞）；或喷上用盐酸酸化的高锰酸钾溶液（5：1000 体积比），过 1 ~ 2 h 后再清除；或喷上 20% 三氯化铁水溶液，待干后再清除（但该方法不能用于金属表面，会产生腐蚀）。室内的汞蒸气浓度 > 0.01 mg/m³ 时，可用碘溶液净化。

（5）含铅、镉废液：先用氢氧化钠将废液调 pH 至 8 ~ 10，使废液中游离铅和镉转化成 Pb（OH）$_2$ 和 Cd（OH）$_2$ 沉淀，再加入硫酸亚铁进一步促进沉淀的形成，然后静置分离。上清液收集处理，残渣可与其他无机物混合进行焚烧处理。

（6）含铬废液：向含铬废液中加入硫酸亚铁、亚硫酸氢钠、二氧化硫、水合肼、铁屑等还原剂，使其在酸性条件下将 Cr^{6+} 还原成 Cr^{3+}，然后加入氢氧化钠、氢氧化钙、碳酸钠等碱性试剂，使 Cr^{3+} 形成 Cr（OH）$_3$ 沉淀，然后静置分离。上清液收集处理，残渣干燥后与煤渣一起焙烧处理后填埋。

废铬酸洗液可在 110 ~ 130℃浓缩除水，冷却后，加高锰酸钾粉末至深褐色或紫色，加热至出现二氧化锰沉淀，用微孔玻璃漏斗滤去二氧化锰，可重新使用。

（7）含砷废液：加入氧化钙使 pH 为 8，生成砷酸钙和亚砷酸钙沉淀，在 Fe^{3+} 存在时共沉淀；或使溶液 pH > 10，加入硫化钠，与砷反应生成难容、低毒的硫化砷沉淀。

（8）含酚废液：低浓度含酚废液可加入次氯酸钠或漂白粉，使酚氧化成醌和二氧化碳。高浓度可使用丁酸乙酯萃取，再用少量氢氧化钠溶液反复萃取。调节 pH 后，进行重蒸馏，提纯后使用。

（9）含氰废液：低浓度废液可加入氢氧化钠调节 pH 至 10 以上，再加入高锰酸钾粉末（3%），使氰化物分解。若是高浓度的，可使用碱性氯化法处理，先用碱调节 pH 至 10 以上，加入次氯酸钠或漂白粉。经充分搅拌，氰化物分解为二氧化碳和氮气，放置 24 h 排放。

注意：处理氰化物废液时，必须始终保持在碱性条件，否则遇酸会生成有剧毒的挥发性氰化氢气体。

（10）混合废液：互不作用的废液可用铁粉处理。调节废液 pH 至 3 ~ 4，加入铁粉，搅拌 30 min，用碱调节 pH 至 9 左右，搅拌 10 min，加入高分子混凝剂沉淀。上清液收集处理，沉淀物作为废渣处理。

（11）三氯甲烷的回收：将三氯甲烷废液依次用水、浓硫酸（三氯甲烷量的 1/10）、纯水、盐酸羟胺溶液 [0.5% 分析纯（analystical reagent，AR）] 洗涤。用重蒸馏水洗涤两次，将洗好的三氯甲烷用无水氯化钙脱水，放置几天，过滤，蒸馏。蒸馏速度为每秒 1 ~ 2 滴，收集沸程为 60 ~ 62℃的馏出液（标况下），保存于棕色试剂瓶中（不可用橡胶塞）。

三、生物废弃物的处理

（一）生物废弃物收集与存放

- 未经有害生物、化学毒品污染的实验动物尸体、肢体和组织须用专用塑料密封袋密封，再放置于专用冰室或冰箱冷冻保存，并做好相应记录。
- 经有害生物、化学毒品及放射性污染的实验动物尸体、肢体和组织须先进行消毒灭菌，再用专用塑料密封袋密封，贴上有害生物废弃物标志，放置于专用冰室或冰箱冷冻保存，并做好相应记录。
- 被污染的塑料制品应采用特制的耐高压超薄塑料容器收集，定期灭菌后进行回收处理；废弃的锐器（针头、小刀、金属和玻璃等）应使用专用容器分类收集，统一回收处理。
- 其他被污染的生物废液，能进行消毒灭菌处理的，处理后确保无危害后按医疗废弃物处理；若不能进行消毒灭菌处理的，则用专用塑料袋分类收集，贴上有害生物废弃物标志，放置于专用冰室或冰箱冷冻保存，并做好相应记录。

（二）生物废弃物的处理

近年来埃博拉病毒等病原微生物大范围传播引发了严重的公共安全问题，生物实验室安全管理受到各国政府高度重视。我国颁布了《实验室生物安全通用要求》（GB 19489—2008），对生物废弃物的安全处理和处置做了明确的要求。

1. 实验室生物废弃物的处理原则

收集和处理生物废弃物必须在实验室内清除污染、高压灭菌后方可带离实验室进行集中处理，其处理的原则有以下几点。

（1）完成实验后将废弃物进行标记并分类处理。

（2）感染性废弃物需进行有效消毒或灭菌处理。

（3）只可使用被承认的技术和方法处理和处置。

（4）废弃物处理过程中避免人员受到伤害或者环境受到破坏。

（5）排放需符合国家或地方规定和标准的要求。

2. 实验室生物废弃物的处理程序

（1）先进行鉴别分类：生物废弃物可以分成以下几类。

● 可重复使用的非污染性物品；

● 污染性锐器（如注射针头、手术刀片及碎玻璃等），这些废弃物应收集在利器盒内，并按感染性物质处理；

● 通过高压灭菌和清洗来清除污染后重复或再使用的污染材料；

● 高压灭菌后丢弃的污染材料；

● 直接焚烧的污染材料。

（2）不同种类的生物废弃物处理程序

● 生物活性实验材料：实验废弃的生物活性实验材料特别是细胞和微生物（细菌、真菌和病毒等）必须及时灭活和消毒处理。

● 固体培养基等要采用高压灭菌处理后回收，未经有效处理的固体废弃物不能作为生活垃圾处置。

● 液体废弃物如细菌等需用 15% 次氯酸钠消毒 30 min，稀释后排放，最大限度地减轻它对周围环境的影响。

● 动物尸体或被解剖的动物器官需及时进行妥善处置，禁止随意丢弃动物尸体与器官。无论在动物房或实验室，凡废弃的实验动物或器官必须按要求消毒，并用专用塑料袋密封后冷冻储存，统一送有关部门集中焚烧处理。严禁随意堆放动物排泄物，与动物有关的垃圾必须存放在指定的塑料垃圾袋内，并及时用过氧乙酸消毒处理后方可运出。

● 解剖实验室产生的人体组织、尸体残余物的处理可参考第十五章内容。

● 实验器械与耗材：吸头、吸管、离心管、手套及包装等塑料制品应使用特制的耐高压超薄塑料容器收集，定期灭菌后，回收处理。

● 废弃的玻璃制品和金属物品应使用专用容器分类收集，统一回收处理。

● 注射针头、手术刀片用过后不应再重复使用，应放在利器盒内统一回收处理，如需要可先高压灭菌。

● 高压灭菌后重复使用的污染（有潜在感染性）材料必须在高压灭菌或消毒后进行清洗、重复使用。

四、电离辐射和放射性废弃物

放射性废弃物的具体处理内容可参考第十六章。

1．放射性废源、废液和废射线装置

放射性废源、废液和废射线装置应按国家有关标准做好分类、记录和标识，内容包括种类、核素名称等。

2．废放射源

废放射源要单独收集，按国家环保局的相关要求密封收集，进行屏蔽和隔离处理；存放地点有明显辐射警示标志，防火防盗，由专人保管。

3．放射性废弃物

（1）长半衰期放射性废弃物和经环保部门检测认定为解控水平以上的短半衰期放射性废弃物，须经学校辐射防护小组审核并向环保部门递交处理申请，按照环保部门的要求进行处理。

（2）经环保部门检测认定为解控水平以下的短半衰期放射性废弃物，可按一般废弃物处理。

（3）必须处理的液态放射性废弃物须经环保部门聘请的专业人员进行固化后再妥善处理。

（4）废弃放射装置：在报废前须经环保部门核准，按照国家有关规定处置。

五、其他废弃物

例如含有重金属的土壤样品、高压气瓶等，应按照国家相关的法律法规标准或者行业标准进行规范的收集、存放和处理。

危险废弃物必须由具备相应处置资质的单位对实验室危险废弃物进行处理。在具备危险废弃物处置资质的单位收集处理之前，务必保管好实验室危险废弃物，按以下要求存放：

- 对实验室危险废弃物进行集中存放管理，保障临时存放设施的安全条件，保持通风，远离火源，避免高温、日晒、雨淋，避免不相容性危险废弃物近距离存放。对不具备集中存放条件的，将实验室危险废弃物临时存放于实验室内合适位置，不得存放于实验室楼道和学生实验的公共区间。
- 在常温常压下易燃、易爆及产生有毒气体的危险废弃物，由实验室负责进行必要的预处理，使之稳定后方能进行一般存放，并按要求做好记录。
- 盛装液体危险废弃物的容器内须保留足够的空间，确保容器内的液体不能超过容器容积的 75%。
- 生物专用冰室或冰箱，不得放置其他物品，避免发生交叉感染。

（台红祥　张洪清）

参考文献

[1] 朱莉娜，孙晓志，弓保津，等．高校实验室安全基础 [M]．天津：天津大学出版社，2014．

[2] 刘曼姝，赵立宁．化学类实验室废弃物的科学分类、收集与处置方式的探索 [J]．教育教学论坛，2018（39）：279-280．

[3] 熊顺子，秦敏君，徐毅，等．高校生物实验室废弃物分类处理研究与实践 [J]．实验技术与管理，2019，36（02）：171-174．

[4] 黄凯，张志强，李恩敬．大学实验室安全基础 [M]．北京：北京大学出版社，2012．

第十章　医学与医学生物学实验室治安安全

实验室治安安全是维护实验室治安秩序，保障科研教学活动正常进行的行政管理活动。安全和谐的实验室环境是构建和谐校园的重要组成部分，也为保障高校良好秩序，更好地开展教学和科学研究奠定基础。

第一节　治安安全的基本要求

实验室治安安全管理的主阵地是校园或科研院所内的各类实验室，责任主体是学校及科研院所实验室管理队伍及保卫干部等。治安安全管理的核心是通过培训教育和落实防范措施，防止安全事故发生并将事故损失降低到最小。

一、实验室治安安全的定义

治安是在一个阶段内、在一定地点、一定时间表现出来的治安问题和治安秩序，即一定社会活动中，或人们在非特定领域内的活动中，涉及人身、财产、民主权利与公共活动等不受人为因素威胁、干扰、侵害和损害的一种安定、有秩序的状态[1]。

根据治安定义，我们可以把实验室治安安全描述为：以实现实验室安全有序为主要目的，利用各种力量、手段和措施，及时有效防范和控制危险因素，保障实验室人、财、物和生态环境等安全，科学、高效、有序地做好事前预防、事发应对、事中处置、善后恢复等工作。

二、实验室治安安全基本要求

"以人为本、安全第一、预防为主"是实验室安全的指导思想。"以人为本、以防为主、技术到位、责任到位"应成为高校实验室治安安全管理的基本准则。

1. "以人为本"，把安全管理的理念传递到每一人

人是安全工作的决定性因素，"以人为本"抓安全，才能抓到安全工作的实质。"以人为本"要求领导高度重视学校安全管理工作，统筹安排学校各项事务，采取切实措施，确保师生员工的人身安全，有专业的事故应急处理组织和人性化的善后处理办法[2]。"以人为本"也要求每一个生命个体自尊自爱、爱惜生命、珍惜健康，同时尊重他人、关爱社会。只有每个个体充分认识到安全管理上各自承担的义务、权利和职责，形成"人人要安全、人人管安全"的共识，才能持久激发每一个人的安全工作的积极性、能动性，使每个人自动参与安全管理，才能确保安全管理无死角。

2. "以防为主"，把安全管理的预防机制贯穿每一天

一是根据国家、国际有关组织的实验室标准制定、出台实验室治安安全管理制度；二是依据各类实验室安全设计要求，加强实验室规划布局工作，减少实验室的设计缺陷；三是制定有关操作规程；四是加强安全教育培训，提高安全意识和工作技能，通过制度保障和机制建立，保障预防措施到位；五是尽快建立安全质量保证体系[3]。

3. "技术到位"，把安全管理的观测监控技术落实到每一点

先进的安全技术设施是安全管理方案顺利实施的关键，也是减少损失的重要手段。在实验室中，既要根据可能发生的安全事故类型，配置基本的实验室防范设备和个人防护装置，又要根据实验室的特殊性，配置专用的防护设备和环保设施。同时，加大安全观测监控信息化、智能化建设力度，在第一时间发现安全风险，把损失控制在最小的范围内。

4."责任到位"，把安全管理的要求落实到每一层

一是要构建学校、职能部门、学院、学系、实验室、实验室人员的安全管理网络体系，使实验室安全管理横向到边，纵向到底，一层抓一层，一环连一环，层层相促，环环相扣。二是在安全管理中要加大监督、监控、检查、整改和责任追究的力度。在执行层面上要运作规范，依法按章办事，工作落实到点到位。三是辅之以签订安全责任书，落实安全责任与要求，层层落实安全管理责任。

第二节　实验室重要物品安全管理

实验室内物品是构成实验室最基本、最主要的条件，规范科学管理实验物品是做好实验的保证，是做好教学、科研工作的基础。实验室内的常用物品有试剂、药品、设备、样品、标本、资料档案等，任何一件物品的存在状态都可能影响到实验工作的顺利进行。

一、实验室人员的私人物品管理

随着教育事业的不断发展，校园综合治理难度也逐步加大。有的实验室防盗报警系统不完善，加之实验室人员流动性大、人员较复杂，尤其学生的安全防范意识不强，使不法分子有机可乘，容易造成个人贵重物品失窃或丢失。

针对高校频发的实验室盗窃事件，需对实验室人员加强安全教育和法制教育，加强其防范意识和法制观念，同时需在"人防""技防"等方面，强化治安防范和管理，确保校园财产安全。

二、实验室内危险品管理

医学与医学生物学实验室内的危险品主要包括危险化学品、放射性物质、生物安全相关的病原微生物等类。这些危险品的使用和管理都有严格要求和技术规范，会在相关章节详述。实验室在购置、储存、管理和使用这些危险品的过程中，要严格遵守相关法律法规和规范流程，严防失窃或丢失。

三、临床检测样本管理

临床检测样本应有专人管理，所有标本应存放在容器内，标本的容器应坚固，不易破碎，不易使液体渗漏，容器应贴上标签以利于识别，标签上应有样品名称、采集日期、编号等必要的信息，管理人员应保证样本的安全，不能随意放置，定时清点样本数量。感染性样本应在相对应的生物安全级别的实验室进行检测。

四、实验室资料档案管理

1. 实验室资料档案管理的范围

（1）高校实验室建设与管理档案，如实验室面积大小以及内部设置等基本信息、与实验室相关的考核评估资料、各项实验室规章制度等[4]。

（2）仪器设备管理档案，如大型仪器设备的安装验收报告、使用和维修记录，以及样品测试的相关数据及其分析记录等。

（3）实验教学管理档案，如实验教学计划、实验指导手册、实验教学考核评估办法等。

（4）实验室管理人员档案，如实验室工作人员的岗位责任制、组织分工和管理制度，实验室工作人员的专业培训情况记录、考核评估资料等。

（5）经费管理档案，如实验室经费使用情况，年度购置仪器设备预算，实验用品消耗、仪器设备维修等经费支出情况统计等。

（6）实验记录档案，原始记录应真实并可提供足够信息，保证可追溯性。

（7）科研项目管理档案，如科研项目的立项报告、合同及委托协议书、科研项目完成情况的鉴定报告等。

2. 实验室档案规范化管理的对策

（1）建立、健全实验室资料档案制度：实验室资料档案的管理涉及很多方面，具有一定的复杂性和综合性。有效的规章制度能够改变实验室资料档案管理的随意性，实现实验室资料档案的科学化和规范化管理。

（2）加强实验室资料档案管理机构的建设：应高度重视实验室资料档案管理工作，加强高校实验室档案管理机构建设，不断改善高校实验室档案的工作环境和条件，构建覆盖全校的实验室资料档案信息管理网络。

（3）建立资料档案管理人才队伍：加强对实验室资料档案管理人员的专业指导和培训，打造一支责任心强、业务素质高的实验室资料档案管理队伍，通过引进人才、评定职称、发放津贴，以及奖惩评优等方面保证高校实验室档案管理人才队伍的持续发展。

第三节　实验室信息安全管理

实验室信息资源和实验成果是实验室可持续发展的重要物质基础。随着社会信息化浪潮的推动，实验室的信息化进程正在加快进行，传统的实验仪器设备大多数经过电子化、信息化改造，嵌入各种信息处理装置，一些实验室信息资源在逐步联合共享。部分实验室已经逐步实现异地远程操作和使用，彻底颠覆了传统的固定实验室的概念。保密性、完整性、可用性、可控性、不可否认性、真实性构成了实验室信息安全基本需求。

一、实验室信息安全管理内容

1. 人员个人信息安全

管理层必须向实验室管理人员普及关于信息安全和信息安全威胁的知识、增强信息安全意识、降低有意和无意的人为操作风险、确保所有管理人员理解信息安全责任、与所有涉及员工签订保密协议、建立必要的纪律程序。

2. 信息系统设施安全

实现信息系统设施安全的措施为：应尽量选择风险较小的合适地点安装关键信息系统设备；主要设备应具有物理保护，必要时可使用配置防盗锁、设置密码或其他安全措施；日常管理中，需编制核心设备维护管理流程，完善维护服务合同，授权维护人员接触信息系统设备；必要时设立管理流程，及时控制信息和清除数据，确保废旧设备报废时和软件完全被清除；核心设备应设双路供电，防止断电。

3. 控制访问安全

对实验室信息系统的访问进行控制，可以防止非授权人访问信息系统，在一定程度上保证实验室信息的机密性、完整性和可用性。完善可行的信息安全措施，必要程序包含以下元素：角色和责任、授权、访问控制。

二、网络信息安全

网络信息安全具有整体的、动态的、无边界和发展的特征，是非传统的安全概念。信息安全涉及多个领域，是一个系统工程。维护网络信息安全，是保障实验室信息化工作持续稳定发展的先决条件。网络信息有三种安全管理方法，即系统安全管理、安全服务管理和安全机制管理。

实验室信息安全管理的实施过程必须通过计划—执行—检查—修正（PDCA）。信息安全策略是一组规则，在实验室内部，一方面，须有行政措施保证既定的信息安全策略被不打折扣地执行，不允许任何违反信息安全策略的行为存在；另一方面，也需要根据业务情况变化，不断修改和补充信息安全策略。

三、网络攻击应对

网络攻击是常见的信息安全外部威胁，必须认真制定有针对性的策略，才能确保网络信息的安全。

1. 提高安全意识

不要随意打开来历不明的电子邮件及文件，禁止在实验室区域拷贝或者从互联网上下载、安装来历不明的软件、游戏等与工作无关的软件。密码设置尽可能使用字母数字混排，单纯的英文或者数字很容易被穷举，重要密码最好经常更换。要使用正版操作系统和操作软件，并及时下载安装系统补丁程序。

2. 使用防毒、防黑等防火墙软件

防火墙是一个用以阻止网络中的黑客访问某个机构网络的屏障，也可称之为控制进／出两个方向通信的门槛。在网络边界上通过建立起来的相应网络通信监控系统来隔离内部和外部网络，以阻挡外部网络的侵入。

3. 设置代理服务器，隐藏 IP 地址

保护 IP 地址是很重要的。事实上，即便机器上被安装了木马程序，若没有 IP 地址，攻击者也无法操控相关电脑。保护 IP 地址的最好方法就是设置代理服务器。

4. 将防毒、防黑当成日常例行工作

使用专业正版的防毒软件，定时更新防毒组件，将防毒软件保持在常驻状态，以彻底防毒。

5. 保护重要的个人资料，并养成资料备份的习惯，必要时应做加密处理

6. 强化数据库管理

数据库是整个实验室信息的汇总区域，确保数据库的数据安全是整个实验室信息安全的核心工作。数据库系统总是避免不了故障的发生，如果发生意外停机或数据丢失，损失将会十分惨重。为此需要数据库系统对已有的数据进行备份，在系统发生故障后可将数据库恢复到原始状态，并保持数据的完整性和一致性。数据库系统所采用的备份与恢复技术，对系统的安全性与可靠性起着重要作用，也对系统的运行效率有着重大影响。

第四节   治安安全管理措施与设置

治安防患设施，是指单位在重点要害部位、容易发生治安案件的场所等配置用于干预各种不安全因素和违法犯罪造成的灾害，或在灾害发生后最大限度降低灾害损失的预警、监控和其他防范设施，包括防盗、防破坏报警器、防火防爆器材、安全警示标志等。

一、人防安全管理体系建设

1．建立安全管理责任制体系

成立相关安全稳定工作领导小组，贯彻落实国家有关治安保卫工作的法律、法规，维护实验室安全稳定，对实验室治安保卫工作实施监督和指导，并制定、完善治安保卫制度，落实治安防范措施，指导治安保卫人员队伍建设等。

2．安全管理制度建设

在实验室日常管理中经常发现，凡制定科学有效的实验室安全管理制度并严格遵守的实验室，安全隐患较少，极少发生安全事故；反之，经常发生安全事故的实验室，其安全管理制度或缺失或未严格遵守。建立健全治安保卫制度，根据不同的职位、不同工作岗位的特点，制定治安保卫工作制度，要定人、定岗、定责，明确职责范围。

3．建立专业的治安安全技术防范队伍

建立一支专业的校园安全技术防范工作队伍是为了实现"人防""物防""技防"的有机统一，全面提供综合防控水平的保障。"人防"工作是有组织、有序的治安保卫活动，不仅需要足够的人力资源，还需要建立严密的组织管理，确保有序、高效的治安保卫工作。

加强对实验区域重点守卫和保护，建立实验室巡逻制度。这是"人防"最常用、最重要的措施。治安保卫人员要履行以下职责：①开展治安防范宣传教育，目的是使单位内部职工及其他相关人员了解加强治安防范的意义、治安防范的基本知识及注意事项，增强治安防范意识，提高治安防范能力。②根据需要，检查进入实验楼内人员，无证件人员需要登记，携带物品出入要登记，可疑人员拒绝其进入楼内。防止实验室危险品违规流入、流出，防止盗窃等。③维护实验楼内治安秩序，制止发生在实验室内的违法行为，对难以制止的违法行为以及发生的治安案件、涉嫌刑事犯罪案件应当立即报警，并保护现场，配合公安机关的侦查、处置工作。④督促落实内部治安防范设施的建设和维护[5]。

在实验楼内进行治安防范巡逻和检查，建立巡逻检查记录，但不得影响其他人的正常活动，不得侵犯他人权益。巡逻、检查的情况应当及时记录及上报，记录材料应当妥善保存，以备必要时核查，做好每步动态控制。

二、"技防"和"物防"管理要求

1．视频监控系统

以视频监控系统为主的"技防"已经应用到实验室安全防范工作中，重点保护区域主要有危险品存放区，剧毒、放射物品、菌种存放区，以及使用剧毒、精神药品、麻醉品、放射物品等的区域。在这些实验室，都要进行视频监控系统安装建设，同时多个摄像监控联网，集中到监控中心进行统一管理[6]。在监控中心即可对现场实施监控并调取录像资料。监控系统的主要作用是对重点部位实施监控，为案件侦破、事件定性提供线索资料和实证

依据，同时可震慑犯罪分子。

2. 多级安全防范系统

随着安防系统的投入使用，系统的规模也逐渐庞大，其功能从简单的安全防范功能向安全服务功能过渡，主要包括门禁系统、巡更系统、紧急求救系统、危险预警系统等。门禁系统基本以楼宇的出入口为核心区域，被授权门禁的人员必须经过有效的安全准入考试。对危险性较大的实验室，应设计危险预警系统，对实验室内的相关指标进行实时监测。同时考虑到发生危机预警时，必须即刻对实验室内情况进行确认，安装直接能与监控中心联通的远程对讲系统。它不仅可以在监控中心收到预警信息后能快速确认实验室情况，而且，当实验室发生其他需要求助的事件时，实验室只要按动对讲按钮就可以向监控中心发出求助信息[6]。

3. 物联网技术和传感器技术

实验室所使用的危险化学品呈现多样化、复杂化和多变性等特点，同时实验室中又放置各类仪器设备。现代物联网技术和传感器技术已经广泛用于实验室安全管理，通过智能化管理系统可以有效地实施监管和记录现场设备预约和使用情况，监控实验室温度、湿度、气体浓度等环境安全信息，为实验室的正常运行提供保障。通过射频识别（radio frequency identification，RFID）、二维码、条形码等电子化识别跟踪系统跟踪化学品从入库、存储、使用、报废的流程，规范化学品、有毒有害气体的采购入库、保管、领用、使用、报废的全生命周期管理。

目前，很多高校实验室建设有安全信息化管理平台，平台可根据项目实际需要，构建多级联动平台，分控管理中心与前端监控、报警等分点之间通过网络或光纤专网实现联网接入，再经专网将接收到的信息传给主控制中心或互联网控制端。将数字化视频监控、智能门禁、实验室气体环境监控、温湿度监控、室内压差监控和空气质量监控、设备管理、用电安全和节能管理等监控手段引入实验室，通过报警联动、采集数据存储、检索回放、智能数据分析统计等同时对实验设备和实验过程产生的数据进行综合信息化管理，确保安全可靠的同时也明显提高实验室的管理效率。

第五节　治安安全管理制度建设

一、制度建设在实验室安全管理中的重要作用

实验室安全制度建设是实验室安全管理的一种方法，属实验室安全技术范畴。制定和遵守安全制度有着重要的意义。

- 可以约束实验人员的行为，不做可能引起安全事故的事，如乱倒有害废弃物，造成环境污染。
- 可以规定实验人员的行为，避免安全事故发生，如严格遵守仪器操作规程，避免仪器发生故障或损坏；或者遵守化学危险品的操作方法，避免中毒或爆炸事故。
- 可以减少或避免一些别有用心的人利用实验室搞破坏活动，包括盗窃毒品、制造投毒，甚至在实验室内安装危险物品伤害实验人员。
- 可以督促管理者定期或不定期检查安全隐患，如有发现及时排除。

二、实验室治安制度建设的内容

完善的实验室安全体系应包括相应的组织结构、管理制度、安全培训、安全技术和安全应急预案。

1. 健全实验室安全管理机构，完善组织功能

治安管理的组织结构，应由几个管理层次组成，在高等院校，其一般包括校级、院级、系级。校级制度是根据上级有关法律法规及政策制定全校的实验室安全管理制度，以贯彻落实上级有关实验室治安管理的文件、指示、宣传，通报相关实验室安全事件，制定全校实验室治安管理总体规划，对全校实验室治安安全进行监督管理。

院级的综合管理，主要是针对学院的各个实验室治安管理，落实相关制度，进行安全教育，定期检查安全，严防和排除安全隐患。一般坚持"谁主管，谁负责；谁使用，谁负责"的原则，逐级建立实验室安全责任制度，确定各级、各个实验室房间的安全责任人，履行实验室安全工作职责。

2. 加强安全教育准入制度，营造安全文化氛围

随着高校改革深入推进，大学生的生活、学习空间大大扩展，交流领域也不断拓宽。校园治安形势日趋复杂严峻，表现在以下三个方面。

（1）校园环境日趋社会化、复杂化，一所高校就如同一座小城市，这种复杂的格局，客观上也给高校的校园治安管理造成诸多不利因素。

（2）大量的外来人员涌入校园，校区之间流动性增大。

（3）校园周边治安环境日趋复杂。

因此，社会治安形势严峻、高校周边治安环境复杂、校园治安形势不容乐观，所以加强学生安全教育，提高他们的安全防范能力，通过安全培训及考试与实验室的门禁相关联，可以有效地减少外来闲杂人员随意出入实验室，从而起到维护高校安全和稳定的积极作用。

3. 应急预案制度

（1）实验室突发事故应急预案的制定：各单位均应制定一套整体的实验室突发事故预案，并加强管理。各实验室也应制定相应的预案，且要更详细些。

（2）建立健全应急管理体制：建立健全集中统一、坚强有力的组织指挥机构，形成本单位的动员能力系统，建立健全各部门的领导责任制，建立健全应急处置的技术队伍。

（3）建立健全应急运行机制：建立健全监测预警机制、信息报告机制、应急决策和协调机制、分级负责和响应机制、奖惩机制等。做到事先检查发现隐患、及时清除隐患、发生事故及时逐级上报，积极有效地限制和消除事故。

（4）强化应急管理的法制观念：加强应急管理的法制化建设，按照有关的法律、法规来建立健全预案，依法行政，依法实施应急处置工作。

4. 奖惩制度

安全工作一票否决制，充分体现了安全工作的重要性。关键时刻，安全主管部门不仅要行使发整改通知的权力，还要行使贴封条、终止实验活动的权力，在教学、科研、实验室建设管理工作考评工作中行使安全否定权。

5. 治安管理制度创新

科学的体制要通过一系列的制度创新来丰富和完善。制度创新是做好实验室管理工作的保证，高校往往率先涉足新的科学研究领域，对深层次的安全问题、潜在的安全威胁有

先知先觉性。因此，要敢于突破和创新。在安全管理制度建设上，为政府安全法律法规制定建言献策，防患于未然，减少天灾人祸发生的可能性，为社会治安提供技术服务和安全预警功能，为社会做贡献，承担社会责任，利己利民。

第六节　治安安全教育与应急演练

安全防患意识淡薄是高校治安事故发生的主要原因，可以说高校安全教育并未达到预期效果。要提高安全教育的实效性，需要对实验室人员进行教育及实验室人员的自我教育。

一、治安安全教育的必要性

1.安全教育是青年学生全面发展的内在需求

大学生的综合素质应包括安全素质。安全素质包括安全知识、安全意识、安全技能、安全认识、安全行为和相应的心理状态。安全素质是青少年学生成长发展不可或缺的，开展学生安全教育，是青少年学生全面发展健康成长的内在需求。

2.安全教育是校园安全管理的现实需求

随着高等教育事业的快速发展，实验室内的教学与科研活动更加频繁，实验所涉及的危险源大量增加，从事实验室与研究的人员越来越多，人员结构越来越复杂。由于从业人员参差不齐，个别实验人员安全意识淡薄、安全素质较低，使实验室具有不可预见的风险，存在一些潜在治安隐患，这成为影响校园安全和社会和谐稳定的重要隐患之一。进一步加强和改进大学生安全教育，是高校安全管理的现实需求。

3.安全教育是履行法定义务、依法治校的重要体现

《中华人民共和国教育法》明确规定高校有对大学生进行安全教育的权利和义务，《中华人民共和国消防法》也明确规定学校应把消防安全教育列入教育内容。另外，《中华人民共和国侵权责任法》《学生伤害事故处理办法》等同时规定，高校对在校学生负有安全保障义务，应加强和改进大学生安全教育，切实提高大学生安全素质。这既是保护大学生免受非法侵害的有效手段，同时也是依法治校、履行学校法定义务的重要体现。

二、将安全教育纳入实验室准入培训体系

1.治安安全教育教学目标

大学生安全教育贯穿于学校教育的各个环节，使学生树立热爱生命、安全至上、遵纪守法、和谐发展的安全观，能够保障自身的安全，敢于维护他人的安全，勇于维护国家的安全。通过安全教育，培养学生的社会安全责任感，激发大学生"安全第一"的意识，确立正确的安全观。安全教育既强调安全在人生发展中的重要地位，又关注学生的全面、终身发展，使学生在学习过程中掌握安全防范知识和增强安全防范能力，最大限度地预防安全事故发生和降低安全事故对大学生造成的伤害，这是安全教育的总体目标。

2.治安安全教育内容

（1）安全教育内容：实验安全培训由主管部门根据相关文件的要求及相关部门的培训需求等情况组织、计划和安排，并结合各实验室的具体情况和岗位人员的实际能力、经历、意识和职责，进行有针对性的培训[7]。医学实验室的培训内容主要考虑以下几个方面：①实验室安全意识，②实验室生物安全管理体系知识的培训，③实验室安全法律法规，④实验

室生物安全实验标准操作规程，⑤实验室生物安全手册、设备实施操作手册等，⑥实验室人员的岗位安全职责、重要危险因素、信息传递方式等。

（2）培训方法：培训方法应以灵活、实用为原则，注重实效。方法有以下几种：①专家讲课，②影视教学（实验室安全事故实例），③专业技术知识培训，④实验人员岗前培训和考核，⑤发放宣传小手册，⑥安全信息的交流，⑦组织相关人员实地考察学习等。

（3）培训时间：培训时间拟定一般考虑实验活动任务、培训内容的相关性、组织体系运行所处的阶段、实验人员上岗前等培训因素，合理安排时间，使培训精简、高效、及时。培训时间应具体明确。一般培训分为三种类型：①前期的宣贯讲解，包括行业标准、相关法律法规等；②岗中培训，相关专业知识培训；③审核培训。

三、应急预案演练

应对实验室突发事故必须统一领导，统一指挥。应急组织体系一般包括应急领导机构、应急管理办公室和工作机构，并且应明确在应急启动时各机构的职责。

1. 应急领导机构

应急领导机构由应急领导办公室（一般由实验室所属单位领导组成）、职能部门（保卫处、科）、主管系（部）科室、实验室负责人和实验室安全员等组成。其职责主要是针对突发事故的事态进行决策并统一指挥应对危机，制定应急预警方案、应急管理计划及应急处理程序，建立善后修复机制等。

2. 应急管理办公室

一般设在本单位的安全保卫部门。

3. 工作机构

应急工作小组在实验室（中心）主任的统一领导下，由实验室全体工作人员协调处理突发事件应急工作。组长由实验室（中心）主任担任，组员由实验室（中心）副主任和各实验室负责人或技术人员组成。组长负责预案启动、紧急决策、总协调指挥，同时为事件责任报告人，负责事件的上报。组员配合组长负责应急工作的具体实施，负责后期处置工作，并及时向组长通报情况[8]。

实验室突发事故发生后，立即启动实验室应急预案机制。在应急工作小组的指挥下进入应急状态，对突发事故进行侦测、调查，综合评估，并采取应急处理措施，控制危害的蔓延。

（陈一星）

参考文献

[1] 谷福生，胡永正，李斌杰. 企业事业单位内部治安保卫条例 [M]. 北京：中国人民公安大学出版社，2004.
[2] 候光明. 大学生安全知识 [M]. 第4版. 北京：机械工业出版社，2014.
[3] 冯亦东. 浅析高校实验室档案的规范化管理 [J]. 中小企业管理与科技（上旬刊），2012（4）：46-47.
[4] 秦锋，黄强，袁久洪. 高校实验室安全事件的原因浅析与管理对策 [J]. 实验室研究与探索，2017（3）.
[5] 王文通，赵宾宾，欧明勇. 杜邦安全理念对高校实验室安全管理的启示 [J]. 实验室研究与探索，2015，34（6）：228-231.
[6] 何进波. 二级安全防范系统构建方案研究及应用 [J]. 安防科技，2010（4）：27-31.
[7] 汪宏良. 临床实验室生物安全管理 [M]. 湖北科学技术出版社，2009.
[8] 孙玲玲. 高校实验室安全与环境管理导论 [M]. 杭州：浙江大学出版社，2013.

第三部分 医学与医学生物学特殊实验室安全

第十一章 医学与医学生物学动物实验室安全

实验动物是医学与医学生物学研究中重要的支撑材料之一，实验动物的生产和使用应遵守国家和地方的法规与标准，并建设与实验动物质量控制相匹配的实验室。

为了保证实验的安全和科学，实验动物必须是人工培育的，以避免野生动物的差异性和法律问题；控制实验动物的微生物和寄生虫，以保障人员的安全和科研的顺利。科学饲养、科学管理、正确操作，以及安全防护等环节都是实验室安全的保证，使用不合格的实验动物、管理不到位、实验操作失误或个人安全防护不当，实验动物就会成为实验室面临的主要安全隐患之一。

第一节 动物实验室概述

医学与医学生物学动物实验应在规范的实验室中开展，国家标准《实验动物环境及设施》（GB14925—2010）明确了实验动物使用的环境条件和建筑，即实验动物环境及设施的标准。

一、概念

1. 实验动物

实验动物（laboratory animal）指经人工培育，对其携带的微生物和寄生虫实行控制，遗传背景明确，用于科学研究、生产、检定，以及其他科学实验的动物。

根据对微生物和寄生虫的控制程度，我国将实验动物分为普通级动物、清洁级动物、无特定病原体动物和无菌动物。

（1）普通级动物（conventional animal，CV）：是不携带所规定的人兽共患病病原和动物烈性传染病病原的动物。

（2）清洁级动物（clean animal，CL）：除普通级动物应排除的病原外，不携带对动物危害大和对科学研究影响大的病原的动物。

（3）无特定病原体动物（specific pathogen free animal，SPF）：除清洁级动物应排除的病原外，不携带主要潜在感染或条件致病和对科学实验干扰大的病原的动物。

（4）无菌动物（germ Free animal，GF）：无菌动物指动物身上不可检出一切生命体的动物。

2. 实验动物环境

是实验动物赖以生存的重要因素之一，也是培育实验动物的重要条件，还是保证动物实验结果的重要条件。实验动物环境应与实验动物等级相匹配。

根据微生物控制程度将实验动物环境分为普通环境、屏障环境和隔离环境。

（1）普通环境（conventional environment）：符合动物居住的基本要求，控制人员和物品（动物）出入，不能完全控制传染因子，但能控制野生动物的进入，适用于饲育普通级实验动物。

（2）屏障环境（barrier environment）：符合动物居住的要求，严格控制人员、物品和空气的进出，适用于饲育清洁级和无特定病原体实验动物。

（3）隔离环境（isolation environment）：采用无菌隔离装置以保持装置内无菌状态或无外来污染物。隔离装置内的空气、饲料、水、垫料和设备应无菌，动物和物料的动态传递须经特殊的传递系统。该系统既能保证与环境的绝对隔离，又能在转运动物、物品时保持内环境一致。它适用于饲育无特定病原体、悉生及无菌实验动物。

二、主要功能

动物实验室的功能主要是围绕动物开展的活动，主要包括以下几点。

1. 教学功能

通过动物实验室教授学生知识和技术，将理论知识具体化或用实物呈现，增强学生的认知和理解，开阔学生的思路。

2. 研究功能

实验动物作为人的"替身"，用于医学和医学生物学的研究，动物实验室具有用实验动物探索生命奥秘和疾病研究的功能。

3. 检验功能

药品、生物材料和医疗器械等在应用于人类健康前都必须经过严格的检验，动物实验就是必不可少的方法之一，通过动物实验检验它们的功能及安全性。

4. 转化功能

医学和医学生物学成果最终要用于人类健康需求，那么，将研究结果用于人类医疗健康需要一个转化的过程，这个过程同样需要动物实验。

三、安全风险

医学与医学生物学动物实验室的安全风险在于实验动物、人员和设施设备等诸多方面，动物实验室的安全管理是全方位的综合管理。

第二节　实验动物安全防控

医学与医学生物学动物实验室的安全首先就是实验动物的安全管理。实验动物不同于实验室中的试剂和仪器，它是活的，是与人类在分类上相近的，这就意味着实验期间的实验动物具有感染人类疾病和污染环境的风险。所以，实验动物安全是动物实验室的首要安全风险。

一、实验动物的流通安全

实验动物在一个国家、地区、单位、实验室都要经历进入、饲养和处理的过程，这个过程的安全涉及实验室的安全、实验人员的安全，甚至是卫生清洁人员的安全。

（一）实验动物来源管理

1．合格的实验动物

根据我国实验动物相关法规，实验动物实行许可证制度，也就是说，实验动物的生产必须经过许可，具有实验动物生产许可证。而且，实验动物生产单位应按照国家标准（GB 14922）要求，定期进行微生物和寄生虫的检测，保证实验动物质量。所以，具有实验动物生产许可证单位生产的、合格的实验动物才能够进入实验室。

2．严格监管的动物

实验用动物是指用于实验的各种动物，包括经济动物、观赏动物、农用动物和野生动物等，国家对这些动物也有相应的管理和疾病防控措施，但与实验动物的防控不尽相同。因此，实验用动物有可能对人和实验存在安全隐患，如人畜共患病和动物烈性传染病等。对于这些动物进入应有严格的程序、配有相应的制度、装备齐全的防护设备、加强隔离检疫，才能进入实验室。

3．管理制度

制定动物采购制度来保障生物安全，从安全控制角度，可实行单位统一采购，避免课题自行采购存在的安全隐患，严格控制动物的进入。

（二）实验动物饲养及使用管理

1．规范的动物实验室

前文提到实验动物实验设施的概念，就是指规范的动物实验室。实验动物实验设施建设要符合国家标准要求，要通过管理部门的审核验收，才能够饲养实验动物。实验动物实验设施要具有防控实验动物疫病、保证实验室安全、防止环境污染、保护人员安全的条件。所以，实验动物不能饲养在实验动物设施之外。

2．研究实验室

研究实验室不能饲养实验动物，可以开展动物实验，即进行实验动物急性实验或者测试。也就是进入实验室的动物在当天即能完成实验操作，不能存放饲养。

（三）实验动物废弃管理

1．分类收集

动物实验室中固体废弃物主要有污垫料、粪便和动物尸体，还包括使用过的注射器针头、刀片等利器。固体废弃物应分类收集：动物尸体包装后放置在冰柜中贮存；污垫料用医疗废弃物专用袋包装后放入废弃物运输箱，存放在远离动物饲养室的贮存室；口罩、帽子等一次性物品使用后装入垃圾袋；使用过的注射器针头、刀片等利器放入一次性利器盒，一并暂存在污物贮存室。

2．无害化处理

实验后的动物尸体和组织包装后写明标签统一焚烧；因疾病或其他原因死亡的动物尸体经消毒后统一焚烧；实验动物污垫料收集包装后统一焚烧；利器及利器盒不得分开，整体集中毁形后无害化处理；一次性物品收集焚烧。所有动物实验相关废弃物交由专业机构处理，并将处理类别和数量登记备案。

3．统一管理

动物实验室废弃物种类不多，但因涉及动物相关的生物废弃物，国家及北京市有相关的规范，如《中华人民共和国固体废物污染环境防治法》规定：产生固体废物的单位和个人，应当采取措施，防止或者减少固体废物对环境的污染；收集、贮存、运输、利用、处置固体废物的单位和个人，必须采取防扬散、防流失、防渗漏或者其他防止污染环境的措施；不得擅自倾倒、堆放、丢弃、遗撒固体废物；禁止任何单位或者个人向江河、湖泊、运河、渠道、水库及其最高水位线以下的滩地和岸坡等法律、法规规定禁止倾倒、堆放废弃物的地点倾倒、堆放固体废物；从事畜禽规模养殖应当按照国家有关规定收集、贮存、利用或者处置养殖过程中产生的畜禽粪便，防止污染环境。

二、实验动物的卫生安全

（一）实验动物微生物寄生虫国家标准

根据实验动物国家标准 GB 14922.1—2001 和 GB 14922.2—2011，实验动物必须排除一些主要的人畜共患病和动物传染病，见表 11-1、表 11-2、表 11-3。

表11-1　常用实验动物（无特定病原体级）病原菌检测项目

病原菌	动物种类					
	小鼠	大鼠	豚鼠	兔	犬	猴
沙门菌	●	●	●	●	●	●
假结核耶尔森菌	○	○	○	○		
小肠结肠炎耶尔森菌	○	○	○	○	○	○
皮肤病原真菌	○	○	○	○	●	●
念珠状链杆菌	○	○	○			
支气管鲍特杆菌		●	●			
支原体	●	●				
鼠棒状杆菌	●	●				
泰泽病原体	●	●	●	●		
大肠埃希菌	○					
嗜肺巴斯德杆菌	●	●	●	●		
肺炎克雷伯杆菌	●	●	●	●		
金黄色葡萄球菌	●	●	●	●		
肺炎链球菌	○	○	○	○		
乙型溶血性链球菌	○	○	●			
铜绿假单胞菌	●	●	●	●		
多杀巴斯德杆菌			●	●		
布氏杆菌					●	
钩端螺旋体					△	
志贺菌						●
结核分枝杆菌						●
空肠弯曲杆菌					○	○

注：●必须检测项目，要求阴性；○必要时检测项目，要求阴性；△必要时检测项目，可以免疫。

表11-2 常用实验动物（无特定病原体级）病毒检测项目

病毒	动物种类					
	小鼠	大鼠	豚鼠	兔	犬	猴
淋巴细胞脉络丛脑膜炎病毒	○		●			
汉坦病毒	○	●				
鼠痘病毒	●					
小鼠肝炎病毒	●					
仙台病毒	●	●	●	●		
小鼠肺炎病毒	●	●	●			
呼肠孤病毒Ⅲ型	●	●	●			
小鼠细小病毒	●					
小鼠脑脊髓炎病毒	○					
小鼠腺病毒	○					
多瘤病毒	○					
大鼠细小病毒 R-V 株		●				
大鼠细小病毒 H-1 株		●				
大鼠冠状病毒 / 大鼠涎泪腺炎病毒		●				
兔出血症病毒				●		
轮状病毒				●		
狂犬病病毒					▲	
犬细小病毒					▲	
犬瘟热病毒					▲	
传染性犬肝炎病毒					▲	
猕猴疱疹病毒Ⅰ型（B 病毒）						●
猴逆转 D 型病毒						●
猴免疫缺陷病毒						●
猴 T 细胞趋向性病毒Ⅰ型						●
猴痘病毒						●

注：●必须检测项目，要求阴性；○必要时检测项目，要求阴性；▲必须检测项目，可以免疫。

表11-3　常用实验动物（无特定病原体级）寄生虫检测项目

寄生虫	动物种类					
	小鼠	大鼠	豚鼠	兔	犬	猴
体外寄生虫（节肢动物）	●	●	●	●	●	●
弓形虫	●	●	●	●	●	●
兔脑原虫	○	○	○	○		
卡氏肺孢子虫	○	○				
全部蠕虫	●	●	●	●	●	●
鞭毛虫	●	●	●	●	●	●
纤毛虫	●	●				
艾美耳球虫				○		
溶组织内阿米巴					○	●
疟原虫						●

注：●必须检测项目，要求阴性；○必要时检测项目，要求阴性。

（二）实验动物疫病危害及预防

实验动物虽然是用于医学和医学生物学的特殊动物，但总归还是动物，是动物就存在疾病，就有危害，不仅会影响研究结果，甚至还会发生人畜共患病，影响人的健康。实验动物健康是动物实验室安全管理的重要部分[1]。

1. 传染病分类

（1）第一类：对自然宿主致病性强、常引起爆发流行，甚至毁灭整个动物群的烈性传染病，病原体如鼠痘病毒（脱脚病）、兔出血症病毒（兔瘟）、多杀性巴氏杆菌、鼠棒状杆菌、泰泽病原体等。

（2）第二类：对自然宿主、人和其他动物均有较强的致病性，由人畜共患病病原引起的传染病，病原体如狂犬病病毒、淋巴细胞性脉络丛脑膜炎病毒、沙门菌、志贺菌、布氏杆菌、结核分枝杆菌、皮肤病原真菌，以及弓形体等。

（3）第三类：对自然宿主有一定的致病性，可引起疾病流行，影响动物的健康，并对研究工作产生严重干扰的传染病，病原体如小鼠肝炎病毒、仙台病毒、鼠霉形体等。

（4）第四类：对自然宿主、人和其他动物均无明显致病性，但可污染生物制剂、肿瘤移植物和细胞培养物等，存在潜在的传染性，如鸡白血病病毒、猴病毒40。

2. 感染途径

（1）经口感染：由于实验人员的认识不足，在实验室内吸烟、饮食以及用污染的手指接触嘴唇等会造成感染。但如果能认真遵守动物实验室内的基本要求，这种事故是不会发生的。

（2）经呼吸道感染：感染动物的粪、尿、唾液等分泌和排泄物中常含有大量的病原体，其所形成的气溶胶常成为主要的传播感染源，尤其在动物实验室内更换动物笼内的垫料时更会造成大量感染性气溶胶的飞扬扩散。因此，应尽量避免在实验室内更换垫料，应在实验室外把垫料铺入笼盒内，连同笼盒一起经高压灭菌后送入实验室内，更换已用过的笼盒及其内的垫料，经高压蒸汽灭菌后再进行清洗。

动物感染实验时所用的感染接种液及复检感染动物时的血液、体液的飞溅都可能产生感染性气溶胶。因此，在用注射器抽吸含有病原体的接种液及进行接种准备时，尤其应注意防止产生气溶胶。皮下、肌内、腹腔及静脉注射后拔出针头时，针眼处会有液体漏出，一定要注意用酒精棉球拭净。

（3）昆虫媒介感染：进行感染实验的动物必须认真排除体外寄生虫。实验室应有可靠的设施以防止蚊、蝇等昆虫的侵入，应特别注意蟑螂，因为这些昆虫不但会成为实验室内病原体的传播媒介，而且还会把病原体传播到外界。在不得已时可考虑采用适当的杀虫剂消灭它们。

（4）创伤及接触感染：在实验室内由于操作不慎，被注射器针头刺伤或被手术刀、剪等创伤，使实验人员经伤口处感染是较多见的事故。在操作时应谨慎小心，避免受伤。发生创伤时应及时进行医疗处理，用过的注射器、针头、其他锐性用品及碎玻璃等均应收集于专门容器内，经灭菌后再予以处理。

在实验操作过程中，感染性物体的飞溅，污染的手和表面接触，眼、鼻或口腔亦是引起传染的主要途径之一 [2-3]。

在进行动物实验时亦常发生被动物咬伤、抓伤等情况。因此，实验人员必须熟练掌握各种实验动物的正确捉拿、固定等方法。必要时还要戴防护手套、袖套等。

3. 实验动物主要疫病及预防

（1）流行性出血热：由流行性出血热病毒（epidemic hemorrhagic fever virus）引起的主要发生在大鼠的烈性传染病，是一种人畜共患的自然疫源性传染病。主要特征为高热、出血性肾损伤。1981 年 WHO 统一命名为肾综合征出血热（haemorrhagic fever with renal syndrome，HFRS）。预防措施为综合性预防措施及疫苗接种。

（2）淋巴细胞脉络丛脑膜炎：由淋巴细胞脉络丛脑膜炎病毒（lymphocytic choriomeningitis virus，LCMV）引起的一种急性传染病，也是人和动物共患的一种地方性传染病。主要侵害中枢神经系统，呈现脑脊髓炎症状。预防措施为消灭野鼠和吸血昆虫，坚持卫生消毒制度，加强饲养管理，定期检疫、监测、净化，注意工作人员的自身保护。

（3）狂犬病：由狂犬病病毒（rabies virus）引起的急性直接接触性为主的人畜共患病。主要特征为侵害中枢神经系统，呈现狂躁不安、意识紊乱，最后麻痹死亡。预防措施为对犬只接种狂犬病疫苗加强管理、不散养、控制数量、定期对易感动物和人免疫注射狂犬病疫苗、发现病犬后马上捕杀、可疑犬杀掉焚烧或深埋。

（4）猴 B 病毒病：猴 B 病毒（simian B virus infections）又称疱疹病毒，由它引起的人和猴共患的一种传染病。猴是 B 病毒的自然宿主，感染率可达 10% ～ 60%。猴感染多数情况下呈良性过程，仅在口腔黏膜出现疱疹和溃疡，之后病毒可长期潜伏在呼吸道或泌尿生殖器官附近的神经节中，也可长期潜伏在组织、器官内，产生 B 病毒抗体。人类感染主要表现脑脊髓炎症状，多数患者可发生死亡。预防措施为被猴抓伤后要立即用肥皂水洗净伤口，再用碘酊消毒，对患者观察 3 周，如发现有可疑的猴 B 病毒患猴出现，要及时捕杀。

（5）弓形虫病：本病是由属孢子纲的弓形虫引起的、能够在人与动物之间传染的重要人畜共患病。小鼠、大鼠、地鼠、豚鼠、犬和猴为中间宿主，猫为终末宿主。预防措施为加强饲养管理，防止猫对饲料、饮水的污染。淘汰动物应进行焚烧处理，严防被猫吞食。

（6）沙门菌病：沙门菌属的细菌有 2 000 多种血清型，我国发现 200 种血清型。它是一类重要的人畜共患病病原体。对实验动物威胁较大的是鼠伤寒沙门菌和肠炎沙门菌，在动物中可交叉感染或同时感染两种沙门菌。本病无治疗价值，一旦发现实验动物感染应全群淘汰。主要以预防为主，采取综合措施预防本病。

（7）钩端螺旋体病：钩端螺旋体病（leptospirosis，简称钩体病）是一种重要而复杂的人畜共患病和自然疫源性传染病。临床特点为起病急骤，早期有高热、全身酸痛、软弱无力、结膜充血、腓肠肌压痛、表浅淋巴结肿大等钩体毒血症症状；中期可伴有肺弥漫性出血、溶血性贫血、黄疸、全身出血倾向、心肌炎、肾炎、脑膜炎、呼吸衰竭、心力衰竭等靶器官损害表现；晚期多数病例恢复，少数病例可出现发热、眼葡萄膜炎，以及脑动脉闭塞性炎症等，多与感染后的超敏反应有关。肺弥漫性出血、心肌炎、溶血性贫血等与肝功能衰竭、肾衰竭为常见致死原因。本病在世界各地流行，热带、亚热带地区多发，在我国南方部分地区较为严重。预防措施主要为对动物房舍进行经常性消毒，饮用水、饲料防止污染，动物运输时减少损伤。治疗首选青霉素，青霉素过敏者可使用头孢曲松，口服或肌内注射。

（8）结核分枝杆菌病：由结核分枝杆菌（mycobacterium tuberculosis）引起的人和动物共患的一种细菌性疾病。人感染后会出现结核病，猴、犬、豚鼠、兔和猫等均可感染，以猴发病率最高。应对实验动物接种卡介苗。对结核菌素检测阳性的实验动物立即捕杀淘汰，一般无治疗价值[4]。

4. 卫生防疫

实验动物的卫生防疫与隔离措施是保证安全的关键。因此，为确保实验的安全，需要了解实验动物的防疫原则、日常的预防措施、发生疫情时的扑灭措施。

（1）实验动物的防疫原则

- 隔离饲养各种动物要分开饲养，严禁混养在一起，防止交叉感染。
- 引进动物要依据国家检测标准进行严格检疫，决不能半点马虎。要从具有动物质量合格证的单位引进动物。
- 坚持卫生消毒制度，杜绝各种微生物的侵入和繁殖。其中定期对动物房舍和饲养用具的消毒是必不可少的。
- 实验动物从业人员每年体检一次。生物安全实验室工作人员、野生动物实验动物化的工作人员，以及使用实验用动物的工作人员要定期进行健康检查。有人畜共患病者，应调离与动物接触的工作岗位。
- 保种单位要对保种的动物定期进行质量检查，发现问题及时更新种群。对国标要求必须实施预防接种的实验动物要定期进行免疫接种。
- 严格防止野生动物侵入实验动物室，对死亡动物进行无害化处理。
- 带有烈性传染性、致癌、使用剧毒物质的动物实验均应在负压隔离设施或有严格防护的设备内操作。此类设施（设备）须具有特殊的传递系统，确保在动态传递过程中与外界环境绝对隔离，排出气体和废弃物须经无害化处理。应体现"人、动物、环境"的三保护原则。

（2）日常的预防措施

● 分析可能会有哪些人畜共患病存在，并采取有针对性的预防措施。

● 各类动物应分室饲养，以防交叉感染。饲养室严禁非饲养人员出入和各类人员互串，购买或领用动物者不得进入饲养室内。

● 有些动物在未知有无人畜共患病之前，要当作具有传染性的动物进行操作和个人防护。

● 严格执行设施运转前、运转中的各项消毒灭菌规程和各项预防防疫制度，并严格执行饲养管理规范和动物实验操作技术规范。

● 动物实验室涉及病原微生物时，需要考虑的因素包括正常传播途径、使用的容量和浓度、接种途径、能否和以何种途径被排出。对于实验室中使用的动物，需要考虑的因素包括动物的自然特性（即动物的攻击性和抓咬倾向性），自然存在的体内、外寄生虫，易感的动物疾病，播散病原的可能性等。对使用野外捕捉的野生动物应考虑潜伏感染的可能性。

● 饲料和垫料库房应保持干燥、通风、无虫、无鼠，饲料应达到相应的国家标准。饲养人员和兽医技术人员应每年进行健康检查，患有传染性疾病的人员不应从事动物实验工作。

（3）发生疫情时的扑灭措施

● 及时发现、诊断和上报疫情，并通知邻近单位做好预防工作。

● 迅速隔离患病动物，污染的环境和器具紧急消毒。实验用动物应停止实验，应观察或淘汰。

● 若发生危害性大的疫病，如鼠痘、流行性出血热等，应采取封锁等综合性措施。疫情扑灭并经消毒处理后 1 个月方可解除封锁。

● 病死和淘汰动物应采取焚烧等措施合理处理。应及时报上级管理部门和疫病预防控制部门[4-6]。

第三节　实验人员安全防护

实验动物从业人员是指从事实验动物生产、供应、经营和动物实验的科技人员、专业管理人员和技术工人及从事实验动物相关产品生产的质量技术负责人。他们在工作中或多或少会接触到各种物理性、化学性和生物性等有害因素。所以，了解实验动物从业人员工作中可能存在的危害、掌握危害的安全防护措施是非常必要的。人员在动物实验中的安全防护包括防火、防电、防外伤、防气溶胶及防动物传染等。

一、遵守实验动物法规

我国通过组织机构、政策法规和质量控制三大体系保障实验动物质量、保护人员健康。1988 年发布的《实验动物管理条例》明确了我国实行实验动物质量监督制度；1997 年国家科委和国家技术监督局发布了《实验动物质量管理办法》，规定实验动物实验的许可制度，规范了动物实验的安全管理。实验人员从事动物实验过程中应遵守相应的法规，才能在法规的保护下安全开展动物实验。

二、防止外伤

- 划伤：实验室的各种设施设备尽量要求为圆弧状，不要有尖锐的棱角；实验动物笼具也要表面光滑，不要有突出的钉刺，这样能避免人员在实验室行动和使用笼具时意外划伤，引起感染。
- 咬伤：实验动物是人工培育所得，都比较温顺，但在实验过程中，需要捉拿和实验操作，容易引起动物的应激、反抗，易被动物咬伤。应掌握正确的动物实验方法，友好地对待动物，减少应激、防止咬伤。
- 扎伤：动物实验时常需要注射药物、手术等操作，涉及使用注射器、刀片等利器的安全，应谨慎使用利器，遵守规范，防止扎伤。

三、防动物传染病

实验动物是经人工培育、微生物和寄生虫得到控制的动物，又有严格的质量监控体系。实验动物的主要传染病能够有效控制，但在实验动物的使用过程中，由于人员的频繁活动和实验操作的刺激，增加了对动物的干扰，使动物应激增加，增加了污染因素，使动物传染病的发生概率增大了。所以，动物实验过程中防动物传染病是保障人员安全的内容之一，不容忽视。

四、防气溶胶

动物实验室中除了人员的活动，实验动物更是长期生活在其中，动物的被毛、皮屑及粪尿等可能飘浮于空气中或附着于尘埃飘浮于空气中，形成气溶胶。这种带有动物源性的颗粒不控制就会被人员吸入或附着在裸露的皮肤上，轻者会产生皮肤瘙痒、结膜炎、过敏等反应，重者可能感染人畜共患病 [3-4]。

五、防护措施

人员的安全防护应有一系列的防护措施。

- 建立防护制度：建立切实可行的防护制度，增强人员安全意识和规范人员安全行为，强调实验室运行的安全秩序。
- 开展安全教育：安全的制度和方法必须落实到每一个实验人员，才能将制度落实。
- 进行定期监测：实验室是否安全需通过定期监测获得结论，包括动物微生物和寄生虫检测、实验室环境检测等。
- 熟练实验技术：实验技术是实验人员防动物咬伤、抓伤的防护基础。在实验中，人员需抓取动物、绑定动物和进行实验操作。这些都要与动物密切接触，并刺激到动物，会使动物产生不安全感，从而引起动物的反抗行为。实验人员的动物实验技术必须熟练，才能有效避免受伤。实验中还应关注到实验动物福利、关爱实验动物、友好地对待动物，在可能的情况下也可以在实验前训练实验动物，使实验动物配合实验。
- 穿戴防护服装：动物实验时必须穿戴防护服装，这可以有效防止动物和粉尘与身体的接触，避免动物传染和气溶胶等引起的感染。不管是一只实验动物还是批量实验动物，不管是实验动物设施外测试实验数据还是实验动物设施内进行动物实验，均需穿戴帽子、口罩、手套、白大衣或隔离服。

- 科学设计实验室：实验室布局是人员安全防护的重要内容，通过科学的设计降低实验室内的粉尘、减少实验室间的污染物交叉。
- 制定消毒方案：实验动物既是实验室的主要感染源，也是易感动物，它们使实验室的病原有滋生的机会。应通过定期消毒消灭病原或抑制病原的传播。

六、人员的健康管理

实验人员应定期进行健康检查，每年至少一次。如果进行感染性实验可以留存血清进行特异抗体检测，有相应疫苗者可以预防免疫。

第四节　安全设施设备要求

一、实验动物设施

实验动物设施（housing facility for laboratory animal）是指用于实验动物生产繁育或利用实验动物进行科学研究、教学、生物制品和药品生产的建筑物及其配套设备的总和。

根据用途将实验动物设施分为实验动物生产设施、实验动物实验设施和实验动物特殊实验设施。

- 实验动物生产设施（breeding facility for laboratory animal）：用于实验动物生产的建筑物和设备的总和。
- 实验动物实验设施（experiment facility for laboratory animal）：以研究、试验、教学、生物制品和药品及相关产品生产、检定等为目的而进行实验动物实验的建筑物和设备的总和。
- 实验动物特殊实验设施（hazard experiment facility for laboratory animal）：包括感染动物实验的设施（动物生物安全实验室）和应用放射性物质或有害化学物质等进行动物实验的设施。

二、实验动物实验室内的设备安全

实验动物实验室内的设备主要指实验动物饲养设备、实验仪器和灯具等公共设备。

1. 饲养设备的安全

主要是保证动物的生存，如果饲养设备（独立通风换气笼、IVC）断电有可能造成动物闷死。在使用过程中，尤其是在笼架密度大的实验室，在移动笼架时小心歪倒，造成动物逃逸，导致实验中断甚至失败。

2. 实验仪器的安全

主要关注使用时动物的固定装置要牢固，避免动物逃逸或咬伤、抓伤实验者。有些实验仪器如水迷宫，在灌水过程中要留人看管，避免水满流出引起事故。

3. 灯具等

实验室公共设备按一般实验室要求管理。

三、实验动物特殊实验室

（一）感染动物实验室

1．危险性评估

在进行动物感染实验前，必须对所使用的病原微生物进行危险性评估，以便依据其危险程度采用相应的安全防护设备和采取相应的防护措施。病原微生物危险等级的分类见第十二章的表 12-2。

2．生物安全防护等级及安全防护措施

根据所操作的生物因子的危害程度和采取的防护措施，将实验室生物安全防护水平（bio-safety level，BSL）分为 4 级，以 BSL-1、BSL-2、BSL-3 和 BSL-4 表示实验室的相应生物安全防护水平。动物生物安全防护水平（animal bio-safety level，ABSL）以 ABSL-1、ABSL-2、ABSL-3 和 ABSL-4 表示。需要在动物体上从事高致病性病原微生物相关实验活动的，应当在符合动物实验室生物安全国家标准的Ⅲ级以上实验室进行。

3．生物安全各级实验室的适用对象及安全防护措施

（1）Ⅰ级生物安全防护（BSL-1）适用的实验对象及其安全防护措施：已知对健康成年人无致病作用，对实验室工作人员和环境的潜在危害很小。工作人员进入实验室应穿工作服，实验操作时应戴手套，必要时佩戴防护眼镜。离开实验室时工作服必须脱下并留在实验区内。不得穿着工作服进入办公区等清洁区域。用过的工作服应定期消毒。

（2）Ⅱ级生物安全防护（BSL-2）适用的实验对象及其安全防护措施：实验对象为对人体和环境有中等危害或具有潜在危险的致病因子。除符合 BSL-1 的要求外，还应该符合下列要求：进入实验室时，应在工作服外加罩衫或穿防护服，戴帽子、口罩。一次性手套不得清洗和再次使用。当微生物的操作不能在生物安全柜内进行，而必须采取外部操作时，为防止感染性材料溅出或雾化危害，必须使用面部保护装置（如护目镜、面罩、个体呼吸保护用品或其他防溅出保护设备）。

（3）Ⅲ级生物安全防护（BSL-3）适用的实验对象及其安全防护措施：可通过呼吸途径使人感染，导致严重的、甚至是致死性疾病的感染性材料。防护措施除符合 BSL-2 的要求外，还应该符合下列要求：

● 工作人员在进入实验室时必须使用个体防护装备，包括两层防护服、两层手套、生物安全专业防护口罩（不应使用医用外科口罩等），必要时佩戴眼罩、呼吸保护装置等。工作完毕后必须脱下工作服，不得穿工作服离开实验室。可再次使用的工作服必须先消毒后清洗。

● 在实验室中必须配备有效的消毒剂、眼部清洗剂或生理盐水，且易于取用。实验室区域内应配备应急药品。

（4）Ⅳ级生物安全防护（BSL-4）适用的实验对象及其安全防护措施：实验对象是危险的和新的感染性材料，表现出通过气溶胶途径传播实验室感染和致命疾病的高度危险性。除符合 BSL-3 的要求外，防护措施还应该符合下列要求：

● 所有工作人员进入 BSL-4 实验室时要更换全套服装，工作后脱下所有防护服，淋浴后再离去。

- 在防护服型或混合型 BSL-4 实验室中，工作人员需穿着整体的由生命维持系统供气的正压工作服。
- 室内有传染性灵长类动物时，必须使用面部保护装置（护目镜、面罩、个体呼吸保护用品或其他防溅出保护设备）。
- 进行容易产生高危险气溶胶的操作时，包括对感染动物和鸡胚的尸体、体液的收集和动物鼻腔接种，都要同时使用生物安全柜或其他物理防护设备和个人防护器具（例如口罩和面罩）。
- 当不能安全有效地将气溶胶限定在一定范围内时，应使用呼吸保护装置。

4．动物实验室生物安全技术防护措施

以 Ⅱ 级动物生物安全实验室（ABSL-2）的安全防护措施为例。

（1）ABSL-2 要求实验人员应遵循的原则

- 进入负压实验室人员必须持有《北京市实验动物从业人员岗位证书》及《实验动物生物安全操作合格证书》。
- 进入人员必须严格遵守门禁系统管理制度。
- 进入负压实验室人员要养成无菌观念和清洁习惯，勤洗头、洗澡，不得留长指甲及胡须，不得化妆及使用过香的护肤、护发产品，留长发者需要把头发盘起来。
- 皮肤有损伤、炎症、瘙痒症者，腹泻者，对化学纤维、化学试剂、药品及动物等有过敏反应者，手汗严重者不宜进入污染区。
- 患流感、感冒、咳嗽、喷嚏、腹泻者，头皮多者，以及有抓头、挖鼻、摸脸、搓皮肤等不良习惯者不得进入。
- 个人物品如钥匙、手机、手表、饰品等禁止带入。
- 操作人员动作幅度要小，不能拖步行走和跳跃，以减少气溶胶的产生。
- 从事负压区工作后应尽早洗澡，两周内不得到正压区工作。
- 未按规定处理的任何物品不能带入污染区。不能消毒或不能彻底消毒的物品不能拿到污染区，如实验记录本等。
- 工作车被推出饲养间前必须要对其进行全面消毒。
- 禁止在污染区内解开工作服暴露身体，严禁在操作间及操作过程中用手摸口、鼻、眼睛和头发等，手更不得接触暴露部位。
- 实验完毕后应自觉清理实验台及地面，并对实验区域进行消毒。
- 要尽量减少人员进入污染区。进入人员必须经过实验室负责人同意后方可进入，不得擅自进入。
- 各区域要随手关门。严格执行人流、物流、动物流的走向和顺序。不得违反操作规程。
- 发生生物安全事故后，应主动向有关负责人员汇报，填写登记表。隐瞒不报者视情节严重程度给予暂停或取消进入生物安全动物实验中心的处罚。

（2）ABSL-2 安全技术操作规程：操作传染性材料的人员由负责人指定。实验人员负责饲养管理自己的实验动物，以及实验期间对生物实验室进行日常环境消毒。负责人要告知实验人员工作中的潜在危险和所需要的防护措施，否则不能进入实验室工作。进行病原微生物实验期间，在实验室入口必须标记生物危险信号，其内容包括微生物种类、生物安全水平、是否需要免疫接种、研究者姓名和电话号码、进入人员必须佩戴的防护器具、遵守进入和退出实验室的程序。

- 实验人员进入 II 级动物生物安全实验室（ABSL-2）程序：①进门后需先在门口的"药水脚垫"上停留片刻，以达到消毒杀菌的目的。②在门斗更衣柜处脱去大衣（即第一次更衣），将贵重物品存放于更衣柜内。注意：屏障系统内严禁携带手机、首饰等物品进入，如发现将视为严重违纪行为。③向值班人员出示《北京市实验动物从业人员岗位证书》及《实验动物生物安全操作合格证书》，在登记处填写《ABSL-2 进、出登记表》。如实填写进入时间及操作内容。④人员进入 ABSL-2 过渡走廊、更衣室（即第二次更衣）的防护程序：进入人员应在过渡走廊处进行手部消毒。如有涂抹香水应尽量洗去，洗后仍有香气者禁止入内。长发者应在此处把头发盘起。留长指甲者应在此处把指甲剪短。进入屏障之前将所带物品、药品进行有效消毒。穿戴防护先后程序：戴第一副乳胶手套→戴普通口罩→戴 N95 口罩→穿连脚防护灭菌服→用消毒药液洗手→用纸巾擦干或风吹干手部→戴第二副手套。注意：进入屏障系统不得散发、留指甲、喷香水等，嗜酒、吸烟者也不得进入，违反者将视为严重违纪。
- 实验人员退出 II 级动物生物安全实验室（ABSL-2）程序：①从污染区进到缓冲间前用消毒剂清洗双手（手套）。②在缓冲间将工作服脱去，放到指定地点。将鞋浸泡在消毒药水里。③脱外层口罩和手套：先摘下 N95 口罩，再脱掉外层手套。注意：脱掉的手套要里面朝外相互包裹，且包裹住 N95 口罩。④进入第二更衣间，摘下普通口罩及内层手套，用 70% 乙醇擦拭双手、手腕和小臂，穿消毒拖鞋。⑤进入第一更衣间，换上自己的衣服。⑥出门做好登记记录。
- 实验动物进、出 ABSL-2 程序：①实验动物进入 ABSL-2 程序。首先，在屏障外对外购动物包装盒六面使用全方位 0.5% 过氧乙酸喷雾消毒。第二步是打开传递窗外门，将带包装的实验动物一同放到传递窗内，打开紫外灯照射 30 min。第三步是在屏障区内取出包装盒。至此，实验动物被安全传入 ABSL-2 内。②实验动物推出 ABSL-2 程序。进行感染实验后的活实验动物一般不出 ABSL-2。动物尸体出 ABSL-2 程序与物品出 ABSL-2 程序一致。
- 物品进、出 ABSL-2 的生物安全实验室程序：物品进、出 ABSL-2 均需消毒灭菌[2-3,7-8]。

（二）放射性物质实验室

参考第十六章相关内容。

（三）化学毒物实验室

参考第八章相关内容。

第五节　动物实验安全规范

安全管理是实验室管理的重要组成部分。安全管理，主要是依据工作性质和内容制定预防和解决不安全因素的制度，组织实施安全管理方案，指导和检查各项工作，保证生产、实验处于最佳安全状态。

一、实验室安全规范

（一）动物实验室污染因素

动物实验室是实验动物、人共处一室的地方，并在其中进行实验操作，相较于普通实验室，它的污染因素更多，防控更难，管理更严。动物实验室管理不到位容易引起内、外界病原体感染实验动物等安全隐患，威胁着动物实验人员和实验室的安全。

在不具备适当的动物饲养设施和没有完善的管理制度的条件下，所繁殖生产的实验动物及野生动物常会感染各种人畜共患病，这些疾病常以隐性感染的形式存在于动物体内，不表现任何临床症状和体征，因此易被疏忽而造成实验人员的感染。例如实验大鼠易感染流行性出血热病毒，感染后往往不出现任何症状，外表似健康、正常，但在其肺、脾和肾内可检出大量特异性抗原，并可长期持续存在。感染的动物可由呼吸道分泌物、唾液、尿液和粪便长期排毒，所产生的气溶胶成为主要的传播源，造成实验人员的感染。因使用携带流行性出血热病毒的实验大鼠，造成实验人员感染，进而产生严重后果的事件，国内外已有不少报道。因此要保证实验动物排除人畜共患病，这是对实验动物质量的最基本要求。

由于动物饲养设施的缺陷，常会导致实验动物受到外界环境的污染，这些情况多见于普通级动物和实验用动物。这些动物饲养于开放系统，稍一疏忽，就会发生外界病原体的感染。例如野鼠常带有流行性出血热病毒，若实验动物室没有可靠的防鼠设施，则野鼠极易窜入动物室内，造成实验大鼠的感染，从而给实验人员的安全造成威胁。实验动物室必须设有可靠的设施以防止外界动物（野鼠、流浪猫等及蚊、蝇、蟑螂等昆虫）侵入实验动物室内。进入动物室内的工作人员亦必须按照四个不同的微生物学质量级别（普通级动物、清洁级动物、无特定病原体动物、无菌动物）的要求，采取相应的措施（如淋浴，穿戴消毒的防护工作服、鞋、帽、口罩等），以防止将外界的病原体被带入动物室内。动物室内所用的笼具、垫料、饲料、饮水、水瓶等物品亦必须遵照各级动物的要求进行相应的消毒、灭菌之后方可进入动物室内 [1-2]。

（二）消毒

以饲养 CL 和 SPF 级大、小鼠的屏障环境设施为例说明消毒过程。

1. 屏障环境设施运转前的熏蒸法消毒 [1]

（1）甲醛熏蒸法消毒：甲醛溶液（福尔马林）熏蒸消毒是利用甲醛与高锰酸钾发生氧化还原反应过程产生大量的热，使其中的甲醛受热挥发，经一定时间后杀死病原微生物。其原理是甲醛具有醛基，醛基具有较强的还原性，高锰酸钾为强氧化剂，所以在一起能发生氧化还原反应。反应时产生大量的热，使甲醛以气体形式挥发，扩散于空气中和物体表面，使蛋白质变性凝固和脂类溶解，达到对细菌、芽孢、真菌和病毒等微生物的杀灭效果 [1]。

（2）消毒前的准备工作

- 压力测试与密封：压力测试获得满意结果后，表明动物饲养室已经处于气密状态，即可进行消毒。
- 消毒材料与试剂：防毒面具、工作服、鞋套、小鼠盒、量杯、塑料袋、大鼠盒、玻璃棒、铺垫塑料袋、胶带、剪刀、天平、甲醛溶液（福尔马林）和高锰酸钾。
- 消毒试剂用量：以消毒房间容积计算消毒药品用量，公式为

$$甲醛溶液用量 =40 \text{ ml} \times 房间容积（\text{m}^3）$$
$$高锰酸钾用量 =20 \text{ g} \times 房间容积（\text{m}^3）$$

（3）消毒步骤

- 消毒前再次清洗地面、墙面，不能有灰尘等异物。
- 需要密封处用胶带密封；用于熏蒸消毒的容器应尽量离门近一些，以便于操作后能迅速撤离。
- 高锰酸钾的分装及溶解：用天平称取需要量的高锰酸钾，置于广口、较大的容器内，加入清水适量（没过高锰酸钾），用玻璃棒搅匀。
- 甲醛溶液的分装：用量筒量取需要量的甲醛溶液，将甲醛溶液徐徐倒入高锰酸钾中。由于熏蒸时两种药品混合后反应剧烈，一般可以持续 10 ~ 30min，并释放热量，因此盛放药品的容器应尽量大一些。盛放高锰酸钾的容器容积不宜小于甲醛溶液体积的 4 倍，并要求耐腐蚀、耐热，尤其是在高温季节，否则易引起火灾。
- 操作者迅速离开现场。
- 关好房门，用胶带将房门封严。

（4）通风

- 熏蒸 48 h 后完全通风 2 天。
- 为防止排出的甲醛气体伤人，在正式排风前要检查建筑物周围，不要让无关人员进入。
- 一旦房内开始通风，不得停止送排风，否则，将再重新按上述步骤消毒后方能使用。

（5）注意事项

- 熏蒸消毒人员不得戴眼镜，且身体健康，动作敏捷。
- 将不能高压灭菌、药液浸泡的物品，分别摆放在笼架上等待熏蒸消毒灭菌。
- 熏蒸前高压灭菌 5 套经双层包装的工作服、内衣、内裤、口罩、手套及毛巾待用。
- 消毒后工作人员进入屏障区内，需洗澡、穿戴灭菌工作服。

2. 屏障环境设施运转中的维持消毒

（1）维持消毒注意事项

- 过氧乙酸混合液的配制：A、B 瓶等体积充分混合，24 h 后方可使用。
- 消毒药液要交替使用，避免产生抗药性。

（2）常用维持消毒用消毒剂浓度见表 11-4。

表11-4　维持消毒用消毒剂浓度

消毒剂	过氧乙酸	消毒灵（拟除虫菊酯）	聚维酮碘	次氯酸钠	苯扎溴铵
浓度（%）	0.2 ~ 0.5	0.4 ~ 0.5	6	1.5	0.1
剂量（ml/m³）	27.2	27.2	27.2		
配制浓度	1 份混合液 30 份水	1 份混合液 20 份水	1 份混合液 16 份水	1 份混合液 67 份水	1 份混合液 50 份水

3. 实验动物设施发生疫情后饲养室的消毒

消毒程序见表 11-5

表11-5　小鼠发生疫情后饲养室消毒程序

第 X 天	工作内容
0	动物全部清理转移出饲养室（患病动物在室内先进行安乐死后包装好），用除虫菊酯灭虫
1	用 3%～5% 甲酚皂溶液（来苏）喷雾消毒后，将能高温灭菌的设备移出，清洁饲养室
2	用中性洗涤剂洗刷墙壁、门窗、天花板和地面，必要时可用 2% 热碱水洗涤，再用高压水冲洗
3	干燥
4	关闭空调及通风口，人员更衣入室，用 0.05%～0.2% 苯扎溴铵或 3%～5% 甲酚皂溶液（来苏）喷雾消毒
5	干燥
6	对死角、排水沟、地面等再次消毒
7	干燥
8	人员更衣入室，用水喷湿墙面、地面、天花板及一切用具，用薄膜和胶带密封实验室，在二更室（第二更衣间）放置隔离服备用，用甲醛熏蒸消毒饲养室及辅助房间
9～10	熏蒸 24～48 h 后启动送排风
11～13	通风换气
14	清理消毒物品，送入饲养设备

二、实验人员安全规范

避免实验动物从业人员职业伤害的有效措施是：实验人员需要持证上岗，实验动物来自取得生产许可证的实验动物繁育生产设施，动物实验需在取得实验动物使用许可证的动物实验设施内进行实验，实验动物从业人员严格执行实验动物的检疫隔离、实验动物繁育生产及动物实验的各项标准操作规范，人员进出实验动物屏障环境操作规范（图 11-1）。

三、实验动物基本操作技术

动物实验技术的好坏既关系到实验人员的安全，又关系到实验结果的准确，是实验室安全规范的重要内容。动物实验操作不当容易造成人员受伤、动物逃逸、污染环境等危害，应予以重视。正确的实验操作技术也是保证动物福利的重要组成部分，使动物免遭不必要的伤害[9]。

（一）动物的抓取与固定

1. 小鼠的抓取与固定

在小鼠较安静时打开笼盖，捏住鼠尾（图 11-2），将其提起，放在表面较粗糙的平面或笼盖上，轻轻地向后拉鼠尾。当其向前爬行时，用手捏住小鼠颈部两耳间的皮肤。提起小鼠，将鼠体置于掌心，用环指或小指压紧其尾根（图 11-3）。

2. 大鼠的抓取与固定

在大鼠较安静时打开笼盖，用手捏住其尾根部提起（图 11-4），注意减少大鼠悬空的时间，避免尾部皮肤脱落。用拇指和示指夹住大鼠颈部，其余三指及掌心握住大鼠身体中段，将其拿起（图 11-5）。

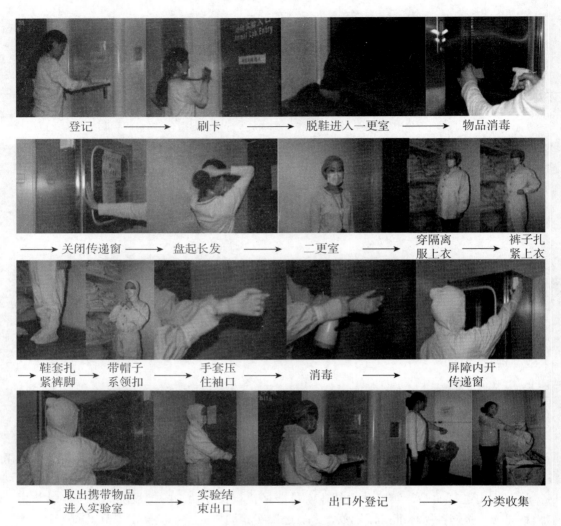

登记 ⟶ 刷卡 ⟶ 脱鞋进入一更室 ⟶ 物品消毒

⟶ 关闭传递窗 ⟶ 盘起长发 ⟶ 二更室 ⟶ 穿隔离服上衣 ⟶ 裤子扎紧上衣

⟶ 鞋套扎紧裤脚 带帽子系领扣 ⟶ 手套压住袖口 ⟶ 消毒 ⟶ 屏障内开传递窗

⟶ 取出携带物品进入实验室 ⟶ 实验结束出口 ⟶ 出口外登记 ⟶ 分类收集

图 11-1 实验人员进入屏障环境更衣示范图

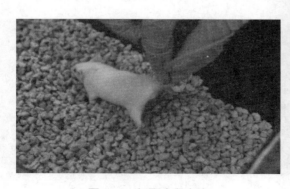

图 11-2 抓取小鼠方式

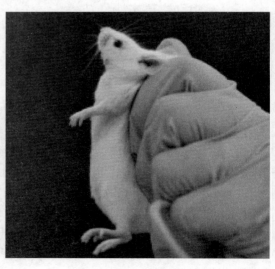

图 11-3 固定小鼠方式

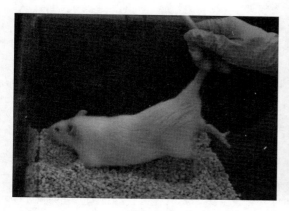

图 11-4　抓取大鼠方式

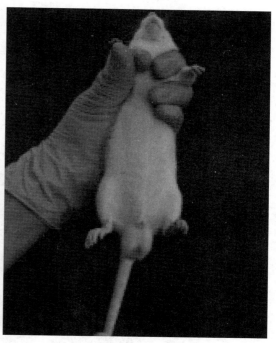

图 11-5　固定大鼠方式

3. 家兔的抓取与固定

家兔一般不会咬人，但其爪较锐利。抓取时，家兔会使劲挣扎，要特别注意其四肢，防止被其抓伤。抓取家兔的方法是用右手抓住家兔颈部的被毛和皮肤，轻轻把家兔提起，左手托起家兔的臀部（图 11-6）。

（二）受试物给予方法

1. 小鼠灌胃法

左手固定小鼠，使之身体呈垂直略向后仰，颈部拉直，右手持灌胃器。沿小鼠体壁用灌胃针测量口角至最后肋骨之间的长度，作为插入灌胃针的深度（图 11-7）。然后经口角将灌胃器插入口腔，与食管成一直线，轻轻转动针头刺激鼠的吞咽，再将灌胃针沿上腭壁缓慢插入食管 2 ~ 3 cm，通过食管的膈肌部位时略有抵抗感。如动物呼吸正常且无异常挣扎行为，即可注入受试物。如遇阻力，应抽出灌胃针重新插入（图 11-7）。

一次灌注剂量为 0.1 ~ 0.3 ml/10 g。操作宜轻柔，防止损伤食管，如受试物误入气管内，动物会立即死亡。小鼠灌胃的注意要点：①动物要固定好；②使动物的头部和颈部保持平展；③进针方向正确；④一定要沿着口角进针，再顺着食管方向插入胃内；⑤决不可进针不顺就硬向里插。灌胃针可用 12 号注射针头自制，磨钝针尖（有条件的话，在针尖周围点焊成圆突），即形成灌胃针。针长 5 ~ 7 cm，直径 0.9 ~ 1.5 mm。灌胃针连接于 1 ~ 2 ml 的注射器上，即形成灌胃器。

2. 大鼠的静脉注射方法

大鼠的尾静脉注射如图 11-8。大鼠尾部血管与小鼠情况类似，在背、腹侧及左右两侧均为集中分布，每侧均有由数对伴行的动静脉组成的血管丛。在这些血管中有 4 根十分明

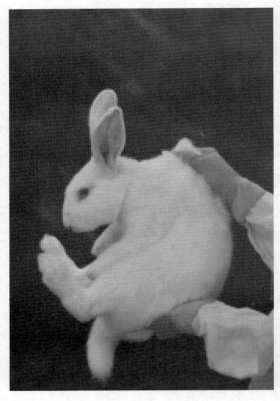

图 11-6　抓取家兔方式

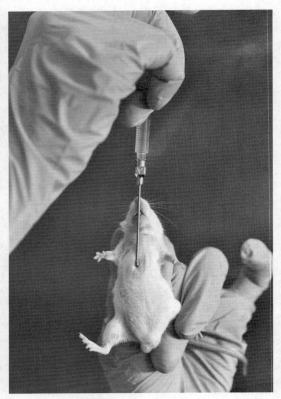

图 11-7　灌胃针深度测量

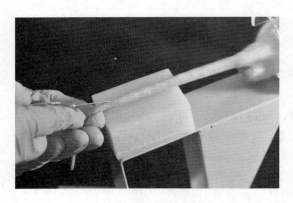

图 11-8　大鼠尾静脉注射

显：背腹各有 1 根动脉，两侧各有 1 根静脉。两侧尾静脉比较容易固定。大鼠尾部皮肤常呈鳞片状角质化，因而，将大鼠固定露出尾巴后，需先用酒精棉球擦，使血管扩张，同时使表皮角质软化。然后，将尾部向左或向右捻转 90°，此时尾部表面静脉怒张。以左手拇指和示指捏住鼠尾两侧，用中指从下面托起尾巴，以环指和小指夹住尾巴的末梢；右手持注射器（带 5 号针头），使针头与静脉接近平行（小于 30°），从尾下 1/5 处（距尾尖 3 ～ 4 mm）处进针，此处皮薄易于刺入。先缓慢注少量药液，如无阻力，可继续注入。一般推进速度为 0.05 ～ 0.1 ml/s，一次注射剂量为 0.5 ～ 1.0 ml/100 g。如需反复注射，应尽可能从尾端开始，之后向尾根部方向移动注射。

（三）实验动物的麻醉

麻醉对于从事动物实验工作是不可缺少的内容。安全麻醉对动物实验有两层意义：第一是善待动物，第二是提高动物实验的效率。安全麻醉会对动物实验创伤的愈合或健康的恢复起积极作用。

1．实验动物的麻醉方法

常用的麻醉方法分为全身麻醉和局部麻醉。通过吸入、注射（静脉、皮下、肌内、腹腔等）、口服、灌胃、灌注直肠，以及针刺、中药等方法麻醉动物。

2．常用麻醉药物

（1）吸入麻醉药：氧化亚氮、氟烷、甲氧氟烷、安氟醚和异氟醚、地氟醚、乙醚、氯仿等。

（2）静脉麻醉药：硫喷妥钠、地西泮、咪达唑仑、氯胺酮、丙泮尼地、羟丁酸钠、安泰酮等。

（3）局部麻醉药：可卡因、普鲁卡因、丁卡因、利多卡因、丁哌卡因、氯普鲁卡因等。

（4）肌肉松弛药：琥珀胆碱、筒箭毒碱、阿库氯铵、卡肌松等。

（5）镇痛药：吗啡、哌替啶、芬太尼、纳洛酮等。

（6）镇静催眠药：苯巴比妥钠、异戊巴比妥钠、戊巴比妥钠和司可巴比妥（速可眠）。

（7）神经安定药：氯丙嗪、异丙嗪、乙酰丙嗪、利血平等。

3．常备急救药

（1）抗副交感神经药：阿托品、东莨菪碱等。

（2）升压药：肾上腺素、去甲肾上腺素、异丙肾上腺素、麻黄碱、多巴胺等。

（3）中枢兴奋药：尼可刹米、咖啡因、二甲弗林等。

4．常用麻醉药物的剂量及注射途径（表11-6）

表11-6　实验动物常用麻醉药物的剂量及注射途径

种类	戊巴比妥		硫喷妥钠		盐酸氯胺酮		水合氯醛		乌拉坦	
	mg/kg	途径	mg/kg	途径	mg/kg	途径	mg/kg	途径	g/kg	途径
小鼠	35	I.V.	25	I.V.						
	50	I.P.	50	I.P.	22～44	I.M.	400	I.P.	—	—
大鼠	25	I.V.	20	I.V.						
	50	I.P.	40	I.P.	22～44	I.M.	300	I.P.	0.75	I.P.
豚鼠	30	I.V.	20	I.V.						
	40	I.P.	55	I.P.	22～44	I.M.	200～300	I.P.	1.50	I.P.
家兔	30	I.V.								
	40	I.P.	20	I.V.	22～44	I.M.	—	—	1.0	I.V.　I.P.
仓鼠	20	I.V.								
	35	I.P.	40	I.P.	—	—	200～300	I.P.	—	—
狗	30	I.V.	25	I.V.			125	I.V.	1.0	I.V.
猪 ≤45kg	20～30	I.V.	9～10	I.V.	10～15	I.M.	—			
＞45kg	15	I.V.	5	I.V.	10～15	I.M.				
猫	25	I.V.	28	I.V.	15～30	I.M.	300	I.V.	1.25～1.50	I.V.　I.P.
猴	35	I.V.	25	I.V.						
	60	I.P.	15～40	I.M.						
牛犊牛									163～275	I.V.
成年牛	—	—	—	—	—	—	90～140	I.V.		
山\绵羊	30	I.V.	—	—						

注：I.V.＝静脉注射，I.P.＝腹腔注射，I.M.＝肌内注射，S.C.＝皮下注射

5．实验动物麻醉的注意事项

（1）实验动物在麻醉之前应禁食 8 h 以上。

（2）在麻醉之前应准确称量动物体重。

（3）麻醉药物的剂量，除参照一般标准外，还应考虑个体对药物的耐受性不同，而且体重与所需剂量的关系也并不是绝对成正比的。一般来说，衰弱和过胖的动物，其单位体重所需剂量较小。

（4）在使用麻醉药物过程中，随时注意观察动物的反应情况，尤其是采用静脉注射时，绝不可以按体重计算出的剂量匆忙进行注射。

（5）动物在麻醉期体温容易下降，要采取保温措施，尤其在冬季更应注意（观察体温变化，可在动物肛门插入体温计，正常的肛门温度是大鼠 37.5℃、小鼠 37.5℃、家兔 39℃、豚鼠 39.5℃、狗 38.5℃、猪 39.0℃、羊 39.5℃、猴 39.0℃）。

（6）静脉注射必须缓慢，同时观察肌肉紧张性、角膜反射和对皮肤夹捏的反应，当这些活动明显减弱或消失时，立即停止注射。配制的药液浓度要适中，不可过高，以免麻醉过急，但也不能过低，以减少注入溶液的体积。

（7）做慢性实验时，在寒冷冬季，麻醉剂应预热至动物体温水平。

第六节　安全事故应急处置

一、安全事故

实验动物实验室的安全事故主要指实验动物传染病爆发、实验动物设施严重破坏、停电、漏水及火灾等严重影响公众健康和导致环境污染，或影响科学研究正常秩序的事件。

二、制定应急预案

为了及时控制和消除安全事故，应建立相应的应急预案，保护人员和公共环境安全，保障科学研究秩序[6]。应急预案包括以下主要内容：

- 应急组织体系：建立由主管领导、应急处理相关部门负责人及相关专家组成的应急指挥组织，建立应急设施、设备、急救药品等资源储备。
- 事故通报体系：由于事故的大小判定不同，首先应建立发现异常逐级上报体系，同时，明确火灾等重大公共安全事件的直接报告方法，避免误报引起的公众恐慌也避免重大事故的延误。
- 事故分析、诊断体系：由实验动物、安全保卫及设施设备专业等人员组成技术支持队伍，对报告事故进行分析和诊断，能够科学、及时地处理事故。

三、处理原则

- 以人为本的原则：人的生命是最重要的，在处理紧急事故时，首先要保证自身和其他人的安全。
- 科学诊断原则：依据科学方法，采取可靠的技术，观察、处理紧急事故，避免造成事故的进一步扩散，将危害降到最低。

● 依法依规原则：依据法律、规范有条理地处理事故，避免处置慌乱造成事故失控。

四、处理措施

1. 隔离措施

隔离患病动物和可疑感染的动物是预防传染病的重要措施之一。隔离是为了控制传染源，防止健康动物继续受到传染，以便将疫情控制在最小范围内就地予以扑灭。

隔离措施是根据实验动物种类对其进行针对性检查，确认没有感染方能使用。新进入的动物应进行检疫隔离，地区性检防隔离时间：小鼠、大鼠、沙土鼠、金黄地鼠和豚鼠为 5 ~ 15 天，兔、猫、犬为 20 ~ 30 天，非人灵长类为 40 ~ 60 天。

无论是实验动物繁育检疫隔离室，还是动物实验检疫隔离室，均需遵循如下原则：如果是为补充种源或开发新品种而捕捉的野生动物，必须在当地进行隔离检疫，并取得动物检疫部门出具的证明。野生动物运抵实验动物处所，需经再次检疫，而且检疫隔离室必须为负压隔离室。如果动物来源不清楚，而且是珍贵动物，必须在负压隔离室内进行检疫。如果来源清楚，且有兽医证明是清洁级以上级别的实验动物，可以使用正压检疫隔离室，也可以使用负压检疫隔离室进行检疫。境外实验动物检疫期为 1 个月。检疫隔离室应提供如下保障措施。

（1）设施需提供对人、动物和环境的保护。

（2）进、出检疫隔离设施的物品均需消毒灭菌。

（3）检疫隔离设施的中心区被设定为最危险。

（4）检疫隔离室的安全度应达到 Ⅱ 级以上生物安全级别，洁净度应符合实验动物屏障环境设施指标。

（5）在符合检疫隔离所需条件的基础上，应考虑可行性及方便检疫人员的检查需求。

（6）除硬件设施符合标准需要外，管理制度要健全，应提前制定紧急预案防范措施。

2. 销毁措施

已确认患重大传染病的动物，必须进行销毁，避免造成人员感染或动物疫病扩散。集中销毁动物的数量较大时，必须注意安全。

（1）实行处理的人员要做好个人防护，必要时戴防护面具。

（2）由于动物数量大，需要的试剂量比较大，应考虑周全，订购数量足够的试剂，避免影响处理效率。

（3）动物尸体必须严格包装，避免遗撒，造成污染。

（4）处理过程中注意动物福利和伦理，遵守相关要求。

第七节　安全教育

安全教育是实验室安全管理的重要内容。动物实验室的安全教育有三个层面：一是理论教育，二是现场教育，三是过程教育。安全管理是全过程、全方位的，安全教育要理论与实践联系，并为贯穿起始与过程的全面教育才能收到实际效果。

一、理论教育

《北京市实验动物管理条例》规定"从事实验动物工作的单位，应当组织从业人员进行专业培训。未经培训的，不得上岗"。凡从事动物实验设计和操作的科研人员或学生都应通过理论教育，在理论教育中不仅要学习实验技术，还要巩固法律法规和安全防护知识。

二、现场教育

实验人员仅仅学习理论知识是不够的，实验动物设施、设备及动物实验管理规范都关系到实验室安全，且它们在理论学习中不能被深刻理解。实验人员需在开展实验前，由动物实验室管理技术员带领进入实验动物设施，实地了解并学习实验动物设施的结构、布局及各区域的操作规范。否则，容易引起错进实验室、找不到实验室、动物混乱或动物逃逸等安全隐患。

三、过程教育

实验人员在实验前接受过理论教育和现场教育，已将可能发生的部分安全隐患排除。因实验方法、实验人员及实验仪器设备等的不同，在动物实验进程中还有可能发生一些突发问题。发现问题就要及时解决问题，并进行过程教育，避免此类问题的再次出现。

（卢　静）

参考文献

[1] 郑振辉，周淑佩，彭双清. 实用医学实验动物学 [M]. 北京：北京大学医学出版社，2008.

[2] U.S. Department of Health and Human Services，Centers for Disease Control and Prevention，National Institutes of Health. Biosafety in Microbiological and Biomedical Laboratories [M]. 5th ed. Washington：U. S. Government Printing Office，2009.

[3] World Health Organization. Laboratory Biosafety Manual [M]. 3rd ed. Geneva：World Health Organization，2004.

[4] 秦川. 实验动物学 [M]. 北京：人民卫生出版社，2010.

[5] 中华人民共和国国务院. 医疗废物管理条例（国务院 [2003] 380 号）. 2003.

[6] 孙德明，李根平，陈振文，等. 实验动物从业人员上岗培训教材 [M]. 北京：中国农业大学出版社，2011.

[7] 朱守一. 生物安全与防止污染 [M]. 北京：化学工业出版社，1999.

[8] 庞俊兰，孔凡晶，郑君杰. 现代生物技术实验室安全与管理 [M]. 北京：科学出版社，2006.

[9] 乔欣，孟霞. 动物实验技术手册 [M]. 北京：北京科学技术出版社，2018.

第十二章 医学与医学生物学病原微生物
实验室生物安全

　　医学与医学生物学病原微生物实验室是用对人具有致病性的细菌、病毒、真菌进行研究、教学的场所。这类实验室的危险源就是各种病原微生物，包括实验室的培养物、各种来源的样本、实验的中间产物等，这些材料都有感染性。此外，实验室活动产生的废弃物也可能有感染性。因此，医学与医学生物学病原微生物实验室的安全问题就是实验室生物安全问题。本章主要从病原微生物实验室的生物安全概念、原理、风险评估、设施安全、设备安全、人员防护、应急处置等几个方面展开阐述。目的是使广大师生系统地了解病原微生物实验室生物安全的内涵，建立实验室生物安全的意识。

第一节　病原生物与微生物实验室概述

　　随着微生物学和医学研究的不断发展，特别是进入 21 世纪以来，由 SARS 病毒、高致病性禽流感病毒、H5N1 及 H7N9 流感病毒、猪链球菌、耐多药结核分枝杆菌、新型冠状病毒、寨卡病毒等引发的新发传染病和再发传染病不断发生，造成了巨大的生命财产损失[1]。为了战胜这些疫病，世界各国科研人员都积极开展了大量的实验研究，对传染性疾病的诊断、治疗、预防起到了关键作用。同时，在实验室研究这些传染病的病原微生物时，实验室感染事件时有发生，导致了许多实验室工作人员的感染，甚至死亡。微生物和医学实验室生物安全的警钟已经敲响，引起了世界各国政府和民众的高度重视。

　　实验室生物安全的理念，于 20 世纪 50 ~ 60 年代首先出现在美国，主要是针对实验室感染事故、泄漏等意外事故所采取的对策。造成实验室病原微生物相关感染事故的原因很多，如被锐器刺伤、被感染的实验动物咬伤等。1965 年，Wedum AG 研究发现，实验室感染中 65% 以上是由微生物气溶胶引起的。1978 年，美国学者 Pike RM[2] 对 1941—1976 年间全世界 3 921 例实验室相关感染进行统计分析发现，涉及的病原体有细菌、病毒、立克次体、寄生虫等。已知原因的实验室感染只占全部感染的 18%，不明原因的实验室感染却高达 82%。对不明原因的实验室感染的研究表明，在这些不明原因的实验室感染中，大多数可能是因为病原微生物形成感染性气溶胶后随空气扩散，实验室内工作人员吸入了污染的空气而感染发病的。

　　总体来说，实验室病原微生物感染的发生是多种因素综合作用造成的，包括人的生物安全意识、工作人员实验操作、实验室防护设备、人员防护，以及实验室管理等多方面的因素所致。引起实验室人员病原微生物感染的原因主要有：

- 实验操作产生的微生物气溶胶，随着人的呼吸进入呼吸道而引发感染，这种感染占全部实验室感染的 80%。
- 在接种时出现差错，不小心将传染物注入体内。
- 被感染动物咬伤。

- 注射器喷溅。
- 离心机事故使传染物外溅。
- 使用移液管吸液时不慎将传染物吸入进口中（注：早期实验室常用口吸移液管，目前已明确要求不得用口吸移液管）。

综上所述，实验室生物安全是为了在实验室使用感染性材料时避免生物因子对工作人员和相关人员的伤害、避免对环境的污染和对公众的伤害、保证试验研究的科学性，以及避免被试验因子受到污染；在实验室管理方面，通过强化生物安全意识培养，建立科学化、规范化、常态化的管理体系，加强人才队伍建设和培训，采用物理和生物防护设施、设备和良好的微生物操作技术等，来达到控制实验室感染的发生、控制实验室周围环境的污染发生，以及管控实验室感染性材料的安全的目的。

一、基本概念

微生物和生物医学实验室生物安全的发展已经有近 60 年的历史了，已形成了一套完整的理论、技术和标准，同时，也形成了一些专用的概念和名词。

为了更好地理解实验室生物安全的理念，需了解以下几个基本概念[3-4]。

1. 生物安全

生物安全（biosafety）是指控制生物因素的危害，维护生命健康、生态环境、社会经济的安全状态。生物因素包括自然存在和转基因的动物、植物、微生物等生物因子，以及生物技术。

2. 实验室生物安全

实验室生物安全（laboratory biosafety）是指实验室的生物安全条件和状态不低于容许水平，可避免实验室人员、来访人员、社区及环境受到不可接受的感染性因子的感染和污染的危害，符合相关法规、标准等对实验室生物安全责任的要求。

3. 生物安全防护水平

生物安全防护水平（biosafety level，BSL）是指针对微生物危险度等级，由实验室操作和技术、安全设备和实验室设施不同组合而确立的相应防护级别。

4. 微生物危险等级

微生物危险等级（risk group of microorganisms）是指依据微生物的致病性、传染性、宿主范围、临床可用的治疗与预防措施等因素，将微生物的危害程度进行分级。通过微生物危险度等级，来确定适当的生物安全防护水平，实施有效的分级防护与管控，以避免和控制其对生命健康、环境生态和社会经济发展造成生物危害。

5. 生物安全实验室

生物安全实验室（biosafety laboratory）是指通过设施防护、设备防护、人员防护、操作规范和管理措施，达到生物安全防护要求的病原微生物实验室。按照生物安全防护水平的高低，生物安全实验室可以分为四级，即 BSL-1、BSL-2、BSL-3 和 BSL-4 实验室。从事动物感染研究的生物安全实验室称为动物生物安全实验室，按照生物安全防护水平的高低，动物生物安全实验室可以分为四级，即 ABSL-1、ABSL-2、ABSL-3 和 ABSL-4 实验室。

6. 实验室获得性感染

实验室获得性感染（laboratory-acquired infections，LAI）指在实验室内从事有害生物因子相关实验活动，因意外暴露导致工作人员感染致病，又称实验室感染。

7．一级防护屏障

一级防护屏障（primary barriers）是指为了消除或减小实验室操作人员暴露于感染性材料，在人员与感染性材料之间设置一个物理隔离屏障。一级防护屏障包括生物安全柜及类似的设备、个人防护装备、密闭容器等。

8．二级防护屏障

二级防护屏障（secondary barriers）是指防止实验室活动过程中产生的感染性"三废（固废、废液和废气）"逸出实验室污染外环境，通过实验室设施建筑设计形成一个物理防护隔离屏障。二级防护屏障包括将实验室工作区、防护区和受控通道，以及消毒设备（如高压灭菌器）、排风过滤净化装置等。BSL-1 和 BSL-2 实验室的二级屏障包括将实验室工作区和自动关闭的门，以及消毒设备（如高压灭菌器）和洗手装置。BSL-3 和 BSL-4 实验室的二级屏障包括保证定向气流的特殊通风系统、高效粒子过滤器、消毒设备（如高压灭菌器）、把实验室与公共区域分开的控制通过区等。

9．风险评估

风险评估（risk assessment）是指评估实验室里进行病原微生物实验活动的风险大小以及确定其是否可接受的全过程。风险评估是生物安全的核心内容，为决策者或管理者制定和实施有效的生物安全防护措施提供科学依据。

10．生物安全柜

生物安全柜（biological safety cabinet，BSC）是一种具有向内定向气流的负压箱形安全设备，能够保护操作者和实验室内外环境不受操作产生的有害危险物质和微生物气溶胶的暴露和污染，保护实验样品不受环境物质的污染。按防护能力生物安全柜分为Ⅰ级、Ⅱ级、Ⅲ级，Ⅱ级生物安全柜又分为 4 种亚型，即Ⅱ级 A1 型、Ⅱ级 A2 型、Ⅱ级 B1 型和Ⅱ级 B2 型。

11．个人防护装备

个人防护装备（personal protective equipment，PPE）是防止人员个体受到生物性、化学性或物理性等危险因子伤害的器材和用品。使用的目的是屏蔽有害因子不与人体发生直接接触。

12．感染性废弃物处置

感染性废弃物处置（treatment of infectious waste）对携带病原体的废弃物进行处理，消除其感染性的活动。感染性废弃物主要指科研、疾病预防控制、教学、生产和医疗救治活动中产生的各种含有病原体的废弃物质，包括废气、废水和固体废弃物。这些废弃物携带的病原体具有感染性，可污染环境，造成人员感染和疾病传播，必须经过物理化学等方法消除其感染性，使之无害化。

13．材料安全数据单

材料安全数据单（material safety data sheet，MSDS）详细提供某材料的危险性和使用注意事项等信息的技术通报。

二、主要功能

医学与医学生物学病原微生物生物安全实验室主要是满足医学与医学生物学领域在科研、教学、医疗救治活动、疾病预防控制和生产等涉及病原微生物的活动需求，尤其是在生物安全方面的需求。病原微生物生物安全实验室的主要功能体现在以下几个方面。

1．保护实验室内环境和外环境

通过设施的标准化设计，使实验室在生物安全防护方面达到国家标准的要求，实现对实验室外环境和内环境的生物安全防护，解决了对实验活动中产生的感染性"三废"的无害化处置，防止对环境造成感染材料的污染。

2．保护实验室工作人员

通过配备个人防护装备和安全设备（如二级生物安全柜），解决了实验室活动中工作人员的安全防护问题。

3．保障感染性实验材料的安全

通过对实验活动的风险评估，建立标准操作技术规范，有效地防止操作人员的操作随意性，达到对感染性实验材料的保护，防止交叉污染和失窃，有效地避免或降低了实验过程中生物危害风险，保障了工作人员的安全。

三、实验室生物安全原理

实验室生物安全就是按照相关法规和标准的要求，使实验室在设施建设、安全设备配置和日常管理等方面达到要求，使实验室的生物安全条件和状态达到可以接受的水平，从而避免实验室人员、来访人员、社区及环境受到感染性因子的感染威胁和污染危害。

实验室生物安全原理就是感染性生物因子的风险识别、风险评估、风险控制。

1．风险识别

风险识别就是对实验室使用的微生物可能对人员和动物造成的危害风险进行必要判定，包括该病原体是本地的，还是外来的？该微生物对人和动物有没有致病性？该微生物感染人和动物有哪些途径？人感染后临床上是否有有效的治疗方法和预防措施？国内外实验室有没有发生过感染事件？

2．风险评估

风险评估就是对在实验室中使用到的有危害的或有潜在危害的微生物，以及可能携带这些有危害性微生物的材料要进行评估，以确定对实验室工作人员、社会和环境造成的风险。无论在科研、教学或诊断等实验室，在进行一项实验活动前都应进行风险评估，为消除特定的危险或将风险降低到可接受的程度提供必要的信息。风险评估应从五个方面展开：现有的实验室设施、现有且在使用的安全设备、拟用的生物因子或可能携带有害生物因子的材料、人员现状和现行的标准操作规范。详细的风险评估参见第三节。

3．风险控制

风险控制就是在风险评估的基础上，按照国家和行业颁布的法律法规、技术标准，以及单位建立的生物安全管理规范，对评估发现的风险采取必要的措施来消除风险或将风险降低到可接受的程度。风险控制有两种情况：一种是实验室建设之前，建设单位根据拟建实验室的功能和用途，依据风险评估的结果，按照国家生物安全实验室技术标准和建设规范来建设实验室。实验室建成后，应按国家法律法规的要求，对高等级生物安全实验室（包括 BSL-3 和 BSL-4 实验室）进行生物安全认可，获得认可后，再向国务院相关业务主管部门卫生健康委员会和农业农村部兽医局申请实验活动资格和活动范围；对基础防护实验室（包括 BSL-1 和 BSL-2 实验室）进行备案。第二种情况是建成后使用中的实验室，根据拟开展的有害生物因子的实验活动风险评估结果，对照现有实验室在设施、安全设备、人员资质和能力、标准操作规范和应急处置等风险控制能力，进行补充完善，确保能够控制拟开展的实验活动安全。

第二节　生物安全风险评估和微生物危害等级

实验室生物安全工作的核心是风险评估。风险评估是用于识别已知感染或潜在传染性病原体或材料的危险特征的过程，可能导致实验室工作人员暴露于病原体的活动，并评估这种暴露可能导致实验室获得性感染（laboratory acquired infection，LAI）的可能性以及感染发生的后果。

可以借助许多方法来对某一个特定的病原微生物、操作程序或实验进行风险评估，其中最重要的是专业判断。风险评估应当由那些对所涉及的微生物特性、设备和规程、动物模型，以及防护设备和设施最为熟悉的人员来进行。实验室主任或项目负责人应是风险评估的主要负责人，应负责确保进行充分和及时的风险评估，同时也有责任与所在机构的生物安全委员会、动物伦理和使用委员会、生物安全专业人员和实验动物兽医共同承担这一责任，并密切合作，以确保有适当的设备和设施来进行相关的研究工作。风险评估一旦进行，还应当考虑收集与风险评估相关的新资料以及来自科学文献的其他相关的新信息，以便必要时对风险评估结果进行定期检查和修订。

风险评估需要审慎判断。如果风险被低估，更可能发生不利后果。风险评估确定的信息将为选择合适的生物安全级别、微生物操作、安全设备以及可防止 LAIs 的设施保障措施提供指导。

在选择风险评估方式和预防措施时要充分考虑两大类主要因素：病原体危险度（也称为危害程度）和实验室活动风险度。此外，还必须考虑实验室工作人员控制危害的能力。这种能力将取决于实验室所有成员的培训、技术熟练程度和良好习惯的培养、操作的完整性，以及防护设备和设施保护措施。

一、病原体的危险特性

病原体主要的危险特性是对易感人群或动物宿主中感染和引起疾病的能力，以疾病的严重程度来衡量其毒力，以及预防措施和有效治疗疾病的可能性。还有一些其他因素影响病原体的主要危险特性，即病原体在自然状态下的传播途径、实验室感染传播的可能途径、感染剂量、环境稳定性、宿主范围、对化学消毒剂的敏感性、对物理因子的敏感性等。

1. 微生物的致病性

微生物是体形微小、结构简单的单细胞、多细胞，以及无细胞结构的为数众多的一大群生物，包括细菌、病毒、真菌等。在这数千万种微生物中，能够与人和动物宿主有动态关系的微生物的数量是有限的，已知的有 1 000 种左右。微生物与人和动物宿主之间的动态关系有两种：一种是共生，微生物能够持续地存在于人和动物宿主身体的某一个部位；另一种是感染，微生物侵入机体，在体内生长繁殖，并引起人和动物宿主的疾病。

病原微生物感染或引起疾病的能力，取决于宿主的易感性，许多病原微生物对于易感宿主的感染有明显的物种差异。例如，麻疹病毒可以感染人类，但不感染狗；而犬瘟热病毒感染狗，但不感染人类；非洲猪瘟病毒只感染猪，也不感染人类。因此，微生物的致病性指必须在宿主范围之内才能引起疾病。

致病性是指一种微生物引起人或宿主动物疾病的能力。具有致病性的微生物就是病原微生物，病原微生物是病原体中的一部分。衡量一种微生物致病性的标准是该微生物的毒力，毒力是指一种微生物在宿主体表或体内生长繁殖并能提高其致病力的属性。毒力的大小取决于微生物、宿主之间的关系。

在自然状态下，病原微生物引起人类和动物感染致病绝大多数是外源性感染，即感染源来自于其他个体，通过直接接触、空气传播感染、摄入污染的食物、间接接触污染物、媒介生物叮咬等多种途径感染。

2. 实验室获得性感染

实验室获得性感染是实验室生物安全关注的核心问题。实验室获得性感染可以发生在微生物实验室、临床实验室、动物实验室、教学实验室、研发实验室和生物制品机构。同时，实验室获得性感染也是一个公共卫生问题，感染者有将疾病传播给他的同事、朋友、家人或其他人员的风险。

1941 年，美国学者 Meyer，K.F 等共同发表一篇美国发生的 74 例实验室相关布氏菌病感染的调查报告。1974 年，有报告称在丹麦的一个化学临床实验室工作的雇员的肝炎发病率比普通人群高 7 倍。1976 年，英国学者调查发现英国医学实验室的工作人员结核病感染的风险比普通人群高 5 倍。1978 年，美国学者 Pike，R.M. 等[2] 调查从 1930—1976 年世界范围内实验室感染事故，累计达 3 921 例，涉及的病原微生物有细菌、病毒、立克次体、寄生虫等。从 2000—2011 年，全世界公开报道实验室获得性感染事故 46 起，涉及多种高致病性细菌和病毒，影响较大的有 2003 年和 2004 年在新加坡、中国台湾和中国大陆发生的三起 SARS 病毒实验室获得性感染事故[5]，2004 年在俄罗斯 BSL-4 实验室发生的埃博拉病毒感染死亡事故，2005 年在美国波士顿大学土拉弗朗西斯菌实验室获得性感染事故等。有学者统计了 1990—1999 年，实验室获得性感染的前十位病原微生物，见表 12-1。

在实验室获得性感染事故中，除了感染者会出现不同的感染后果（甚至死亡）外，家庭成员中或社会接触者也会发生第二代感染。1973 年和 1978 年，英国报告了 2 个相关实验室暴发的两起 3 例天花二代感染；在实验室参观者中有 1 例 Q 热感染并导致 2 例与患者接触的家庭成员感染；2004 年，在中国一实验室发生的 SARS 病毒实验室获得性感染事故中，2 例实验室工作人员感染，感染者在潜伏期把病毒传染给了与他有接触的二代感染 2 人，还有 5 例三代感染，并有 1 例二代感染者死亡。这些事例说明从事感染性病原体工作的实验室人员的感染是散发性的，引起社会感染是少见的，但存在着社会传播的潜在风险。

表12-1　1979—1999年实验室获得性感染前十位的病原微生物

病原微生物名称	危险度等级（按照 WHO 分类标准）	感染引起的疾病
布氏菌	3	布氏菌病
立氏立克次体	3	Q 热
乙型肝炎病毒、丙型肝炎病毒、丁型肝炎病毒	3	肝炎
沙门菌	3	伤寒
土拉弗朗西斯菌	3	土拉菌病
结核分枝杆菌	3	肺结核
须发癣菌	2	皮肤真菌病
委内瑞拉马脑炎病毒	3	委内瑞拉马脑炎
衣原体	3	鹦鹉热
粗球孢子菌	3	粗球孢子菌病

实验室获得性感染主要是职业暴露于感染性病原微生物导致的，这些暴露感染途径有吸入、经皮接种、接触和食入等四个感染途径（表12-2）。

（1）吸入：吸入感染是实验室获得性感染的主要途径，80% 的实验室获得性感染是经该途径感染的。实验室微生物气溶胶的产生，大多数是不知不觉的情况下形成的，很难察觉。实验室的许多操作过程可以产生微生物气溶胶，并随空气流动扩散，污染实验室的空气，当工作人员吸入了污染的空气，便可以引起实验室相关感染。为了了解哪些实验室操作可以产生气溶胶，有人对 276 种操作进行了测试，其中 239 种操作可以产生微生物气溶胶，占全部操作的 86.6%。据文献报道，实验室不同操作产生的微生物气溶胶颗粒浓度和污染程度是不一样的（表12-3）。在现在的微生物实验室中，常见的搅拌、振荡、撞击、离心、超声破碎、吹打和敲打等操作广泛存在，这些操作都可以产生大量的微生物气溶胶；还有一些操作过程也可以产生微生物气溶胶，如液体薄膜突然破裂，将烧热的接种环放入菌液中也可以激起微生物颗粒形成气溶胶。

除了以上实验室操作可以产生微生物气溶胶外，患有呼吸道传染病或感染实验室动物实验也可以产生微生物气溶胶。1972 年，有人报告暴露于炭疽杆菌芽孢气溶胶的猴子，在整个饲养期（13 天），在其笼子周围的空气中都可以采集到炭疽杆菌芽孢，猴子的粪便和唾液中可带菌 4 天。豚鼠暴露于枯草杆菌黑色变种芽孢气溶胶之后，可连续产生该菌气溶胶长达 21 天之久。

表12-2　病原微生物实验室相关感染的途径[6,13]

感染途径 病原微生物	经皮肤接种感染	微生物气溶胶吸入感染	食入感染	接触动物
细菌：炭疽杆菌	●	●		●
布氏杆菌属	●	●		●
鼠疫杆菌	●	●	●	●
衣原体属	●	●		
土拉弗朗西斯菌	●	●		●
结核分枝杆菌	●	●		
立克次体属	●	●		●
伤寒杆菌	●		●	
霍乱弧菌			●	
病毒：汉坦病毒	●	●		●
肝炎病毒（乙肝和丙肝）	●			
猴疱疹病毒	●		●	
拉沙病毒	●		●	●
马尔堡病毒	●		●	
埃博拉病毒	●		●	
狂犬病毒	●			●
委内瑞拉马脑炎病毒	●	●		●
真菌：厌酷球孢子菌	●	●		
新型隐球菌	●			●
荚膜组织胞浆菌	●	●		

表12-3　可产生各种严重程度微生物气溶胶的实验室操作

轻度（＜10个颗粒）	中度（11～100个颗粒）	重度（＞100个颗粒）
玻片凝集试验	腹腔接种动物，局部不涂消毒剂	离心时离心管破裂
倾倒毒液	试验动物尸体解剖	打碎干燥菌种安瓿
火焰上灼热接种环	用乳钵研磨动物组织	打开干燥菌种安瓿
颅内接种	离心沉淀前后注入、倾倒、混悬毒液	搅拌后立即打开搅拌器盖
接种鸡胚或抽取培养液	毒液滴落在不同表面上	小白鼠鼻内接种
	用注射器从安瓿中抽取毒液	注射器针尖脱落喷出毒液
	接种环接种平皿、试管或三角烧瓶等	刷衣服、拍打衣服
	打开培养容器的螺旋瓶盖	
	摔碎带有培养物的平皿	

（2）经皮接种：经皮接种感染是实验室获得性感染的第二大感染途径，在实验室的许多实验活动中，都可能使用注射器、针头、剪刀，以及其他锐器。使用注射器操作不当或意外，均可能导致扎伤引起经血液感染，锐器或破损玻璃器皿可能刺伤皮肤造成伤口感染；在处理实验感染的实验动物时因操作不慎被动物咬伤、抓伤也有发生，从而导致伤口感染；擦伤导致皮肤破损也会造成伤口感染。

（3）接触：接触感染是实验室获得性感染的一个不可忽视的感染途径，在许多实验操作中会产生许多看不见的、含有病原微生物的、较大的粒子或液滴（直径大于5 μm）（表12-3），这些粒子或液滴会沉降到工作台面、实验区内的表面、设备、物品上，当工作人员接触这些污染物时，均会造成手或其他部位污染，可能导致感染。在处理感染性材料污染时也可能导致手的污染。如果工作人员的手或裸露的皮肤有伤口或破损处，较大的粒子或液滴落入伤口或破损处就会引起感染；另外，实验操作中产生的较大粒子或液滴也可能溅入或通过呼吸进入口腔、鼻腔，甚至落入眼睛中导致黏膜感染。

（4）食入：食入感染是实验室获得性感染较少见的感染途径，在一些仪器设备落后的实验室中，经常会发生工作人员用口吸移液管，不带口罩操作，产生的液滴溅入口腔，导致食入感染；在实验室工作区内吃东西或喝水，都可能通过食入造成感染。

此外，LAI报告是病原体实验室危害的明确指标，常常有助于识别病原体和操作程序的危害，也是对其实行预防控制措施的信息来源和重要参考。没有报告并不意味着风险最小。实验室中主要的可能传播途径包括：

- 将皮肤、眼睛或黏膜直接暴露于病原体；
- 通过注射器针头或其他污染的尖锐器具的非肠道接种，或者来自感染动物和节肢动物载体的叮咬；
- 摄取含病原体的液体，或通过手部与眼部的接触污染；
- 吸入感染性微生物气溶胶。

对自然获得性感染疾病的传播途径的认识有助于确定实验室中可能的传播途径以及其对公共卫生的潜在风险。然而，重要的是，由实验室感染引起的疾病的性质和严重程度以及传染性病原体可能的实验室传播途径，可能不同于自然获得性感染疾病的严重程度和传播途径。

会通过呼吸道吸入的传染性气溶胶传播的病原体对于实验人员和其他实验室人员来说都是严重的实验室危害病原体，对这种危害需要特别小心，因为实验室中的感染性微生物气溶胶感染可能不通过这种病原微生物在自然状态下公认的传播途径。感染剂量、病原体对环境影响因子（温度、湿度、紫外线等）的抵抗性对于确定空气传播风险是特别重要的。例如，Q 热立克次体（coxiella burnetii）的实验室获得性感染报告表示，吸入 10 个感染性 Q 热立克次体粒子可以引起感染。

3. 动物实验的生物风险

当工作涉及使用实验室动物时，人畜共患病的危险特征需要在风险评估中慎重考虑。有证据表明，实验动物可以在唾液、尿液或粪便中排放出人畜共患病的病原微生物和其他感染性因子，这是一个是重要的生物危害指标。一名来自灵长类动物中心实验室的工作人员感染了猴 B 病毒后死亡，也表明了动物实验中存在着生物危害。缺乏对实验动物这种潜在的生物危害的认识，可能使实验室工作人员容易出现多重感染。从感染动物向另一笼内正常动物传播疾病的实验结果表明，动物不显示出有疾病症状的空气传播感染，并不排除生物危害风险的存在。

进行微生物风险评估最有用的工具之一就是列出微生物的危险度等级。然而对于一个特定的微生物来讲，在进行风险评估时仅仅参考其危险度等级是远远不够的，适当时还应考虑其他一些因素，包括：

- 微生物的致病性和感染数量；
- 暴露的潜在后果；
- 自然感染途径；
- 实验室操作所致的其他感染途径（非消化道途径、空气传播、食入）；
- 微生物在环境中的稳定性；
- 所操作微生物的浓度和浓缩标本的容量；
- 适宜宿主（人或动物）的存在；
- 从动物研究和实验室感染报告或临床报告中得到的信息；
- 计划进行的实验室操作（如超声处理、气溶胶化、离心等）；
- 可能会扩大微生物的宿主范围或改变微生物对于已知有效治疗方案敏感性的所有基因技术；
- 当地是否能进行有效的预防或治疗干预。

对信息有限的病原体的危害进行评估，应在获得足够的信息后开始。但是，在一些特殊的应急情况下，应充分利用有限的信息（如现场收集标本、流行病学资料等）开展评估工作。这些情况下应当谨慎地采取一些较为保守的标本处理方法：

- 只要标本取自患者，均应当遵循标准防护方法，并采用隔离防护措施（如手套、防护服、眼睛保护）；
- 基础防护——处理此类标本时最低需要 Ⅱ 级生物安全水平；
- 标本的运送应当遵循国家和（或）国际的规章和规定。

下列信息可能有助于确定这些标本的危险度：

- 患者的医学资料；
- 流行病学资料（发病率和死亡率资料、可疑的传播途径、其他有关暴发的调查资料）；
- 有关标本来源地的信息。

二、病原微生物的危害等级

世界卫生组织（WHO）在其《实验室生物安全手册》（第3版，2004）中，根据病原微生物对人和动物的致病性、毒力、可用的有效治疗方法和可用的有效预防措施，把感染性微生物分为4个危害等级，即危害度1级、2级、3级、4级。美国疾病预防控制中心（center for disease control and prevention，CDC）和国土卫生研究院（NIH）在《微生物和生物医学实验室生物安全》（第5版，2009）中，也根据病原微生物对人的致病性、毒力、可用的有效治疗方法和可用的有效预防措施，把感染性微生物分为4个危害等级。对微生物的分类方式是，在世界卫生组织、美国和欧洲的危害等级中，最小的危害等级是1级危害度，最大的危害等级是4级危害度，危害度是依次递增的。在中国，国务院令424号《病原微生物实验室生物安全管理条例》中，根据病原微生物的传染性、感染后对个体或者群体的危害程度，将病原微生物分为4类，其中第一类病原微生物为危害度最大的，第四类病原微生物为危害度最小的。表12-4把中国、美国和世界卫生组织的分类和定义进行了比较，可以看出，我国与美国、世界卫生组织的分类正好相反。有关危险等级和生物安全水平等级之间的相关性见第三节。

简单地以风险组分类作为病原微生物风险评估的参考，并不足以进行病原微生物的风险评估，WHO已提倡和建议各个国家或地区在进行生物因子分类时，应充分考虑本国或本地区的各种影响因素和特殊因素，需要考虑以下因素：特定病原微生物株系的致病性和感染剂量、感染后导致的可能结果、自然感染途径和实验室操作导致的感染途径、该病原微生物在环境中稳定性、实验室操作的浓度和体积、拟开展的实验活动、实验室是否有适宜的宿主（人或动物）、相关的实验室获得性感染报告、任何可能扩大宿主范围或改变对已知有效治疗的遗传操作，以及当地可用的有效治疗方法和预防措施等。

另外，必要时还应考虑条件致病菌的危害。枯草杆菌、格氏阿米巴原虫和感染性犬肝炎病毒是符合这些标准微生物的代表，许多通常与人类疾病不相关的致病微生物是条件致病微生物，可以在儿童、老年人、免疫缺陷和免疫抑制的个体中引起感染。对于疫苗株，特别是体内已经繁殖多代的疫苗株不能简单地认为是无毒的，在特定的条件下也可能成为致病微生物。

在实验室实际操作中，有一些并没有按照风险组分类进行，这是由于没有证据表明这些病原微生物可以通过LAI的方式对健康成年人造成严重危害。例如，HIV按照WHO和美国CDC的危险等级分类属于风险组3（危害度3级），实验室活动应该在BSL-3实验室中进行，但实际的临床诊断或检测中，HIV患者的血液样本的检测活动都是在BSL-2实验室中进行的。从HIV被发现至今，还没有证据表明在实验室里HIV能够通过空气传播感染，对于临床实验室来说，达到BSL-2实验室防护水平即可。但是，通过培养方式扩增HIV则增大了暴露的风险，因此，需要在BSL-3实验室中进行，遵守BSL-3实验室的操作规范和防护要求。在WHO、美国、欧盟、加拿大和澳大利亚的定义中，HIV是风险组3中的微生物，在中国的定义中，HIV属于第二类微生物，在实验室中进行HIV的相关活动，应依据具体的实验活动内容，其可以在BSL-2或BSL-3防护水平下安全地操作。这种情况强调了

表12-4 按风险组分类的传染性微生物[7-10]

风险组分类	世界卫生组织《实验室生物安全手册》(第3版，2004)	《微生物和生物医学实验室生物安全》(美国CDC和NIH，第5版，2009)	中华人民共和国国务院第424号令《病原微生物实验室生物安全管理条例》
风险组1(第一类)	不太可能引起人类或动物疾病的微生物(没有或低的个体和社区风险)	不太可能引起健康成人疾病的微生物	能够引起人类或动物非常严重疾病的微生物，以及我国尚未发现或已经宣布消灭的微生物
风险组2(第二类)	可引起人类或动物疾病的病原体，但对实验室工作者、社区、家畜或环境不太可能造成严重危害。实验室接触可能导致严重感染，但有效的治疗和预防措施是可用的，感染传播的风险是有限的(个体危险中等，群体危险低)	与人类疾病相关的，不易导致严重疾病，有有效的预防和治疗措施的一类微生物	能够引起人类或者动物严重疾病，比较容易直接或者间接在人与人、动物与人、动物与动物间传播的微生物
风险组3(第三类)	病原体通常能引起人或动物的严重疾病，但一般不会发生感染个体向其他个体的传播，并且对感染有有效的预防和治疗措施(个体危险高，群体危险低)	与严重或致命的人类疾病相关，有可用的预防性或治疗性干预措施(个体风险高但社区风险低)	能够引起人类或动物疾病，但一般情况下对人、动物或环境不构成严重危害，传播风险有限、实验室感染后很少引起严重疾病，并且具备有效治疗和预防措施的微生物
风险组4(第四类)	病原体通常能引起人或动物的严重疾病，并且很容易发生个体之间的直接或间接传播，一般没有有效的预防和治疗措施(个体和群体的危险均高)	可能引起人的严重的或致死性的疾病，通常没有有效的预防和治疗措施可用(个体和群体的危险均高)	在通常情况下不会引起人类或者动物疾病的微生物

不仅要重视基于生物因子的风险评估的重要性，还应充分考虑和重视实验活动内容和操作过程的相关风险。也就是说，一种生物因子的风险等级与生物安全防护等级并不一定等同[8]。

第三节 生物安全防护和实验室分级

因实验室获得性感染和微生物从实验室逃逸的事故时有发生，实验室生物安全防护问题引起了实验室管理者和工作人员的高度关注。1967年，美国Baker公司制造出世界上第一台Ⅱ级A型生物安全柜，1976年，美国国家卫生基金会(National Sanitation Foundation，NSF)颁布世界上第一个生物安全柜标准，2002年美国国家标准院(American National Standards Institute，ANSI)批准了该标准——NSF/ANSI 49—2002 *Biosafety Cabinetry：Design，Construction，Performance，and Field Certification*，该标准已经成为生物安全柜的国际标准。1983年，WHO出版了《实验室生物安全手册》(第1版，Laboratory Biosafety Manual)，2004年出版了第3版[8]。1984年，CDC和NIH联合出版了《微生物学和生物医学实验室的生物安全》（第 1 版，Biosafety in the Microbiological and Biomedical Laboratories Manual）。随后，其他国家和地区也相继出版了实验室生物安全相关的技术标准、指南或手册等。2002年，中国颁布第一个行业标准 WS 233—2002《微生物和生物医学实验室生物安全通则》（第1 版），现已修订为 WS 233—2017《病原微生物实验室生物安全通则》（第 2 版）。2004 年，中国国家质量监督检验检疫总局和国家标准化管理委员会颁布了 GB19489—2004《实验室生物安全通用要求》（第 1 版），现已修订为 2008 版。

这些实验室生物安全的技术规范、指南、手册或标准的颁布，为科学设计、建造、管理生物安全实验室提供了技术指导和标准。

一、实验室生物安全法律法规和技术标准

（一）国外有关实验室生物安全指南和标准

1. 世界卫生组织

世界卫生组织（WHO）为了指导实验室生物安全，减少实验室事故的发生，于 1983 年出版了《实验室生物安全手册》（简称《手册》）（第 1 版），鼓励各国针对本国实验室安全处理致病微生物，制定具体的操作规程，并为制定这类规程提供专家指导。1993 年，WHO发布了该手册的第 2 版；2004 年，由 7 个国家（美国、加拿大、俄罗斯、瑞典、英国、澳大利亚、苏格兰）和 WHO 的生物安全专家和官员对第 2 版进行重新修订和补充，出版了第 3 版 [8]。WHO 深刻地认识到生物安全问题的重要性和对世界人民应负的责任，在吸取各国经验，特别是吸取了各国惨痛教训后，第 3 版《手册》对生物安全管理、实验室的硬件（如实验室设施、设备和个人防护）和软件（如具体的标准操作规程等）的要求都十分具体明确。此外，在世界范围内各行各业、各国对这些的要求都是硬性规定，并通过各国国家卫生系统进行推广和贯彻。同时，加拿大、俄罗斯、瑞典、英国、澳大利亚等发达国家也都制定出了本国的实验室生物安全指南或要求。

2. 美国的《微生物和生物医学实验室生物安全手册》

1974 年，美国职业安全与健康局（Occupational Safety and Health Administration，OSHA）颁布了《基于危害程度的病原微生物分类》这本小册子，首次提出了 4 级病原微生物危害和 4 级实验室活动的概念，这些概念成为后来实验室生物安全的核心内容和理论基础。1984年，由美国 CDC/NIH 联合出版了两版《微生物学和生物医学实验室的生物安全》，1993 年出版的第 3 版着重描述微生物实验室标准操作、实验室设备和安全装备的组合，形成 I ～IV 级的实验室生物安全防护等级（biosafety level，BSL），对 BSL-3 和 BSL-4 实验室的设计、感染性微生物的国际运输等进行了必要的修改和补充。该版指南在国际上被称为"金标准"。2009 年又出版了第 5 版 [9]，新增的内容主要涉及职业卫生与免疫防护、消毒与灭菌、实验室生物安保与风险评估、部分农业病原体的简介、生物毒素等新内容。

3. 其他国家的相关技术指南

另外还有加拿大的《实验室生物安全指南》（第 3 版，The Laboratory Biosafety Guidelines，2004），英国的《生物因子危害程度及防护分类》（第 4 版，Categorisation of Biological Agents According to Hazard and Categories of Containment，1995）等相关规定。

（二）国内实验室生物安全相关法律法规和技术标准

我国的实验室生物安全防护工作起步较晚，因研究当时的新发传染病——流行性出血

热和获得性免疫缺陷综合征（acquired immune deficiency syndrome，AIDS）的需要，从 20 世纪 80 年代开始，我国一些从事病原微生物研究的专家已逐渐认识到实验室生物安全的重要性。到 20 世纪初，为了规范我国病原微生物实验室的生物安全工作，原中国预防医学科学院于 2000 年完成了卫生行业标准《微生物和生物医学实验室生物安全通用准则》的编制。2002 年 12 月，经卫生部批准并颁布了卫生行业标准《微生物和生物医学实验室生物安全通用准则》（WS 233—2002），这是我国生物安全领域的第一个行业标准。

2003 年，SARS（俗称"非典型肺炎"）在我国爆发流行期间，为了保障实验室的生物安全，由科学技术部（科技部）、卫生部、国家食品药品监督管理局、国家环境保护总局四部委联合制定和颁布了《传染性非典型肺炎病毒研究实验室暂行管理办法》和《传染性非典型肺炎病毒的毒种保存、使用和感染动物模型的暂行管理办法》。依据这两个《办法》，专家组对国内的三级生物安全实验室进行了系统的生物安全现场评估，并对三级生物安全实验室进行了多次督导，保证了实验室生物安全。2003 年 8 月，在国家科技部、卫生部、农业部等部委的支持下，由国内生物安全专家编制了《实验室生物安全国家标准》。2004 年 5 月，中华人民共和国质量监督检验检疫总局和中华人民共和国标准化管理委员会批准并正式颁布了《实验室 - 生物安全通用要求》（GB 19489）[3]，这是我国第一部关于实验室生物安全的国家标准，具有里程碑的意义，该标准在 2006 年获得了国家标准创新贡献二等奖。

2004 年 4 月，中国疾病预防控制中心的 BSL-3 实验室发生人感染 SARS 冠状病毒的事故，再次引起全社会和政府对实验室生物安全的高度重视。2004 年 11 月 12 日，由国务院总理签发中华人民共和国国务院令（第 424 号），公布施行《病原微生物实验室生物安全管理条例》（简称《条例》）[7]。该《条例》规定了在病原微生物实验活动中保护实验人员和公众健康的宗旨，从而使我国病原微生物实验室的管理工作步入法制化管理轨道，对我国防生物威胁和处理紧急卫生事件的建设具有现实的和深远的意义。从 2003 年至 2018 年底，我国共颁布与国家、行业的实验室生物安全直接相关的法律、法规、技术标准共计 20 个：

- 2004 年，国务院 424 号令《病原微生物实验室生物安全管理条例》；
- 2003 年，国务院 380 号令《医疗废物管理条例》；
- GB 19489—2008《实验室—生物安全通用要求》；
- GB 50346—2011《生物安全实验室建筑技术规范》；
- 2003 年，卫生部第 36 号令《医疗卫生机构医疗废物管理办法》；
- 2005 年，卫生部第 45 号令《可感染人类的高致病性病原微生物菌（毒）种或样本运输管理规定》；
- 2006 年，卫生部第 50 号令《人间传染的高致病性病原微生物实验室和实验活动生物安全审批管理办法》；
- 2006 年，卫生部《人间传染的病原微生物名录》；
- WS7T 442—2014《临床实验室生物安全指南》；
- WS 233—2017《微生物和生物医学实验室生物安全通用准则》；
- WS 589—2018《病原微生物实验室生物安全标识》；
- YY 0569—2011《二级生物安全柜》；
- 2003 年，农业部第 302 号令《兽医实验室生物安全管理规范》；
- 2005 年，农业部第 52 号令《高致病性动物病原微生物实验室生物安全管理审批办法》；

- 2005 年，农业部第 53 号令《动物病原微生物分类名录》；
- 2005 年，农业部第 503 号公告《高致病性动物病原微生物菌（毒）种或者样本运输包装规范》；
- 2012 年，农业部《动物病原微生物菌（毒）种保藏管理办法》；
- NYT 1948—2010《兽医实验室生物安全要求通则》；
- 2006 年，环境保护总局第 32 号令《病原微生物实验室环境安全管理办法》；
- 2018 年，科技部第 18 号令《高等级病原微生物实验室建设审查办法》。

二、生物安全防护原则

任何生物安全计划的基本目标都是防护潜在有害生物因子。"防护"一词用于表达在实验室环境中管理和控制感染性材料的安全方法、设施和设备。防护的目的是减少或消除实验室工作人员、其他人员和外部环境对潜在有害生物因子的暴露。疫苗的使用可能会提高人身保护水平。对具体生物因子的实验室活动的风险评估结论将决定这些要素的适当组合。

1．实验室操作和技术

防护最重要的因素是严格遵守标准微生物操作技术和规范。从事传染性病原体或潜在感染性材料工作的人员必须意识到潜在的生物危害，必须经过培训并熟练掌握安全处理这些有害材料所需的操作技术和规范。实验室主任或负责人负责提供或安排适当的人员培训。

每个实验室应制定或采用生物安全手册或操作手册，确定将要或可能遇到的生物危害，并规定旨在尽量减少或消除这些生物危害的操作程序和规范。应告知员工有特殊危害，应该要求他们阅读并遵守所要求的生物安全手册、操作程序和规范。训练有素的专家或技术人员必须负责对从事任何有生物危害的传染性病原体和材料工作的人员进行适当的实验室操作技术、程序的培训，以及负责生物安全、其他健康和安全、风险评估的咨询工作。

当标准实验室操作和程序不足以控制特定病原体或实验室程序相关的危害时，可能需要采取其他措施。实验室主任负责选择额外的其他生物安全操作程序，这必须与病原体或程序相关的危害保持一致。

适当的设施设计和工程特点、安全设备和管理程序必须补充实验室人员和安全操作技术的不足。

2．安全设备（一级防护屏障和个人防护设备）

安全设备包括生物安全柜（biosafety cabinet，BSC）、封闭容器、其他工程控制和个人防护装备，旨在消除或减少工作人员暴露于危险生物因子。BSC 是提供人员防护的主要设备，许多微生物操作程序能够产生感染性液滴或气溶胶，BSC 能够控制这些液滴或气溶胶，从而保护操作人员。微生物实验室中使用的三类 BSC（Ⅰ级、Ⅱ级、Ⅲ级）中，开放式Ⅰ级和Ⅱ级 BSC 是主要防护屏障，配合标准微生物学操作，为实验室人员和环境提供更好的保护。Ⅱ级 BSC 还可以防止柜内操作的材料（如细胞培养物等）被外部污染物污染。气密的Ⅲ级 BSC 为操作人员和实验室内外环境提供了最高水平的保护。

另一个一级屏障的例子是安全离心杯，一个封闭的容器，旨在防止在离心过程中释放出气溶胶。如处理感染性材料时，为了尽量减少气溶胶的危害，必须使用 BSC 或离心杯。

安全设备还包括个人防护用品等，如手套、长服、反背衣、鞋套、靴子、呼吸器、面罩、安全眼镜或护目镜等。个人防护设备经常与生物安全柜，以及包装病原体、动物或感染性材料的容器同时使用。在某些特定情况下，一些操作不可能在 BSC 中进行，个人防护设备可能成为工作人员与感染性材料之间的主要防护屏障，如某些动物研究、动物尸检、病原体生产活动，以及与实验室设施的维护、服务或支持有关的活动。

3. 设施设计和施工（二级防护屏障）

设施设计和建设有助于实验室工作人员的保护，为实验室外的人提供保护，并保护社区中的人或动物避免接触可能意外从实验室逃逸出的感染性材料。实验室主任负责提供与实验室功能相适应的设施，以及选择拟操作病原体的生物安全防护水平。

推荐的二级防护屏障取决于特定病原体传播的风险。例如，BSL-1 和 BSL-2 设施的大多数实验室工作的暴露风险是直接接触病原体，或无意接触污染的工作环境。这些实验室的二级防护屏障可能包括将实验室工作区域与公共通道隔离、提供除污设施（例如高压灭菌器）和洗手设施等。

当存在感染性气溶胶的暴露感染风险时，可能需要更高水平的防护屏障和多个二级防护屏障，具体形式就是 BSL-3 实验室、BSL-4 实验室、ABSL-3 实验室和 ABSL-4 实验室，以防止感染因子逃逸到环境中。这样的设计功能包括确保定向气流的专门通风系统、去除废气中的污染物的空气处理系统、进入区域的控制、实验室入口处的气闸或单独的建筑物或模块来隔离实验室等。

三、生物安全防护水平分级

根据所操作的病原微生物的不同危害等级，需要相应的实验设施、安全设备，以及实验操作和技术，而这些不同水平的实验设施、安全设备，以及实验操作和技术的不同组合构成了不同等级的生物安全防护水平。《实验室生物安全通用要求》（GB 19489—2008）、国务院令 424 号《病原微生物实验室生物安全管理条例》，以及国际上的规范均将生物安全防护水平分为 4 个级别[7]：Ⅰ级生物安全防护水平最低，Ⅳ级生物安全防护水平最高。国际通用表达方式是 BSL-1、BSL-2、BSL-3、BSL-4，从事动物实验工作的生物安全实验室分别是 ABSL-1、ABSL-2、ABSL-3、ABSL-4。

1. 生物安全水平Ⅰ级（BSL-1）

BSL-1 代表基本生物安全防护要求。BSL-1 的操作、安全设备，以及实验设施的设计和建设，适用于进行我国第四类病原微生物，WHO、美国、欧盟等的第一类微生物的教学和研究。枯草芽孢杆菌、犬传染性肝炎病毒是符合这些标准的微生物的代表。

生物安全水平一级不需要特殊的一级和二级屏障，除需要洗手池外，严格按照标准的微生物操作即可获得基本的防护水平。

2. 生物安全水平Ⅱ级（BSL-2）

BSL-2 也属于基本生物安全防护要求。BSL-2 的操作、安全设备和设施可应用于教学、临床、诊断、基础研究等实验室，适用于我国第三类病原微生物，WHO、美国、欧盟等的第二类微生物的实验室生物安全防护。实验操作活动没有或产生溅出物和气溶胶的可能性很小时，标准微生物操作技术能够保证在开放台面操作这些病原微生物的安全；如果实验操作活动有产生溅出物和气溶胶时，用标准微生物操作技术，在生物安全柜中操作这些病原微生物可以保证安全。乙型肝炎病毒、沙门菌属和弓形虫是属于这类防护水平的微生物的代表。BSL-2 也适合于从未知病原的人身上取血、体液和组织、人原代细胞系等不知是否存在未知感染性生物因子的标本进行的操作。

工作人员接触这些致病微生物的主要危害是，在偶然情况下，如皮肤或黏膜破损、误食感染的食物，导致感染性材料进入体内。应非常谨慎地处理污染的针头或利器；对可能通过气溶胶途径传播的微生物、可能增加工作人员暴露于微生物气溶胶或高度飞溅物的操作活动必须使用一级防护设备，如Ⅱ级生物安全柜、生物安全型离心机等；同时，操作人员应适当使用个人防护装备，诸如防溅罩、面罩、外长服和手套。其他如洗手池和污物高压灭菌器等二级防护屏障也必须使用，以减小潜在的环境污染。

BSL-2 与 BSL-1 的区别在于：

- 实验人员均接受过病原体处理方面的培训，由有经验的专家指导；
- 实验室在进行实验时，限制与实验活动无关的人员进入实验室；
- 谨慎处置有污染的锐器；
- 某些可能产生微生物气溶胶或飞溅物的操作，应在Ⅱ级生物安全柜中或其他物理防护设备中进行。

3. 生物安全水平Ⅲ级（BSL-3）

BSL-3 属于高级别的生物安全防护要求。BSL-3 的操作、安全设备，以及实验设施的设计和建设，适用于临床、诊断、教学、研究等实验室，适用于我国第二类病原微生物，WHO、美国、欧盟等的第三类微生物的实验室生物安全防护。如结核分枝杆菌、高致病性禽流感病毒、圣路易斯脑炎病毒、Q 热立克次体等是 BSL-3 的代表微生物。BSL-3 条件下的主要生物危害与自身接种（自伤）、暴露于感染性气溶胶等有关。

BSL-3 最重要的特征是具备系统性的一级防护屏障和二级防护屏障，以防止实验室内、实验室相邻区域的工作人员、社会和环境暴露于可能产生的感染性微生物气溶胶。所有实验室操作应该在Ⅱ级生物安全柜或其他密闭容器中操作。BSL-3 的二级防护屏障包括实验室控制入口、负压、定向气流、为净化感染性气溶胶对外环境的污染而设计的特殊排风系统等。

4. 生物安全水平Ⅳ级（BSL-4）

BSL-4 属于最高级别的生物安全防护要求。BSL-4 的操作、安全设备，以及实验设施的设计和建设，适用于我国第一类病原微生物，WHO、美国、欧盟等的第四类微生物的实验室生物安全防护。此外，有些因具备气溶胶传播而致实验室感染和导致生命危险疾病的外来性病原微生物，它们的有关实验工作应在具备 BSL-4 防护要求的实验室中进行。和 BSL-4 病原体有相近或特定抗原关系的病原体的实验活动，也应在具备 BSL-4 防护要求的实验室中进行。BSL-4 要求有独立的建筑、与其他研究设施分开、周围完全密闭，且要进行气压试验的气密性验证。实验人员要穿正压服或者在Ⅲ级生物安全柜中操作，实验产生的废液、废弃物要在设施内灭菌后才能排放，污染的空气要经过过滤净化或其他物理灭菌措施灭菌后才能排出实验室。

实验室人员应在处理特别危险的传染源方面受过特殊和全面的训练，应了解一级防护屏障和二级防护屏障的作用、防护设备、实验室设计性能。实验由在有关病原方面受过训练、有工作经验的、有资格的专家监督。实验室主任应严格控制进入实验室的人员。应制定、实施特殊设施操作手册等管理文件。

为了便于比较，表 12-5 汇总了不同生物安全水平所对应的操作对象、操作和设备要求，表 12-6 详细列出了不同生物安全水平具体设施和重要屏障设备的要求。

表12-5 与病原微生物危害等级相对应的实验室类型、操作和设备[9]

危害等级	生物安全水平	实验室类型	实验室操作	安全设备
一级	BSL-1：基础实验室	基础的教学、研究	微生物学操作技术	开放实验台
二级	BSL-2：基础实验室	初级卫生服务、诊断、研究	微生物学操作技术上增加防护服、生物危害标识	开放实验台，此外需BSC，用于可能产生的气溶胶
三级	BSL-3：防护实验室	特殊的诊断、研究	在Ⅱ级生物安全防护水平上增加特殊防护服、准入制度、定向气流	BSC和（或）其他所有实验室工作所需要的基本设备
四级	BSL-4：最高防护实验室	高度危险生物因子的诊断、研究	在Ⅲ级生物安全防护水平上增加气锁入口、外出淋浴、污染物品的特殊处理	Ⅲ级BSC或Ⅱ级BSC，正压服、双扉高压灭菌器（穿过墙壁）、空气过滤器

BSC，生物安全柜

表12-6 不同生物安全水平要求汇总

条件与措施	生物安全防护水平			
	BSL-1	BSL-2	BSL-3	BSL-4
实验室隔离[1]	不需要	不需要	需要	需要
房间能够密闭消毒	不需要	不需要	需要	需要
通风				
向内的气流	不需要	最好有	需要	需要
通过建筑系统的通风设备	不需要	最好有	需要	需要
HEPA过滤排风	不需要	不需要	需要	需要
双门入口	不需要	不需要	需要	需要
气锁	不需要	不需要	需要/不需要[2]	需要
带淋浴的通过间	不需要	不需要	需要/不需要[3]	需要
污水处理	不需要	不需要	需要/不需要[3]	需要
高压灭菌器				
—实验场所	不需要	最好有	需要	需要
—实验室内	不需要	不需要	最好有	需要
—双扉高压灭菌器	不需要	不需要	最好有	需要
生物安全柜	不需要	需要	需要	需要
人员监控条件[4]	不需要	不需要	最好有	需要

注：1 在环境与功能上与普通流动环境隔离。
　　2 国内标准必须有，WHO、美国、欧盟等不需要。
　　3 取决于实验室中所用微生物因子，如HIV不需要BSL-3。
　　4 例如观察窗、双响通讯设备。

第四节　生物安全实验室特征

实验设施、安全设备，以及实验操作技术的不同元素的组合构成了不同等级的生物安全防护水平。生物安全防护水平分为 4 个级别，Ⅰ级生物安全防护水平最低，Ⅳ级生物安全防护水平最高。每一个生物安全防护水平对应着相应防护水平的生物安全实验室，国际通用表达方式是 BSL-1 实验室、BSL-2 实验室、BSL-3 实验室、BSL-4 实验室。

一、生物安全Ⅰ级实验室（BSL-1 实验室）

BSL-1 实验室适用于我国第四类病原微生物，WHO、美国、欧盟等的第一类微生物的教学和研究，这些病原微生物在健康成年人中不会导致疾病，对实验室人员和环境的潜在危害最小。BSL-1 实验室不需要与建筑物的公共通道分开。通常使用标准微生物操作在开放的工作台面上进行工作（图 12-1）。特殊的防护设备或设施设计是不是必需的，可以通过适当的风险评估来确定。实验室人员必须对在实验室中进行的操作程序进行培训，并且由在微生物学或相关学科的专家进行监督。

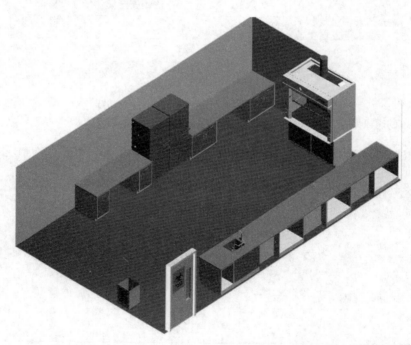

图 12-1　BSL-1 实验室示意图（由李劲松提供）

以下标准做法、安全设备和设施要求适用于 BSL-1 实验室。

1. 标准微生物操作

（1）在进行有关培养物和样品实验时，未经实验室负责人同意，限制或禁止进入实验室。

（2）工作人员在操作活微生物实验结束后，离开实验室前脱去手套，并洗手。

（3）不允许在实验工作区域内饮食、吸烟、清洗隐形眼镜、化妆、存放食物和日常生活用品。

（4）禁止用口吸移液管，只能用机械装置移液。

（5）应有锐器安全使用规范。

（6）所有的操作过程应谨慎，避免溅出、溢洒和产生气溶胶。

（7）每天至少对实验工作台面消毒一次，当有液体溅出或溢洒时，也应进行台面消毒。

（8）所有的培养物、储存物、其他废弃物在离开实验室前，均应使用有效的消毒方法进行消毒，如高压灭菌。转移到实验室外消毒的废弃物应置于耐用、防漏容器内，密封运出实验室，其包装应符合有关标准的要求。

（9）当存在传染性微生物时，应在实验室入口处贴生物危险标志，并显示以下信息：实验中的病原名称、研究者姓名及电话号码。

（10）实验室应有控制昆虫和啮齿动物的措施。

2. 安全设备（一级屏障和个人防护装备）

（1）第四类病原微生物的实验操作一般不需要生物安全柜之类的特殊防护装置或设备。

（2）建议穿实验服、大褂、制服，避免污染和衣服上的尘土沾染。

（3）若手上皮肤有伤或出皮疹，应戴手套。

（4）操作过程中，估计会出现微生物或危险物溅出时，应戴护目镜或面罩。

3. 实验室设施（二级屏障）

（1）每个实验室在出口处应有一个洗手池。

（2）实验室设计要便于清洗，实验室内不应铺地毯。

（3）实验台表面应能防水、耐热、耐有机溶剂、耐酸碱和耐对工作台面及设施消毒的其他化学物质。

（4）实验室的实验台应当能够承受预期的重量并符合使用要求。实验台、安全柜及设备之间的空间应便于打扫。

（5）如果实验室采用开窗通风，窗子应当安装防飞虫的纱窗。

二、生物安全Ⅱ级实验室（BSL-2实验室）

BSL-2实验室适用于我国第三类病原微生物，WHO、美国、欧盟等的第二类微生物的教学和研究，这些病原微生物对实验室人员和环境的潜在危害最小。它与BSL-1实验室的不同之处在于：一是其实验室工作人员在处理病原微生物方面接受过专门的培训，并由有能力处理传染因子和相关程序经验的专家监督；二是工作时，限制与实验活动无关的人员进入实验室；三是所有可能产生感染性气溶胶或飞溅物的操作程序均在生物安全柜或其他物理防护设备中进行（图 12-2）。

以下标准操作、特殊操作、安全设备和设施要求适用于 BSL-2 实验室[8-9,15]。

1. 标准微生物操作

（1）采纳 BSL-1 实验室的 1 ~ 5 的标准操作。

（2）实验完毕、每天下班前、操作时液体溅出或溢出时，都应使用对病原有效的消毒剂对污染台面和器材进行消毒处置。

（3）所有废弃的培养物、储存物、个人防护装备和其他污染的器材，在拿出实验室进行其他处置前，均应使用对病原微生物有效的消毒方法进行消毒，如高压灭菌、化学消毒等。当废弃物和其他污染器材需转移到实验室所在建筑物内的其他场所消毒时，废弃物和其他污染器材应置于耐用、防漏容器内，密封运出实验室，转移前的包装应符合有关标准。

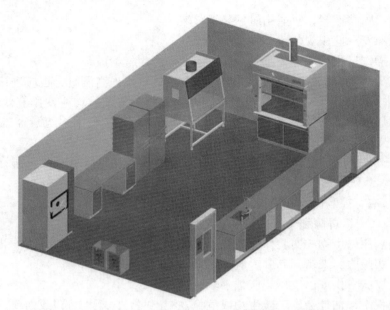

图 12-2　BSL-2 实验室示意图（由李劲松提供）

（4）实验室应有控制昆虫和啮齿动物的措施。

（5）实验室入口处应张贴生物危害标识，并标明以下信息：病原微生物名称、生物安全防护水平、负责人姓名、联系电话号码。

2. 特殊要求和操作

（1）在进行病原微生物实验时，实验室主任应禁止或限制人员进入实验室。一般情况下，易感人员或感染后会出现严重后果的人员，不允许进入实验室或动物实验室，其被感染的危险性增加，例如，有发热、上呼吸道感染、免疫缺陷或免疫抑制的人。实验室主任决定什么人员能进入实验室或动物实验室工作，他有最终的决定权和责任。

（2）实验室主任应制定生物安全管理规范和工作程序，只有被告知潜在风险并符合进入实验室要求（如经过免疫接种等）的人，才能进入实验室。

（3）当实验室有非本地的外源性病原微生物时，在已有的生物危害标识的基础上，实验室入口处张贴新的生物危害标志，并显示新的信息：病原微生物名称、生物安全防护水平、免疫接种要求、研究人员姓名、电话号码、在实验室中必须佩带的个人防护设施、离开实验室所要求的程序。实验活动结束后，揭下新贴的生物危害标识。

（4）当实验室操作的病原微生物有疫苗可预防接种时，实验室人员应接种疫苗或测试（如乙肝疫苗预防接种或结核分枝杆菌皮试），并采集疫苗接种前后的血清样本。

（5）应采集和保存实验室工作人员的血清样本。根据病原微生物的实验活动内容和防护设备的功能，必要时，定期收集相关人员的血清样本。

（6）实验室主任为实验室人员特别制定的标准操作程序或生物安全手册中，应包括生物安全程序。对于有特殊风险的人员，要求其阅读并严格执行。

（7）实验室主任应确保实验及其辅助人员接受适当的生物安全培训，包括和工作有关的可能存在的风险、防止暴露的必要措施和暴露评估程序。当程序改变时，人员必须接受新的培训。

（8）对于污染的锐器和利器，包括针头、注射器、玻片、加样器、毛细管、手术刀等，使用时必须保持高度的谨慎。

- 在实验室内进行实验动物静脉切开放血、实验动物液体吸出等操作时，应限制使用针头和注射器或其他锐器，有其他器具可用的，尽量不用锐器。
- 可用塑料器具代替玻璃器具。打碎的玻璃器皿不能直接用手处理，必须用其他工具处理，如刷子和簸箕、夹子或镊子。盛污染的针头、锐器、碎玻璃应先进行消毒处理，再进行其他处置。
- 注射和吸取感染材料时，只能使用针头固定注射器或一次性注射器（即注射器和针头是一体的），用过的一次性针头必须将其小心放入不被刺穿的锐器容器中。非一次性使用的锐器必须放置在不被刺穿的锐器容器中，再进行消毒处置。

（9）实验中的培养物、组织、体液等样本，或具有潜在感染性的废弃物要放入带盖的容器中，以防在收集、处理、储存、运输或装卸过程中溢洒等外泄。

（10）按日常工作程序，在感染性材料实验结束后，尤其是感染性材料溅出或洒出后，或受到其他感染性材料污染后，实验室设备和工作台面应当使用有效的消毒剂消毒。

（11）污染的设备在送去修理、维护、离开设施转移前，应按照规定先消毒，再按照规定打包运输。

（12）溅出或其他偶然事件中，人员明显暴露于感染性材料时，要立即向实验室主任报告，进行适当的医学治疗和观察，并保留书面记录。

（13）与实验无关的动物不允许进入实验室。

3. 安全设备（一级防护屏障和个人防护装备）

（1）应配置Ⅱ级生物安全柜，并明确如何使用和保养生物安全柜。明确可能形成感染性气溶胶或溅出物的实验操作过程，包括离心、研磨、匀浆、剧烈震荡或混匀、超声波破裂、开启装有感染性材料的容器（容器内部的压力可能与大气压不一致）、动物鼻内接种、从动物或胚胎/卵采集感染性材料，这些操作最好在Ⅱ级生物安全柜或其他合适的人员防护设施或物理防护装置中进行操作。

（2）涉及高浓度或大体积的感染性材料时，应选用密封转头或戴安全帽的离心机，若转头或安全帽在生物安全柜中打开，则可在开放的实验室内离心。

（3）在生物安全柜外处理病原微生物时，应采取面部保护措施（护目镜、口罩、面罩或其他防护装置），以免感染性材料或其他有害物飞溅到脸上。

（4）在实验室内，必须使用专用的实验防护服。人员到非实验室区域（如办公室、图书馆、公共交流区、休息区等）时，防护服必须脱下留在实验室内。防护服在拿出实验室洗涤前，应先消毒。

（5）可能接触潜在的感染性材料、被污染的表面或设备时，应戴两副手套。手套明显污染时要更换，当有关感染性材料工作结束时或手套损伤时要更换。一次性手套不能重复使用，不能戴手套接触"洁净"的表面（键盘、电话等），离开实验室时应脱去手套；脱掉手套后要洗手。

4. 实验室设施（二级防护屏障）

（1）满足 BSL-1 实验室的要求。

（2）应配置高压蒸汽灭菌器。

（3）安装生物安全柜时要考虑房间的通风和排风，送排风应不影响生物安全柜的正常运行。生物安全柜应远离门、能打开的窗、行走区、其他可能引起气流混乱的设备，保证生物安全柜气流在有效范围内运行。

（4）应有眼睛冲洗装置。

（5）光线适宜开展所有的工作，避免反光和闪光，妨碍视觉。

（6）如果是机械通风，应考虑机械通风系统输送的气流不会造成实验室内部空气循环。实验室如有对外开的窗子，应装防飞虫的纱窗。

三、生物安全Ⅲ级实验室（BSL-3 实验室）

BSL-3 实验室适用于我国第三类病原微生物，WHO、美国、欧盟等的第二类微生物的临床诊断、教学、研究或生产设施，这些病原微生物在实验室可通过气溶胶暴露导致严重或潜在的致命感染的后果。实验室工作人员必须接受处置这些感染性材料的特定培训，并由有能力处理感染物质和相关程序的专家进行监督。涉及感染性材料操作的所有程序应在BSC 或其他物理密封装置内进行（图 12-3）。

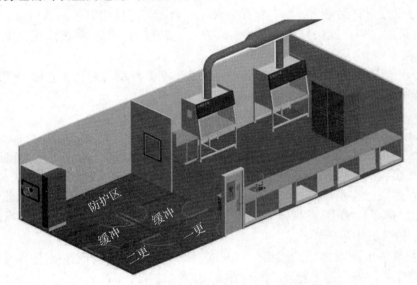

图 12-3　BSL-3 实验室示意图（由李劲松提供）

BSL-3 实验室具有特殊的工程和设计特点，以下标准和特殊安全措施、设备和设施要求适用于 BSL-3 实验室[8-9,15]。

1．标准微生物操作

（1）满足 BSL-2 实验室的标准操作要求。

（2）实验室主任或主管应严格执行控制进入实验室的生物安全管理规范。实验时，由实验室主任决定限制或禁止进入实验室的人员。

（3）接触感染性材料的人员在离开实验室取下手套后要洗手。

（4）制定利器、锐器等安全使用规范。在实际应用中，实验室主管熟练地操作程序和防护措施，以减少利器、锐器的伤害风险。包括以下注意事项：

- 谨慎管理针头和其他利器、锐器。针头不得弯曲、剪切、折断，从一次性注射器上取下针头或在处理之前，应套上针头帽。
- 使用过的一次性针头和注射器必须小心放置于处理锐器的防刺穿的容器里。
- 非一次性的锐器应放置在防刺穿的容器中，以便运送到工作区进行消毒处理，优先选用高压蒸汽灭菌方法进行处理。
- 破碎的玻璃器皿不能直接用手收集处置，必须用笤帚和簸箕、钳子或镊子去收集。应尽可能用塑料制品代替玻璃器皿。

（5）严格执行减少飞溅和（或）气溶胶产生的操作程序。

（6）应在实验室入口处张贴生物危害警示标识。标识的信息应包括实验室生物安全级别、主管姓名（或其他负责人员）、联系电话号码，以及进入和离开实验室所需的程序等。当实验室有关于感染性材料的实验活动时，应有实验室工作状态警示。

（7）应确保实验室工作人员及其辅助人员接受有关生物安全的培训，培训内容包括与工作有关的生物危害风险、防止暴露的必要措施和暴露评估程序。当管理和操作程序修改后，相关人员必须接受新的培训。

（8）个人健康状况可能影响个体感染的易感性时，应提供必要的免疫或预防性干预的措施。应鼓励这些工作人员到指定的医疗机构进行适当的咨询。

2．特殊要求和操作

（1）满足 BSL-2 实验室的特殊要求和操作。

（2）应告知所有进入实验室的工作人员潜在的生物危害风险，以及符合特定的进入／退出要求。

（3）在实验室内工作的所有人员，要强制进行医学检查。临床检查合格后，给受检者配发一个医疗卡，卡片上应有持卡者的照片，由持卡者随身携带。所填写的联系人姓名需经所在机构同意，应包括实验室主任、医学顾问和（或）生物安全管理者。

（4）在实验期间，进入实验室工作的相关人员，应每日早、晚测量体温并观察相应症状。实验活动全部结束后，应继续进行一段时间（相关疾病的平均潜伏期）的健康监测。一旦出现异常情况应立即报告实验室负责人，以便及时采取相应控制和治疗措施。

（5）实验室主任应制定实验室专用的生物安全手册、标准操作程序和生物安全预防措施。告知实验人员特殊生物危害风险，实验人员要阅读这些手册、程序和措施，并在实际工作中严格执行。

（6）实验室主任有责任保证在开展我国第二类病原微生物实验活动之前，所有参与实验的人员熟练掌握标准微生物操作及技能，熟练掌握实验室设施的操作、运行和维护，包括病原微生物和细胞培养物处理的技术。应由实验室主任或其他熟悉微生物安全操作及技能的、经验丰富的专家提供特殊培训。

（7）所有涉及感染性材料的高风险操作，如感染性材料的所有操作、感染动物验尸、从感染动物或胚胎／卵采集组织或液体等感染性材料的操作，都应在生物安全柜或其他物理防护设备中进行，不允许在开放的实验台上进行。使用Ⅱ级生物安全柜时，用背面为塑料质地的纸铺垫在生物安全柜内无孔工作面上，便于清洁。

（8）所有涉及感染性材料的操作程序都必须在物理防护装置内进行。当操作无法在BSC进行时，必须使用个人防护设备和其他物理密封装置（如离心机安全罩或密封转子）。

（9）按日常程序，在感染性材料工作结束后，特别是感染性材料洒出或溅出，或受到其他感染性材料污染时，实验室仪器设备和工作台面应当及时用有效的消毒剂消毒。洒出的感染性材料需由专业人员，或由经过适当培训且配有装备的人员进行处理、消毒、清洗。制定并公布可能造成溅洒的实验程序。污染的设备在离开实验室送去修理、维护或打包运输前，要按照规定进行消毒处理。

（10）实验室里所有可能被污染的物品和实验器材（如手套、实验室外套、玻璃容器等），在丢弃或清洗重新使用之前，必须经过有效的消毒处理。

（11）在溢洒、漏洒或其他偶然事故中，工作人员有明显或可能暴露于感染性材料时，要立即向实验室主任报告。进行适当的医学评估、观察、治疗，保留书面记录。

3．安全设备（一级屏障和个人防护装备）

（1）进入实验室时，要穿上实验防护服，如前襟一体或后系式大褂、干净的外套或连裤服。不得在实验室外穿防护服。重复使用的衣服在清洗前要消毒，衣服被明显污染后应更换。

（2）在处理感染性材料、感染动物及被污染的仪器时，必须戴两副手套。建议经常更换手套和洗手，一次性手套不能重复使用。

（3）预期实验中有感染性的和其他有害的气溶胶产生的操作，应佩戴眼睛和面部防护（护目镜、面罩、面罩或其他防溅罩），用过的一次性个人防护用品和其他受污染的实验室废弃物应消毒处置，重复再用的个人防护用品在清洗后、重新使用前应进行消毒。在实验室中戴隐形眼镜的人员应佩戴保护眼镜的防护用品。

（4）应配置Ⅱ级或Ⅲ级生物安全柜，安全柜放置地点应远离门、送风口、人员经过次数多的区域。生物安全柜至少每年应检测验证一次。

（5）根据操作的病原微生物的类型、操作方式、浓度和体积，确定Ⅱ级生物安全柜排出的、经过 HEPA 过滤的空气是否进入实验室循环或排出实验室。当Ⅱ级生物安全柜通过建筑物排气系统排出空气时，安全柜的排气管路的联结，应避免对安全柜的空气平衡或建筑物排气系统的空气平衡产生干扰（如在安全柜排气管和排气管道间形成空气间隙）。当使用Ⅲ级生物安全柜时，要和排气系统直接联结。若Ⅲ级安全柜和供气系统相连，应避免安全柜的压力低于实验室的压力。

（6）能够产生气溶胶的连续离心机或其他仪器设备应在有 HEPA 过滤器的装置使用，避免气溶胶直接排入实验室。每年至少检测一次 HEPA 过滤器。另外，排风口应远离送风口。

（7）当产生气溶胶的操作不能在生物安全柜中进行时，工作人员应使用适当的个人防护装备（如口罩、面罩等）和其他物理防护设备（如带安全罩或密封转头的离心机）。进入有感染动物的实验室时，应佩戴呼吸道和面部的防护装备。

4．实验室设施（二级防护屏障）

（1）实验室应是独立区域。实验室要与建筑物内的其他公共区域隔离开，入口处应有门禁系统，禁止未授权人员或无关人员进入实验室。

（2）实验室应有分区布局。实验室从外向内依次为清洁区（又称之为辅助功能区）、防护区和污染区（又称之为核心工作区），每个区之间通过互锁的缓冲间连接。

（3）实验室设有压力梯度和定向气流。实验室设有压力梯度，清洁区为常压，核心工作区压力最低，形成并保证由外向内的依次递减的压力梯度和由外向内的定向气流。

（4）应设有独立的送排风系统。进入实验室的气流应由"清洁区"流到"污染区"，排出的空气不应再循环至建筑物内的任何其他区域，排出的空气需要过滤净化处置，外部排气口要远离进风口。在实验室的入口处设置可视的监视装置，表明相邻区域的压力梯度，保证气流流向污染区，实验人员进入实验室时必须确定实进入实验室的风向是否正确。要安装 HVAC 控制系统，防止实验室持续正向增压。应安装压力声音报警装置，当 HVAC 系统有问题时对实验人员提出警告。

（5）防护区内应安装生物安全型双扉高压蒸汽灭菌器，以供应物品和废弃物无害化处置，并提供安全出口。

（6）应有实验污染物处理设施或设备及其使用方法。该设施和设备应设在实验室内（如高压锅、化学消毒剂、焚烧炉、其他可行的消毒方法），应有消毒设备的方法，保证每天产生的污染物及时消毒灭菌。消毒灭菌后的垃圾运出实验室，应适当密封，有单独通道运送或通过双扉高压蒸汽灭菌器拿出实验室。

（7）真空管路由液体消毒剂气水阀和 HEPA 过滤器及类似设备保护。需要时，要更换过滤器。另外，可以使用手提真空泵（也需要由气水阀和过滤器正确保护）。

（8）实验室内应有眼睛冲洗装置。

（9）如有与病原体有关的风险分析、场所条件、其他相关法规的要求，则应采取其他环境保护措施（如实验人员淋浴、排出空气的 HEPA 过滤、其他管道设施的防护处理、液体消毒剂的供应）。

（10）处理存在 BSL-3 病原体的区域时，墙面、地面、天花板应易于清洗、消毒，若有接缝，应密封，表面应光滑防水，对实验室常用化学试剂和消毒剂具有耐腐蚀性。地板应为一个整体且防滑，建议在地板凹处使用掩蔽罩。墙面、地面、天花板都不应留有缝隙，或在设施消毒时能够密封。

（11）实验台表面应能防水、耐热、耐有机溶剂、耐酸碱和用于工作台面及设施消毒的其他化学物质。

（12）实验室的操作台应能承受预期的重量。实验台、安全柜以及设备间的空间便于打扫。实验室使用的椅子及其他器具，应覆盖易于清洗的非织物。所有的窗户必须关闭和密封。

（13）光线适宜于开展所有的工作，避免反光和闪光，以免妨碍视觉。

（14）BSL-3 设施必须经过测试以确证设计和操作参数在系统运转前已达到要求。设施每年至少测试一次。

BSL-3 在设施设计、环境参数和建造时，应严格按照 GB19489—2011《实验室 - 生物安全通用要求》和 GB50346—2011《生物安全实验室建筑技术规范》的标准进行。

四、生物安全Ⅳ级实验室（BSL-4 实验室）

生物安全Ⅳ级实验室适用于我国第一类危险度病原微生物，WHO、美国、欧盟第四类病原微生物和外来病原微生物的实验室工作。这些高致病性病原微生物可能对人、动物造成非常严重的生命威胁，可通过气溶胶途径传播，且没有预防的疫苗和可用的治疗措施。

使用这类高致病性病原微生物的主要实验室危害是呼吸道吸入传染性气溶胶、黏膜或破损的皮肤暴露于感染性液滴，以及自动接种等实验活动。所有对潜在感染性材料、分离物以及自然或实验感染动物的操作都可能使实验室人员、社区和环境处于高度感染或污染的风险中。

　　BSL-4 实验室通常是独立的建筑物或完全隔离的区域，具有复杂的防护要求，如特殊的通风系统、实验室"三废"无害化处理系统等，以防止实验中的病原微生物泄露到环境中。BSL-4 实验室通常有两种形式：安全柜型（图 12-4）和正压防护服型。安全柜型 BSL-4 实验室是工作人员通过完全隔离的 III 级 BSC 操作感染性材料，正压防护服型 BSL-4 实验室是实验人员全身穿正压防护服装（生命维持系统）进行工作。

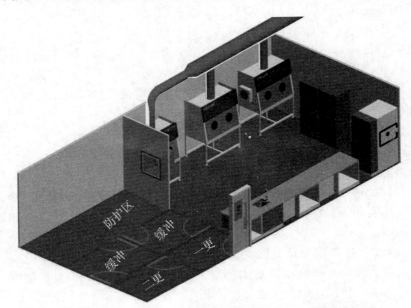

图 12-4　安全柜型 BSL-4 实验室示意图（由李劲松提供）

第五节　动物生物安全实验室特征

　　动物生物安全实验设施可以用于防护感染动物实验，也可用于防护可能自然携带人畜共患传染病的动物实验。这两种情况下，研究机构都必须提供合理确保实验室动物环境质量、安全、安保和福利处于适当防护水平的设施、设备和标准操作规范。一般原则是推荐适用的体内和体外传染性病原体实验的生物安全防护水平（设施、设备和标准操作规范）。

　　动物实验活动中可能会出现特别的生物安全问题。在动物实验室内，动物本身的活动可以呈现出标准微生物操作中没有的特殊生物危害，如动物活动可能会产生气溶胶；动物可能会咬伤实验人员等。由实验活动的风险评估决定生物安全防护水平和动物生物安全防护水平之间合理使用。

　　动物实验设施、安全设备，以及实验操作技术的不同要素组合构成了不同等级的动物生物安全防护水平。国际上均将动物生物安全防护水平分为 IV 个级别，I 级生物安全防护水平最低，IV 级生物安全防护水平最高。每一个动物生物安全防护水平对应着相应等级的动物生物安全实验室，国际通用表达方式是：ABSL-1 实验室、ABSL-2 实验室、ABSL-3 实验室、ABSL-4 实验室[8-9]。

一、动物生物安全Ⅰ级实验室（ABSL-1 实验室）

ABSL-1 实验室适用于第四类病原微生物（国际上的第一类病原微生物）的动物实验活动，即对健康成人不会导致疾病，生物学特征明确的微生物，并且对人员和环境具有最小的潜在危害。

ABSL-1 实验室设施应与所在建筑物的一般公共通道分开，并适当限制。根据适当的实验活动风险进行评估，ABSL-1 实验室可能需要特殊的防护设备或设施设计。人员必须接受具体的动物设施操作和动物福利的培训，并且必须由充分了解潜在危害和实验动物操作的人员进行监督。

以下标准微生物操作、一级防护屏障和二级防护屏障适用于 ABSL-1 实验室[8-9,15]。

1. 标准微生物操作

（1）动物实验室主任应制定并执行单位规章和突发事件处置的规定政策、操作程序。单位应保障工作人员的安全和健康；在开始研究之前，还必须审查动物实验方案，并经单位动物伦理委员会和单位生物安全委员会批准。

（2）限制动物实验室进入，只有授权的人员才能进入。所有人员，包括设施人员、辅助人员和来访者应被告知潜在的生物危害风险（自然或研究病原体、过敏原等），并对他们采取适当保护措施。

（3）动物实验室主管和安全专业人员共同制定或采纳用于动物实验室的安全手册。安全手册必须是实用的，告知实验人员潜在的危险，并要求阅读手册和严格遵守有关的操作规范和程序。

（4）动物实验室负责人必须保障动物福利，实验人员、保障人员和辅助人员应接受有关其职责、动物饲养程序、潜在危害、感染性材料无害化处理、预防有害暴露措施（物理危害、飞溅、气溶胶等）、生物风险评估等生物安全培训；当操作程序或规章发生变化时，人员必须接受更新和额外的再培训；使用呼吸器的人员必须参加呼吸器使用培训；所有培训应有记录。

（5）根据风险评估确定适当的医疗监督计划。应考虑预防动物过敏的需求；实验室主管应保证医务人员了解动物设施内可能存在的职业危害，包括与研究过程、饲养程序、动物护理和操作相关的职业风险；个人健康状况可能影响个体易感性、接受免疫或预防性干预的情况；所有人员，特别是育龄妇女，应提供有关免疫能力和易感染的信息。应鼓励医疗机构和监督人员向有这些需求的个人提供咨询和指导。

（6）在有感染性物质的实验室和（或）动物饲养室的入口处应张贴包含安全信息的生物危害标识。标识应包括动物生物安全级别、一般职业健康要求、个人防护设备要求、负责人姓名和联系电话。建议在动物房间内使用多种微生物时，应明确特定的感染性病原体。

（7）安全敏感的病原微生物信息应根据单位规定发布，应制定突发事件应急处置预案。

（8）进入动物实验室时，建议穿戴个人防护装备。建议工作人员穿实验工作服、防护服或其他制服，以防止个人衣服受到污染；应戴手套处理动物，防止皮肤接触受污染的、有感染性的和其他有害的物质；离开感染性物质和（或）动物饲养区域之前，应脱去手套并洗手，再进入饲养动物或操作感染性材料以外的区域，最大限度地减少感染性物质的外泄。应根据风险评估的要求，在有感染动物的实验室中使用眼睛、脸部以及呼吸道的防护装备。

（9）在实验室内禁止饮食、吸烟、处理隐形眼镜。个人物品应存放在实验室之外的橱柜或冰箱中。

（10）应严格执行所有的操作程序，尽量减少气溶胶的产生、感染性物质和废弃物飞溅的情况。

（11）禁止用口移液管，必须使用机械移液装置。

（12）应制定并实施安全处理针头、手术刀、移液器和玻璃器皿碎片等锐器、利器的程序。使用时，实验室主管应采取改进的方法和操作控制措施，以减少锐器伤害的风险。这些包括：

- 在动物设施中，使用针头和注射器或其他尖锐的器械仅限于没有其他替代物的情况下，用于肠胃外注射、血液采集或从实验动物和隔膜瓶中抽取流体的程序。
- 一次性针头不得弯曲、剪切、破碎、重新使用、从一次性注射器中取下或用手操作处理。使用过的一次性针头应小心放置于抗穿透容器中，容器应尽可能靠近工作现场。
- 非一次性的锐器必须放置在抗穿透容器中，以便运送到消毒区进行消毒，消毒优选高压蒸汽灭菌法。
- 破碎的玻璃器皿不能直接用手处理，必须使用笤帚和簸箕、钳子或镊子清除。应尽可能用塑料制品代替玻璃器皿。
- 应避免有尖锐边和角的设备、工作台。

（13）设备和工作台面在使用感染性材料后，以及发生任何溢出、飞溅或其他明显的污染时，应使用适当的消毒剂进行消毒处置。

（14）在有感染性物质操作和（或）动物饲养的区域内，不得进行与正在进行的工作无关的动植物活动。

（15）应有有效的防飞虫措施。

（16）所有来自动物房间的废弃物（包括动物组织、尸体、笼具、垫料等）均应放置在防漏、有盖的容器内送到指定区域进行无害化处置；无害化处置后，交由有资质的第三方做后续处理。容器应有生物危害标识。

2. 安全设备（一级防护屏障）

（1）应根据风险评估确定适当的个人防护装备的类型。

（2）可能需要穿实验服、防护服或工作制服，防止个人衣服受到污染。不能穿保护性服装进入感染性材料操作和（或）动物饲养或操作实验室之外的公共区域。

（3）在操作有可能产生飞溅的微生物或其他有害物质的程序时，应佩戴防护眼镜。佩戴隐形眼镜的人员在进入有潜在高浓度气溶胶或微粒的区域时，也应佩戴护目镜。

（4）与非人灵长类接触的人员必须评估黏膜暴露的风险，并根据需要佩戴防护设备（例如面罩、护目镜、面罩等）。

（5）应戴手套防止接触有感染性的材料或有害物质；应根据风险评估结果，确定适当的手套；当手套被污染或手套完整性受损时，应及时更换；不得戴手套离开动物实验室；在脱去手套和个人防护装备时，应防止手套外面传染性物质的污染转移；一次性手套不要清洗或重复使用，应与其他感染性废弃物一起处理；接触动物后，在离开感染性物质和（或）

动物饲养实验室或操作区域之前，必须脱去防护服和手套，并洗手。

（6）应根据风险评估结果，确定是否配置Ⅱ级生物安全柜。

（7）应根据风险评估结果，确定是否配置负压动物饲养隔离器（individually ventilated cage，IVC）。

3. 实验室设施（二级防护屏障）

（1）动物设施与所在建筑物内的其他公共通道应分开。设施外门应是自动关闭和自锁的，以限制进入动物设施。有感染性物质和（或）动物的区域的门是向内开的并自动关闭的，当有实验动物存在时，门会保持关闭状态，有观察窗。

（2）动物实验室应在出口处设有洗手池。洗手装置采用肘动或脚控方式控制水流，防回水槽应充满水和（或）适当的液体，以防止害虫进入和气体流入。

（3）动物实验室的设计、建造和维护应便于清洁和家具管理。内表面（墙壁、地板和天花板）应为防水的；地面应防滑、不透水液体、耐化学品腐蚀；将地面、墙壁和天花板表面密封，包括导管、门和门框周围的开口，便于害虫控制和适当的清洁。

（4）工作台台面应是不透水的，耐热，耐有机溶剂、酸、碱和其他化学品的腐蚀。橱柜和设备之间的空间应该满足清洁的需要；实验室里使用的椅子必须覆盖一层易于清洁和消毒的无孔材料；家具必须能够支持预期的负载和使用功能，应避免尖锐的边和角。

（5）窗户应是抗破损和密封的。如果动物实验室的窗户能打开，应安装防虫网。窗户的存在可能会影响设施的安全性，因此应由安保人员进行评估。

（6）按照实验动物福利要求，不得循环室内空气。建议动物实验室有向内的定向气流，系统设计应考虑清洁动物房间产生热量和笼具高湿度洗涤过程。

（7）如果提供地面排水管，则回水阀装满水和（或）适当的消毒剂，以防止害虫和气体流入。

（8）手工清洗动物笼具或者用机械清洗机清洗笼具。机械清洗机的最终冲洗温度应至少为82℃；如果使用手动清洗笼具，确保选择适当的消毒剂。

（9）照明对于所有活动都是足够的，避免可能阻碍视觉的眩光，光线强度应满足动物生理活动需要，不宜太强太弱。

（10）紧急洗眼器和喷淋器是必要的，由风险评估结果决定安装位置。

二、动物生物安全Ⅱ级实验室（ABSL-2 实验室）

ABSL-2 实验室适用于第三类病原微生物（国际上的第二类病原微生物）的动物实验活动。它与 ABSL-1 实验室的不同之处在于：一是实验室工作人员在处理病原微生物方面接受过专门的培训，并由有能力处理传染因子和相关程序的专家进行监督；二是工作时进入实验室受到限制；三是所有可能产生感染性气溶胶或飞溅物的操作程序均在生物安全柜或其他物理防护设备中进行。

以下标准微生物操作、一级防护屏障和二级防护屏障适用于 ABSL-2 实验室[8-9,15]。

1. 标准微生物操作

同 ABSL-1 实验室。

2. 特殊操作

（1）动物饲养人员、实验室人员和日常保障人员在进入动物房工作之前，必须严格执行风险评估规定的医疗监视程序，并对已接触或可能接触病原微生物的人员进行适当的免疫接种。应保存这些人员的本底血清样品。

（2）涉及有高度产生气溶胶潜在风险的操作程序应在生物安全柜或其他物理密封装置内进行。当在生物安全柜内不能进行操作时，必须将个人防护设备和其他密封装置组合使用。只要可能，应尽可能使用限制装置和操作，以减少动物操作过程中气溶胶暴露的风险（如个人防护装备）。

（3）将所有潜在的感染性物质和动物废弃物转移到所在实验室外之前，应采用适当的方法（例如高压灭菌器、化学消毒或其他经过认证的无害化方法）进行消毒去除污染，包括潜在的感染性动物组织、尸体、被污染的垫料、未使用的饲料、锐器和其他垃圾。这些潜在感染性材料必须被放置在防渗、防漏、有盖的容器中运输。在转移之前，容器的外表面应消毒，容器必须有通用的生物危害标识。应制定和实施适当的废弃物处置方案，建议在焚化之前对废弃物进行高压灭菌。确定并实施一套常规兽医设备、敏感电子医疗设备的净化方法。

（4）设备、动物笼具和架子的处理应尽可能减少其他区域的污染。设备在维修、维护前或从所在实验室移出之前应消毒去污。

（5）涉及感染性物质泄漏的处置，应由经过适当培训并配备防护装备的工作人员处理。

（6）可能导致接触感染性物质的事故，应根据生物安全手册中所述的程序进行风险评估和处理。所有事件都必须报告给动物实验室负责人或指定人员。应对暴露的人员提供必要的医疗评估、监视、治疗，并保存记录。

3. 安全设备（一级防护屏障）

（1）ABSL-2实验室应配置Ⅱ级生物安全柜、其他物理密闭装置或设备。生物安全柜（BSC）应安装在不受室内空气供应和排气干扰的位置。生物安全柜应远离门、严重走动的实验室区域，以及其他可能导致气流中断的地方。

如果Ⅱ级BSC的高效粒子过滤器（high efficiency particulate air filter，HEPA）经过有资质的第三方检测，经BSC过滤后排出体气可以安全地再循环回实验室环境。生物安全柜也可以通过顶盖上的排放管道连接到实验室排气系统，或通过独立的硬连接直接连接到实验室外部。必须保证安全柜安全性能和空气系统运行稳定。BSC应至少每年检测一次，以确保可靠的保护性能。

（2）应根据风险评估结论，确定ABSL-2实验室应配备的个人防护装备的类型。

（3）操作可能产生气溶胶、飞溅物或高风险的有潜在危害的材料时，应使用适当的BSC、个人防护装备（如手套、实验室涂层、面罩、呼吸器等）和（或）其他物理密封装置或设备。有潜在危害的材料包括感染动物的尸体、从感染动物收获的组织和液体，以及鼻内接种微生物的动物。

（4）在可能导致感染性或其他有害物质飞溅或喷出的操作或活动，以及动物或微生物无法在生物安全柜内操作的情况下，应使用眼睛、面部和呼吸道防护装备（面罩、护目镜、面罩或其他飞溅防护装置、呼吸道防护装备）。用过的一次性个人防护装备必须进行消毒的无害化处置，才能移出实验室；可重复使用的器材和个人防护装备在清洗和重新使用前应进行消毒处置；佩戴隐形眼镜的人员在进入潜在高浓度气溶胶或空气微粒的区域时，也应佩戴护目镜。

（5）应评估接触非人灵长类的人员黏膜暴露于气溶胶的风险，并佩戴适合于执行实验操作的防护装备（如口罩、护目镜、面罩）。基于风险评估，选择佩戴合适的呼吸道防护装备。

（6）应戴手套防止手直接接触有感染性的材料或有害物质。应根据风险评估结果，确定适当的手套；当手套被污染或手套完整性受损时，应及时更换；不得戴手套离开动物实验室；在脱去手套和个人防护装备时，应防止手套外面的感染性物质的污染转移；一次性手套不要清洗或重复使用，与其他感染性废弃物一起进行消毒处理；处理动物后，在离开感染性物质和（或）动物饲养实验室或操作区域之前，必须脱去防护服和手套，并洗手。

4．实验室设施（二级防护屏障）

（1）满足 ABSL-1 实验室的二级防护屏障的要求。

（2）洗手池应设置在感染性物质操作的和（或）动物饲养的实验室的出口处，洗手池应是肘动或脚控的。额外的洗手池应位于实验室内的其他适当位置。如果动物实验室有隔离的感染性材料操作和（或）动物饲养或操作的区域，在每个隔离区域的出口处应有一个洗手池或手消毒装置。防回水槽里应装满水和（或）适当的消毒剂防止害虫和空气的回流。

（3）按照实验动物福利要求，不得循环空气。建议动物实验室有向内的定向气流；与毗邻的走廊相比，动物房间保持向内的定向气流。管道排气通风系统使废气排放到外面而不循环到其他房间。系统设计应考虑清洁动物房间和笼子时产生的热量和高湿度洗涤过程。

（4）内部设施附属设施，如灯具、通风管道等实用管道布置成使水平表面面积最小化的结构，以便于清洁并将碎屑或污染物的积聚最小化。

（5）在清洗之前，应对笼子进行高压灭菌或其他净化处理。机械笼式清洗机的最终冲洗温度应至少为 85℃。笼子清洗区域的设计应能适应高压喷雾系统、湿度、强化学消毒剂和 85℃ 水温期间笼子／设备清洁的过程。

（6）动物设施内应配有高压蒸汽灭菌器，以便于传染性物质和废弃物的消毒灭菌。

（7）紧急洗眼器和淋浴应是可用的，安装位置由风险评估决定。

三、动物生物安全Ⅲ级实验室（ABSL-3 实验室）

ABSL-3 实验室适用于第二类病原微生物（国际上的第三类病原微生物）的动物实验活动，以及具有产生气溶胶的操作程序的动物实验。ABSL-3 实验室具有其特殊特点：①进入动物设施受到严格的限制；②人员必须接受动物设施操作程序、处理感染动物和操作高风险病原体的具体培训；③必须由在生物危害风险、病原微生物、动物操作和饲养操作等方面具有丰富经验和能力的人员监督；④涉及感染性物质操作的程序，或可能产生气溶胶或飞溅的程序，必须在 BSC 中进行或使用其他物理密闭设备。

应使用适当的个人防护设备，以减少接触感染因子、感染动物和受污染的设备，应有工作人员的职业健康监督计划。

以下标准操作、特殊操作、一级防护屏障和二级防护屏障适用于 ABSL-3 实验室。

1．标准微生物操作

同 ABSL-1 实验室的标准微生物操作。

2．特殊操作

除满足 ABSL-2 实验室的特殊操作要求之外，还应满足以下要求：

（1）感染动物应饲养在动物饲养负压隔离器（IVC）中，IVC 的送风系统和排风系统独立工作，都有 HEPA 过滤器净化防护系统。动物盒中产生的感染性气溶胶经 HEPA 过滤净化后再排除，大大降低感染动物或其垫料产生的传染性气溶胶的风险。

（2）如果感染动物没有放在 IVC 中饲养，而是采用半开放或开放式饲养，进入实验室工作的人员，应穿戴全身个人防护装备，包括正压防护服，防止接触到感染性材料或污染的空气。

（3）涉及气溶胶的实验操作，应在Ⅱ级生物安全柜、Ⅲ级生物安全柜或其他物理密闭的容器或空间中进行。

3．一级防护屏障

（1）应配备Ⅱ级或Ⅲ级生物安全柜，或其他物理密闭隔离装置。

（2）应配备动物（小动物，如小白鼠、豚鼠和大白鼠）独立通风负压隔离器（IVC），对于中型实验动物应配备半开放式的负压隔离器。

（3）应配备盛装感染性材料的密闭容器，以及收集各种感染性废弃物的容器或耐高温、耐腐蚀的塑料袋。

（4）应根据风险评估的结论，确定需要配备的个人防护装备种类和数量。

（5）对感染性物质和感染动物进行操作时，应在Ⅱ级、Ⅲ级生物安全柜或其他物理密闭防护装置或设备中进行。这些高风险操作包括动物尸体剖检、从感染的动物或孵化的蛋中收集组织或液体、气溶胶暴露感染、鼻内接种动物等。

（6）所有进入感染性物质和（或）有感染动物的高风险实验室的人员都应穿戴防护服、护目镜、面部和呼吸道的保护装备等，为了防止交叉污染感染，在指定的区域更换靴子、鞋套或其他防护鞋。佩戴隐形眼镜的人员在进入潜在高浓度气溶胶区域或空气有微粒时，应佩戴护目镜。

（7）所有脱下的个人防护装备必须进行消毒处置，或在重新使用前进行消毒处置。可重复使用的实验室衣物在洗涤之前应进行有效的消毒灭菌；实验室防护服不应穿出实验室；在进入感染性物质和（或）动物饲养或操作实验室之前，应该在实验室工作服外再穿戴一套一次性个人防护服，如无纺布制作的环绕式或反背式的防护服；当离开感染性物质和（或）动物饲养或操作实验室时，一次性个人防护用品必须脱下，一次性个人防护用品和其他受污染的废弃物在处置之前应小心包装和消毒灭菌。

（8）应戴手套防止手直接接触有感染性的材料或有害物质。应根据风险评估结果，高风险操作应戴两副手套，当外层手套被污染或完整性受损时，应及时更换外层手套；不得戴着污染的外层手套离开动物实验室；在脱下手套和个人防护装备时，应防止外层手套外表面的感染性物质造成二次污染；一次性手套不要清洗或重复使用，应与其他传染性废弃物一起进行消毒处理；处理动物后，在离开感染性物质和（或）动物饲养实验室或操作实验室之前，必须脱去手套，并洗手。

4．二级防护屏障

（1）ABSL-3实验室在建筑内应是独立区域。实验室应要与建筑物内其他公共区域隔离开，入口处应有门禁系统，禁止未授权人员或无关人员进入实验室。

（2）ABSL-3实验室应有分区布局。实验室从外向内依次为清洁区（又称之为辅助功能区）、防护区和污染区（又称之为核心工作区），每个区之间通过互锁的缓冲间连接。

（3）实验室设有压力梯度和定向气流。实验室设有压力梯度，清洁区为常压，核心工作区压力最低，形成并保证由外向内的依次递减的压力梯度和由外向内的定向气流。

（4）应设有独立的送风和排风系统。进入动物实验室的气流向应从"清洁区"流向到"污染区"，排出的空气不应再循环至建筑物内的其他任何区域，不得循环使用；排出的空气需要过滤净化处置，外部排气口要远离进风口。在实验室的入口处设置可视的监视装置，表明相邻区域的压力梯度，保证气流流向污染区。实验人员进入实验室时必须证实进入实验室的风向是否正确。要安装 HVAC 控制系统，防止动物实验室持续正向增压。应安装压力声音报警装置，警告实验人员 HVAC 系统出了问题。

（5）防护区内应安装的生物安全型双扉高压蒸汽灭菌器，以供应物品和废弃物无害化处置，并提供安全出口，同时这也是动物用品的进入口。

（6）应有实验污染物处理设施或设备及其使用方法。该设施和设备应设在实验室内（如高压锅、化学消毒剂、焚烧炉、其他可行的消毒方法），应有消毒设备使用方法，保证每天产生的污染物及时消毒灭菌。消毒灭菌后的垃圾运出实验室，应适当密封，有单独通道运送或通过双扉高压蒸汽灭菌器运出实验室。

（7）应有动物笼具消毒、清洗设备。笼具在机械清洗机中清洗，机械清洗机最终漂洗温度至少为 85℃。在从 ABSL-3 实验室拿出之前，应对笼具进行高压灭菌或其他净化处理。笼具清洗设施的设计和构造应能适应笼具清洗过程中的高压喷淋系统、湿度、强化学消毒剂和 85℃的水温。

（8）真空管路由液体消毒剂气水阀和 HEPA 过滤器及类似设备保护。需要时，要更换过滤器。另外，可以使用手提真空泵（也需要由气水阀和过滤器正确保护）。

（9）实验室内应有眼睛冲洗装置和人员淋浴装置。

（10）如有关病原体有关的风险分析、场所条件、其他有关法规的要求，应有其他环境保护措施（如实验人员淋浴、排出空气的 HEPA 过滤、其他管道设施的防护处理、液体消毒剂的供应）。

（11）第二类病原微生物感染的动物饲养、处置或其他感染材料操作的实验室，墙面、地面、天花板应易于清洗、消毒；若有接缝，应密封；表面应光滑防水；对实验室常用化学试剂和消毒剂具有耐腐蚀性。地板应整体、防滑，建议在地板凹处使用掩蔽罩。墙面、地面、天花板都不应留有缝隙，或在设施消毒时能够密封。

（12）光线适宜于开展所有的工作，实验动物的区域的光线应满足动物生理的需要。

（13）ABSL-3 实验室应有污水收集和无害化处理的设备。应根据病原微生物和实验活动的风险评估结论，以及国家和当地法律法规的规定，对动物笼具清洗污水、动物饲养房污水、洗手水、感染动物解剖污水、防护服淋浴水等传染性污水应收集，并进行集中消毒灭菌的无害化处理。

（14）如果Ⅱ级 BSC 经过测试验证，经过Ⅱ级 BSC HEPA 过滤排出的空气可以安全地进入实验室环境，至少每年测试验证一次，以确保可靠的性能，并根据制造商的建议安装运行维护。Ⅱ级 BSC 也可以通过顶盖上排风管道连接到实验室排气系统，必须核实保证Ⅱ级 BSC 的安全性能和空气系统运行的稳定。Ⅲ级 BSC 必须以防止柜或实验室房间正压方式供应空气。

适用时，可能产生传染性气溶胶的设备必须安装在通过 HEPA 过滤或其他等效技术排出空气的设备中，然后排出动物设施。这些 HEPA 过滤器应至少每年进行一次测试和（或）更换。

（15）ABSL-3 实验室必须经过测试以确证设计和环境参数在系统运转前已达到要求。设施每年至少测试一次。

在 ABSL-3 设施设计、构造环境参数和建造时，应严格按照 GB 19489—2011《实验室生物安全通用要求》和 GB 50346—2011《生物安全实验室建筑技术规范》的标准进行。

四、动物生物安全Ⅳ级实验室（ABSL-4 实验室）

ABSL-4 实验室与 BSL-4 实验室相似，且国内目前为数极少，是由国家严格批准后方可建设的实验室，相关可以参考 GB 19489—2011《实验室生物安全通用要求》和 GB 50346—2011《生物安全实验室建筑技术规范》。

第六节　实验室生物安全防护设备

医学与医学生物学实验室的生物安全防护是由一级防护屏障、二级防护屏障和标准操作技术规范共同构成的。一级防护屏障是指为了消除或减小实验室操作人员和实验室内环境暴露于感染性材料，在人员与感染性材料之间设置一个物理隔离屏障。一级防护屏障的主要功能就是保护实验室内工作人员不受感染、实验室内环境不被污染、实验材料不受污染。一级防护屏障包括生物安全柜（BSC）、动物饲养负压隔离器（IVC）、独立通风动物饲养器、各种密闭容器、排风柜等。

一级防护屏障面临的挑战是，它必须能够降低或消除实验室人员操作生物危害材料时操作者本身、实验室环境以及实验室内其他工作人员生物感染的风险。一级防护屏障就是提供一个可以将生物危害材料隔离、封闭住的工作空间。

一、生物安全柜

为了保护实验室工作人员，提高微生物实验室工作的安全性，20 世纪 40～60 年代，美国科学家和工程技术人员研制出了Ⅰ级 BSC、Ⅱ级 BSC 和Ⅲ级 BSC。生物安全柜已经成为医学和微生物学实验室的重要的一级防护屏障，为操作者本人、实验室环境以及实验操作材料提供了有效的防护，避免了实验操作过程中可能产生的感染性气溶胶对操作者、环境和实验对象污染。

生物安全柜按防护性能可分为三类：Ⅰ级 BSC（BSC-Ⅰ）、Ⅱ级 BSC（BSC-Ⅱ）和Ⅲ级 BSC（BSC-Ⅲ）。它们能满足各种医学和微生物学实验室的需要。生物安全柜与规范的实验室技术相结合，能够提供有效地防止病原体感染的防护作用。

在 BSL-2 实验室内，Ⅱ级生物安全柜适用于危险度三类的病原微生物实验室活动；在 BSL-3 实验室和 BSL-4 实验室内，Ⅱ级和Ⅲ级生物安全柜用于所有感染材料的处理。Ⅱ级生物安全柜是目前使用最广泛的实验室安全设备，生物安全柜使用人员应该懂得不同类型生物安全柜的工作原理，并掌握正确的使用方法。

1．生物安全柜的发展简史

在医学和医学微生物实验室里，许多操作都会产生粒径大小不同的气溶胶（表 12-3）。如果这些气溶胶中混合着生物危害因子，在没有察觉、没有防护的情况下，就会导致实验室感染的发生。

1976 年，美国国家卫生基金会（NSF）颁布世界上第一个生物安全柜标准，2002 年美国国家标准院（ANSI）批准了该标准，NSF/ANSI 49—2002 *Biosafety Cabinetry*：*Design*，*Construction*，*Performance*，*and Field Certification*，该标准已经成为生物安全柜的国际标准。

2．生物安全柜工作原理

在医学和医学微生物实验室中，有许多实验操作可以产生感染性气溶胶（表 12-3），不同的操作产生的感染性气溶胶危害程度也不一样。由于肉眼无法看到直径 < 10 μm 的气溶胶颗粒，因此，实验室工作人员通常意识不到有这样大小的颗粒在生成，并可能吸入或交叉污染工作台面的其他材料。

1967 年，美国 Baker 公司设计生产出世界上第一台 Ⅱ 级 A 型生物安全柜，经过多年的技术改进和新技术的应用，生物安全柜设计技术已基本定型，生物安全柜的防护功能和性能都已完善。Ⅱ 级生物安全柜已经扩展成为四个亚型：A1 型、A2 型、B1 型、B2 型。Ⅱ级生物安全柜经历了两次重要设计改进：第一个关键技术改进是将经 HEPA 过滤的空气输送到工作台面上，从而保护工作台面上的物品不受污染。这一特点通常被称为保护实验对象。第二个关键技术改进是在排风系统中增加了 HEPA 过滤器。对于直径 0.3 μm 的颗粒，HEPA 过滤器可以截留 99.97%，而对于更大或更小的颗粒则可以截留 99.99%。HEPA 过滤器的这种特性使得它能够有效地截留所有已知传染因子，并确保从安全柜中排出的空气完全不含有微生物。这些设计上的变化使得三个级别的生物安全柜都得到了改进，已经成为生物安全柜设计、基本性能、保护对象，以及性能评价的标准。

3. 类型

按照保护对象、排风比例、整体结构的差异，生物安全柜可分为三种：BSC- Ⅰ ——HEPA 过滤器净化排风；BSC- Ⅱ ——HEPA 过滤器净化进风和排风，又可分为 4 个亚型；BSC- Ⅲ ——HEPA 过滤器净化进风和排风、手套箱（箱内负压）。生物安全柜的结构和工作原理参见图 12-5 至 12-10[11-12]，相关参数比较和保护对象见表 12-7 和表 12-8[11-12]。

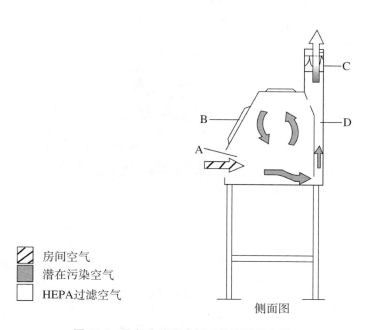

图 12-5　Ⅰ 级生物安全柜工作原理示意图
A，前开口；B，窗口；C，排风 HEPA 过滤器；D，压力排风系统

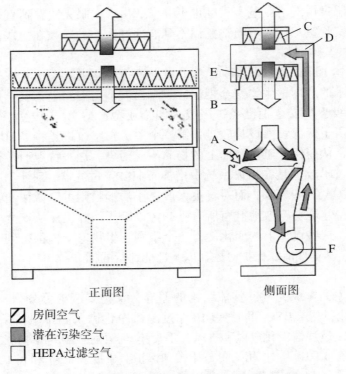

正面图　　　　侧面图

▨ 房间空气

■ 潜在污染空气

□ HEPA过滤空气

图 12-6　Ⅱ级 A1 型生物安全柜工作原理示意图

A，前开口；B，窗口；C，排风 HEPA 过滤器；D，后面的压力排风系统；E，供风 HEPA 过滤器；F，风机

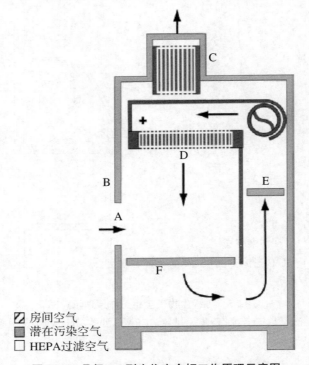

▨ 房间空气

■ 潜在污染空气

□ HEPA过滤空气

图 12-7　Ⅱ级 A2 型生物安全柜工作原理示意图

A，前开口；B，窗口；C，排气 HEPA 过滤器；D，供风 HEPA 过滤器；E，普通正压增压；F，负压充气

（Ⅱ级 A2 型 BSC 应有排气管道连接到室外或实验室排风系统）

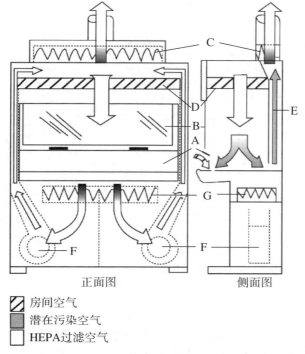

正面图　　　　　　侧面图

房间空气
潜在污染空气
HEPA过滤空气

图 12-8　Ⅱ级 B1 型生物安全柜工作原理示意图

A，前开口；B，窗口；C，排风 HEPA 过滤器；D，供风 HEPA 过滤器；E，负压压力排风系统；F，风机；G，送风 HEPA 过滤器（安全柜需要有与建筑物排风系统相连接的排风接口）

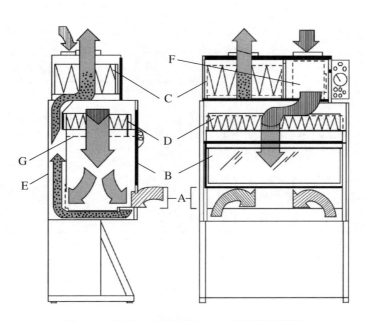

图 12-9　Ⅱ级 B2 型生物安全工作原理示意图

A，前开口；B，窗口；C，排风 HEPA 过滤器；D，供风 HEPA 过滤器；E，负压压力排风系统；F，补风口；G，送风 HEPA 过滤器（安全柜需要有与建筑物排风系统相连接的排风接口、室外外挂风机和补风管道接口）

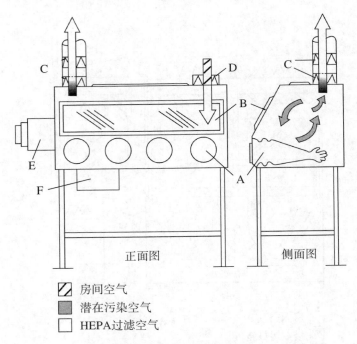

正面图   侧面图

▨ 房间空气
▨ 潜在污染空气
□ HEPA过滤空气

图 12-10 Ⅲ级生物安全柜工作原理图

A，用于连接等臂长手套的舱孔；B，窗口；C，两个排风 HEPA 过滤器；D，送风 HEPA 过滤器；E，双开门高压灭菌器或传递箱；F，化学渡槽（安全柜需要有与独立的建筑物排风系统相连接的排风接口）

表12-7 生物安全柜技术参数和应用对象的比较[11]

柜子类型	面速度（m/s）	气流方式	应用	
			非挥发性化学毒物／放射性物质	挥发性化学毒物／放射性物质
Ⅰ级	0.36	前面进，后面出，顶部通过 HEPA 过滤器	能	能[1]
Ⅱ级	A1 型 0.38～0.51	70% 通过 HEPA 在工作区内循环，30% 通过 HEPA 排出到实验室内	能（微量）	不能
	A2 型 0.51	同Ⅱ级 A 型，但箱内呈负压，管道排气	能	能（微量）[2]
	B1 型 0.51	30% 通过 HEPA 在工作区内循环，70% 通过 HEPA 和严格的管道排气	能	能（微量）[2]
	B2 型 0.51	无循环，全部通过 HEPA 和严格的管道排气	能	能（少量）

1．安装上要求有一特殊管道通到室外，由一活性炭过滤器、防爆的发动机及其他电路组成。Ⅰ级 BSC 如果操作挥发性化学物，则不能将废气排到室内。

2．化学浓度不能超过最低爆炸浓度。

表12-8　不同保护类型的生物安全柜的保护对象和选择[11]

保护类型	生物安全柜的选择
个体防护，针对危险度 1 ~ 3 级微生物	Ⅰ级、Ⅱ级、Ⅲ级生物安全柜
个体防护，针对危险度 4 级微生物，手套箱型实验室	Ⅲ级生物安全柜
个体防护，针对危险度 4 级微生物，防护服型实验室	Ⅰ级、Ⅱ级生物安全柜
实验对象保护	Ⅱ级生物安全柜、柜内气流是层流的Ⅲ级生物安全柜
少量挥发性放射性核素 / 化学品的防护	Ⅱ级 B1 型生物安全柜、外排风式Ⅱ级 A2 型生物安全柜
挥发性放射性核素 / 化学品的防护	Ⅰ级、Ⅱ级 B2 型、Ⅲ级生物安全柜

4．生物安全柜的使用

（1）应参考国家标准和相关文献，对所有可能的使用者介绍生物安全柜的使用方法和局限性。应要求工作人员阅读和理解书面的规章、安全手册或操作手册。特别需要明确的是，当出现逸出、破损或不良操作时，安全柜就不再能保护操作者。

（2）生物安全柜运行正常时才能使用。

（3）生物安全柜在使用中不能打开玻璃观察挡板。

（4）安全柜内应尽量少放置器材或标本，不能有遮挡、覆盖气流通道（栅孔）的现象，从而影响后部压力排风系统的气流循环。

（5）安全柜内不能使用本生灯，否则燃烧产生的热量会干扰气流，并可能损坏过滤器，甚至引起过滤器着火。允许使用微型电加热器，但最好使用一次性无菌接种环。

（6）所有工作必须在工作台面的中后部进行，并能够通过玻璃观察挡板看到。

（7）尽量减少操作者周边的人员活动。

（8）操作者应动作应轻缓，尽量减少移出和伸进手臂，以免干扰气流。

（9）不要用实验记录本、移液管以及其他物品阻挡空气格栅，因为这将干扰气体流动，引起物品的潜在污染和操作者的暴露。

（10）工作完成后，应将所有用过的和没有用过的实验器材拿出安全柜，并用适当的消毒剂对生物安全柜的内表面进行消毒擦拭。

（11）在安全柜内的工作开始前和结束后，安全柜的风机应至少运行 15 min。

（12）在生物安全柜内操作时，不能进行文字工作。

二、排风柜

实验室排风柜一侧与排气系统相连，将新鲜空气从开放的一侧抽入排风柜，同时排出污浊空气。进行对身体有害的实验，要在排风柜中进行，例如，DNA 提取过程中使用酚、氯仿时必须在排风柜内进行。如果正确使用排风柜，则有毒物质不会危害操作人员，实验室中其他的工作人员也不会吸入有毒的化学物质。排风柜内的空气平均流速至少应为 30 m/min，柜内任何一点的最低风速不应小于 20 m/min。使用化学诱变剂的排风柜最低平均流速应不小于 45 m/min，柜中任何一点最低流速不应小于 37 m/min。排风柜进风面的大小可用滑动窗进行调节，可用一些指示方法来表明空气的流速（如测压计、绸条等）。为确保排风柜正常工作，柜前面不应有交叉气流存在，否则会引起柜内空气的倒流，使有毒气体从排风柜内逸出。敞开的窗户、通风口及电扇，甚至人从前面走过都可产生气流，应该加以避免。排风柜只能除去低速释放出的气体，例如沸腾或蒸发液体时的气体。在离排风柜前 1 m 处，进气速度降至约 3 m/min（低于室内的随机空气流速）基本已不会产生抽吸效果。排风柜起到的作用是对操作者的保护，对样品没有起到保护作用，由于排风柜内的空气已被污染，千万不要将头伸进去。

　　排风柜在工作原理和保护对象方面，与其他安全防护设备是不同的，有很大的区别，技术差异和保护对象的比较见表 12-9。

表12-9　排风柜与其他安全防护设备的比较

生物安全防护设备	人员保护	实验对象保护	环境保护
化学排风柜	√		
层流洁净工作台		√	
Ⅰ级生物安全柜	√		√
Ⅱ级生物安全柜	√	√	√
Ⅲ级生物安全柜	√	√	√
隔离器	√	√	√

三、高压灭菌器

　　参见第七章第四节相关内容。

第七节　个人防护装备

　　实验室人员的个体防护装备在实验室生物安全防护中属于一级防护屏障，也是实验室生物安全防护中最常见、最常用的防护装备之一。个人防护装备（personal protective equipment，PPE）是指用于避免工作人员受到物理、化学和生物等有害因子伤害的器材和用品。在生物安全实验室中，个人防护装备主要是保护实验人员免于各种方式的感染性材料的暴露，避免实验室相关感染的发生，如感染性材料实验室操作溢洒，导致工作人员暴露于感染性材料。因此，在操作感染性材料时采取科学合理的个人防护对避免实验室相关感染是非常必要、非常有效的。

　　目前，用于病原微生物实验室的个人防护装备的种类繁多，这些防护装备的防护性能、材料、结构和防护对象有很大的不同，要准确使用这些个人防护装备，必须了解这些装备的性能、结构和使用对象，才能达到预期的防护效果。从结构、防护原理、使用对象等因素来看，个人防护装备可以为三类：常规个人防护装备、正压防护装备和生命维持系统防护装备[15]。

一、常规个人防护装备

　　常规个人防护装备是指工作人员进入 BSL-1 和 BSL-2 实验室工作时必需穿戴的防护装备，以及在特殊情况下使用的防护装备。常规个人防护装备包括：手套、外套、长实验服、鞋套、靴子、面罩、护目镜、防护面具等，应根据开展实验活动的具体内容来选择适当的个人防护装备（表12-10）。

表12-10　实验室个体防护设备的选择和使用

个体防护部位	危险源	个体防护装备
眼及面部防护	飞扬物	侧面防护器
	化学试剂、生物危害因子的飞溅	护目镜及面部防护器
	光辐射	带滤光镜的装备
	在工作人员可能暴露于生物危害因子、腐蚀性材料的所有场所均需提供紧急洗眼设备，且该设备应位于紧急情况下易接近的位置	紧急洗眼设备
	毒气	呼吸防护设备
头部防护	坠落物或某些确定的物体，或电击。防撞帽/头盔能保护头皮免受尖锐物体划伤	安全帽
脚部防护	钉子、金属丝、大头针、螺丝钉、大U形钉、金属片等尖锐物	防护鞋/靴
手部防护	接触生物危害因子，化学试剂、切割、划伤、擦伤、刺伤、烧伤、生物学伤害及极端温度伤害	戴手套

1. 全身防护

生物安全实验室应确保贮存足够的有适当防护水平的清洁防护服可供使用。防护服包括实验服、隔离衣、连体衣、围裙，以及正压防护服。在实验室中工作人员应该一直或持续穿上实验服、隔离衣或合适的防护服，清洁的防护服应放置在专用存放处；污染的防护服应放置在有标志的防漏消毒袋中。每隔适当的时间应更换防护服以确保清洁，当防护服已被危险材料污染后应立即更换。禁止在实验室中穿短袖衬衫、短裤或裙装。所有身体防护装置（实验服、隔离衣、连体衣、正压防护服和围裙）均不得穿离实验室区域。

（1）实验服：实验服可用于下列目的。静脉血和动脉血的穿刺抽取，血液、体液或组织的处理或加工，质量控制、实验室仪器设备的维修保养，化学品或试剂的处理和配制，洗涤、触摸或在污染/潜在污染的工作台面上工作。由于化学或生物危害物质有可能吸附或累积在实验服上，实验服不准穿至实验室区域外。

（2）隔离衣：隔离衣包括外科式隔离衣和连体防护服。隔离衣为长袖背开式，穿着时应该保证颈部和腕部扎紧。当隔离衣太小时，或需要穿两件隔离衣时，里面一件采用前系带穿法，外面一件隔离衣采用后系带穿法。当隔离衣袖口太短时，可以加戴一次性袖套，以便使乳胶手套完全遮盖住袖口保护腕部体表。隔离衣适用于接触大量血液或其他潜在感染性材料时，如病原微生物的检测和研究人员、口腔医生或尸检人员。一般在BSL-2和BSL-3实验室中使用。

（3）正压防护服：正压防护服具有氧气供给装置，包括提供超量清洁呼吸气体的正压供气装置，防护服内气压相对周围环境为持续正压。它适于BSL-3和BSL-4实验室中使用。

2. 眼睛防护

要根据所进行的操作来选择护目镜、安全眼镜和面罩，从而避免因实验物品飞溅对眼睛和面部造成的危害。制备屈光眼镜或平光眼镜配以专门镜框，将镜片从镜框前面装上，这种镜框用可弯曲的或侧面有护罩的防碎材料制成安全眼镜。必须强调的是，实验时不得单纯佩戴隐形眼镜，因为眼镜一旦被伤害，由于疼痛和生理保护反应，隐形眼镜很难立即取下，造成的伤害可能会更大，即佩戴隐形眼镜时必须佩带护目镜。护目镜应该戴在常规视力矫正眼镜或隐形眼镜的外面。面罩（面具）采用防碎塑料制成，形状与脸型相配，通过头带或帽子佩戴。戴护目镜、安全眼镜或面罩时均不得离开实验室区域。

3．手防护

当进行实验室操作时，手可能被污染，也容易受到锐器伤害。在进行实验室一般性工作，以及在处理感染性物质、血液和体液时，应广泛地使用一次性乳胶、乙烯树脂或聚腈类材料的手术用手套。可重复使用的手套虽然也可以用，但必须注意一定要正确冲洗、摘除、清洁并消毒。在对感染性物质操作结束后、结束生物安全柜中工作以及离开实验室之前，均应该摘除手套并彻底洗手。用过的一次性手套应该与实验室的感染性废弃物一起丢弃。手套不得戴离实验室区域。曾有实验室或其他部门工作人员在戴乳胶手套，尤其是那些添加了粉末的手套时，发生皮炎及速发型超敏反应等的报道。应该配备替代加粉乳胶手套的品种。

4．足部防护

当实验室中存在物理、化学和生物危险因子的情况下，穿合适的鞋和鞋套或靴套，对防止实验人员足部（鞋袜）受损，特别是血液和其他潜在感染性物质喷溅造成的污染及化学品腐蚀是非常重要的。在生物安全实验室尤其是 BSL-2 和 BSL-3 实验室要坚持穿鞋套或靴套。在 BSL-3 和 BSL-4 实验室要求使用专用鞋。禁止在生物安全实验室中穿凉鞋、拖鞋、露趾鞋和机织物鞋面的鞋。推荐使用皮制或合成材料的不渗液体的鞋，以及防水、防滑的一次性或橡胶靴子。鞋套和靴套等不得穿离实验室区域。

5．呼吸道防护

在实验室中操作危险等级 3 以上（包括等级 3 在内）的病原微生物时，工作人员呼吸道的防护是非常重要的，选择适当的呼吸道防护装备，并准确佩戴，对有效防护实验活动中产生的病原微生物气溶胶是至关重要的，个体防护装备的配备使用见表 12-10。

（1）口罩：目前主要有三种，医用外科口罩、医用防护口罩和生物防护口罩。这三种口罩对微生物气溶胶的滤除净化效果、佩戴者的适配性差异较大，最好的是生物防护口罩，最差的是医用外科口罩。在 BSL-1 和 BSL-2 实验室处理或操作普通实验材料时，佩戴普通口罩即可，如医用外科口罩等。在 BSL-2 实验室中处理含有危险等级 3 病原微生物样本或未知样本时，应选择和佩戴生物防护口罩，并在适当的生物安全柜内操作。

（2）防护面罩：一种主动吸气式的呼吸道和面部防护装备，防护效果非常好，不受佩戴时间影响，通用性较好。在 BSL-2 实验室中处理含有呼吸道传播的危险等级 3 病原微生物样本或高浓度、大容量的样本时，可以选择和佩戴防护面罩，并在适当的生物安全柜内操作。在 BSL-3 和 BSL-4 实验室中处理含有呼吸道传播的危险等级 2 以上病原微生物样本或高浓度、大容量样本时，可以选择和佩戴防护面罩，并在适当的生物安全柜内操作。

二、正压防护装备

正压防护装备主要用于在 BSL-3 和 BSL-4 实验室中处理含有呼吸道传播的危险等级 2 以上的病原微生物样本或高浓度、大容量样本时使用。正压防护装备分为两类：半身式的正压防护面罩和全身式的正压防护服。正压防护装备的特点是主动供给洁净空气，在保护区域内形成正压，达到保护的目的。正压防护装备中一个主要的组件是可更换的高效粒子过滤器，它可以滤除净化空气中的颗粒和微生物。

正压防护装备除对呼吸系统防护外，还可提供眼睛、面部和头部或全身的防护。主要由罩体、防护服、空气过滤净化系统、动力系统等几部分构成。

三、各级生物安全实验室的个人防护要求

病原微生物实验室由于涉及的病原微生物的危害等级不同、实验活动内容不同，因此，对个人防护装备的配置和使用要求也是不同的。不同防护级别的生物安全实验室应根据实验室的生物安全等级和从事的实验活动内容，在实验活动风险评估的基础上，选择适当的个人防护装备。以下给出不同生物安全等级实验室的个人防护装备的参考要求。

1. BSL-1 实验室

工作人员进入实验室应穿工作服，实验操作时应戴手套，必要时佩戴防护眼镜。离开实验室时，工作服必须脱下并留在实验区内，不得穿着进入办公区等清洁区域。用过的工作服应定期消毒。

2. BSL-2 实验室

BSL-2 除符合 BSL-1 的要求外，还应该符合下列要求：进入实验室时，应在工作服外加罩衫或穿防护服，戴帽子、口罩。一次性手套不得清洗和再次使用。当微生物的操作不能在生物安全柜内进行，而必须采取外部操作时，为防止感染性材料溅出或雾化危害，必须使用面部保护装置（如护目镜、面罩、个体呼吸保护用具或其他防溅出保护设备）。

3. BSL-3 实验室

BSL-3 实验室的个人防护除符合 BSL-2 的要求外，还应该符合下列要求。

（1）工作人员在进入实验室时必须使用个体防护装备，包括两层防护服、两层手套、生物安全防护口罩，不应使用医用外科口罩等，必要时佩戴眼罩、呼吸保护装置等。工作完毕必须脱下工作服，不得穿工作服离开实验室。可再次使用的工作服必须先消毒后清洗。

（2）在实验室中必须配备有效的消毒剂、眼部清洗剂或生理盐水，且易于取用。实验室区域内应配备应急药品。

4. BSL-4 实验室

BSL-4 实验室的个人防护除符合 BSL-3 的要求外，还应有更严格的要求。

第八节　安全操作技术和菌毒种管理

一、感染性物质的安全操作

1. 避免感染性物质的扩散

（1）为了避免被接种物洒落，微生物接种环的直径应为 2 ~ 3 mm 并完全封闭，柄的长度应小于 6 cm 以减小抖动。

（2）使用封闭式微型电加热器消毒接种环，能够避免在酒精灯的明火上加热所引起的感染性物质爆溅。最好使用不需要再进行消毒的一次性接种环。

（3）干燥的痰液标本时要注意避免生成气溶胶。

（4）准备高压灭菌和（或）将被处理的废弃标本和培养物应当放置在防漏的容器内（如

实验室废弃物袋）。在丢弃到废弃物盛器中以前，顶部要固定好（如采用高压灭菌胶带）。

（5）在每一阶段工作结束后，必须采用适当的消毒剂清除工作区的污染。

2．避免感染性物质的食入以及与皮肤和眼睛的接触

（1）微生物操作中释放的较大粒子和液滴（直径＞5 μm）会迅速沉降到工作台面和操作者的手上。实验室人员在操作时，应戴一次性手套，并避免触摸口、眼及面部。

（2）不能在实验室内饮食和储存食品。在实验室里时，嘴里不应有东西（钢笔、铅笔、口香糖）。

（3）在所有可能产生潜在感染性物质喷溅的操作过程中，操作人员应将面部、口和眼遮住或采取其他防护措施。不得戴隐形眼镜，不应在实验室化妆。

3．避免感染性物质的注入

（1）通过认真练习和仔细操作，可以避免破损玻璃器皿的刺伤所引起的接种感染。应尽可能用塑料制品代替玻璃制品。

（2）锐器损伤（如通过皮下注射针头、巴斯德玻璃吸管，以及破碎的玻璃）可能引起意外注入感染性物质。

（3）以下两点可以减少针刺损伤：减少使用注射器和针头（可用一些简单工具来打开瓶塞，然后使用吸管取样而不用注射器和针头）；在必须使用注射器和针头时，采用锐器安全装置。

（4）不要重新给用过的注射器针头戴护套。一次性物品应丢弃在防刺透/耐穿透的带盖容器中。

（5）应当用巴斯德塑料吸管代替玻璃吸管。

4．血清的分离

（1）只有经过严格培训的人员才能进行这项工作。

（2）操作时应戴手套，佩戴眼睛和黏膜的保护装置。

（3）规范的实验操作技术可以避免或尽量减少喷溅和气溶胶的产生。血液和血清应当小心吸取，不能倾倒。严禁用口吸液。

（4）移液管使用后应完全浸入适当的消毒液中。移液管应在消毒液中浸泡适当的时间，然后再丢弃或灭菌清洗后重复使用。

（5）带有血凝块等的废弃标本管，在加盖后应当放在适当的防漏容器内高压灭菌和（或）焚烧。

（6）应备有适当的纸巾和消毒剂，用于覆盖和消除感染性飞溅和溢洒对地面、工作台面和仪器的表面污染。

5．装有感染性物质安瓿的储存

装有感染性物质的安瓿不能浸入液氮中，因为这样会造成有裂痕或密封不严的安瓿在取出时破碎或爆炸。如果需要低温保存，安瓿应当储存在液氮上面的气相中。此外，感染性物质应储存在低温冰箱或干冰中。当从冷藏处取出安瓿时，实验室工作人员应当进行眼睛和手的防护，且应对其外表面进行消毒。

6．装有冻干感染性物质安瓿的开启

应该小心打开装有冻干物的安瓿，因为其内部可能处于负压，突然冲入的空气可能使一些物质扩散进入空气。安瓿应该在生物安全柜内打开，建议按下列步骤打开安瓿。

（1）首先清除安瓿外表面的污染。

（2）如果管内有棉花或纤维塞，可以在管上靠近棉花或纤维塞的中部锉一痕迹。

（3）用一团乙醇浸泡的棉花将安瓿包起来以保护双手，然后手持安瓿从标记的锉痕处打开。

（4）将顶部小心移去并按污染材料处理。

（5）如果塞子仍然在安瓿上，用消毒镊子除去。

（6）缓慢向安瓿中加入液体来重悬冻干物，避免出现泡沫。

7．对血液和其他体液、组织及排泄物的标准防护方法

设计标准防护方法，以降低从已知或未知感染源的微生物传播危险。

（1）标本的收集、标记和运输：始终遵循标准防护方法；所有操作均要戴手套；应当由受过培训的人员来采集患者或动物的血样；在静脉抽血时，应当使用一次性的安全真空采血管取代传统的针头和注射器，因为这样可以使血液直接采集到带塞的运输管和（或）培养管中。用完后自动废弃针头；装有标本的试管应置于适当容器中运至实验室，在实验室内部转运也应这样。检验申请单应当分开放置在防水袋或信封内，接收人员不应打开这些袋子。

（2）打开标本管和取样：应当在生物安全柜内打开标本管。必须戴手套，并建议对眼睛和黏膜进行保护（护目镜或面罩）。在防护衣外面要再穿上塑料围裙。打开标本管时，应用纸或纱布抓住塞子以防止喷溅。

（3）玻璃器皿和锐器尽可能用塑料制品代替玻璃制品。只能用实验室级别（硼硅酸盐）的玻璃，任何破碎或有裂痕的玻璃制品均应丢弃。不能将皮下注射针作为移液管使用。

（4）用于显微镜观察的盖玻片和涂片用于显微镜观察的血液、唾液和粪便标本在固定和染色时，不必杀死涂片上的所有微生物和病毒。应当用镊子拿取这些东西，妥善储存，并经清除污染和（或）高压灭菌后再丢弃。

（5）自动化仪器（超声处理器、涡旋混合器）：为了避免液滴和气溶胶的扩散，这些仪器应采用封闭型的。排出物应当收集在封闭的容器内进一步高压灭菌和（或）废弃。在每一步完成后应根据操作指南对仪器进行消毒。

（6）组织组织标本应用甲醛溶液（福尔马林）固定。应当避免冰冻切片。如果必须进行冰冻切片，应当罩住冰冻机，操作者要戴安全防护面罩。清除污染时，仪器的温度要升至20℃。

（7）清除污染：建议使用次氯酸盐和高级别的消毒剂来清除污染。一般情况可使用新鲜配制的含有效氯 1 g/L 的次氯酸盐溶液，处理溢出的血液时，有效氯浓度应达到 5 g/L。戊二醛可以用于清除表面污染。

二、对可能含有朊病毒物质的防护措施

朊病毒（prion，也称为"慢病毒"）与许多疾病相关，包括某些传染性海绵状脑病（transmissible spongiform encephalopathies，TSEs）、克罗伊茨费尔特 - 雅各布病（Creutzfeldt-Jakob disease，CJD：简称克雅病，包括新的变异型）、格 - 施 - 沙综合征（Gerstmann-Strussler-Scheinker syndrome）、人类致死性家族性失眠症（fatal familial insomnia，FFI）和库鲁病（kara disease）、绵羊和山羊的瘙痒病、家畜的牛海绵状脑病（bovine spongiform encephalopathy，BSE），以及鹿、麋鹿及貂的传染性脑病。尽管克雅病已经传播到了人类，但是还没有证据证实发生过由这些病原体所引起的实验室感染。朊病毒病在脑或其他中枢

神经系统组织中以高水平存在，可通过接种或摄取感染的组织或匀浆进行传播。朊病毒能抵抗热和化学消毒剂的灭活，因此，在实验室环境中，来自人体组织和动物体的朊病毒应在 BSL-2 实验室里操作。由于 BSE 朊病毒传染给人类的可能性很高，BSE 朊病毒也可以在 BSL-2 中操作，在某些情况下可能需要使用 BSL-3 实验室和防护措施。朊病毒实验室里尽可能地使用一次性器具，在生物安全柜操作时使用一次性防护罩，这些都是非常重要的防护措施。

主要应该预防的是避免污染材料的食入或实验室工作人员的皮肤刺伤。由于朊病毒不能被普通的实验室消毒和灭菌方法所灭活，应当遵循以下防护措施。

（1）强烈建议使用专用仪器设备，即不与其他实验室共用仪器。必须穿戴一次性防护服（隔离衣和围裙）和手套（对病理学家而言，要在两层橡胶手套间戴钢丝网手套）。

（2）强烈建议使用一次性塑料制品，它们可按干废弃物处理并丢弃。

（3）必须特别小心以避免产生气溶胶、意外食入、划伤或刺伤皮肤。甲醛溶液（福尔马林）固定的组织，即使在长时间的浸泡后，仍应视作具有感染性。含有朊病毒的组织标本暴露于 96% 甲酸 1 h 可以基本失活。

（4）实验台垃圾，包括一次性手套、隔离衣和围裙，均应当采用多孔负荷蒸汽灭菌器在 134 ~ 137℃ 高压灭菌 18 min、1 个循环，或高压灭菌 3 min、6 个循环，然后再焚烧。

（5）钢丝网手套或 Kevlar 手套等非一次性用具，均必须收集起来清除污染。

（6）污染有朊病毒的感染性废液应当用含 20 g/L（2%）有效氯的次氯酸钠（终浓度）处理 1 h。

（7）多聚甲醛熏蒸的方法不能降低朊病毒的滴度，朊病毒对紫外线照射也具有抵抗力。但是，安全柜仍必须用标准方法来清除污染（如甲醛蒸气），以灭活可能存在的其他微生物因子。朊病毒污染的生物安全柜和其他表面可以采用含 20 g/L（2%）有效氯的次氯酸钠处理 1 h 来清除污染。

（8）HEPA 过滤器摘除后需要在至少 1 000℃ 的温度下焚烧。在焚烧之前推荐进行下述处理：

● 在摘除前用喷漆喷头给过滤器的裸露表面喷雾，在摘除过程中将过滤器"装袋"，以及从工作柜中除去 HEPA 过滤器，这样可以不污染难以操作的安全柜压力排风系统。

● 用具应当用含 20 g/L（2%）有效氯的次氯酸钠浸泡 1 h，然后用水彻底清洗再进行高压灭菌。不能高压灭菌的用具可以反复用含 20 g/L（2%）有效氯的次氯酸钠润湿超过 1 h 来进行清洁，并要求用水冲洗以清除残留的次氯酸钠。

三、病原微生物菌（毒）种管理

根据《病原微生物实验室生物安全管理条例》国务院令第 424 号第三十三条规定："从事高致病性病原微生物相关实验活动的实验室的设立单位，应当建立健全安全保卫制度，采取安全保卫措施，严防高致病性病原微生物被盗、被抢、丢失、泄漏，保障实验室及其病原微生物的安全。"因此，菌（毒）种的管理包括样品的运输、保藏、使用等方面的内容，而对其的管理则是保证生物安全实验室安全的重要内容之一。

1. 菌（毒）种管理要求

菌（毒）种的管理应建立规范和严格的管理制度以及对该制度有效的监督，才能有效地防止在传染病防治、科学研究以及生物制品生产过程中造成菌（毒）种的扩散或遗失，避免发生实验室感染或由其引起的相关传染病的传播。

2. 菌（毒）种使用记录

将传代过程与数量合并于研究记录中，或者是存在记录不完整、记录不正确的现象较为普遍。如果在这一过程中缺少能直接反应实际工作状况、独立的传代与销毁记录，将来则难以追踪培养物的去向，这将不利于研究单位的安全自查和上级有关部门的核查，那么国家级的督察也只能是形式上的监督作用，而事实上却无法真正确保生物安全实验室的安全。因此，要求生物安全实验室应根据所从事的实际工作性质来制定独立的毒种保藏、开启、传代至销毁的原始记录。记录的内容应包括传代毒种的来源与数量、传代时间、传代数量、传代用途以及备注，销毁记录应包括销毁方式、销毁物品明细（培养物、实验用具等）、灭菌温度与时间（开始时间、达到温度时间、停止灭菌时间、取出时间）。当然，实验记录应由实验人与复核人共同记录在案。同时，实验室负责人应对记录内容负责。

3. 菌（毒）种管理与监督系统的文件制定

为保证菌（毒）种管理体系能够规范化、制度化的正常运作，可以制定符合本单位实际情况的菌（毒）种管理及监督标准操作细则，这是非常必要的。

第九节　生物安全管理和事故应急处理

一、实验室生物安全日常管理

实验室的生物安全管理不仅要有缜密的管理组织体系，同时还应建立健全管理制度。管理制度一般通过规章制度、管理规范、程序文件、标准操作程序（standard operating procedure，SOP）和记录等文件形式而得到体现[14-15]。

1. 规章制度

（1）人员培训制度：所有实验室相关人员在上岗前都必须经过相应的培训。培训要有计划性和可持续性，并有完整的培训记录。应对培训者和被培训者进行考核和评估，经考核合格者方有上岗资格。

（2）实验室准入制度：只有告知潜在风险并符合进入实验室的特殊要求（如经过免疫接种）的人，才能进入实验室。在开展涉及有关病原微生物的工作时，实验室主任应禁止或限制人员进入实验室。一般情况下，易感人员或感染后会出现严重后果的人员，不允许进入实验室或动物房，例如，患有免疫缺陷或免疫抑制的人，其被感染的危险性增加。实验室负责人对每种情况进行估计来决定谁能进入实验室或动物房工作，并负有最终责任。

（3）安全计划审核制度：每年应由实验室负责人对安全计划至少审核和检查一次，包括但不限于下列要素。

- 安全和健康规定；
- 书面的工作程序，包括安全工作行为；
- 教育及培训；
- 对工作人员的监督；
- 常规检查；

- 危险材料和物质；
- 健康监护；
- 急救服务及设备；
- 事故及病情调查；
- 健康和安全审查；
- 记录及统计；
- 确保落实审核中提出需要采取的全部措施的计划。

（4）安全检查制度：实验室负责人有责任确保安全检查的执行。每年应对工作场所至少检查一次，以保证以下几个方面。

- 应急装备、警报体系和撤离程序功能及状态正常；
- 用于危险物质泄漏控制的程序和物品处于正常状态；
- 对可燃易燃性、可传染性、放射性和有毒物质的存放进行适当的防护和控制；
- 污染和废弃物处理程序的状态正常；
- 实验室设施、设备和人员的状态良好。

（5）事件、伤害、事故和职业性疾病报告制度：实验室应有实验室事件、伤害、事故、职业性疾病，以及潜在危险的报告程序。所有事件（包括伤害）报告应形成文件。报告应包括事件的详细描述、原因评估、预防类似事件发生的建议，以及为实施建议所采取的措施。事件报告（包括补救措施）应经高层管理者、安全委员会或实验室安全负责人评审。

（6）危险标识制度

- 应系统而清晰地标识出危险区，且适用于相关的危险。在某些情况下，宜同时使用标记和物质屏障标识出危险区。
- 应清楚地标识在实验室或实验室设备上使用的具体危险材料。
- 通向工作区的所有进出口都应标明其中存在的危险。尤其应注意火险以及易燃、有毒、放射性、有害和生物危险材料。实验室负责人应负责定期评审和更新危险标识系统，以确保其适用现有的危险。该活动每年应至少进行一次。
- 应对相关非实验室员工（如维护人员、合同方、分包方）进行培训，确保其了解可能遇到的任何危险，并掌握有关紧急程序。
- 应标识和评审对孕妇和易感人员的潜在危险。
- 应进行危害评估并记录。

（7）记录制度：对实验室所发生的任何涉及安全的事件和活动应及时地记录。

- 职业性疾病、伤害和不利事件记录：对职业性疾病、伤害、不利事件或事故，以及所采取的相应行动应建立报告和记录制度，同时应尊重个人隐私。
- 危害评估记录：应有正式的危害评估体系。可利用安全检查表对危害评估过程进行记录及文件化。安全审核记录和事件趋势分析记录有助于制定和采取补救措施。
- 危险废弃物处理和处置记录：危险废弃物处理和处置记录是安全计划的一个组成部分。危险废弃物处理和处置、危害评估、安全调查记录和所采取的相应行动记录应按有关规定的期限保存并可查阅。

2. 日常管理

（1）制定安全手册：实验室要制定生物安全手册，并要求所有员工阅读的生物安全手册应在工作区随时可用。手册应针对实验室的需要，主要包括但不限于以下几个方面：

- 生物危险；
- 消防；
- 电气安全；
- 化学品安全；
- 辐射；
- 危险废弃物处理和处置。

安全手册应对从工作区撤离和事件处理规程有详细说明。实验室负责人应至少每年对安全手册进行一次评审和更新。

实验室中其他有用的信息来源还包括（但不限于）实验室涉及的所有材料的安全数据单、教科书和权威性杂志文章等参考资料。

（2）食品、饮料及类似物品及其他

- 食品、饮料及类似物品只应在指定的区域中准备和食用。食品和饮料只应存放于非实验室区域内指定的专用处。冰箱应适当标记以明确其规定用途。实验室内禁止吸烟。
- 禁止在工作区内使用化妆品和处理隐形眼镜。
- 长发应束在脑后。在工作区内不应佩戴腕表、戒指、耳环、手镯、项链和其他首饰。
- 个人物品、服装和化妆品不应放在禁放的和可能发生污染的区域。

（3）免疫：如有条件，所有实验室工作人员应接受免疫接种以预防被所接触的生物因子感染的可能性，并应按有关规定保存免疫接种记录。

（4）内务行为：由实验室安全负责人监督全体工作人员保持良好内务行为。工作区应时刻保持整洁有序。禁止在工作场所存放大量可能导致阻碍和绊倒的危险的一次性材料。

- 所有用于处理污染性材料的设备和工作台表面在每班工作结束、有任何漏出或发生了其他污染时应使用适当的试剂清洁和消毒。
- 清除：对漏出的样本、化学品、放射性核素或培养物，应在风险评估后清除并对涉及区域去污染。清除时应使用经核准的安全预防措施、安全方法和个人防护装备。
- 内务行为：内务行为改变时应报告实验室负责人，以确保避免发生无意识的风险或危险。
- 实验室行为、工作习惯或材料的改变：实验室行为、工作习惯或材料的改变可能对内务和（或）维护人员有潜在危险时，应报告实验室负责人，并书面告知内务和维护人员的管理者。
- 制定专用规程：应制定在发生事故或漏出导致生物、化学或放射性污染时，设备保养或修理之前对每件设备去污染、净化和消毒的专用规程。

（5）洗手。

- 实验室工作人员在实际或可能接触了血液、体液或其他污染材料后，即使戴有手套也应立即洗手。

- 摘除手套后、使用卫生间前后、离开实验室前、进食或吸烟前、接触每一患者前后应例行洗手。
- 实验室应为过敏或对某些消毒防腐剂中的特殊化合物有其他反应的工作人员提供洗手用的替代品。
- 洗手池不得用于其他目的。在限制使用洗手池的地点，使用基于乙醇的"无水"手部清洁产品是可接受的替代方式。

（6）接触生物源性材料的安全工作行为。

- 应应用良好的微生物操作规范和程序来处理、检验和处置生物源性材料。
- 工作行为应可降低污染的风险，执行污染区内的工作行为应可预防个人暴露。
- 样本的处理应遵循正确的规范，应规定标本有损坏或泄漏情况的处理程序。
- 禁止口吸移液。
- 应培训实验室工作人员安全操作尖利器具及装置。
- 安全工作行为应尽可能减少使用锐器和尽量使用替代品。禁止用手对任何锐器剪、弯、折断、重新戴套或从注射器上移去针头。
- 包括针头、玻璃、一次性手术刀在内的锐器应在使用后立即放在耐扎容器中。锐物容器应在内容物达到 2/3 前置换。
- 所有样本、培养物和废弃物应被假定含有传染性生物因子，应以安全方式处理和处置。
- 所有有潜在传染性或毒性的质量控制参考物质的存放、处理和使用应按未知风险的样本对待。
- 操作样本、血清或培养物的全过程应穿戴适当的，且符合风险级别的个人防护装备。操作实验动物时应穿戴耐抓咬、防水的个人防护服和手套；应戴适当的面部、眼部防护装置，必要时，增加呼吸防护；应在生物安全柜内操作。
- 摘除手套后一定要彻底洗手。
- 生物安全柜内最好不用明火，应最好采用电子灼烧灭菌装置对微生物接种环灭菌。

（7）减少接触有害气溶胶的行为。

- 实验室工作行为的设计和执行应减少人员接触化学或生物源性有害气溶胶；
- 样本只应在有盖安全罩内离心；
- 所有进行涡流搅拌的样本应置于有盖容器内；
- 在能产生气溶胶的大型分析设备上应使用局部通风防护，在操作小型仪器时使用定制的排气罩；
- 在可能出现有害气体和生物源性气溶胶的地方应采取局部排风措施；
- 饲养、操作动物应在适当的动物源性气溶胶防护设备中进行，工作人员应同时使用适当的个人防护设备。

二、应急措施

每一个从事感染性微生物工作的实验室，都应当制定针对所操作微生物和动物危害的安全防护措施。在任何涉及处理或储存危险度 3 级和 4 级微生物的实验室（Ⅲ级生物安全水平的防护实验室和Ⅳ级生物安全水平的最高防护实验室），都必须有一份关于处理实验室和动物设施意外事故的书面预案。国家和（或）当地的卫生部门要参与制定应急预案。

1. 刺伤、切割伤或擦伤

受伤人员应当脱下防护服，清洗双手和受伤部位，使用适当的皮肤消毒剂，必要时进行医学处理。要记录受伤原因和相关的微生物，并应保留完整适当的医疗记录。

2. 潜在感染性物质的食入

应脱下受害人的防护服，并进行医学处理。要报告食入材料的鉴定和事故发生的细节，并保留完整、适当的医疗记录。

3. 潜在危害性气溶胶的释放（在生物安全柜以外）

所有人员必须立即撤离相关区域，任何暴露人员都应接受医学咨询。应当立即通知实验室负责人和生物安全主管部门。为了使气溶胶排出和使较大的粒子沉降，在一定时间内（例如1 h内）严禁人员入内。如果实验室没有中央通风系统，则应推迟进入实验室（例如24 h）。应张贴"禁止进入"的标志。过了相应时间后，在生物安全主管部门的指导下来清除污染。应穿戴适当的防护服和呼吸保护装备。

4. 容器破碎及感染性物质的溢出

应当立即用布或纸巾覆盖受感染性物质污染或感染性物质溢洒在其上的破碎物品。然后在上面倒上消毒剂，并使其作用适当时间。然后将布、纸巾以及破碎物品清理掉，玻璃碎片应用镊子清理。然后再用消毒剂擦拭污染区域。如果用簸箕清理破碎物，应当对它们进行高压灭菌或放在有效的消毒液内浸泡。用于清理的布、纸巾和抹布等应当放在盛放污染性废弃物的容器内。在所有这些操作过程中都应戴手套。如果实验表格或其他打印或手写材料被污染，应将这些信息复制，并将原件置于盛放污染性废弃物的容器内。

5. 未装可封闭离心桶的离心机内盛有潜在感染性物质的离心管发生破裂

（1）如果机器正在运行时发生破裂或怀疑发生破裂，应关闭机器电源，让机器密闭（例如30 min）使气溶胶沉积。如果机器停止后发现破裂，应立即将盖子盖上，并密闭（例如30 min）。发生这两种情况时都应通知生物安全主管部门。

（2）随后的所有操作都应戴结实的手套（如厚橡胶手套），必要时可在外面戴适当的一次性手套。当清理玻璃碎片时应当使用镊子，或用镊子夹着的棉花来进行。

（3）所有破碎的离心管、玻璃碎片、离心桶、十字轴和转子都应放在无腐蚀性的、已知对相关微生物具有杀灭作用的消毒剂内。未破损的带盖离心管应放在另一个有消毒剂的容器中，然后回收。

（4）离心机内腔应用适当浓度的同种消毒剂擦拭，并再次擦拭，然后用水冲洗并干燥。清理时所使用的全部材料都应按感染性废弃物处理。

6. 在可封闭的离心桶（安全杯）内离心管发生破裂

所有密封离心桶都应拿到生物安全柜内拆卸。如果怀疑在安全杯内发生破损，应该松开安全杯盖子并将整个离心桶高压灭菌。另一种方法是安全杯采用化学消毒。

7. 火灾和自然灾害

（1）在制定的应急预案中应包括消防人员和其他服务人员。应事先告知他们哪些房间有潜在的感染性物质。要安排这些人员参观实验室，让他们熟悉实验室的布局和设备，这些都是十分有益的。

（2）发生自然灾害时，应及时把实验室建筑内和（或）附近建筑物的潜在危险向当地或国家紧急救助人员提出警告。只有在受过训练的实验室工作人员的陪同下，他们才能进入这些地区。感染性物质应收集在防漏的盒子内或结实的一次性袋子中。

（3）由生物安全负责人依据当地的规定决定继续利用或是最终丢弃实验室。

8．紧急救助

联系对象在设施内显著位置张贴电话号码及地址：研究所和实验室本身的电话及地址（打电话者或呼叫的服务人员可能不知道详细地址或位置）、研究所所长或实验室主任、实验室主管、生物安全主管部门、消防队、医院 / 急救机构 / 医务人员 [如果可能，提供各个诊所、科室和（或）医务人员的名称]，警察，负责的技术人员，水、气和电的维修部门的电话号码。

9．急救装备

必须配备以下紧急装备：急救箱，包括常用的和特殊的解毒剂、合适的灭火器和灭火毯。建议配备以下设备，但可根据具体情况有所不同。

（1）全套防护服（连体防护服、手套和头套——用于涉及危险度 3 级和 4 级微生物的事故）。

（2）带有能有效防护化学物质和颗粒的滤毒罐的全面罩式防毒面具。

（3）房间消毒设备，如喷雾器和甲醛熏蒸器。

（4）担架和工具，如锤子、斧子、扳手、螺丝刀、梯子和绳子。

（5）划分危险区域界限的器材和警告标示。

（李劲松）

参考文献

[1] 卢洪洲，梁晓峰．新发传染病 [M]．第 3 版．北京：人民卫生出版社，2018：49-83．

[2] Pike RM. Laboratory associated infections：summary and analysis of 3921 cases [J]．Health Lab Science，1976，13：105-114．

[3] 中华人民共和国国家质量监督检验检疫总局，中国国家标准化管理委员会．GB19489-2008 实验室生物安全通用要求 [S]．北京：中国标准出版社，2008．

[4] 中华人民共和国国家质量监督检验检疫总局，中国国家标准化管理委员会．GB19781-2005 医学实验室安全要求 [S]．北京：中国标准出版社，2005．

[5] Jarunee S.L.，Stuart D. B.A review of laboratory-acquired infections in the Asia-Pacific：understanding risk and the need for improved biosafety for veterinary and zoonotic diseases [J]．Trop Med Infect Dis，2018，36（3）：1-10．

[6] 王壮，李劲松．三级生物安全实验室对环境潜在影响及对策研究 [J]．军事医学科学院院刊，2005，29（3）：263-267．

[7] 中华人民共和国国务院．病原微生物实验室生物安全管理条例 [S]．北京：中华人民共和国国务院，2004．

[8] World Health Organization. Laboratory biosafety manual [M]．3rd ed. Geneva：World Health Organization，2004．

[9] U.S. Department of Health and Human Services，Centers for Disease Control and Prevention，National Institutes of Health. Biosafety in Microbiological and Biomedical Laboratories [M]．5th ed. Washington：U. S. Government Printing Office，2009．

[10] Department of Health and Human Services，Centers for Disease Control. Classification of etiological agents on the basis of hazard ［M］. 4th ed. Atlanta：O.S Government Printing Office. 1974.

[11] 李劲松. 生物安全柜应用指南——原理、使用和验证 ［M］. 北京：化学工业出版社，2005.

[12] Kruse. R.H.，W.H.Puckett,J.H.Richardson. Biological safety cabinetry［J］. Clin Microbiol Rev,1991,4(2)：207-241.

[13] David L.S:. Laboratory-associated infections and biosafety ［J］. Clin Microbiol Rev，1995：389-405.

[14] Kimman TG，Smit E，Klein MR. Evidence based biosafety：a review of the principles and effectiveness of microbiological containment measures ［J］. Clin Microbiol Rev，2008，21（3）：403-425.

[15] 祁国民. 病原微生物实验室生物安全 ［M］. 北京：人民卫生出版社，2005.

第十三章　医学与医学生物学生物技术实验室生物安全

1972 年，Jackson 和 Berg 通过利用限制性内切酶和连接酶，得到了世界上第一个人工体外重组的 DNA 分子，并建立了重组 DNA 技术。该技术一出现就引起高度关注。从 1972 年至 1975 年一共召开了 5 次重组 DNA 技术安全性研讨会，特别是 1975 年在美国加利福尼亚的 Asilomar 召开的关于重组 DNA 生物安全性的国际会议，会议上讨论的问题以及最终组委会起草的报告，直接影响了美国国立卫生研究院在 1976 年发布了《重组 DNA 分子研究准则》[1]。进入 2000 年后，生物技术研究迅猛发展，先后出现了合成生物学、基因编辑和功能获得性等新生物技术。生物技术是一把双刃剑，这些生物技术在应用中的生物安全问题令人担忧[2]。

本章就生物技术中的重组 DNA、合成生物学、基因编辑和功能获得性这四个生物技术研究中可能出现误用和缪用的生物安全管理问题进行探讨。

第一节　生物技术实验室概述

生物技术是 20 世纪末和 21 世纪人类科技史中最令人瞩目的高新技术，是解决人类健康、环境污染、粮食短缺、能源匮乏等人类生存发展中一系列重大问题的突破口，同时也是一个国家创新发展的新经济增长点。生物技术从诞生之日起，其生物安全就引起科学家的担忧和高度关注。

现代生物技术的发展历程如下。

1943 年，Avery 证实 DNA 是能够改变细菌遗传形状的遗传分子。

1953 年，Watson-Crick 提出了 DNA 双螺旋结构。

1958 年，Kornberg 分离出 DNA 聚合酶，第一次在试管中制出 DNA 的酶。

1959 年，Crick 提出了"中心法则"。

1960 年，发现了 RNA 聚合酶。

1966 年，确立了全部的遗传密码。

1967 年，分离出 DNA 连接酶。

1968 年，分离出第一个限制性内切酶，拉开了基因工程的序幕。

1972 年，斯坦福大学 Jackson 和 Berg 利用限制性内切酶和连接酶，得到了世界上第一个人工体外重组的 DNA 分子，并建立了重组 DNA 技术。

1976 年，美国国立卫生研究院发布了《重组 DNA 分子研究准则》。

1977 年，建立了快速 DNA 序列测序技术。

1988 年，K.Mullis 发明了 PCR 技术。

1996 年，第一只克隆羊诞生。

2002 年，合成生物学技术诞生。

2014 年，基因编辑技术诞生。

从 1972 年 Jackson 和 Berg 建立重组 DNA 技术至今，已经研究发展了许多新的生物技术，如重组 DNA 技术、细胞工程技术、PCR 技术、基因组学技术、基因测序技术、合成生物学技术、基因编辑技术、病原微生物功能获得性研究、细胞治疗技术等（图 13-1）。在这些生物技术中，有的没有生物安全问题，有的涉及生物安全问题。

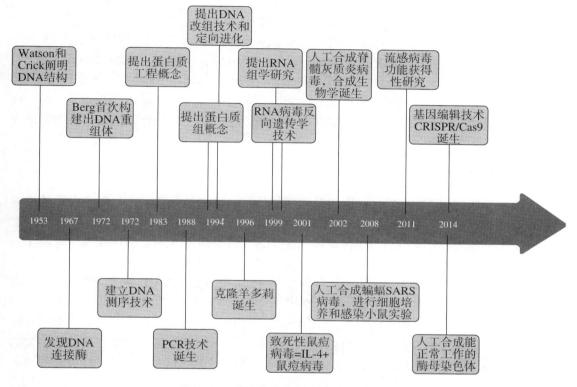

图 13-1　生物技术发展历程和大事件图

美国斯坦福大学的 P.Berg 博士、W.Gilbert 和 F.Sanger 三人分享了 1980 年的诺贝尔化学奖。可见，重组 DNA 技术和 DNA 测序技术在现代生物技术发展中的特殊地位。

生物技术是一把双刃剑，这些生物技术可以广泛地应用于在医学、农业、工业生产等领域，造福社会和百姓的工程中，但在应用研究中也可能出现误用和谬用，甚至被人故意用来制造威胁生命安全的生物危害。这些生物安全问题令人担忧。

一、基本概念

在国际上，生物技术的发展已经有近 80 年的历史了，已经形成了一套完整的理论、技术和标准规范，同时，也形成了一些专用的概念和名词。

为了更好地理解生物技术的生物安全，需了解以下几个基本概念：

● 重组 DNA（recombination DNA）：又称基因工程（genetic engineering），是以分子遗传学为理论基础，以分子生物学和微生物学现代方法为手段，将不同来源的基因按预先设计的蓝图，在体外构建杂种 DNA 分子，然后导入活细胞，以改变生物原有的遗传特性，获得新品种，生产新产品。

- 合成生物学（synthetic biology）：是指新的人工生物路径、有机体或装置的设计和构建，或者对自然生物系统的重新设计。
- 基因编辑（clustered regularly interspaced short palindromic repeats- associated，CRISPR-Cas）：能够让人类对目标基因进行"编辑"，实现对特定 DNA 片段的敲除、加入和替换等，从而在基因组水平上对遗传信息进行精准的编辑。该技术提供了可"人工设计"的高效、精准地改造生物体遗传信息的工具。
- 生物技术两用性（dual-uses of biotechnology）：生物技术两用性是指一种生物技术在生命科学领域中既可用于有益目的、也容易被误用或谬用造成生物危害的特性。
- 生物技术（biotechnology）：以现代生命科学理论为基础，利用生物体及其细胞的、亚细胞的和分子的组成部分，结合工程学、信息学等手段开展研究及制造产品，或改造动物、植物、微生物等，并使其具有所期望的品质、特性，从而为社会提供商品和服务的综合性技术体系。

二、生物技术的两用性

生物技术是 20 世纪 70 年代以来国际上发展最为迅速的技术之一，与信息技术的发展速度并驾齐驱。这些生物技术产生的科学成果的广泛应用和其迅猛发展，已在医药卫生、农业、工业及环保等各个领域发挥了重要作用，极大地促进了人类社会的发展，提高了生活质量。在这些生物技术中，有的没有生物安全问题，如 PCR 技术、基因组学技术、基因测序技术、细胞工程技术等；有的涉及生物安全问题，如重组 DNA 技术、合成生物学、基因编辑技术、病原微生物功能获得性研究等 [2-4]。

与生物安全有关的生物技术主要是生物技术的两用性问题，这些技术既可以用于医疗、预防、保护、防护等和平目的，又可以用于发展、生产生物武器等非和平目的能力。生物技术两用性表现在两个方面：一方面是生物技术的非故意误用或非故意谬用，也就是科研人员在利用生物技术开展实验研究时所造成的一种意外生物危害事件或事故；另一种是生物技术的恶意使用或恶意谬用，即利用生物技术可能产生给人类健康和社会发展带来巨大威胁的新危险病原体，这些病原体有可能被用于发展生物武器和进行生物恐怖活动。

第二节　生物技术实验室生物风险

生物技术实验室生物风险是指人为非故意用生物技术获得的具有高致病性、高传染性、特定生物靶向性和环境抵抗性等一种或多种特性的改构微生物可能造成的对实验室人员和社会人群、环境的风险。随着生物信息学、基因组学、合成生物学的快速发展，各种实验室（国家的、常规的、民用生物技术的）都能够进行合成病原体或改造病原体等高风险的实验研究。

生物技术的谬用威胁正在加速。自从基因重组技术出现以来，生物技术两用性特征引起了各国政府和科学家的高度重视。2012 年，荷兰科学家对禽流感病毒进行基因改构再次引起了全世界持续广泛的争议，这是生物技术两用性的一个里程碑事件。由于研究内容的敏感性和研究过程的隐蔽性，极大地增加了人们对生物技术谬用或误用的风险担忧。如果改构病毒发生实验室泄漏事故，可能造成难以预测的灾难性后果。在国际上，生物技术的生物安全关注重点为生物技术研究活动过程中的目的和可能带来的威胁和影响 [2-4]。

本章节就基因工程、合成生物学和基因编辑三大生物技术的实验室生物风险进行探讨。

一、基因工程技术的生物风险

1. 实验室基因工程研究程序

基因工程把来自不同生物的基因同有自主复制能力的载体 DNA 在体外人工连接，构成新的重组的 DNA，然后送到受体生物中去表达，从而产生遗传物质的转移和重新组合[5-6]。

基因工程实验要有 4 个必要的条件：工具酶、基因、载体和受体细胞。基因工程实验主要有 DNA、RNA 的提取，基因组和 cDNA 文库构建和筛选，质粒 DNA 的提取，克隆和表达载体的构建，基因转移和基因敲除，转基因表达和检测等。概括起来，基因工程应包括如下 5 个主要的内容或步骤：①目的基因获取。从复杂的生物有机体基因组中，经过酶切消化或 PCR 扩增等步骤，分离出带有目的基因的 DNA 片段；②质粒构建。在体外，将带有目的基因的外源 DNA 片段连接到能够自我复制的，并具有选择记号的载体分子上，形成重组 DNA 分子；③质粒导入表达系统。将重组 DNA 分子转移到适当的受体细胞（也称寄主细胞）中，并与之一起增殖；④重组 DNA 的筛选。从大量的细胞繁殖群体中，筛选出获得了重组 DNA 分子的克隆受体细胞；从这些筛选出来的克隆受体细胞，提取出已经得到扩增的目的基因，供进一步分析研究使用；⑤基因表达。将目的基因克隆到表达载体上，导入寄主细胞，使之在新的遗传背景下实现功能表达，产生出人类所需要的物质。

基因工程中常用的表达系统有大肠杆菌、枯草芽孢杆菌、土壤农杆菌、杆状病毒、酵母菌、动物细胞和植物细胞等。

2. 基因工程实验研究的生物风险

自从 1972 年重组 DNA 技术建立以来，已经给医疗、农业、工业和环境保护等领域带来了巨大的利益。利用微生物基因工程技术，医学临床治疗急需的胰岛素、干扰素、白细胞介素、乙肝疫苗等通过基因工程实现工业化生产，均为解除人类的病痛之苦、提高人类的健康水平发挥了重大的作用。运用基因工程技术培育出了优质、高产、抗性好的农作物及畜、禽新品种，如转基因鱼、转基因牛、转黄瓜抗青枯病基因的甜椒和马铃薯、转鱼抗寒基因的番茄、抗虫棉等。在环境保护方面，应用基因工程研制出了 DNA 探针，能够十分灵敏地检测环境中的病毒、细菌等污染；利用基因工程培育出的指示生物能十分灵敏地反映环境污染的情况，却不易因环境污染而大量死亡，甚至还可以吸收和转化污染物；基因工程做成的"超级细菌"能吞食和分解多种污染环境的物质，这些污染物包括石油中的多种烃类化合物、汞、镉等重金属，以及 DDT 等有毒物质[4]。

尽管基因工程给人带来了巨大的利益，但是，基因工程研究中依然存在着潜在的生物风险。这种风险在于对获得目标产品的生物安全性的不可预见性，这种不可预见性是建立在人类对复杂的遗传信息内在基因调控机制、表达及其产物，甚至插入外源基因的表达系统（如细菌、病毒等表达系统），对人类、动物、植物和环境生态可能造成了未知风险的基础上。虽然人类应用基因测序、基因组学、蛋白质组学等多种生物技术已经破译了生物的遗传密码，但是任何一种生物的遗传信息都是极其复杂的，人类尚未搞清楚各种生命信息在传递、表达等各个环节的机制。正是这么多的未知因素，给基因工程研究可能造成的生物风险披上了一层神秘的面纱。

在基因工程应用研究中，"好心办坏事"也是有的。如澳大利亚研究人员在研发相对无害的鼠痘病毒基因工程时，意外制造出可彻底消灭老鼠的杀手病毒[7]。澳大利亚研究人员为了寻找一种有效控制鼠类大量繁殖的方法，他们将白细胞介素 4（IL-4）基因（在身体中自然产生）插入鼠痘病毒中，构建成带有外源基因——IL-4 基因的新嵌合鼠痘病毒，以促进抗体的产生，并创造出用于控制鼠害的鼠类避孕疫苗。在进行动物实验时，非常意外的是，插入的基因完全抑制了老鼠的免疫系统。通常情况下，自然界中的鼠痘病毒对鼠仅导致轻微的症状，不会致死，但加入 IL-4 基因后，基因工程鼠痘病毒 9 天内使所有实验鼠致死，更糟的是，基因工程鼠痘病毒杀死了接种过疫苗的免疫鼠。如果这种新鼠痘病毒从实验室泄露到实验室外环境，对澳大利亚，乃至全世界的啮齿动物就是灭顶之灾，尽管经改构的鼠痘病毒对人类无影响。一名研究人员在谈及他们决定发表研究成果的原因时说："我们想警告普通民众，现在有了这种有潜在危险的技术；我们还想让科学界明白，必须小心行事，制造高危致死性生物并不是太困难。"

重组 DNA 技术也是基因治疗的技术基础，而病毒载体则是基因治疗的关键组成部分。病毒载体包括腺病毒、逆转录病毒、痘病毒、腺相关病毒、杆状病毒和单纯疱疹病毒，病毒载体的选择取决于许多因素，包括转基因的效率表达、是否易于生产、安全、毒性和稳定性。由于病毒感染途径适用于大多数基因治疗的需要，实验也证明用病毒载体来运输和转导所需的基因进入细胞内是一种有效的方法。然而，早期研究人员没有完全理解与使用病毒载体相关的潜在危害。1999 年，一项基因治疗试验参与者对重组腺病毒产生了严重反应并在 4 天后死亡。

由此可见，基因工程研究中，与实验室生物安全相关的上游工作中就存在着不可预见的潜在生物风险。

二、合成生物学技术的生物风险

1. 合成生物学研究简介

一般而言，合成生物学的目标是通过自然与合成遗传物质的某些具体组分的组合来设计、研制和制造功能生物体。2015 年，联合国生物多样性公约特定技术合成生物学专家组提出一个操作性定义，即"团体、科学、技术和工程为了促进和加速基因材料、生命体和生物系统的认识，设计、再设计和（或）修饰的一个现代生物技术的进一步发展和新的尺度"。而英国皇家学会对合成生物学的定义是一个新兴的研究领域，是指新的人工生物路径、有机体或装置的设计和构建，或者对自然生物系统的重新设计。合成生物学与基因工程存在一定的交叉，但合成生物学是基因工程的进一步扩展，它增加了自动、设定、应用等功能，通过合成生物学设计的生物体更加复杂。

由此可见，合成生物学技术是一个多学科交叉和新兴生物技术领域。与现有的重组 DNA 技术相比，显著区别在于合成生物学技术对遗传物质没有要求，部分或全部的基因都是用化学方法合成的，其技术核心理念就是设计和发展标准化的生物元件、设计方法和工具。合成生物学技术应用潜力巨大，其特点是快速、高效和廉价的产品生产。合成生物学在未来有望取得迅速进展，也在很多领域将具有极好的应用前景，这些领域包括更有效的疫苗、新药和改进药物的生产，以生物学为基础的制造，利用可再生能源生产可持续能源，环境污染的生物治理，可检测有毒化学物质的生物传感器等。目前，已经实现了通过改造酵母的代谢通路达到合成疟疾药物青蒿素、生产生物燃料等的目标。

2. 合成生物学实验研究的生物风险问题

合成生物学是建立在基因组学、生物信息学、遗传学和系统生物学之上的一门新兴的交叉学科。它从最基本的生命要素开始研究，构建自然界中不存在的人工生命单元或体系。合成生物学已经被用于设计微生物来制造抗疟疾药物和生产生物燃料。但有一些研究人员认为，合成生物学存在某些潜在的生物危险风险，它可能颠覆现有的纳米技术和传统的基因工程的概念。

2002 年，美国纽约大学的病毒学家埃卡德·维默尔和他的研究小组首次通过化学合成了脊髓灰质炎病毒 cDNA，并逆转录成有感染活性的病毒 RNA，制造出了人工合成的脊髓灰质炎病毒。维默尔开辟了利用已知基因组序列、不需要天然模板、从化学单体合成感染病毒的新途径。2003 年，美国 Venter 实验室只用了 2 周时间就合成了拥有 5 386 个碱基对的 ΦX174 噬菌体基因组，2008 年合成了拥有 582 970 碱基对的生殖道支原体全基因组，2010 年 5 月 20 日，美国生物学家 Venter 领导的研究团队，合成了"丝状支原体丝状亚种"（*Mycoplasma mycoides*）全基因组，这种微生物由蓝色细胞组成，能够生长、繁殖，细胞分裂了逾 10 亿次，产生一代又一代的人造生命。2018 年 1 月 19 日，加拿大阿尔伯塔大学病毒学家大卫·埃文斯研究团队在科学期刊 *PLOS One* 刊文，描述了化学合成拥有 21.2 万个碱基对的马痘病毒和相关合成技术方法。马痘病毒和天花病毒同属正痘病毒属，这是人类首次合成正痘病毒属成员，也是目前化学合成的规模最大的病毒基因组。由于正痘病毒家族成员之间具有高度同源性，该论文所描述的技术可直接适用于再生天花病毒，存在引发生物恐怖活动或生物战争的风险，因而引起各界对生物技术两用性研究的广泛担忧。公开马痘病毒的合成研究及其成果极具争议，因为该研究经费只用了 10 万美元，耗时 6 个月，所有 DNA 合成原料均通过网购获得，并公布了合成技术。如果合成技术为恐怖分子掌握，可能会制造出天花再现的巨大灾难。世界卫生组织于 1980 年宣布已在全球彻底灭绝天花病毒，常规天花免疫措施也已停止，全球人口目前对天花病毒几乎没有任何有效免疫力。

2002 年埃卡德·维默尔在合成脊髓灰质炎病毒后向人们发出警告，恐怖分子完全有能力掌握合成生物学技术，并制造出致命病毒，例如埃博拉病毒、天花病毒，以及其他无药物治疗或无疫苗预防的高致病性病毒。为了防止生物伦理冲突以及一些现在还无法预知的生物灾难，如"生物恐怖"和"生物失误"的风险，必须有有效地防止合成生物学技术的滥用或误用的措施。相同的技术，无论是邪恶的或无意的，都可能会产出危害公共健康或环境的生物体[8-10]。

三、基因编辑技术的生物安全

1. 基因编辑实验研究的基本程序

基因编辑技术指能够让人类对目标基因进行"编辑"，实现对特定 DNA 片段的敲除、加入等。其中最具代表性和应用价值的是 CRISPR/Cas9 技术，自问世以来，它就有着其他基因编辑技术无可比拟的优势。技术不断改进后，更被认为能够在活细胞中最有效、最便捷地"编辑"任何基因。其成本低、制作简便、快捷高效的优点，让它迅速风靡于世界各地的实验室，成为科研、医疗等领域的有效工具。主要的原理程序如下。

（1）基因敲除：如果想使某个基因的功能丧失，可以在这个基因上产生双链 DNA 断裂。非同源末端连接修复的过程中往往会产生 DNA 的插入或删除，造成移码突变，从而实现基因敲除。

（2）特异突变引入：如果想把某个特异的突变引入到基因组上，需要通过同源重组来实现，这时候要提供一个含有特异突变的同源模版。正常情况下同源重组效率非常低，而在这个位点产生 DNA 断裂会极大地提高重组效率，从而实现特异突变的引入。

（3）定点转基因：与特异突变引入的原理一样，在同源模版中间加入一个转基因，这个转基因在 DNA 断裂修复过程中会被拷贝到基因组中，从而实现定点转基因。通过定点转基因的方法可以把基因插入到人的基因组 AAVS1 位点。这个位点是一个开放位点，支持转基因长期稳定的表达，破坏这个位点对细胞没有不良影响，因此被广泛利用。

哈佛大学研究人员利用 CRISPR 技术一次性敲除猪细胞中的 62 个逆转录病毒基因，从而扫清猪器官用于人体移植的重大难关，为全世界需要器官移植的上百万患者带来希望。美国冷泉港实验室和马萨诸塞大学阿默斯特分校的研究人员利用基因组编辑技术来改善农作物。以西红柿为例，他们利用 CRISPR/Cas9 技术快速地产生这种植物的变异株，这些植物变异株广泛地、持续地表现出 3 种独立的农业上重要的性状：果实大小、分枝结构和整体植物形状。它们都是决定着植物产量的主要因素。这种方法适用于所有的食物作物、饲料作物和燃料作用，包括水稻、玉米、高粱和小麦。这些实验涉及利用 CRISPR/Cas9 "剪刀"在西红柿的三个被称作启动子的基因组序列上进行多次切割，其中启动子是相关基因附近的调节性 DNA 区域，有助于调节这些 "产量"基因在生长期间在何时、何处和在多大的水平上是有活性的。

2. 基因编辑实验研究的生物风险问题

基因编辑与基因工程、合成生物学有着异曲同工的生物风险。它的生物风险在于谁在做、做什么。

基因编辑这种强有力的新技术一经发表就受到极大地追捧和应用，由于其成本低和易得到的特点，应用领域十分广泛。这就意味着有一些未经训练的人也能获得这种技术，而这些人群缺乏应有的经验、无视伦理准则，甚至忽视或不顾已有的、适当的实验室生物安全防护措施，所有这些现象都有可能导致生物危害的后果。基因编辑与基因工程、合成生物学一样具有两用性的特征，它具有永久性和不可逆地改变生物基因组的潜能，却不知道这种改变的全部结果是所期望的好的结果，还是不希望出现的恶果。因此，即使是有经验的研究人员，应用这样的新技术也可能产生无法预测的后果。例如，微生物的致病性是由毒力基因决定的，如果有人利用基因编辑技术，把一种毒力基因转移编辑到一个非致病微生物或低致病微生物中，就能够把非致病微生物变成致病微生物，低致病微生物转变成高致病性微生物[11]。更加可怕的是，如果应用基因编辑技术修改每一物种或群体的感染信号通道或免疫反应，并将微生物毒力基因进行修改成对某种生物或群体具有更强的感染性或致病性，无论是恶意使用，还是误用或非故意泄露，都能够导致这一物种或群体的灭绝。

因此，应对基因编辑技术发展及其相关的风险评估给予高度关注。

3. 胚胎基因编辑的伦理和动物福利问题

基因编辑技术是一个非常强大的实用技术。应用者可以根据自己的需要或编辑目标，对各种生命形式进行基因编辑。从而满足人类的社会需要。在这些研究中，有的基因编辑的生物风险可以控制在可接受的范围之内，如对成体的某个组织或器官进行基因编辑治疗，其风险是局限的、可控的。如果进行动物胚胎和人类胚胎基因编辑，可能就会带来目前还无法预测的后果。在动物胚胎和人类胚胎基因编辑的情况下，就涉及动物福利和伦理的问题。因此，在进行一些可能引起基因池改变的基因编辑研究时，应充分论证其合理性，即动物福利和人的伦理问题。

第三节　生物技术实验室生物风险评估

风险评估是生物安全的核心工作，是确定生物技术危险的关键过程和安全防护，是防止伤害实验室工作人员、公众和环境的关键步骤。风险评估应考虑设计的病原体直接相关的因素（例如传播途径、传染性剂量、环境稳定性、宿主范围、严重程度潜在疾病、治疗），以类似的方式评估生物技术的潜在风险，但重要的是也要考虑到遗传修饰本身可以起到增加或减少病原体有关的风险的作用。评估确定的信息可以提供指导以选择适当的生物安全水平（包括微生物学操作、安全设备和设施保障）。

一、基因工程实验风险评估

1．生物表达系统的生物安全考虑

生物表达系统由载体和宿主细胞组成。必须满足许多标准使其能有效、安全地使用。质粒 pUC18 是这样一种生物表达系统的实例。质粒 pUC18 经常与大肠埃希菌 K12 细胞一起使用作为克隆载体，其完整测序已经完成。所有需要在其他细菌表达的基因已经从它的前体质粒 pBR322 中删除。大肠埃希菌 K12 是一种非致病性菌株，它不能在健康人和动物的消化道中持久克隆。如果所要插入的外源 DNA 表达产物不要求更高级别的生物安全水平，那么大肠埃希菌 K12/pUC18 可以在一级生物安全水平下按常规的遗传工程实验进行。

2．表达载体的生物安全考虑

下列情况需要较高的生物安全水平：来源于病原生物体的 DNA 序列的表达可能增加遗传修饰生物体（genetically modified organism，GMO）的毒性；插入的 DNA 序列性质不确定，例如在制备病原微生物基因组 DNA 库的过程中；基因产物具有潜在的药理学活性；毒素的基因产物编码。

3．用于基因转移的病毒载体

病毒载体（腺病毒载体）可以用于将基因有效地转移到其他细胞。这样的载体缺少病毒复制的某些基因，可以在能够补充这些缺陷的细胞株内繁殖。这类病毒载体的贮存液中可能污染了可复制病毒，它们是由繁殖细胞株中极少发生的自发性重组产生的。这些载体操作时应采用与用于获得这些载体的母体腺病毒相同的生物安全水平。

4．转基因动物和"基因敲除"动物

携带外源性遗传信息的动物（转基因动物）应当在适合外源性基因产物特性的防护水平下进行操作。特定基因被有目的地删除的动物（"基因敲除"动物）一般不表现特殊的生物危害。那些表达病毒受体的转基因动物一般不会感染该种系病毒。如果这种动物从实验室逃离，并将转移基因传给野生动物群体，那么理论上可以产生储存这些病毒的动物宿主。目前已经就脊髓灰质炎病毒，特别是根除脊髓灰质炎相关的问题讨论了上述可能性。由不同实验室获得的表达人脊髓灰质炎病毒受体的转基因小鼠，它们对不同接种途径的脊髓灰质炎病毒的感染都很敏感，所产生的疾病在临床和组织病理学上也与人脊髓灰质炎相类似。但小鼠模型与人不同的是，在经口接种脊髓灰质炎病毒后，它在肠道内的病毒复制不充分或没有发生。因此，即使这种转基因小鼠逃到野外，也不可能产生脊髓灰质炎病毒的新的宿主动物。但是，这个例子表明，对于每一种新的转基因动物，应当通过详细研究来确定动物的感染途径、感染所需的病毒接种量，以及感染动物传播病毒的范围。此外，应当采

取一切措施以确保对受体转基因小鼠的严密防护。

5．转基因植物

那些表达了能够耐受除草剂或抵抗昆虫能力等基因的转基因植物，目前在世界许多国家都引起了相当的争议。这些争议的焦点是这类植物作为食物的安全性，以及种植后的长期生态后果。表达动物或人源性基因的转基因植物用于研发医学产品和营养物品。通过危险度评估可以确定这些转基因植物产品所需的生物安全水平。

6．遗传修饰生物体的危险度评估

对与遗传修饰生物体（genetically modified organism，GMO）有关的工作进行危险度评估时，应考虑供体和受体/宿主生物体的特性。所需考虑的特性包括以下几个方面。

（1）插入基因（供体生物）直接引起的危害：当已经知道插入基因产物具有可能造成有危害的生物学或药理学活性时，则必须进行危险度评估，例如毒素、细胞因子、激素、基因表达调节剂、毒力因子或增强子、致瘤基因序列、抗生素耐药性、超敏反应原等。在考虑上述因素时，应包括达到生物学或药理学活性所需的表达水平的评估。

（2）与受体/宿主有关的危害：宿主的易感性；宿主菌株的致病性，包括毒力、感染性和毒素产物；宿主范围的变化；接受免疫状况；暴露后果。

（3）现有病原体性状改变引起的危害：许多遗传修饰并不涉及那些产物本身有害的基因，但由于现有非致病性或致病性特征发生了变化，导致可能出现不利的反应。正常的基因修饰可能改变生物体的致病性。为了识别这些潜在的危害，应考虑下列几点（但不限于以下几点）：①感染性或致病性是否增高；②受体的任何失能性突变是否可以因插入外源基因而克服；③外源基因是否可以编码其他生物体的致病决定簇；④如果外源 DNA 确实含有致病决定簇，那么是否可以预知该基因能否造成 GMO 的致病性；⑤是否可以得到治疗；⑥遗传修饰生物体（GMO）对于抗生素或其他治疗形式的敏感性是否会受遗传修饰结果的影响；⑦是否可以完全清除遗传修饰生物体（GMO）等。

危险度评估是一种动态发展的工作，它必须考虑到科学的最新进展。进行适当的危险度评估可以确保人类在未来继续受益于重组 DNA 技术。

二、重组 DNA 实验的生物危害及等级划分

重组 DNA 实验中操作的对象主要是病毒、细菌等微生物和一些实验动植物。它们可以是重组 DNA 试验中的 DNA 供体、载体、宿主，乃至遗传嵌合体。这些对象的致病性、致癌性、抗药性、转移性和生态环境效应往往千差万别，一旦操作不当就会引起严重后果。其潜在危害主要表现在：

- 感染操作者造成的实验室性感染；
- 带有重组 DNA 的载体或受体的动物、植物、细菌及病毒逃逸出实验室造成社会性污染。

实验室性感染的途径很多，如操作者体表污染未能及时清除、在实验室进食将实验微生物带进消化道、实验操作失误导致创口感染等都是常见的感染方式。此外，很多常规实验操作都容易产生气溶胶，实验材料形成的气溶胶颗粒进入实验人员的呼吸道也是造成实验室感染的重要原因之一，这是一种不易察觉和防范的感染方式。例如细菌振荡培养、离心后倾倒上清液、匀浆搅拌、超声波处理材料、接种取样、打开胶皮塞或棉塞、注射器注

射及抽吸混合样品等，都易导致实验材料产生气溶胶颗粒飘散于空气中。实验室感染的可能危害，一方面在于危害实验室工作人员的身体健康（如致癌、致病或破坏操作者体内原有菌群的生理性平衡，影响人体正常生理）；另一方面若实验室生物通过操作者的社会活动带至实验室外扩散，则有可能进一步危害社会。实验生物逸出实验室引起社会性污染的主要途径有：①实验微生物通过空气进入外界环境；②实验微生物借助空气和食物进入操作者体内和体表再带入外界环境中；③昆虫和啮齿类动物侵入实验室，污染实验微生物后进入外界环境；④实验的废弃物和污物未处理彻底而污染环境。另外，实验设计及管理不完善造成实验生物在环境中扩散（如转基因植物通过花粉在自然界中扩散，转基因动物逃逸出实验室并与野生物种交配，以及火灾、泄漏和其他意外事故等造成的逃逸）。

　　基因工程涉及组合不同来源的遗传信息，从而创造自然界以前可能从未存在过的GMO。从基因工程一出现，有关遗传修饰体对人类健康和环境的危害的争论就开始了。在1975年美国加利福尼亚州阿西洛马市召开的科学会议上，这一问题一度成为争论的焦点。在那次会议上，讨论了重组DNA技术的安全问题，并提出了第一个重组DNA技术指南。接下来多年的研究经验证实，在进行了适当的危险度评估，并采用了适当的安全措施以后，可以安全地进行基因工程实验。基因工程最初是用来将DNA片段克隆到微生物宿主中，过量表达的特定的基因产物用于进一步研究。重组DNA分子已经用于获得遗传修饰生物体，如转基因和"基因敲除"动物，以及转基因植物。重组DNA技术已经对生物学和医学产生了巨大影响，并且由于人类基因组计划的完成，极可能会产生更大的影响。成千上万种未知功能的基因将采用重组DNA技术来进行研究。基因治疗可能成为某些疾病的常规疗法，采用遗传工程技术将可以设计出许多新的基因转移载体。同样地，采用重组DNA技术获得的转基因植物将可能在现代农业中扮演日益重要的角色。

　　涉及构建或使用GMO，应首先进行生物安全评估。与该生物体有关的病原特性和所有潜在危害可能都是新型的、没有确定的。供体生物的特性、将要转移的DNA序列的性质、受体生物的特性，以及环境特性等都需要进行评估[8-10]。这些因素将有助于决定安全操作目标遗传修饰生物体所要求的生物安全水平，并确定应使用的生物学和物理防护系统[12-13]。

第四节　生物技术实验室生物安全防护

　　从生物技术发展史来看，1972年，第一个重组DNA分子诞生时，科学家就开始担心重组DNA的操作可能会产生有潜在危险的新微生物。随后的几年内，研究人员对重组DNA操作的潜在危险的忧虑加深。1975年，在有17国代表参加的美国加利福尼亚Asilomar国际会议上，代表们强烈要求采用控制重组DNA实验的操作守则，呼吁发展不能逃逸出实验室的宿主载体系统。1976年，美国国立卫生研究院（NIH）颁布了国际上第一个重组DNA操作指南，即*Guidelines for Research Involving Recombinant DNA Molecules*，对许多类型的重组DNA实验作了限制，如禁止利用重组DNA技术研究病毒DNA、限制在基因克隆实验中使用大肠埃希菌和酵母菌作为宿主表达重组DNA等。随后，德、法、英、日、澳等国也相继指定了有关重组DNA技术安全操作指南或准则。经济合作组织（Organization for Economic Cooperation and Development，OECD）制定并颁布了《生物技术管理条例》，欧盟（原欧洲共同体）也制定并颁布了《关于基因修饰生物向环境释放的指令》。到1982年，由于对重组DNA技术的安全性问题的深入研究，以及重组DNA技术在科学研究、工农业生产和生物医学领域的巨大应用潜力，才全面放宽了操作守则的限制。即使如此，1989 年，Rosenberg 小组首次进行以逆转录病毒载体介导的 neoR 基因的人体基因治疗实验，也是经过多年的动物实验准备、两年的广泛论证和经 RAC 咨询，以及 NIH、FDA 等机构的十数次正式评审才获准开展的。

为了认识与了解重组 DNA 实验的安全性，科学家们对其可能造成的生物危害进行了分类。按照危害的程度，分别将它们归属于一定类别，从而确定其生物安全等级，以及采取相应的防护措施。尽管随着研究时间的推移和经验的积累，越来越多的人相信重组 DNA 实验的潜在危害要比原来想象的程度小，因此当初对于重组 DNA 分子的研究活动被认为可能会创造新的病原体以及致癌物质的疑虑已经逐步淡化，但是许多发达国家在逐步修订有关准则规定、注意适当放宽政策以便在一场日益激烈的生物技术竞赛中获胜的同时，仍然考虑到人类的长远利益。避免潜在的生物危害可能造成不可挽回的损失，对重组 DNA 实验生物危害分类仍然保持慎重的态度。

在进行生物技术实验时，实验室人员和环境面临的危险因素主要有：

- 病原微生物危害；
- 重组 DNA 和遗传修饰生物（GMO）的危害；
- 合成活性生物体；
- 化学试剂危害，包括有毒化学品，易燃、易爆化学品，不相容化学品等；
- 辐射危害，包括电离辐射和非电离辐射；
- 实验仪器设备的危害，包括高压电器的火灾事故和触电事故等；
- 实验动物的危害。

因此，作为实验室工作人员必须明确可能存在的安全隐患、了解危险的因素、严格按照安全操作规程、采取必要的防护措施加以预防和控制。要以预防为主，防胜于治。如果处理不当，会造成实验人员的人身伤害、环境污染，以及重大的灾害事件。

一、风险等级分类

由于生物技术研究突破了物种之间的遗传信息的交流，虽然 20 多年来各种实际工作和研究结果表明，生物技术实验产生的生物危害可能性比原来设想的要小，并且也尚未见到有大规模危害的实例报道，但无意中重组 DNA 导致构建出危及人类安全的微生物的可能性仍然是不能排除的。生物技术正如一把双刃利剑，迫使人们始终关注着生物技术安全性对人类、动物和环境这样的敏感问题。

关于包括重组 DNA 在内的生物技术的生物安全分类的方式，世界上许多国家都以美国 NIH 早先制定的安全准则为基础适当加以修改，大都分为 4 类，内容具体、细致、周密、比较严谨[10]。我国的基因工程和生物技术安全等级分为四类，从危险程度最低的 I 级到危险程度最高的 IV 级。而有些国家（如日本）后来颁发的安全准则基本上分为 3 类，原则性内容较多，并且放宽规定，但也有其严格的一面。但人们对于重组 DNA 实验生物危害分类的认知程度尚不如对微生物和生物医学实验生物危害分类高（表 13-1）。

表13-1　重组DNA和生物技术安全等级划分

风险等级（RG）	美国 NIH：*Guidelines for Research Involving Recombinant DNA Molecules or Synthetic Nucleic Acid Molecules*，2016	中国:《基因工程安全管理办法》，1993 年	中国:《生物技术研究开发安全管理办法》，2017 年
1	不太可能引起健康成人致病的微生物	该类基因工程工作对人类健康和生态环境尚不存在危险	一般风险等级，指通常情况下对人、动物、重要农林作物、中药材或环境不构成危害的生物技术研究开发活动所具有的潜在风险程度 [a]
2	与人疾病相关的，不易导致严重疾病，对其感染有有效的预防和治疗措施的一类微生物	该类基因工程工作对人类健康和生态环境具有低度危险	较高风险等级，指能够导致人或者动物疾病，但一般情况下对人、动物、重要农林作物、中药材或环境不构成严重危害的生物技术研究开发活动所具有的潜在风险程度 [b]
3	与严重或致死性的人类疾病相关的微生物，有可用的预防性或治疗性干预措施	该类基因工程工作对人类健康和生态环境具有中度危险	高风险等级，指能够导致人或者动物出现非常严重或严重疾病，或对重要农林作物、中药材以及环境造成严重危害的生物技术研究开发活动所具有的潜在风险程度 [c]
4	可能引起人的严重性的或致死性的疾病，通常没有有效的预防和治疗措施可用	该类基因工程工作对人类健康和生态环境具有高度危险	

注释：

a：一般风险等级

1.《人间传染的病原微生物名录》中，涉及第四类病原微生物，且按照规定必须在生物安全Ⅰ级实验室开展的研究开发活动；

2.《动物病原微生物分类名录》中，涉及第四类病原微生物，且按照规定必须在生物安全Ⅰ级实验室开展的研究开发活动；

3．涉及《中华人民共和国进境动物检疫疫病名录》中其他传染病和寄生虫病的研究开发活动；

4．涉及存在一般风险的人类基因编辑等基因工程的研究开发活动；

5．其他具有同等潜在风险程度的生物技术研究开发活动。

b：较高风险等级

1.《人间传染的病原微生物名录》中，涉及第三类病原微生物，且按照规定必须在生物安全Ⅱ级实验室开展的研究开发活动；

2.《动物病原微生物分类名录》中，涉及第三类病原微生物，且按照规定必须在生物安全Ⅱ级实验室开展的研究开发活动；

3.《中华人民共和国进境动物检疫疫病名录》中，涉及第二类传染病和寄生虫病的研究开发活动；

4．涉及存在较大风险的人类基因编辑等基因工程的研究开发活动；

5．其他具有同等潜在风险程度的生物技术研究开发活动。

c：高风险等级

1.《人间传染的病原微生物名录》中，涉及第一类和第二类病原微生物，且按照规定必须在生物安全Ⅳ级或Ⅲ级实验室开展的研究开发活动；

2.《动物病原微生物分类名录》中，涉及第一类和第二类病原微生物，且按照规定必须在生物安全Ⅳ级或Ⅲ级实验室开展的研究开发活动；

3.《中华人民共和国进境动物检疫疫病名录》中，涉及第一类传染病和寄生虫病的研究开发活动；

4.《禁止细菌（生物）及毒素武器的发展、生产及储存以及销毁这类武器的公约》中，涉及适用的生物战剂、病原微生物或者毒素的研究开发活动；

5．涉及新发高致病性病原微生物的研究开发活动；

6．涉及具有感染活性的各类微生物的人工合成活动；

7．涉及存在重大风险的人类基因编辑等基因工程的研究开发活动；

8．其他具有同等潜在风险程度的生物技术研究开发活动。

二、生物技术实验室生物风险控制措施

为了达到安全目的，长期以来通过标准化实验设施的设计、配置适当的安全设备、选用合适的个人防护装备、制定规范的操作技术标准等多方面的努力，操作人员暴露于潜在危害材料中所受到的影响已经大大减少。近些年来，尽管一些具有潜在危害或严重危害的实验材料比以往有所增加，但是通过这些防护策略所采取的各项措施，使操作人员和周围环境得到更加完善的保护，达到预期安全的效果。这些防护策略的基本观点就是对生物危害采取遏制、防患于未然的策略。生物控制、物理防护屏障、标准操作规范和废弃物处理是行之有效的防护措施。

在生物技术实验室中，尤其是有生物危害物质的实验室应重点关注下面 4 个方面的防护策略[14]：

- 通过技术设计防止生物技术重组体在非受控环境中存活繁殖；
- 尽量防止操作人员在污染环境中直接暴露或接触危害物质；
- 设法封闭生物危害材料产生的根源，以防止其向操作的环境释放；
- 采取措施消除或减少危害材料向外界环境意外释放所造成的后果。

（一）生物控制

生物控制是防范基因工程实验安全的一个重要的策略，根据具有潜在生物危害的重组 DNA 有机体的特殊性质，从生物学角度建立一种特殊的安全防护方法，即利用一些经过基因改造的有机体作为宿主 - 载体系统，使它们除了在特定的人工条件下以外，在实验室外部几乎没有生存、增殖和逃逸的可能性。这样，即使这类重组体不慎泄漏出有物理防护屏障的设备及设施，也不可能在实验室外环境中继续存活和繁殖，从而达到控制的目的。在考虑生物控制时，应该将重组 DNA 的质粒、细胞器或病毒等载体和实验室中载体赖以增殖的细菌、动物或植物细胞宿主一并加以考虑。

现在，美国国立卫生研究院（NIH）确立了以原核生物和低等真核生物作为宿主的生物控制系统，即一级生物控制的 HV1（Hantan virus，HV）和二级生物控制的 HV2 两个类别。HV1 提供中等控制水平的寄主－载体系统，属于该系统的大肠埃希菌（*E. coli*）有 K12 菌株及其衍生系，载体为非结合型质粒（如 pSC101、ColE）及其衍生物，λ 噬菌体变种；大肠埃希菌缺陷型突变株，对应的载体为丝状噬菌体。属于 HV1 的枯草杆菌（*B. subtillis*）为 RUB331 和 BGSCLS53，其载体有 pUB110、pE194、pS194、pSA2100、pC184、pT127、pUB112 和 pAB124 等。属于 HV1 的还有啤酒酵母（*Saccharomycs cerevisiae*）的实验室菌株和粗糙链孢霉菌（*Neurospora crassa*）的 ine（无肌醇）、csp（分生孢子分离突变）、eas（易于湿润）等突变株，它们对载体都无限制。另外，属于 HV1 的还有恶臭假单胞菌（*Pseudomonas putida*），其对应载体有 pKT262、pKT263 和 pKT264，以及链霉菌属（*Streptomyces*）中的天蓝色链霉菌（*S. ceolicolor*）、青紫链霉菌（*S. lividans*）、小粒链霉菌（*S. parvulrs*）和灰色链霉菌（*S. griseus*），其对应的载体为质粒 SCP2、SLP1、pLJ101 及其衍生物和放线噬菌体 PhiC31 及其衍生物。

HV2 系统是提供高等生物控制水平的寄主 - 载体系统。对于其中载体为质粒的 HV2 寄主－载体系统，在代表天然环境的非特殊限制性实验室条件下，在 108 个寄主细胞中能使克隆的 DNA 片段永久存在的细胞不能超过 1 个，无论克隆的 DNA 片段的永久存在是通过

原有寄主的存活，还是通过克隆的 DNA 片段本身的传播；对于其中载体为噬菌体的 HV2 宿主 - 载体系统，在代表天然环境的非特殊限制性实验室条件下，108 个噬菌体颗粒中能使克隆的 DNA 片段永久存在的噬菌体不得超过 1 个，无论这种噬菌体是作为前噬菌体（以插入的或质粒的形态）存在于用作繁殖噬菌体的实验室寄主中，还是在天然环境中存活并将克隆的 DNA 片段转移至其他寄主（或它们居留的前噬菌体）中。

属于 HV2 的大肠埃希菌 - 质粒系统中，寄主为 *E.coli* chil 776 菌株，其载体有 pSC101、pMB9、pBR313、pBR 322、YIPI、YBP20、pBR325、pGL101 和 PHB1 等；属于 HV2 系统的大肠埃希菌 - 噬菌体系统中，寄主为大肠埃希菌 Su- 菌株，其载体有 Charon3A、Charon4A、Charon16A、Charon21A、λgtwES.λB、λgyZJvir.λB/、λgtALO.AB 等；属于 HV2 系统的枯草杆菌寄主为不产芽孢的 ASB298 菌株，载体为 pUB110、pE194、pC221、pC194、pT127、pL223、pS194、pUB112、PAB124 和 pSA 2100 等；属于 HV2 系统的啤酒酵母菌株有 SHY1、SHY2、SHY3、SHY 4，其对应的大肠埃希菌 - 酵母菌穿梭载体为 YIP1、YIP5、YEP2、YEP4、YEP6、YEP7、YIP25、YIP31、YEP21 等。经 NIH 认可的 HV1 和 HV2 系统都是由试验者书面申请后，经 NIH 的重组 DNA 咨询委员会（Recombinant DNA Advisory Committee，RAC）咨询，并以适当方式通报给公众进行评论，确认为对健康及环境并不存在显著危险的重组 DNA 分子。其中某些种类在其后修订的准则公布时，也可能被排除。最新目录可以从 NIH 的重组 DNA 办公室获得。采用 HV1 和 HV2 寄主 - 载体系统的重组 DNA 试验属于 NIH 准则中免受准则约束的试验，不必向生物安全委员会登记，生物防护只需要 BSL-1。

（二）物理防护屏障

防护屏障是物理隔离控制生物危害材料暴露和扩散的有效方法，由封闭设备、安全设备和设施构建而成，根据它们的地位和作用，物理防护屏障分为一级防护屏障与二级防护屏障（详见第十二章第四节）。

在医学和医学生物学实验室里，包括生物技术实验室在内，一级防护屏障包括生物安全柜、带有帽子的离心机、负压超声振荡器等安全设备，以及个人防护装备；二级防护屏障包括整个实验室的墙壁、地坪、天花板、纱窗、受控的进出通道、高压灭菌器或化学消毒设备、带有高效净化过滤功能的通风管道等。在不涉及感染性材料或产品的生物技术实验室里，除了上述的防护屏障之外，一些特殊的防护屏障，如转基因植物实验室，在释放到外环境中进行实验之前，实验室的地面必须有黏附性，吸附植物开花时释放出的花粉。涉及感染性材料的生物技术实验室的防护屏障，包括不同防护水平实验室的一级防护屏障和二级防护屏障所包含的具体内容参见第十二章第四节。

不涉及感染性材料或产品的生物技术实验室的防护屏障，除了满足十二章第四节中基本要求之外，还应设置以下的一些特殊防护屏障。

1. 转基因植物实验室

设施设计中，应有防止转基因植物花粉逃逸的 6 个特殊设计：①实验室应有负压梯度、向内定向气流的防护屏障设计，②实验室空气排出系统中应有空气净化装置的防护屏障设计，③实验室地面应有黏附花粉的黏附层的防护屏障设计，④应有人员体表除花粉的风淋防护屏障设计，⑤应有物品或仪器设备表面除花粉的风淋防护屏障设计，⑥应有防传播花粉媒介生物的防护屏障设计。

2．转基因动物实验室

设施设计中，应有防止转基因动物逃逸的特殊设计：①应有防止虫卵、鱼卵逃逸出实验室的防护屏障设计；②有防止动物逃逸的防护屏障设计。

3．转基因微生物实验室

转基因微生物主要是指农用转基因微生物、食品用转基因微生物和工业用转基因微生物，它们不涉及病原微生物。这类转基因微生物实验室的防护屏障应重点考虑：①设施设计时应有防微生物逃逸出实验室的防护屏障设计；②应有防止转基因微生物产品被污染的防护屏障设计。

（三）标准操作规范

有关控制的方法主要是通过多年来对病原微生物实验的不断操作实践、不断总结经验逐步积累起来的。目前，人类对于致病因子的传染途径、发病机制已有深入的了解，同时在实验室中对有关操作规程、实验步骤和安全守则也积累了丰富的经验，并且对于意外感染、环境污染、废料排放等也拥有较为完善的处理措施，因而对于包括重组 DNA 分子实验在内的具有潜在生物危害的材料，能够提出一系列相当完整而又行之有效的防护措施。

1．标准操作规范

物理控制的基本内容来自微生物实验的标准操作，它不仅是病原微生物实验安全的主要手段，也是重组 DNA 分子实验安全的首要环节。长期以来，在微生物实验室已经建立了相当完善的无菌操作和清洗、灭菌、溢出污染处理等常规操作，包括基本操作步骤、防护服装、清洁卫生、废料管理等内容（详见第十二章第四节）。

2．特殊操作规范

对于不同危害程度的病原因子，从物理控制出发并侧重于管理，针对不同等级分别提出一系列特殊的要求，包括标志制定、操作人员、实验动物和物料的出入规定，紧急应变计划等安全守则，无论是直接还是间接从事这类实验的全体人员都要通过培训掌握这些特殊要求。必须建立从实验项目负责人、实验室主任、生物安全员到具体进行实验操作人员的分工负责制，以保证这些要求的贯彻（详见第十二章第四节）。

（四）废弃物处理

实验室的废弃化学试剂和实验产生的有毒有害废液、废弃物，严禁向下水口倾倒或随垃圾丢弃，更不可将废弃的化学试剂放在楼道、阳台、庭院等公共场合。

实验后对实验中产生的废弃物、废液进行及时处置防止污染环境。在实验过程中产生的废弃物，如一次性针头、吸头、离心管、平皿等应放入适当的容器和严格防漏的高压袋内，待实验结束后立即就地高压消毒，运出实验区，并送至指定地点集中焚烧处理。在实验过程中产生的污染性液体物质、废弃的液体标本等放在盛有消毒液的严格防渗漏的专用容器中，并及时加盖，所有盛装废弃物的容器，在每次实验结束后，就地高压消毒。

实验后对实验中被污染的器材、仪器、操作台、个人防护用品、实验记录本、实验环境等进行及时消毒处理，防止对后续实验的污染或将被污染的记录本等带到外界环境造成污染。实验器材中的锐器需放入防刺破、防渗漏的密闭专用锐器处置盒内，高压消毒。实验仪器、实验操作台进行表面消毒。实验中个人防护用品如隔离衣、口罩、帽子、手套、鞋套等需进行高压消毒。实验记录本密闭熏蒸消毒后方可带出。每次实验前后用紫外灯照射对空气进行消毒，实验后用消毒液喷洒、拖地、进行地面消毒。

对不同的物品和试剂采用不同的处理方式，常用的有高压灭菌、化学消毒、辐射灭菌和焚烧处理。

1．高压灭菌

对于污染的衣物、器械、容器、工具均可采用高压灭菌。有不同形式、多种规格的设备可供选用，如通称消毒锅／柜的热压灭菌设备以及专门设计的热压灭菌釜等。其操作的关键为必须去除设备空间内以及被处理物料空隙中的空气，使蒸汽穿透至各个部位，达到温度均匀和停留时间一致的要求。固体物料中的空气通常随物料类型、数量、包装、填装密度、外形大小而有很大差异，为了达到彻底灭菌要求，应该制定标准操作规程，预先进行真空脱气，并采用由脂肪嗜热芽孢杆菌组成的生物指示剂检查灭菌效果。

2．化学品消毒

有气体熏蒸和液体浸泡等方式。环氧乙烷气体可用于衣物、外科器械，以及不耐热的器件、仪器或精密器材等的灭菌。处理方法可以用 200 mg/L 的低浓度、温度不低于 20℃、停留时间 18 h 的长期法；也可用 800 ~ 1 000 mg/L 的高浓度、温度 55 ~ 60℃、停留时间 3 ~ 4 h 的快速法。使用设备要求密闭，可以是固定容积的容器，也可以是不透气的囊袋。环氧乙烷对细菌、病毒均有灭活作用。上述的处理条件对芽孢也可全部灭活。其他可作为消毒处理的 β- 丙醇酸内酯蒸汽，对细菌、真菌和病毒均有较强作用，对芽孢杀灭作用更好。浓度 4 ~ 5 mg/L、温度 25℃、接触时间 10 min，可使 99% 的芽孢失活，比环氧乙烷迅速。

对于玻璃器皿、耐蚀器件的处理，可用 2% 碱性戊二醛、5% 过氧乙酸、3% 甲酚皂液等消毒剂进行浸泡。

3．辐射灭菌

利用 ^{60}Co、^{137}Cs 产生的射线辐照污染生物危害物的固体材料，可以达到一定的灭活作用。实测结果表明：剂量为 0.5 Mrad，即可使大肠埃希菌、金黄色葡萄球菌、荧光假单胞杆菌 100% 灭活。对细菌孢子、真菌的致死剂量分别为 2.1 Mrad 与 1.15 Mrad。对病毒的致死剂量与细菌孢子大致相似，但对蓝辛病毒和脑炎病毒的致死剂量则分别为 3.5 ~ 4 Mrad 和 4 ~ 4.5 Mrad。辐射灭菌的效果常受氧效应、还原剂及致敏剂、水含量的影响而有很大差异。辐射灭菌方法非常适用于受污染的精密器械、塑料制品、玻璃器材的灭菌，目前它的应用已经逐步扩大，但仍受到装置和费用的限制。

4．焚烧处理

对于一次性使用的、可燃性的传染性废料，病原体培养物，含有细胞毒性的发酵液滤渣，实验动物尸体等均可进行焚烧处理。在高温焚烧下使之破坏分解为 CO_2、H_2O、NO_2 等挥发性气体以及金属氧化物的灰分。焚烧处理的效果与焚烧炉设计、操作温度和停留时间有关，同时也受废料性质的影响。通常，致病性的废料需要较低的温度与较短的焚烧时间，而细胞毒性物质废料则需要较高的温度和较长的停留时间。焚烧炉一般有 3 种形式。

- 单燃烧室式焚烧炉：其操作温度通常为 650 ~ 800℃，气体停留时间较短，仅适合于一般病原体废料的处理。
- 单燃烧室附后燃室式焚烧炉：在焚烧炉烟囱前的后燃烧室，可使燃气进一步燃烧，提高操作温度至 900 ~ 1 000℃，但是气体停留时间仍然较短。
- 双燃烧室空气控制式焚烧炉：固体废料在第一燃烧室将空气控制在不够充分的条件下先行焚烧，温度为 900 ~ 1 000℃；再在第二燃烧室充分供气，彻底焚烧，使气体停留时间提高至 0.5 ~ 2.0 s，温度可达 1 100 ~ 1 200℃，因此可以处理包括含有化学治疗废弃物、抗肿瘤药物等各种生物危害的固体废料。

三、生物技术实验室的安全防护设备

本内容包括生物安全柜、高压灭菌器、排风柜、个体防护装备等，详见第十二章第六节和第七节。

第五节 生物技术实验室的其他危险因素及其防护

生物技术实验室除生物危害材料引起的生物危害之外，还有一些非生物因子引起的其他危害，这些危害因素主要包括以下几种：①致癌物、诱变物和致畸物；②危险化学试剂；③物理有害因子。

一、致癌物、诱变物和致畸物及其防护

1. 致癌物、诱变物和致畸物

（1）致癌物（carcinogen）：严格地说只是致癌的外部因素。这些外因大致可以分为化学致癌物、物理致癌物、生物致癌物和食物致癌物。生物技术实验室常见的致癌物的危害和废弃物处理方式见表13-2。

表13-2 基因工程实验中经常接触的致癌物

化合物	适用的溶剂	危害	毒性程度	废弃物处理方式
放线菌素	水	C	HT	掩埋或铬酸处理
秋水仙素	乙醇	T	HT	掩埋或铬酸处理
放线菌酮	乙醇	T	HT	掩埋或铬酸处理
焦碳酸二乙酯	5%KOH	—	T	加热处理
溴乙啶	水	C	T	KMnO₄、HCl 和 NaOH 处理
碘乙酸	水	T	T	漂白粉中处理 24h
甲氨蝶呤	5%KOH	T	HT	加热处理
丫啶类	乙醇	C	HT	漂白粉中处理 24h
制霉菌素	甲醇	—	T	掩埋或铬酸处理
精胺	水	—	T	掩埋或铬酸处理

注：C，致癌；T，有毒；HT，极毒；—，尚不确定

（2）诱变物（mutagens）：是引起 DNA 不可逆的化学畸变的物质，只有在反复接触一种致癌物之后，才有可能产生恶性肿瘤，也可能是在停止接触之后过很长一段时间才产生。然而，一般认为癌的形成，一个早期必需的步骤是 DNA 发生诱变。许多致癌物被证明是可以诱变的，反之，许多诱变物也被证明是致癌的，尽管它们之间的相互关系还未阐明。

（3）致畸物（teratogen）：是致胎儿畸形的物质。虽然在致畸物和致癌物、诱变物之间

有部分致畸特性一致，但还没有明确的证据说明 DNA 变异是畸形发生的必要步骤。

诱变性和致癌性之间的相互关系并不完全清楚，其原因之一就在于，某些致癌物并不能渗透入诱变物试验系统的细胞中去。另一个原因是某些物质在它们有活性之前，需要被酶转变成近似的致癌物或近似的诱变物。适量的酶在某些动物细胞中可能存在，但在试验系统中不一定存在。根据被感染人的数量来看，以上三类物质中，致癌物是主要的危险物质。据估计大部分癌症患者的发病是环境因素造成的。2005 年 1 月 31 日，美国卫生与人类服务部公布了由美国国家毒理学计划修订的第 11 版致癌物报告（Report On Carcinogens，ROC）。此次公布的人类致癌物名单在原有的 229 种的基础上，新增加了 17 种致癌物，因此目前 ROC 所包括的人类致癌物总数已达到 246 种，包括 58 种"已知人类致癌物"和 188 种"有理由认为可导致人类癌症的致癌物"（简称"可能人类致癌物"）。

2．安全防护

根据已发表的从事致癌物工作的安全措施，建议所有从事接触致癌物、诱变物和致畸物的工作人员都应遵守工作准则，且必须强调指出这些物质的影响是不可逆的。

（1）避免人身接触：致癌物、诱变物和致畸物三种物质的英文缩写为 CMT（carcinogen，mutagens，teratogen）。CMT 可以通过呼吸吸入，或者通过污染的双手带入口内。所以必须禁止用口吸量管，在实验室中还必须禁止吸烟、吃东西或喝水。通过直接接触，或者通过接触被污染的衣服、鞋、实验台、仪器、动物等，CMT 物质可由皮肤吸收进人体。在动物这一项内，必须包括皮毛、排泄物、动物笼和笼内铺的垫草。随时都要穿上罩衣或实验工作服。如果有溅上或喷上 CMT 的危险，应戴上橡皮手套和眼罩，尽可能使用排风柜。

（2）储存和操作：上述危险物质必须储存在盖紧塞子的结实玻璃瓶内，放在阴凉处。瓶子必须带有鲜明色彩的警戒标签。应该把这些瓶子放入带有螺旋纹盖的不易破碎的大塑料瓶内，要附上清楚的标签。当开启盖有瓶塞的瓶子和密封的安瓿时要当心。如果内部压力和大气压不同，会在无意中洒出粉末或微滴。当称量危险物品或从一个容器转移到另一个容器中时，要特别小心。存放这些物质的临时容器要用特别明显的标签。

（3）仪器、实验台和人体污染的去除：当做完一个实验，在清洗工作场地之前要戴上手套。用自来水冲洗器械和用过的玻璃器皿，再用水冲洗实验台。其次，用水冲洗手套外面，然后脱掉它们。最后，用肥皂和水充分洗手。冲洗过的仪器不太可能完全清除 CMT。最后的清洗必须考虑物质的化学和物理特性。皮肤偶然地接触了 CMT，先用流动的自来水冲洗接触部位 5 min，再用肥皂和水洗。如果 CMT 溅在罩衣、衣服或鞋上，不要耽搁，立即冲洗。脱掉被污染的衣物，随即按照上述方法冲洗污染了的皮肤。在 CMT 不溶于水的情况下，或者有迹象表明污染时，最好是埋掉或烧掉被污染的衣物。

（4）致畸物的处理：如果带进实验室的致畸物仅是最低限度的，那么问题就比较简单。当完成一项研究时，最好不要有剩余的致畸物。在没有和安全员交换过意见之前，不要把任何种类的危险化学药品丢弃或破坏掉。如果一种物质所含致畸物活性低，或者它是不稳定的物质，那么，埋在外面空旷的地方就可以了。这对于仅含少量致畸物的动物尸体、消过毒的培养物等也是适用的。如果在掩埋之前把这些物质用漂白粉（次氯酸钙）处理，可以加速它们的分解。

二、生物技术实验室常用的有害化学试剂及其防护

生物技术实验室常用的有害化学试剂主要有溴乙啶（ethidium bromide，EB）、酚、三

氯甲烷（氯仿）、焦碳酸二乙酯（diethyl pyrocarbonate，DEPC）、十二烷基磺酸钠（sodium dodecyl sulfate，SDS）、丙烯酰胺、苯甲基磺酰氟（phenylmethylsulfonyl fluoride，PMSF）、甲醛、乙腈、叠氮钠、硫酸二甲酯、肼、放线菌素D。

其中，溴乙啶、酚、三氯甲烷（氯仿）、甲醛、乙腈、硫酸二甲酯和肼的危害和防护及其使用注意事项请参照第八章第四节的内容。

1．焦碳酸二乙酯及防护

DEPC是RNA酶的强烈抑制剂。用0.1% DEPC水溶液浸泡用于制备RNA的烧杯、试管和其他用品。灌满DEPC的玻璃或塑料器皿在37℃放置2 h，然后用灭菌水淋洗数次，并于100℃干烤15 min，在高压下蒸汽灭菌15 min。上述处理可以除去器皿上痕量的DEPC，以防DEPC通过羧甲基化作用对RNA的嘌呤碱基进行修饰。用于RNA电泳的电泳槽应用去污剂洗干净，再用水冲洗，用乙醇干燥，然后灌满3%的水溶液，于室温放置10 min，然后用0.1%DEPC处理过的水彻底冲洗电泳槽。最好能留出一些玻璃器皿、塑料制品和电泳槽做上特殊标记，存放在指定地点，为RNA实验专用。

DEPC是一种潜在的致癌物质，在操作中应尽量在通风的条件下进行，并避免接触皮肤。含有Tris缓冲液的溶液中不能加入DEPC。

2．十二烷基硫酸钠及防护

SDS的微细晶粒易于扩散，造成对呼吸道的伤害，在称量时一定要带上严密的口罩，有条件可以戴上面罩，称量完毕后清除残留在工作区和天平上的SDS。

3．丙烯酰胺及防护

丙烯酰胺是强烈的神经毒素，可经皮肤吸收。丙烯酰胺的作用具有累积性，称取粉末状丙烯酰胺及亚甲双丙烯酰胺时必须戴手套和面具。取用含上述化学药品的溶液也要戴手套。尽管可以认为聚丙烯酰胺无毒，但鉴于其中可能含有少量未聚合的丙烯酰胺单体，故仍应小心处理。

4．苯甲基磺酰氟及防护

PMSF严重损害呼吸道黏膜、眼睛及皮肤，吸入、吞入或通过皮肤吸收后有致命危险。一旦眼睛或皮肤接触了PMSF，应立即用大量水冲洗。被PMSF污染的衣物应予丢弃。

5．放线菌素D及防护

在使用逆转录酶时可能会使用放线菌素D。此物质是致畸剂和致癌剂。配制该溶液时必须戴手套，并在化学排风柜内操作，不能在开放的实验桌面上进行。

6．叠氮钠及防护

叠氮钠（NaN）为无色结晶固体，熔点300℃，溶于水。消化道摄入和皮肤接触后会对人体产生剧毒。能引起烧伤，粉尘和溶液会刺激眼睛和皮肤。如果皮肤接触到，立即用水冲洗，应防止吸入其粉尘，使用时应戴橡胶或塑料手套，佩戴眼保护罩谨慎操作。含有叠氮钠的溶液应标记清楚。

叠氮钠可与溴、二硫化碳或铬酰氯发生爆炸反应，与铜、铅及汞重金属反应可形成爆炸性的金属叠氮化盐，与酸接触可产生剧毒和爆炸性气体。

三、物理有害因子的危害及防护

1．紫外线危害及防护

紫外线（ultraviolet，UV）可分为三种波长：近紫外（315～400 nm）、中紫外（280～

315 nm）和远紫外（200～280 nm）。人对波长 280 nm 的紫外线最敏感，直接或间接的中紫外或远紫外照射，经过 0.5～24 h 的潜伏期后，会使眼睛发生炎症（眼中有沙的感觉、流泪、对光敏感、睁开眼睑困难等）。由于视网膜对紫外线不敏感，因此往往在没有意识到的情况下，就已经造成了眼睛损伤，潜伏期的长短取决于暴露的程度。暴露时间越长潜伏期越短，通常这种不适感在 48 h 内消失，但可能会使视力暂时降低。皮肤也对紫外线敏感，晒黑的皮肤有部分保护作用，但太阳光中的紫外线对皮肤的影响比年龄老化产生的影响更大。紫外线还会引起皮肤癌。

总之，戴上护目镜，穿上防护衣可以减少暴露，使眼睛和皮肤少受紫外辐射的影响。实验室内使用紫外线有多种用途，下面介绍其中的两种。

（1）灭菌紫外线：可用来杀死工作台面或空气中的微生物，包括生物安全橱、超净工作台、组织培养和细菌学实验室。灭菌用的紫外灯光发射出亮蓝色的光线。可以使用电子联锁装置，当门打开时自动关闭紫外灯，由于这种紫外光白天可能不易注意到，故应在门上做好标志。紫外灯管一般装在天花板上，应经常擦净灯管，若紫外线强度降到原初始输出功率的 60% 时则应更换。

（2）检测 DNA：琼脂糖凝胶或聚丙烯酰胺凝胶中的 DNA 片段经溴乙啶染色后可用 3 种透射光线（200～280 nm、280～315 nm、315～400 nm）进行检测。短波长紫外线的照射会造成 DNA 分子的损伤，一般少量经溴乙啶染色的 DNA 用 302 nm 的透射光线很容易检测到，且不损伤 DNA，建议使用这种波长的紫外灯。

在进行 DNA 检测时，要使用紫外线照射。紫外辐射有危害性，特别是对眼睛危害性很大。为最大限度地避免受到辐射，要确保紫外光源得到适当遮蔽，并应戴护目镜或能够有效阻挡紫外线的全副安全面罩。

2. 放射性同位素的危害及防护

详见本书第十六章第三节、第六节和第八节。

四、基因工程实验仪器的安全使用

参见本书第十二章第四节、第五节、第六节、第七节。

第六节　生物技术实验室生物安全管理

随着生物技术的不断发展，生物技术及相关产业的实验室安全问题日益凸显。为确保科学实验和生产的顺利进行、保证人身安全和社会安定、保障实验室的安全运行，科学的安全管理显得尤为重要。许多生物技术实验室已经成立了实验室生物安全管理机构，负责建立实验室生物安全管理体系、定期召开生物安全管理会议、对实验室生物安全相关的重大事项做出决定。生物技术实验室生物安全管理内容主要涉及实验室操作规范的制定、有毒有害物品的管理和实验室安全检查。

一、生物技术实验室的安全管理要求

实验室既是教学活动的重要场所、人才培养的主要基地，也是科学研究的实验操作平台。为保障实验人员的人身安全、实验室环境安全及运行安全，实验室需规范生物安全行为、建立生物安全管理体系、落实生物安全管理责任。

（一）保障实验室人员人身安全

1. 要建立实验人员培训制度

新工作人员进入实验室前，必须经过培训，取得进入实验室工作的资格。培训由实验室负责人组织进行，并指定熟悉实验室工作的人员担任辅导。培训内容包括实验室所有设备的使用方法、个人防护方法、实验室基本技术、实验室消毒净化的方法等。经过培训后，由实验室负责人组织考核。通过考核后，还必须与有资格的工作人员一同工作3个月，才能获得独立进行实验室操作的正式资格。

2. 规范实验室人员安全行为

必须按规定进行个人防护，方得进入实验室。进入实验室只允许进行实验目的规定的操作，与此无关的活动原则上一律不得进行。实验室内禁止饮食、吸烟、访客和喧哗。每项工作完成之后，必须清理和清洁台面，然后才能离开实验室。注意个人的健康状况，出现身体不适情况，如发热性疾病，感冒、上呼吸道感染，抵抗力下降等状况应及时向实验室负责人报告。

3. 要建立实验人员健康监护制度

实验室工作人员应每年进行一次体检，并将可能涉及生物安全危害的体检结果存档，以便判断生物安全危害是否发生。实验室应建立人员健康监护档案，档案内容包括既往病史、检测结果、免疫接种史等，以便对从事涉及生物安全危害的人员的健康状况进行跟踪。

（二）实验室安全管理

根据中华人民共和国科学技术部颁布的《基因工程安全管理办法》（1993年）、《生物技术研究开发安全管理办法》（2017年），中华人民共和国国务院颁布的《农业转基因生物安全管理条例》（2001年），中华人民共和国农业部颁布实施的《农业生物基因工程安全管理实施办法》（1996年），以及中国国家标准化管理委员会颁布的《实验室生物安全通用要求》（GB 19489—2008）等相关的法律法规和技术标准对生物技术实验室的生物危险度等级的划分标准，确定相应的实验室生物安全水平，制定相应实验室生物安全管理手册，作为实验室生物安全运行的制度和规范。为保障实验室的安全运行，应成立实验室生物安全管理机构、建立实验室生物安全管理体系、设立实验室安全负责人、落实生物安全管理责任部门或责任人。应定期召开生物安全管理会议，对实验室生物安全相关的重大事项做出决定。组织制定（修订）和实施实验室生物安全手册、生物安全规章制度、操作规范和标准操作规程。组织对涉及的生物因子、使用动物、重组DNA，以及基因修饰物质的研究方案进行审查和风险评估。监督实验室废气、废水、废弃物处置和消毒灭菌等规章制度的实施情况，并定期评估实施效果。制定和实施实验室应急处置预案。进行定期的内部安全检查。组织跟踪国际、国内实验室生物安全管理的最新动态。

截至2018年，我国涉及生物技术生物安全的法律法规和标准有10个之多，已经形成了与国际接轨的生物技术生物安全管理体系，生物技术安全管理工作取得了显著成效。

二、生物技术实验室标准操作规范

（一）涉及感染性材料的生物技术实验室生物安全标准操作规范

这部分标准操作规范请参照第十二章第四节。

（二）涉及转基因生物的生物技术实验室生物安全标准操作规范 [14]

以下是不涉及感染性物质的转基因生物的生物技术实验室标准操作规范，此类转基因生物包括转基因植物、转基因动物和转基因微生物（非病原微生物）。

1. 标准操作规范

（1）实验室内应备有可供阅读的实验室安全和操作手册，所有的实验室人员必须阅读实验室操作手册的内容、了解生物实验室的特殊危害，并遵循标准的操作和规程。

（2）实验人员在进行实验之前必须进行有关潜在生物毒害、避免接触过敏性物质、限制材料的释放等方面的培训，并证明已理解所培训的内容。

（3）禁止在实验室工作区域进食、饮水、吸烟、化妆、处理隐形眼镜、放置食物及个人物品，不允许在实验室内佩戴首饰。

（4）在任何实验室严禁用口吸移液管，严禁将实验材料置于口内，严禁舔标签。

（5）长发必须盘在脑后并扎起来，以免接触手、样品、容器或设备。

（6）只有经批准的人员方可进入实验室工作区域。

（7）实验室的门应保持关闭。

（8）伤口、抓伤、擦伤要用防水胶布包扎。

（9）实验室应保持清洁整齐，严禁摆放和实验无关及不易去除污染的物品（如杂志、书籍和信件）。

（10）所有进入实验室和在实验室工作的人员，包括参观者、培训人员及其他人员必须穿戴个人防护装备，不得在实验室内穿露脚趾和脚后跟的鞋。

（11）为了防止眼睛或面部受到泼溅物、碰撞物或人工紫外线辐射的伤害，必须戴安全眼镜、面罩（面具）或其他防护设备。

（12）在进行可能直接或意外接触到动物和植物的组织、分泌物、血液、体液，以及其他具有潜在有毒有害的材料或过敏性物质的操作时，应戴上合适的手套。手套用完后，应先消毒再摘除，随后必须洗手。

（13）严禁穿着实验室防护服离开实验室（如去餐厅、咖啡厅、办公室、图书馆、员工休息室和卫生间）。在实验室内用过的防护服不得和日常服装放在同一柜子内。

（14）如果已知或可能暴露于转基因生物时，污染的衣服必须先经过去除污染处理，然后送到洗衣房（除非洗衣房设备在防护实验室内，并能有效去除污染）。

（15）应限制使用皮下注射针头和注射器。除了进行肠道外注射或抽取实验动物体液，皮下注射针头和注射器不能用于替代移液管或用作其他用途。

（16）在脱去手套后、离开实验室之前或在操作完已知或可能的转基因生物之后的任何时候，必须洗手。

（17）工作台面必须保持清洁，发生具有潜在风险性的材料溢出时，以及在每天工作结束之后，都必须用合适的杀菌剂清除工作台面的污染。如工作台面出现渗漏（如裂缝、缺口或松动）必须更换或维修。

（18）所有受到污染的材料、标本和培养物在废弃或清洁再利用之前，必须清除污染。污染的液体在排放到生活污水管道之前必须清除污染（采用化学或物理学方法）。

（19）用于灭活转基因生物的高压灭菌器应定期检测（如根据高压灭菌锅的使用频率，每年一次），记录结果和周期日志，并存档。

（20）在进行包装和运输时必须遵循国家和（或）国际的相关规定，必须使用防止破裂的容器。

（21）在转基因生物操作和储存的区域，必须有可使用的有效杀灭剂。

（22）如果窗户可以打开，则应安装防飞虫进入的纱窗。

（23）出现转基因生物逃逸出实验室时，必须向实验室主管报告。实验室应保存这些事件或事故的书面报告。

（24）应当制定节肢动物、啮齿动物、飞虫等媒介生物的控制方案。

2．较高风险等级生物技术实验室的操作规范

（1）实验室负责人应制定生物安全管理办法和防护操作的程序。

（2）仅限于实验室人员、动物管理员、后勤保障人员和其他授权的工作人员进入实验室。

（3）所有在防护实验室工作的人员必须进行项目操作流程方面的培训。受训人员必须由经过培训的工作人员指导和监督；参观者、后勤保障人员和其他人员必须经过培训，或者接受与他们在防护区活动相关的有经验的人员的指导和监督。

（4）每个实验室入口处应张贴表明危害的标记（注明生物危害的符号、实验室防护水平等），列出实验室负责人和其他责任人的联系方式。

（5）利用可避免转基因生物泄露的良好的生物技术实验室进行操作。

（6）在有可能产生气溶胶以及涉及高浓度的或大体积的有害生物物质的程序时，必须使用生物安全柜。

（7）必须制定关于如何处理溢出物、生物安全柜防护失败、火灾、动物逃逸，以及其他紧急事故的书面操作程序，并予以遵守执行。

3．高风险等级生物技术实验室的操作规范

除了按照标准操作规范、较高风险等级生物技术实验室的操作规范要求外，还应满足以下的操作规范的要求。

（1）每个进入防护实验室的人员都必须有防护实验室特殊程序的完整的培训教程，并且有证据表明完全理解培训的内容；培训要有书面报告和实验室主任及负责人的签名。

（2）应制定实验室操作的特殊程序，每个工作人员必须阅读，必须书面保证已经理解程序内容，包括人员、动物、设备、样品和废品的进出程序。

（3）实验室的人员通道应是受控的或经授权的。

（4）实验室入口处应有相邻区域压差显示（如确定压力控制系统正确的数值显示），保证气流的正确流向，并设有压差异常报警设置（声光电等形式）。

（5）进入防护实验室的人员必须脱掉日常服装和首饰，换上专用的个人防护装备，在离开实验室之前，应以最大限度减少皮肤被防护服污染的方式脱掉防护装备。脱下的防护服装在拿出实验室清洗或处理之前，应进行高压灭菌或化学消毒。

（6）转基因材料或产物应保存在实验室内，由专人保管。

（7）实验室地面应有黏附性，黏附脱落或逃出实验容器的花粉、媒介生物、虫卵等，以防被人带出实验室。

（8）地漏应有水封装置，并盛满杀虫剂液体。

（9）所有携带出实验室的物品应经过风淋或高温高压的处理。

（10）当发生大量花粉飘散在空气中时，应根据实验阶段的风险评估的结果，确定工作人员离开实验室是否应淋浴，除去可能落在身上的花粉。

（11）对来自实验室的热敏感的材料或仪器设备，必须在封闭的屏障内利用甲醛熏蒸、气化过氧化氢消毒，或其他的有效方法进行无害化处理。

（12）排出实验室的空气应经过高效粒子过滤器的净化处理后，才能排出实验室。

三、实验室有毒有害物品的管理

（一）有毒有害化学试剂的放置

1. 固体有毒有害化学试剂的收集

一般应保存在（原）旧试剂瓶中，并注明是废弃试剂，暂存在试剂柜中。

2. 液体有毒有害化学试剂的收集

统一购置塑料桶（分三类并印有标志），用以分别收集含卤素有机物、一般有机物、无机物废液。废液收集桶应随时盖紧，并放于实验室较阴凉的位置。

（二）实验室废气、废弃物、废液的处理

污染物的一般处理原则为：分类收集、存放，交由单位主管部门按规定处理。

1. 实验室产生的废气

实验室产生的实验废气必须经过减害处理达到并符合大气污染排放标准后才能排放到空气中。

2. 实验室产生的废液

实验室产生的废液严格按照单位废液收储规定贮存在阴凉、通风、僻静、相对固定的地方暂存，报请主管部门处置。

3. 实验室产生的固废

实验室产生的生物类废物应根据其病原特性、物理特性选择合适的容器和地点，由专人分类收集后进行消毒处理，日产日清。收集后的固废优选高压蒸汽灭菌进行灭菌处置，不能用高压蒸汽灭菌的固废采用化学消毒剂浸泡消毒灭菌。满足消毒要求后按照规定做最终处置。可重复利用的玻璃器材如玻片、吸管、玻瓶等可以用消毒液浸泡 2～6 h，然后清洗重新使用，或者废弃。盛标本的玻璃、塑料、搪瓷容器可煮沸 15 min，或者用消毒液浸泡 2～6 h，消毒后用洗涤剂及流水刷洗、沥干；用于微生物培养的玻璃平皿，用高压蒸汽灭菌、清洗后可再使用。

实验室产生的化学固废严格按照单位固废收储规定贮存在阴凉、通风、僻静、相对固定的地方暂存，报请主管部门处置。

四、实验室安全检查

1. 人员管理检查

（1）实验室从事相关实验的人员是否接受了生物安全培训。

（2）培训内容是否包含了实验室生物安全的基本知识、基本操作、应急处置预案，化学和放射性物质安全操作、生物危害，传染预防和应急救护等各方面。

2. 设备检查

检查实验室仪器设备（如生物安全柜、高压灭菌器、离心机、生化培养箱、冰箱、负压罩等）及设施（如控制系统、紧急报警系统等）使用，包括检测、校验、维护和去污染程序，工作状态的标识规定，是否有供所有人阅读的设备安全手册等。

3．个人防护用品检查

（1）实验室对个人防护装备的选择、使用、维护是否有明确的书面规定和使用指导。

（2）是否备有足够个体防护装备（乳胶手套、口罩、帽子、隔离衣、护目镜等）。

（3）实验操作者是否穿专用工作服、戴手套。

（4）实验结束后是否穿着实验外套、隔离衣、工作服、手套和其他个体防护服离开实验室。

4．实验操作检查

（1）食品或与实验无关的个人物品是否储存在实验室外。

（2）仅供实验使用的微波炉是否用于处理食品。

（3）仅供实验使用的冰箱是否存放食物和个人物品。

（4）实验室内是否有进食、饮水、吸烟或化妆等现象。

5．废弃物处理检查

（1）实验室内是否有符合国家和地方的相关要求的废弃物处理程序。

（2）生物废弃物在从实验室取走之前，是否达到生物学安全要求。

（3）未高压蒸汽消毒的生物废弃物是否存放在专用的硬盒外包装容器内。

（4）地面上是否有感染性废弃物（如污染棉球、棉签、输液贴等）。

（5）是否有积存垃圾和实验室废弃物。

（6）是否正确配制、使用和监测消毒剂。

6．应急处理检查

（1）是否建立意外事件应急处置系统和预案。

（2）是否每年进行意外事件应急预案的培训或演练。

（3）实验室内是否有合理的紧急撤离路线图。

（4）实验室内是否有医用急救箱。

7．记录检查

包括实验室使用记录、实验室事故暴露记录、实验室人员出入记录、实验室人员体检记录、生物安全检查记录、废弃物的处理记录、清场记录、高压灭菌记录及仪器设备的使用记录等。

（李劲松）

参考文献

[1] Berg P，Baltimore D，Brenner S，et al. Asilomar conference on recombinant DNA molecules [J]. Science，1975，188：991-994.

[2] 夏晓东，王磊. 2016 年度全球生物安全发展报告 [M]. 北京：军事医学出版社，2017.

[3] 郑涛. 生物安全学 [M]. 北京：科学出版社，2014：232-254.

[4] 刘谦，朱鑫泉. 生物安全 [M]. 北京：科学出版社，2001.

[5] 奥斯伯. 精编分子生物学实验指南 [M]. 颜子颖，王海林，译；金冬雁，校. 北京：科学出版社，2001.

[6] 梁国栋. 最新分子生物学实验技术 [M]. 北京：科学出版社，2001.

[7] RJ.Jackson，AJ. Ramsay，CD. Christensen，et al. Expression of mouse interleukin-4 by a recombinant ectromelia virus suppresses cytolytic lymphocyte responses and overcomes genetic resistance to mousepox [J].

Journal of Virology, 2001, 75 (3): 1205-1210.

[8] Ad Hoc Technical Expert Group on Synthetic Biology. Report of the Ad Hoc Technical Expert Advisory Group on synthetic biology. Convention on biological diversity [EB/OL]. https://www.cbd.int/doc/meetings/ synbio/synbioahteg-2015-01/official/synbioahteg- 2015-01-03-en.pdf.

[9] Jonathan B.Tucker. The security implication of synthetic biology [EB/OL]. http://www.bwpp.org/revcom-techinfluence.html.

[10] National Institutes of Health. NIH Guidelines for Research Involving Recombinant DNA Molecules or Synthetic Nucleic Acid Molecules [EBIOL]. http://www. osp.od.nih.gov.

[11] Daniel Gerstein. How genetic editing became a national security threat [EB/OL] . http://thebulletin .org/how-genetic-editing-bacame-national-security-threat9362.

[12] World Health Organization. Laboratory Biosafety Manual [M]. 3rd ed. Geneva: World Health Organization, 2004.

[13] U.S. Department of Health and Human Services, Centers for Disease Control and Prevention, National Institutes of Health. Biosafety in Microbiological and Biomedical Laboratories [M]. 5th ed. Washington: U. S. Government Printing Office, 2009.

[14] 庞俊兰，孔凡晶，郑君杰. 现代生物技术实验室安全与管理 [M]. 北京：科学出版社，2006.

第十四章　医学与医学生物学人体解剖学
实验室安全

　　人体解剖学实验室是医药类高等学校和医院开展医学实验教学的主要阵地，是支撑医学科学研究的重要场所，覆盖专业范围广、参与人数多、实验教学和科学研究任务量大。这类实验室不仅涉及人体标本的收集、防腐、保存、使用、处理及伦理问题，还涉及实验室配套的通风、冷藏等相关设备的安全运行，有毒、易燃试剂的管理，废气、废液的处理等工作，有复杂的潜在安全隐患与风险。本章主要对人体解剖学实验室的建筑设施安全、环境安全、实验室仪器设备安全、尸体标本安全、实验过程安全、实验试剂安全进行阐述，提出人体解剖学实验室的安全防护措施，以增强师生对人体解剖学实验室安全的认识，为人体解剖学相关实验的顺利开展和广大医学生良好职业素养的培养奠定基础。

第一节　人体解剖学实验室概述

　　恩格斯说："没有解剖学，就没有医学。"清代名医王清任认为："著书不明脏腑，岂不是痴人说梦；治病不明脏腑，何异于盲子夜行"，所以，人体解剖学在医学领域内是一门重要的、举足轻重的专业基础课，是医学生最早接触的医学先修课和启蒙课。医学生学习人体解剖学的目的，在于理解和掌握人体形态结构的基本知识，为学习其他基础医学和临床医学打下基础。

　　人体解剖学是研究正常人体形态结构的科学，属于生物科学中形态学的范畴，形态描述多、名词多、偏重于记忆。因此，对于人体解剖学而言，实验教学极为重要，把书本知识与解剖标本和模型等观察结合起来，注重实验室标本的辨认和尸体解剖的实际操作。人体解剖学实验室是实施正常人体解剖学实验教学、实习和探索研究的场所，利用正常人体标本、模型，通过标本、模型观察与尸体解剖，使医学生加深对人体各系统器官的形态结构、位置毗邻及相关联系的理解和掌握。

　　人体解剖学实验室不仅是医学生第一门医学基础实验课实施的场所，也是医学生职业素质培养的重要起点，同时还是学生提高实践能力、创新能力，综合素质的主要场所。随着转化医学的发展，人体解剖学实验室逐渐成为由基础向临床转化，进行相关临床应用解剖研究、精准外科手术模拟训练和实践的重要场所。

第二节　人体解剖学实验室安全

一、安全原则

　　人体解剖学实验室的安全工作直接关系到广大师生的生命财产安全，关系到学校和社会的安全稳定。

　　人体解剖学实验室的安全工作，必须坚持以人为本、安全第一、预防为主、综合治理的方针，切实增强红线意识和底线思维，始终坚持把国家法律法规和国家强制性标准作为人体解剖学实验室安全工作的底线，要不折不扣地予以执行。首先要有健全的实验室安全责任体系，构建由学校、二级单位、实验室组成的三级联动的人体解剖学实验室安全管理责任体系；二是细化管理，完善实验室安全运行机制；三是系统地、针对性地对人体解剖学实验室可能存在的安全风险和行为进行安全宣传教育[1]。

二、安全范畴

人体解剖学实验室的安全范畴既包括一般实验室都涉及的建筑设施安全、环境安全、实验室仪器设备安全、实验过程安全、实验用试剂安全、实验废弃物的无害化处理、安全用电、防火、防盗、防止人身伤害和其他各种伤害，又包括尸体标本安全这种特有的因素。

三、安全准入

实验室安全准入体系是实验室安全管理的基本制度，是实验室各种规章制度、行为规范的集合。人体解剖学作为医学主干课程研究正常人体形态结构，直观形象的标本示教是教学的重要环节，因此人体解剖学实验室是实验教学活动的场所。实验人员主要是非专业、流动的学生，这与科研为主的专业实验室的特点有所不同[2]。建立符合人体解剖学实验室特点的安全准入体系，可以提高师生安全理念、安全意识、安全素养，防止和减少安全事故的发生，也有助于培养学生良好的科学素养。

人体解剖学实验室安全准入体系应包括安全管理制度的完善、安全实验环境的构建、物品的安全准入、捐献尸体和器官的安全准入、实验室人员安全意识、安全知识和安全技能的培训。

第三节　人体解剖学实验室建筑设施要求

人体解剖学实验室由三大部分组成，包括尸体储存库、教学与科研实验室、人体标本陈列室。目前国家还没有相应的关于人体解剖学实验室建筑设施的具体规定，但由于人体解剖学属于生物医学领域，根据人体解剖学的学科范畴和任务，人体解剖学实验室应为生物安全实验室等级中的 Ⅱ 级，所涉及的处理对象为对人体、动植物或环境具有中等危害或具有潜在危险的致病因子。虽然对健康成人、动物和环境不会造成严重危害，但仍需要有有效的预防和治疗措施。人体解剖学实验室的建筑从选址到空间必须符合城建总体规划和环保的要求，人体解剖学实验室最好是独栋，远离其他实验室与其他教学用房、远离交通干道及河流上游。按照国标要求，它可与其他用房共用建筑物，但应自成一区，宜设在其一端或一侧，与建筑物其他部分可相通，但应设可自动关闭的门，如为新建的建筑物，宜离开公共场所一定距离。

一、人体解剖学教学与科研实验室的建筑设施要求

解剖实验室一般应设置在一楼，以方便运输、使用大体标本、清理标本残渣等。由于人体解剖学实验室涉及人体、甲醛等化学和生物材料，对人体解剖学实验室建筑空间的参数设置可参照中国解剖学会的《解剖学实验室建设标准》，具体如下。

1．空间参数

（1）解剖实验室设在独立楼宇为宜。除了解剖实验室外，还应有面积适当的实验准备室、人体材料保存库、模型室、办公室、淋浴房等。

（2）实验室和人体材料保存库不在同一楼层的，应安装货用电梯。

（3）办公室与实验室、实验准备室、人体材料保存库分层设置为宜。

（4）建筑设计参考 JGJ91-93 科学实验室建筑设计规范的相关规定。

（5）实验室的层高 ≥ 4.2 m。

（6）实验室解剖台横向边距 ≥ 2.0 m，纵向边距 ≥ 1.6 m。

（7）实验室面积生均（每个学生的平均面积）≥ 3.5 m^2。

（8）实验室通风采光良好，窗采用防腐材料制作。

（9）实验准备室和人体材料保存库的通风和温度要求与实验室相同，废气废液排放应当达到中华人民共和国国家标准《大气污染物综合排放标准》（GB16297—1996）的相关规定。

2．门

一般实验室的门洞宽度不应小于 1.20 m，高度不应小于 2.10 m。实验室的安全出口不宜少于两个，且门宜向疏散方向开启。门扇应设观察窗。外门应采取防虫及防啮齿动物的措施。

3．窗

解剖实验室一般需设置采暖及空气调节系统，因此在满足采光要求的前提下，应减少外窗面积，且外窗应具有良好的密闭性及隔热性，宜设不少于窗面积 1/3 的可开启窗扇。底层、半地下室及地下室的外窗应采取防虫及防啮齿动物的措施。

4．隔声

教学实验室允许噪声级不宜大于 55 dB（A 声级），研究工作室允许噪声级不应大于 50 dB（A 声级）。因此，产生噪声的公用设施等用房不宜与实验室、办公室贴邻，否则应采取隔声及消声措施。

5．隔振

产生振动的公用设施等用房不宜与实验室、办公室贴邻，且宜设在底层或地下室，其设备基础等应采取隔振措施。设在楼层或顶层的空调机房、排风机房等，其设备基础等应采取隔振措施。

6．实验室内空间要求

一个解剖实验室一般可容纳 4 ～ 8 个解剖台，每个解剖台间的距离不应小于 1.20 m，以方便通行。如一侧墙或两侧墙靠近外墙部位开设通向其他空间（如准备间、标本制作室）的门时，相应的净距应增加 0.10 m。

当不设置空气调节时，室内净高不宜低于 2.80 m，设置空气调节时不应低于 2.40 m。

实验室不宜设吊顶，需设吊顶且无严格密封要求的空间，宜采用活动板块式吊顶。须设地漏，地面坚实耐磨、易清洁、防水防滑、不起尘、不积尘；墙面应光洁、无眩光、防潮、不起尘、不积尘；顶棚应光洁、无眩光、不起尘、不积尘。

实验室应该有足够的空间和台柜等摆放示教标本、模型和其他物品。

7．实验室通风

解剖实验室的通风、空调设计除了参考《采暖通风和空气调节设计规范》的规定外，还应参考《室内空气质量标准》（GBT 18883—2002）。

解剖实验室单纯利用自然通风不能满足卫生要求，应设置机械通风系统，并采用上送下排的模式，使空气不形成涡流，将室内有毒有害气体的浓度降低到可接受范围[3]。

累年最热月平均温度高于或等于28℃地区的通用实验室，宜设置空气调节系统。在不影响科学实验工作的条件下，宜采取局部工艺措施或局部区域的空气调节替代全室性的空气调节。

室内空气应无毒、无害、无异常嗅味。空气新风量至少 30 $m^3/h \cdot p$，甲醛含量 ≤ 0.10 mg/m^3，如果在空气净化过程中使用了臭氧或生成臭氧，则室内臭氧含量还应保证 ≤ 0.16 mg/m^3。室内空气质量标准详见表 14-1。

表14-1　室内空气质量标准

序号	参数类别	参数	单位	标准值	备注
1		温度	℃	22 ～ 28	夏季空调
				16 ～ 24	冬季采暖
2		相对湿度	%	40 ～ 80	夏季空调
	物理性			30 ～ 60	冬季采暖
3		空气流速	m/s	0.3	夏季空调
				0.2	冬季采暖
4		新风量	$m^3/h \cdot p$	30	
5		二氧化硫（SO）	mg/m^3	0.50	1 h 均值
6		二氧化氮（NO）	mg/m^3	0.24	1 h 均值
7		一氧化碳（CO）	mg/m^3	10	1 h 均值
8		二氧化碳（CO）	%	0.10	日均值
9		氨（NH_3）	mg/m^3	0.20	1 h 均值
10		臭氧（O_3）	mg/m^3	0.16	1 h 均值
11	化学性	甲醛（HCHO）	mg/m^3	0.10	1 h 均值
12		苯（C_6H_6）	mg/m^3	0.11	1 h 均值
13		甲苯（C_7H_8）	mg/m^3	0.20	1 h 均值
14		二甲苯（C_8H_{10}）	mg/m^3	0.20	1 h 均值
15		苯并 (a) 芘 [B (a) P]	ng/m^3	1.0	日均值
16		可吸入颗粒物（PM10）	mg/m^3	0.15	日均值
17		总挥发性有机物（TVOC）	mg/m^3	0.60	8 h 均值
18	生物性	菌落总数	cfu/m^3	2 500	依据仪器定 [b]
19	放射性	氡（^{222}Rn）	Bq/m^3	400	年平均值（行动水平 [c]）

a. 新风量要求≥标准值，除温度、相对湿度外的其他参数要求≤标准值

b. 见附录 D

c. 达到此水平建议采取干预行动以降低室内氡浓度

解剖实验室内应设置有组织的自然进风，进风量应能补偿室内排风量。可根据设计要求安装空气净化过滤器。

排风系统的排风装置、风管、阀门、附件和风机等的材质应防甲醛腐蚀。排风机宜设置在建筑物之外。排风系统排出的有害物浓度超过中华人民共和国国家标准——《大气污染物综合排放标准》（GB16297—1996）规定的允许排放量时，应采取净化措施。《大气污染物综合排放标准》规定甲醛的最高排放浓度为 25 mg/m³，根据不同排气筒高度及不同的污染源分级，具有不同的最高排放速度，详见表 14-2。

表14-2　人体解剖实验室甲醛排放标准

| 序号 | 污染物 | 最高允许排放浓度（mg/m³） | 最高允许排放速率，kg/h | | | 无组织排放监控浓度限值 | |
			排气筒高度（m）	二级	三级	监控点	浓度（mg/m³）
19	甲醛	25	15	0.26	0.39	周界外浓度最高点	0.20
			20	0.43	0.65		
			30	1.4	2.2		
			40	2.6	3.8		
			50	3.8	5.9		
			60	5.4	8.3		

为保证教室保持低噪声，宜在排风机吸入侧的管段上设置消声装置，排风机上设减振装置。排风系统宜设防倒灌装置。排风机房应有通风措施，且通风量不应少于每小时一次换气。

8. 污水处理

由于解剖实验室的特殊性，会排出含有甲醛的污水。《国家污水综合排放标准》GB8978—1996 中规定，1998 年之后建设的单位，排入设置二级污水处理厂的城镇排水系统的污水，要执行三级标准，即甲醛含量不超过 5 mg/L。因此，解剖实验室的污水应进行必要的处理，符合国家排放标准后，方可排入城市污水管网。

9. 电气

（1）供配电：科学实验建筑的用电负荷分级及供电要求，可根据重要性及中断供电对工作所造成的损失或影响程度按现行的《工业与民用供电系统设计规范》的规定执行。尸库中的标本需要冷冻或冷藏保存，因此，宜配备交流不间断电源系统供电。通用实验室的用电设备可由固定在实验台或靠近实验台的固定电源插座（插座箱）供电。电源插座回路应设有漏电保护电器。各实验室电源应设置独立的保护开关。解剖实验室会产生潮湿、有腐蚀性的气体，应选用具有相应防护性能的配电设备。

（2）照明：科学实验建筑用房一般照明的照度均匀度，按最低照度与平均照度之比确定，其数值不宜小于 0.7。解剖实验室多采用一般照明加局部照明，由于可能会接触到腐蚀性的气体，应选用具有相应防护性能的灯具，可选配手术无影灯，一般照明不宜低于工作面总照度的 1/3，宜不应低于 50 lx，各房间工作面上的平均照度标准见表 14-3。

表14-3　人体解剖实验室相关空间照明标准

房间	平均照度（lx，有3档）	工作面及高度（m）	备注
解剖实验室	200-300-500	桌面，0.75	宜设局部照明
尸库	100-150-200	桌面，0.75	一般照明
标本制作室	200-300-500	桌面，0.75	宜设局部照明
准备室	100-150-200	桌面，0.75	一般照明
办公室	100-150-200	桌面，0.75	一般照明

（3）接地：解剖实验室建筑按具体要求，可设置实验室工作接地、供电电源工作接地、保护接地、实验室特殊防护接地及防雷接地。实验室工作接地的接地电阻值，应按实验仪器、设备的具体要求确定，一般无特殊要求时不宜大于 4Ω。供电电源工作接地及保护接地的接地电阻值不应大于 4Ω。实验室特殊防护接地电阻值按具体要求确定。防雷接地电阻值应符合现行的《建筑防雷设计规范》的规定。

二、尸体贮存库的建筑设施要求

尸体贮存库一般应建于人体解剖楼的地下一层或一层，尸体库应设有尸体消毒处理间、灌注处理间、尸体标本储存间三个单元，尸体标本库的建设应选用密闭性、防水性较好的 PVC 防腐材料，以防保存液渗出、污染周围的环境，且各功能区应相隔一定的距离，并与四周隔开。尸库的大门必须建有消毒带，使进出的车辆和人员能够达到接触性消毒效果。各单元应建设有净道（硬化设施）和排污通道（封闭式），净道通过生产区与外面连接，排污通道通过后门与外面连接。排水沟与排污沟严格分开并两面硬化，有一定坡度，使排水能流入池塘，排污流入治污区。三个单元内均应安装一定量的紫外线灯管，供消毒用。

第四节　人体解剖学实验室仪器设备安全

人体解剖学实验室的仪器设备应首先满足使用要求，此外，最重要的是安全可靠。有关仪器设备的安全要求应参照《教学仪器设备安全要求总则》（GB 21746—2008）的要求。本部分仅对人体解剖学实验室特殊设备的安全要求进行介绍，具体如下。

一、解剖台

解剖台一般采用不锈钢材质，具备耐磨、耐腐、耐火、耐高温、防水及易清洗等性能。优选低温解剖台，可让标本持续保存在 4℃ 以下，使标本始终处于冷藏状态，此时可大大降低标本示教或局部解剖操作时甲醛的挥发，可明显降低室内的甲醛浓度。

解剖台可为手动或电动升降模式，需配有漏电保护装置。

二、手术无影灯

为满足转化医学和精准医学对临床、基础教学和科研的要求，手术无影灯已成为现代人体解剖学实验室的基本配备，也成为人体解剖实验室理想的照明设备。最好采用 LED 手术无影灯，其寿命比卤素灯泡长，而且冷光源节省电力、使用经济。

使用过程中应注意经常检查无影灯的紧固件是否松动，防止事故发生。无影灯应定期清洁，清洁时请用软布或海绵、湿布或洗洁精，勿用硬毛，前面罩玻璃表面经常用医用纱布清除尘埃，以提高光照度。聚光手柄外套用酒精、乙醚等消毒或者使用 ≤ 134±4℃ 高温灭菌消毒。无影灯体严禁悬挂设备以外的其他物品。为保证无影灯正常使用，禁止非专业人员拆卸或更换滤光器，严禁打开灯头外壳。当单个灯头达到手术照明亮度，应尽量避免两个灯头重叠。

三、应急眼睛冲洗器

解剖示教过程中，可能会有甲醛或者含有甲醛的组织块迸溅进眼睛里，因此，宜在每个解剖实验室中配备应急眼睛冲洗器。当应急眼睛冲洗器水龙头压力大于 1 MPa 时，应采取减压措施。

解剖实验室的水龙头宜采用脚踏开关、肘式开关或光电开关，同时应有热水供应。

四、物品柜（架）

宜设置嵌墙式或挂墙式物品架或储物柜。若为储物柜，柜底与地面需有一定间距，以免冲洗地面时受潮。物品柜（架）自身应具有足够的承载能力，并应与墙体牢固连接，物品柜（架）横隔板的上下位置应可移动。

第五节　人体解剖学实验室尸体标本安全

人体解剖学教学与科学研究中，遗体是最直接的教具与科研材料。目前国内医学用遗体主要来源于红十字会、公检法、民政（福利院）、医院、工地。由于遗体的来源渠道多，死因有时不清楚，因此，遗体需要经过充分的消毒和固定，方可用于教学。在保障遗体标本对教学师生没有安全隐患的前提下，又要保证大体标本的隐私安全，具体可参考《入出境尸体和骸骨卫生处理规程》（SNT 1334—2003）中的要求执行。

一、尸体标本的卫生要求

尸体消毒后应符合《消毒与灭菌效果的评价方法与标准》（GB 15981—1995）中规定的消毒评价标准，并且不应检出致病菌。尸体防腐处理后，防腐液应流遍全身，尸体表面皮肤处理干净，皮肤切口缝合整齐，表面管孔用浸过消毒剂的棉花球堵塞，尸体无臭味、形态完整、表皮无脱落、裸露皮肤干燥、胸腹部体表尸斑消失、无腹水。经包装的尸体应密闭，无腐败液体渗出，无臭味散出。

二、尸体标本的消毒程序

无论尸体来源如何，都应对尸体进行消毒和防腐处理，一则可以预防病菌的传播，二则可以减轻尸池中防腐液的污浊。尸体标本的消毒程序分为以下几步。

（一）尸体登记

尸体登记的主要内容包括编号（应与尸体所系标牌编号相符）、身高、性别、年龄、死因、体表特征、防腐灌注时间和防腐剂的配方、放入哪个尸池内。尸体灌注后，在入池或放入尸体箱前，应在尸体的腕部或踝部固定一个标志牌，便于日后查找。

（二）尸体消毒及防腐

1. 尸体体表处理及消毒

处理前，工作人员应穿戴好高筒水靴、长袖乳胶手套、隔离衣、口罩和帽子等，并扎紧袖口和裤口，注意个人防护，避免传染病及其中间宿主媒介的感染。对尸体及衣物喷洒消毒剂后，脱去尸体衣物，再用消毒剂喷洒和擦洗体表消毒。彻底清洗尸体表面孔道，然后用浸过消毒剂的棉花球堵塞尸体表面管孔，以阻止尸体内液体等流出。消毒处理过程至少让消毒剂停留在尸体表面 35 min 以上，在施行防腐术处理前，不必清洗除去消毒剂。

常用的消毒剂杀菌谱广，能除去异味，不改变尸体皮肤颜色，如过氧乙酸、戊二醛、苯扎溴铵等。消毒处理过程至少让消毒剂停留在尸体表面 35 min 以上，在施行防腐术处理前，不必清洗除去消毒剂。

2. 排血

排血也是对尸体防腐固定前的重要处理内容之一。主要用于离体器官、四肢等标本或死亡时间较长及有轻度腐败的尸体或有特殊需要的尸体等。排血方法是从动脉端注入血液抗凝剂（构橼酸钠 4 g，0.9% 生理盐水 100 ml），使血液从静脉端流出，直到流出无血色的液体为止，然后方可进行防腐灌注。

3. 定形

新鲜尸体或某一残肢，通过消毒、清洗处理后，根据标本设计的特殊要求，在防腐固定前，对尸体的姿势进行调整，保持解剖学姿势，弯曲的肢体要使其伸直，必要时可用砖头、铁块等器材压直手指。若想制作男、女性会阴肌标本，可把尸体调整为膀胱截石位。

4. 固定防腐

（1）灌注的方法：为了很好地保存整个或局部尸体，以防止其腐败，必须要进行妥善的处理。根据尸体保存时间的长短以及对尸体保存质量的要求，以全身灌注固定防腐为主，局部注射防腐为辅。

全身灌注固定防腐，是借助尸体的体内心血管循环系统，用静脉输液管和输液针头灌注防腐液，使防腐液流到全身各部位。灌注部位选择的原则为尽量不影响外观又方便解剖操作，防腐液灌注常选部位有股动脉、肱动脉、颈总动脉、腋动脉，其中，股动脉位置较浅，管径较大，最为方便，如不能从动脉灌注，则可以选择从上述动脉相应部位的静脉灌注。全身灌注由于采用的是逆向式循环，这是一种非正常生理性循环，常易导致局部防腐液充盈不足，因此还需要配合局部注射，如用长注射针头注射器向腹腔、胸腔、口腔、颅腔注射适量的防腐液。

灌注固定防腐液的过程需要加压，现在多采用直接注射法、吊桶灌注法和加压泵灌注法。直接注射法是用 50 ～ 100 ml 注射器，安装 12 号或 9 号针头直接注射，主要适用于婴尸、离体器官和肢体的局部注射。吊桶灌注法使用 20 L 容量的下口瓶或用底部有出水口的试剂瓶，将容器置于距离灌注切口 1.5 ～ 2 m 的高处，利用重力作用灌注。加压泵灌注法，是将固定液置于地面，利用泵提供的持续性压力，将灌注液通过血管切口持续注入标本中，此方法可以有效减少技术人员的劳动强度。由于灌注泵具有过压保护功能，不会出现由于压力过大而导致血管撑破的情况。

（2）固定防腐剂成分：固定防腐剂一般使用醛类防腐剂，最常用的是甲醛，为无色透明液体，其 35% ~ 40% 的水溶液，通常被称为福尔马林，固定防腐一般使用 10% 的甲醛溶液，即 4% 的福尔马林。甲醛会与蛋白质发生不可逆变性或凝固，用于标本的防腐保存已有一百多年的历史。其优点是易溶于水、渗透力较强、液泡后组织的收缩力低、固定尸体的颜色较好、价格较低廉、防腐杀菌力很强，是目前主要的防腐固定剂；其缺点是会使组织变硬，因而弹性较差，在制作标本时组织易被拉断。此外，它还具有强烈的黏膜刺激性和确定的致癌性，在使用过程中，易挥发，需要定期补充，才能保证有效浓度。因此，固定液最好选用不含或少含甲醛的试剂。例如，添加某些盐类可以减缓组织变硬的过程，从而充分固定组织。再如，甘油可以减缓尸体的干燥，乙醇则能更好地促使液体浸透到组织内，并同样具有防霉功能，但是乙醇脱水能力强，标本会皱缩，且乙醇属于易燃品，保管上又多有不便。

近年来，市场上出现了新型灌注固定液，这类固定液选用多种低毒环保、性质稳定的广谱杀菌成分，酶抑制剂和调整渗透压及酸碱性的成分以达到协同作用，确保各种致病菌、腐生菌、霉菌等微生物在组织标本中不能生长和存活，并通过调整渗透压保持标本原有形状、体积、弹性、韧性和硬度不改变，通过阻断细胞自溶系统实现标本组织的细胞结构完整。由于该固定液不含醛类及苯衍生物类物质，小鼠口服无毒，固定的标本相比于福尔马林固定的标本更加柔软、更接近新鲜标本的质感和颜色，保存时间至少十年之久，适合临床医生的培训，相信未来也会在解剖教学中兴起。

（3）灌注液体量：防腐剂使用剂量一般为尸体体重的 20% 左右，即成尸为 10 ~ 15 L，童尸为 4 ~ 10 L，婴尸则以每个注射部位难以再注入防腐液为止，离体脏器和肢体可参照婴尸的灌注办法灌注。

防腐液是否灌注到饱和状态，可以根据表面的变化来判断：成人尸体防腐灌注 6 ~ 12 h，可出现掌心饱满、腹部膨隆、口腔、鼻腔出现大量泡沫，即达到了饱和状态。婴尸、离体脏器和肢体则以局部注射完毕和大血管注射出现较大的阻力时为限。一般局部注射的效果要差于血管灌注的效果。

灌注结束后，对尸体防腐点切口进行缝合，再进行一次体表消毒，经 30 ~ 60 min 后，放入聚乙烯塑料薄膜袋或专用防水尸袋中冷藏保存，或放入保存液中浸泡保存。

5．尸体的保存

尸体经防腐固定后，需要编号，进行妥善保存，以备将来解剖使用，一般标本需要保存至少一年后方可用于实验。保存方法一般采用以下两种方法。

（1）冷冻保存：将固定后的标本置于尸体袋中，置于 −10 ~ −4℃ 的环境下冷冻保存。此法具有保持胸腹腔脏器位置变化较小的优点，可随时制作断面标本、铸型标本和透明标本，缺点是能耗大、设备造价高。

（2）室温浸泡保存：将灌注固定后的尸体浸泡于盛有防腐液的尸体槽或尸池中加盖，室温保存。浸泡保存常用的保存液是 4% 甲醛溶液（市售福尔马林稀释约 10 倍），近年已有新型的无甲醛环保保存液面市，4% 甲醛溶液与新型灌注固定液同时使用可以彻底杜绝标本保存过程中的甲醛危害。与冷冻保存相比，浸泡保存标本的方法设施简单、维护容易，在浸泡过程中，标本还可以持续固定、隔绝空气，存放时间更长。

也有直接将新鲜尸体冷冻保存的方法，不进行任何灌注防腐处理，自然解冻后使用。这种方法不使用任何化学试剂，最接近新鲜标本，但缺点是只能短期使用，标本很快就会腐败；同时，还可能存在生物安全方面的隐患。

6．废弃物及工作人员环境器械消毒

卫生处理结束后，应对废弃物进行处理并对环境、器械及工作人员进行消毒。

（1）废弃物的处理：从尸体上脱下的衣物以及包装物，凡不能消毒后重复使用的，应烧毁处理。

（2）环境：尸体卫生处理完毕后，用1%的过氧乙酸或其他消毒剂对工作场所喷雾消毒。

（3）器械消毒：用1% ～ 5%甲酚皂溶液（来苏儿）对衣物、器械浸泡30 min，用0.2% ～ 0.4%过氧乙酸水溶液对器械浸泡30 min。

（4）工作人员的消毒：可使用0.05% ～ 0.1%苯扎溴铵水溶液浸泡手3 ～ 5 min。

三、尸体标本的使用要求

一般标本浸泡保存一年以上再使用效果最佳。尸体入池后，每半年要检查一次，观察是否有霉菌生长，以便及时处理和调整保存液的浓度。若因尸库温度过高或尸池、尸体箱的封盖不严，而使福尔马林迅速挥发而降低了浓度，或新型保存液多次使用后浓度降低时，也应及时进行处理。

标本使用时，应将标本面部用纱布遮住，以保护死者隐私。标本可放在尸袋中，再置于常温解剖台上，使用后用保存液浸湿的棉布盖住标本暂存；或者置于储有保存液的可升降解剖台内，使用时将标本升出液面操作，用毕再将标本降入液面以下保存；也可以使用具有冷藏功能的解剖台，使用前后无须将标本升起，低温可以减少甲醛的挥发，但会使标本发干，因此也需要置于尸袋中，再放入冷藏解剖台中。

四、尸体库的生物安全和管理要求

1．尸体库的消毒设施要求

尸体的消毒防腐处理，主要是针对新鲜尸体进行。从严格意义上讲，新鲜尸体进入实验室后，其消毒从外到内至少要设3道消毒关卡：第1道关卡在实验室的大门设置消毒池和消毒走廊，供进出车辆、人员消毒用，消毒池的长度为最大车轮周长的两倍以上，消毒走廊附近应安装喷雾消毒装置；第2道关卡设在尸体消毒处理间，其消毒设施大致与第1道关卡相似；第3道关卡设在尸体灌注处理间，设消毒池并配喷雾消毒器械。上述三道关卡都必须制定并严格执行相应的消毒规程。

2．尸体库的消毒

为确保消毒安全有效，尸体库内各功能区的环境卫生应保持清洁，如果被消毒现场达不到卫生要求会降低消毒效果，二是消毒要制度化，其内容包括日常消毒、定期消毒和突击消毒的时间、次数、用药方法等都要建章立制，做到全面彻底，不留死角。三是科学选用消毒药，根据不同消毒药物有效成分的作用、特性、原理、使用方法，选择两种以上合适的消毒药，配制成有效浓度的消毒溶液，并定期更换消毒剂，充分发挥各种消毒剂的优势互补作用。四是定期扑杀传播疾病的媒介动物（如老鼠、蚊、蝇等），只有这样才能真正达到消毒效果[4]。

3．尸体库的管理

尸体库应由专人负责，实行责任制，库内物品应严格执行出入库登记，不能随意取材。闲杂人员谢绝入内。

第六节　人体解剖学实验室实验人员安全

人体解剖学实验室中会大量使用甲醛，而甲醛是一个变态反应原和强致突变剂，长期接触甲醛的人群可引发多系统、多脏器的损害，如咽炎、神经行为改变等多种疾患，而且随着接触甲醛时间的延长，非特异性肿瘤发生率呈正相关增高趋势，2004年世界卫生组织已将甲醛列为强致癌物[5]。因此，实验人员的安全需要特别注意，具体方面如下。

一、实验室安全管理员的职责

- 实验室的环境安全检查，重点检查实验室的废水、生物残体的处理是否符合规定；
- 实验室危险化学品的检查，特别是甲醛、苯酚等防腐药剂的贮存和使用需要遵照危险化学品的管理规定进行管理；
- 实验室仪器设备的检查，确保设备设施处于完善可用状态，发现可能存在安全隐患的问题时应先停用，再进行维修，禁止设备带病运行；
- 损伤性废弃物，如针头、解剖刀等尖锐易制伤、划伤的废弃物，应使用合适的包装物存放运输，以免割伤师生或垃圾清运人员。

二、实验操作人员安全防护

- 进入实验室的人员必须穿着实验服，不能穿着裸露皮肤太多的衣服进入实验室，需穿覆盖脚趾的鞋。
- 实验时，戴手套，并戴护目镜（不建议佩戴隐形眼镜）。必要时，应佩戴防甲醛的面罩或口罩。
- 如果有组织液或化学试剂溅入眼中，要第一时间到洗眼器或水龙头处冲洗，并根据情况就医。
- 转移锐利工具时，应置于小托盘中；使用锐利工具时，应使锋利部分朝下，并且不能朝向任何人。
- 戴手套时请勿触摸与实验无关的物品，如门把手、手机、个人物品等。
- 清洗并擦干所有解剖用器械（手术刀、手术剪、镊子、锯片等），并将它们放回储存处，尤其注意仅在指定的黄色或红色"锐器"容器内处置手术刀刀片。
- 如果操作者已经怀孕或者备孕，需要咨询医生。
- 对于来源不明确的标本，实验人员实验操作结束后，应用0.05% ~ 0.1%苯扎溴铵水溶液浸泡手3 ~ 5 min。

三、实验人员使用仪器设备的安全

- 设备安装前，应充分了解仪器设备所需的工作环境、正常运行条件和所需配套设施。在工作环境和配套设施未全部满足时不应使用仪器设备。有关注意事项参照《教学仪器设备安全要求总则》（GB 21746—2008）。
- 仪器设备使用前，专业操作人员均应进行相应的培训考核，包括仔细阅读使用说明书，了解仪器设备的结构、工作原理、工作程序和是否存在不安全因素，及采取哪些措施（包括直接、间接还是提示性的措施）。操作规程和有关注意事项参照《教学仪器设备安全要求总则》（GB 21746—2008），实验操作人员在操作有危险因素的仪器设备前，也应接受相关教育。

四、实验室生物安全

目前国内医学用尸体虽然主要来源于红十字会捐赠，但有些尸体死因不明，因此对于新鲜尸体应充分消毒，杀灭病原微生物，以保障技术人员及师生的健康安全。

第七节　人体解剖学实验室治安安全管控

人体解剖学实验室会存放瓶装标本或大体标本，还会使用到甲醛等有腐蚀性、有毒的化学试剂，因此需要在防止标本丢失、有毒试剂的非正常使用及实验人员人身意外发生等方面对实验室的治安安全进行管控。

一、实验室标本的治安安全管控

人体解剖学实验室的标本包括人体局部标本、人体整体标本、人体断层标本、人体模型标本。所有标本分别放置于尸体库、教学实验室、教学准备室。因此，对各类标本应严格登记并分类管理。

- 凡是可能接触到尸体标本、瓶装标本的尸体库或实验室均应设置门禁系统，闲杂人员谢绝入内。
- 尸体库内标本应严格执行出入库登记，不能随意取材。
- 任何解剖材料或废弃的人体组织均不能被拿到实验室外，以免有害物质扩散及造成不必要的恐慌。

二、人体标本防腐剂的安全管控

- 解剖标本的固定和保存通常会使用到甲醛、乙醇等有毒、易燃化学品，这些危险化学品必须存放在条件完备的专用场地或专用储存室（柜）内，并根据物品的种类、性质，设置相应的通风、防爆、泄压、防火、防雷、报警、灭火、防晒、调湿、消除静电、防护围堤等安全设施，并设专人管理。存放区域应设置醒目的安全标志。任何单位和个人不得为其他单位和个人提供危险化学品的储存服务。
- 甲醛、乙醇等的装运、存放、使用和保管等各个环节，要严格落实"五双"制度，即"双人领取、双人装运、双人使用、双人保管和双锁"为核心的安全管理制度和各项安全措施，避免使用不当造成的人员和环境危害。

三、人员准入的治安安全管控

- 人体解剖学实验室是解剖学实验教学和科研的重要场所，实验教学科研无关人员或未经批准和无管理人员陪同者，不允许进入人体解剖学实验室。
- 为了保护大体标本的隐私，不能在解剖实验室中拍照或录像。
- 大体标本及器官仅限于医学院校和相关科研单位在教学和科研时使用，管理人员按照标本管理规定处理和保管标本。禁止非法损害大体标本，或者以违反社会公共利益、社会公德的其他方式侵害大体标本、器官或骨骼。
- 禁止利用大体标本或器官进行非法的教学活动，或非法加工、制作、贩卖大体标本或器官、骨骼；禁止非法买卖或利用标本进行商业性活动，违者将依照刑法相关规定追责。
- 人体解剖学实验室应有独立的监控系统。该系统的电源、操作和监控室设置都应是独立系统应由专人管理和操作。该系统是不间断运行监控的，监控视频独立双备份。

第八节　人体解剖学实验室生物残体与废液处理

2016 年环境保护部公布的《国家危险废物名录》中规定，列入《危险化学品目录》的化学品废弃后属于危险废弃物。人体解剖学实验室产生的生物残体及废液，大多含有甲醛、苯酚等防腐剂，这些成分属于腐蚀性、有毒化学品，因此在废弃后应该按照危险废弃物处理，可参考《危险废物贮存污染控制标准》（GB 18597—2001）、《国家污水综合排放标准》（GB 8978—1996）、《大气污染物综合排放标准》（GB 16297—1996）的要求执行。

一、废弃物的一般贮存要求

- 危险废弃物需要置于专门的设施内或区域性集中贮存设施内，使用符合标准的盛载危险废弃物的器具。
- 盛装液体废弃物的容器内需留足够空间，容器顶部与液体表面之间保留 100 mm 以上的空间。
- 盛装危险废弃物的容器上必须粘贴符合要求的标签，详见表 14-4。

表14-4　危险废弃物标签

危险废弃物	
主要成分： 化学名称： 危险情况： 安全措施：	危险类别 ☠️ TOXIC 有毒
废弃物产生单位： 　　地址： 　　电话： 　　批次：　　　　数量：	联系人： 出厂日期：

危险废弃物标签，字体为黑体字，底色为醒目的橘黄色。

二、危险废弃物的贮存容器

- 应当使用符合标准的容器盛装危险废弃物。
- 装载危险废弃物的容器及材质要满足相应的强度要求。
- 装载危险废弃物的容器必须完好无损，在放置搬运和运输过程中不能泄漏、遗撒。

- 盛装危险废弃物的容器材质和里衬要与危险废弃物相容，不能相互反应。
- 液体危险废弃物可注入开口直径不超过 70 mm 并有放气孔的桶中。

三、危险废弃物贮存设施的运行与管理

- 危险废弃物产生者和贮存者均须做好危险废弃物情况的记录，记录上须注明危险废弃物的名称、来源、数量、特性和包装容器的类别、入库日期、存放库位、废弃物出库日期及接收单位名称。危险废弃物的记录和货单在危险废弃物回收后应继续保留三年。
- 必须定期对所贮存的危险废弃物包装容器及贮存设施进行检查，发现破损，应及时采取措施清理更换。
- 泄漏液、清洗液、浸出液必须在符合《国家污水综合排放标准》（GB 8978—1996）的要求后方可排放，气体导出口排出的气体经处理后应满足《大气污染物综合排放标准》（GB 16297—1996）的要求。

四、危险废弃物贮存设施的安全防护与监测

- 危险废弃物贮存设施都必须按《环境保护图形标志固体废物贮存（处置）场》（GB 15562.2—1995）的规定设置警示标志。
- 危险废弃物贮存设施周围应设置围墙或其他防护栅栏。
- 危险废弃物贮存设施应配备通讯设备、照明设施、安全防护服装及工具，并设有应急防护设施。
- 危险废弃物贮存设施内清理出来的泄漏物，一律按危险废弃物处理。
- 按国家污染源管理要求对危险废弃物贮存设施进行监测。

五、危险废弃物的处理

人体解剖学实验室的危险废弃物包括生物残体、废液及损伤性废弃物。

- 生物残体的处理：生物残体可参考由国务院卫生行政主管部门和环境保护行政主管部门共同制定的《医疗废物分类目录》中的病理性废弃物处理。暂时性贮存时，应使用专用袋收集，置于低温或者防腐条件下贮存，之后集中交由殡仪馆焚烧处理（http：//www.jxutcm.edu.cn/info/1139/15838.htm）。
- 废液处理：实验室产生的废液必须按照危险废弃物的特性分类收集、贮存，危险废弃物不得混入非危险废弃物中贮存，须按照本单位规定进行暂时存放，由单位统一委托有危险废弃物经营许可证的单位收集、贮存、利用、处置，禁止排入排水管道或者直接排放入水体。详细操作可参考第九章相关内容。
- 损伤性废弃物：损伤性废弃物，如针头、刀片等尖锐易致伤、划伤的废弃物应装入大小合适的利器盒中，贴上废弃物标签，注明废弃物的产生单位、联系方式、废弃物名称、危险提示等信息后，交由所在单位主管部门集中处置。

第九节　人体解剖学实验室的安全管理

人体解剖实验室的安全管理是人体解剖实验教学顺利实施的根本保障。安全负责人应

与实验室资深人员一起,针对实验室存在的各种可能风险制定科学有效的安全管理方案。具体安全管理方案如下。

- 一般仪器、设备和器械的安全管理:解剖实验室常用的设备有冰柜(箱)、电锯、平磨机、台钳、台钻、砂轮机、风扇、抽风机、手术器械、通风设备等。对各种设备,实验管理人员必须掌握其性能及正确的操作和保养、维修方法,且能够排除简单的故障。
- 处理和解剖新鲜尸体材料的器械安全管理:应注意生物安全管理,器械每次用后都要进行清洗、消毒处理,要擦净附在器械上的血迹、器械关节处的组织残渣,并在流水下冲洗,然后再将器械置于2% 戊二醛消毒液或10% 福尔马林液内浸泡至少2 h,最后移至流水下洗净、擦干。为防止生锈,可用涂有凡士林的纱布擦拭。对用于灌注铸型标本的针头、剪、镊、止血钳及玻璃插管等器械,每次使用后,置入填充剂的稀释液中浸泡、洗刷,然后在流水下冲洗、擦干。
- 用于解剖学技术和科研等药品的安全管理:用于解剖学技术和科研等的药品有许多种类,可分为剧毒性药品、腐蚀性药品、易燃药品及一般药品,其管理要由专人管理(安全管理员),使用时需办理使用手续,由安全负责人签字领取。安全管理员应了解各种药品的药性,并分类保存,以防混淆、用错,造成浪费和危险。具体可参考第八章相关内容。
- 人体解剖学教学标本的安全管理:人体解剖学教学标本包括骨骼干性标本、塑化标本、瓶装标本和模型标本四大类,应根据各类标本的特性制定详细的安全保存、使用手册。
- 人体解剖实验室除了对水电、实验室防火防盗风险进行安全管理外,对本实验室特殊风险也应该制定解决方案。人体解剖实验室安全风险及解决方案的制定可参考表14-5。

表14-5 人体解剖实验室安全风险及解决方案

考察方面	解剖实验室风险	风险降低方案
化学、物理、生物等风险源的已知或未知的特性、与环境的交互作用、相关实验数据、过往资料、预防和治疗方案等	主要为甲醛、苯酚等防腐剂带来的化学风险	使用低温解剖台,减少甲醛挥发;进行实验室通风改造,降低室内甲醛浓度;减少甲醛的使用,有条件的更换为环保保存液
实验室本身或相关实验室已发生的事故分析,借鉴过往和其他实验室的案例	根据实际情况分析	根据实际情况改进
实验室常规活动和非常规活动过程中的风险,包括所有进入工作场所的人员和可能涉及的人员的活动	如正常教学时可能遇到的各种液体溅入眼睛、皮肤被刀片割伤等	戴护目镜,准备伤口消毒、包扎材料等
实验室的活动可能会有一定的风险,和这些活动相关的人员都要纳入风险评估的范围	包括教室、技术人员、学生、打扫卫生人员等	根据实际情况改进
设施、设备等相关的风险,实验室的仪器设备的风险需要评估,包括设备本身的风险,和可能造成的风险	电动、冷藏解剖台可能会出现故障,排风设备可能会出现故障	根据实际情况改进
人员相关的风险,如人员的身体状况、能力,可能影响工作的压力等	根据实际情况分析	根据实际情况改进
意外事件、事故带来的风险	根据实际情况分析	根据实际情况改进
被误用和恶意使用的风险	根据实际情况分析	根据实际情况改进

第十节 人体解剖学实验室安全教育与效果

解剖学实验室的安全工作既是实验室建设和管理的重要组成部分，又是一切工作正常开展的基本保障，完善实验室安全管理体系的一个重要方面就是安全教育。可以通过喜闻乐见的方式，开展实验室安全教育，以增强教师和学生的安全意识，营造安全文化氛围[6]。

一、坚持"以人为本，生命至上"的实验室安全与健康管理的基本原则

根据实验室具体情况制定各项规章制度及实施细则，条款具体清楚，具有可执行性。将实验室设计布局、实验室安全设施的设置及使用方法、实验室家具的选择及物品的存放使用、安全标志的设置、实验室管理机构设置及各管理者的职责、实验室安全培训内容及程序、实验室个人防护装置、实验室废弃物的分类收集与处置、实验标准操作规程及紧急处理程序等方面逐一列出，通过规章制度来约束人的行为，从而达到保护人的目的。

二、丰富安全教学的内容

制作生动、直观的实验室安全教育多媒体课件，建立以课堂知识讲授为主、实验操作比赛和安全讲座为辅、安全知识竞赛为补的"三位一体"的实验室安全教育体系。

三、开展网上安全知识学习

网上安全知识学习可利用网络技术，开发符合法规要求和本校实际的实验室安全网上学习和考试系统，制定相应准入制度；系统中建立以安全公共知识为基础、以多学科专业安全知识为主干的实验室安全知识题库；学生可以通过系统，自主安排学习进度并记载学习过程。

四、积极扩充教育渠道

通过开展实验室安全大赛、在校园广播和校报上播放或刊登实验室安全知识专栏、建立实验室安全隐患"全员上报系统"等方式，使实验室安全知识普及、遍及校园的各个角落，从观念、道德、情感和品行等方面影响师生员工，帮助他们树立安全责任感和安全价值观，提高他们的安全素养，加强他们的安全责任心和使命感，使其自觉满足学校对安全健康的要求。

五、定期开展实战演练

可参考火灾现场演练的模式，每年定期开展实战演练，让受训者能够亲身感受危机发生时的情境以及面对危机该如何操作。

六、严格考核和准入

安全教育结束后，需要引入考核机制，督促受训者对培训内容吸收和使用，并设立准入制度，考核不合格者将不能进入实验室。

（高　艳）

参考文献

[1] 教育部中、公厅教育部办公厅关于加强高校教学实验室安全工作的通知（教高厅〔2017〕2号）2017.

[2] 洪芳，张彤，可燕，等．教学实验室安全准入体系的建设与实践［J］．中医药管理杂志，2017，25（17）：30-33.

[3] 尹群生，张卫民，李鹏，等．解剖学实验室安全防护体系的建立探讨［J］．中国临床解剖学杂志，2011，9（4）：222-223.

[4] 饶利兵，谢正兰，向长和，等．人体解剖学尸体库生物安全体系的建立与完善［J］．中国临床解剖学杂志，2009，138-140.

[5] 胡建光，潘爱华．多途径减少甲醛在解剖学实验教学中的危害［J］．中国临床解剖学杂志，2013，31（4），31-31.

[6] 李秀珍，李勤，王征，等．落实实验室安全准入制度保障实验室安全［J］．实验技术与管理，2013，30（3），201-203.

第十五章　医学与医学生物学病理解剖学实验室安全

病理解剖学简称病理学，是医学基础与临床之间一门重要的桥梁学科，是研究病理状态下人体组织结构、细胞功能特征的形态学科。病理解剖学实验室包含常规病理科和病理教学用途的实验室，以及进行病理尸体解剖的实验室。其中，常规病理科和病理教学实验室分别是病理诊断和教学的重要组成部分，是为病理诊断和教学提供人体标本或实验动物的取材及切片的场所；病理尸体解剖实验室是从事疾病状态下的尸体解剖的场所，以下分别采用病理实验室和尸体解剖实验室来代表这两种实验室。

病理解剖学实验室的危害主要包括生物危害和化学危害等，其实际危害程度要大于检验实验室，但其受关注和重视程度却远远不及检验实验室。外界对病理实验室的了解程度不足，病理实验室工作人员的自身生物安全意识和相关培训也有待加强。本章通过对病理实验室的危害因素进行分析，提出防护措施，以提高病理室工作人员的自身防护意识、改善职业环境，以期能最大限度地降低职业危害风险。

第一节　病理解剖学实验室风险

一、病理实验室风险来源

（一）生物性因素

1. 生物性因素来源

（1）新鲜组织（术中冰冻组织，分子病理和科研用新鲜标本）。

（2）各种体液标本（如痰、尿、胸水、腹水、宫颈刮片、纤维支气管镜毛刷等）及细胞学穿刺标本、组织细胞培养标本等。

2. 生物性因素感染途径

（1）操作性感染：各种操作（术中冰冻、细胞学穿刺、组织细胞培养）中新鲜组织或组织液通过锐器损伤造成创面接触污染或溅到眼、鼻、口黏膜导致感染，这其中也包含物理性因素造成的机械损伤。

乙型肝炎病毒、丙型肝炎病毒和人类免疫缺陷病毒（human immunodeficiency virus，HIV）是针头或锐器损伤造成的、危及病理实验室工作人员的最常见的血源性感染源。通过一个污染的针头发生的针刺损伤导致病毒感染的风险是：乙型肝炎病毒 2% ～ 40%，丙型肝炎病毒 2.7% ～ 10%，HIV0.3%。但和乙型肝炎病毒不同，目前还没有针对 HIV 和丙型肝炎的疫苗[1]。

（2）气溶胶的吸入：细胞学制片及组织细胞培养制片过程中烤片、吹片产生的气雾，术中冰冻切片时产生的组织碎屑升腾形成的气雾等都是造成气溶胶吸入的主要原因。如结核分枝杆菌由于感染性强，潜伏期长，大多数实验室获得性结核病是由处理标本引起的，气溶胶也是结核分枝杆菌最重要的传播途径。人感染结核分枝杆菌的可能性决定于每一空气容积传染性微滴核的数量（传染性微粒密度）和易感个体对微粒密度接触的时间，因此病理实验室人员结核病感染机会比一般人群要高[1]。

（3）实验室的二次感染：未及时处理的组织、体液、组织细胞培养标本、器械、针筒等造成的环境污染及对人员的危害，开放的污物垃圾桶等也可能造成环境污染以及对接触人员的二次感染，受这些标本污染的实验台、地面、仪器设备等表面也会产生二次暴露。

（二）化学性因素

1. 毒性试剂

病理实验室工作中常用的试剂，如甲醛、二甲苯，以及免疫组化显色剂等均有一定的毒性。甲醛对上呼吸道、眼睛和皮肤均有强烈刺激性，对神经系统、免疫系统、肝、肾等均可产生毒害作用，美国国家职业安全卫生研究所已将甲醛列为人体疑似致癌物。二甲苯可经呼吸道、皮肤及消化道吸收。短时间内吸入高浓度二甲苯，会出现头晕、头痛、恶心、呕吐、四肢无力、意识模糊等中毒症状。长期接触可导致神经系统功能紊乱、骨髓抑制，引起肝肾功能损害，甚至还易致癌。二氨基联苯胺（3,3-N-diaminobenzidine tertrahydrochloride，DAB）作为免疫组化染色最常用的显色剂，其反应产物也是一种致癌的诱变剂[2-3]。

2. 腐蚀性试剂

病理实验室中常用的过氧乙酸、冰醋酸、乙醚、盐酸、酒精、氨水等化学试剂大都具有腐蚀性和挥发性，工作人员与之长期接触，容易对皮肤、黏膜、神经系统、胃肠道及呼吸道造成一定的不良影响，甚至可能导致组织器官的功能紊乱[4]。

二、尸体解剖实验室风险来源

各种感染源，如病毒、细菌、真菌、寄生虫和朊病毒都能够使暴露于感染源的健康医护人员生病，特别是当身体的防御屏障被破坏或病原体绕过屏障时。职业暴露会使进行尸检的病理医生和技术人员面临被感染的风险。一般来说，感染性物质是通过针或其他锐器意外刺伤或通过之前存在的伤口、溅入黏膜、吸入机体直接进入机体。

（一）防止气溶胶的产生和减少传染性气溶胶的传播

在切颅骨和椎体时，在锯子上放一个塑料罩子或真空骨尘收集器，或两种都用，以便减少骨尘气溶胶的产生。市面上有多种具有高效率特殊空气滤过系统的装置。在锯骨之前湿润骨表面可以减少骨尘的播散。为了减少气溶胶的产生，最好使用螺纹盖口的容器，而不要用弹性扣盖、橡胶塞或软木塞的容器。当打开容器的盖子时，在容器口罩一个塑料袋以收集气溶胶和溅出物。脏器表面应用碘溶液离心式擦拭，并在中央切取样本。

即使在当今时代，病理医生和技术人员在做结核病患者尸检时，通过产生的气溶胶感染结核病的危险性仍然在增加。其他传染病包括狂犬病、鼠疫、军团病、脑膜炎球菌血症、立克次体病、球孢子菌病和炭疽也可能通过尸检时产生的气溶胶感染。因此，对这方面必须高度重视，做好安全防护防止传染性气溶胶的产生。可使用 N95 特殊口罩（在自然状态下可滤过 1 μm 颗粒，过滤率 95%，滤过量 50 L/min）或密闭头罩或穿装有高效空气过滤器（HEPA）的电动空气纯化呼吸器的衣服。可用舀勺或冲洗球收集体腔内液体以防产生气溶胶，不要用连接下沉式水龙头的有软管的吸引器[5]。

（二）传染病患者或疑似传染病患者尸体解剖实验室风险

根据我国自 2005 年 9 月 1 日起施行的《传染病病人或疑似传染病病人尸体解剖查验规定》[6]，对传染病患者或者疑似传染病患者的尸体解剖查验工作应当在卫生行政部门指定的具有传染病患者尸体解剖查验资质的机构内进行。而且，只局限于必须参加的人员（病理医生、尸检助手和巡回助手）来完成解剖工作。从事甲类传染病和采取甲类传染病预防、控制措施的其他传染病，或者疑似传染病患者尸体解剖查验机构的解剖室，应当同时具备对外排空气进行过滤消毒的条件。解剖查验过程中采集的标本，应当在符合生物安全要求的实验室中进行检验。在解剖查验全过程中应当实施标准防护措施，严格遵守有关技术操作规程，采取有效措施防止交叉感染、环境污染和疫病播散。查验机构要做好有关技术人员的健康监护工作。尸体解剖查验工作结束后，病理专业技术人员应当对尸体进行缝合、清理。查验机构应当在所在地疾病预防控制机构的指导下或者按其提出的卫生要求对尸体、解剖现场及周围环境进行严格消毒处理。

（三）尸体解剖实验室去污染消毒

1. 常规去污染消毒

所有仪器和尸检设备均应浸泡在含酶的清洁剂或去污剂至少 10 min 之后再清洗，用消毒剂如 5.25% 次氯酸钠（家用漂白剂：水的比例为 1：10）再浸泡 10 min 去污。比漂白剂更好的选择是使用戊二醛，后者不会破坏铝和钢。尸检区域的地面应用去污剂清洁，用水冲洗，另外还建议使用紫外线对房间表面和空气进行二次去污。所有要洗的衣服均按污染物处理，并按常规方法消毒。任何湿的衣服、毛巾或可重复使用的尸检服均应放于防漏袋子中转运，标注用于生物危害物。

2. 传染病或怀疑传染病尸体解剖的去污染消毒

仪器需要浸泡在含酶的清洁剂或去污剂，然后清洗，并浸于 2% 戊二醛或 1：10 漂白剂至少 10 min。解剖查验后的尸体经卫生处理后，按照规定火化或者深埋。停放传染病或疑似传染病患者尸体的场所、专用运输工具以及使用过的单体冰柜均应当按照规定严格消毒。

3. 朊病毒的消毒方法

朊病毒（prion）是指一种非常罕见的克雅病（CJD），又称亚急性海绵状脑病，是一种由朊病毒感染引起的，以大脑皮质、基底节、小脑和脊髓神经细胞变性脱失和胶质细胞海绵状增生为主的朊病毒病。朊病毒在形态和化学成分上不同于病毒和传统的传染性病原体，是一种不含核酸，具有自我复制能力的感染性蛋白粒子。朊病毒唯一的功能成分是一种正常脑蛋白质的异构体，具有异常的蛋白酶抗性[7]。

虽然 CJD 可以在福尔马林固定后的动物脑内孵育进而传染给实验动物，但在石蜡组织块中因醛类固定后产生交联蛋白从而使石蜡组织块中的朊病毒不具有传播性（醛类固定剂可使组织块中的蛋白质产生交联，因而可防止病毒通过组织块传播）。

基于朊病毒的生物特性，能使核酸失活的物理方法（如煮沸、紫外线照射、电离辐射等）和化学方法（如核酸酶、羟胺、锌离子作用）均对朊病毒无作用，所以只有采用特殊灭菌方法才可将其灭活。宜选用一次性使用诊疗器械、器具和物品，使用后应进行双层密闭封装焚烧处理。使蛋白质变性和水解的处理方法可使之变性，如应用 1 mol/L 氢氧化钠溶液。朊病毒相关的消毒方法具体如下。

（1）被感染朊病毒患者或疑似感染朊病毒患者污染的物品使用后应立即处理，防止干燥；不应使用快速灭菌程序；没有按正确方法消毒灭菌处理的物品应召回重新按规定处理。

（2）按消毒流程（表15-1）进行处理。

（3）不能清洗和只能低温灭菌的，宜按特殊医疗废弃物处理。

（4）使用的清洁剂、消毒剂应每次更换。

（5）每次处理工作结束后，应立即消毒清洗器具，更换个人防护用品，并进行手的清洁与消毒。

4．朊病毒污染的紧急处理

当工作中有朊病毒感染或污染时，一定要避免皮肤破损。解剖者应戴防切割手套，如果皮肤不小心污染了，用 1 mol/L 氢氧化钠[①]溶液擦拭 5 min，然后用大量水冲洗 [5]。

表15-1　可重复使用的被感染朊病毒患者或疑似感染朊病毒患者污染的物品处理流程

患者组织	被污染的物品	方法	消毒步骤一	消毒步骤二
高度危险组织（大脑、硬脑膜、垂体、眼、脊髓等组织）	中、高度危险性物品（方法严格度递增）		1 mol/L NaOH 作用 60 min	清洗、消毒和灭菌 高压灭菌：134℃~138℃ 18 min，或 132℃ 30 min，或 121℃ 60 min
			去除可见污染物，1 mol/L NaOH 作用 60 min，压力蒸汽灭菌 121℃ 30 min	清洗，并按照一般程序灭菌
			1 mol/L NaOH 作用 60 min 去除可见污染物，清水漂洗，下排气压力蒸汽灭菌 121℃ 60 min	清洗，并按照一般程序灭菌
	低度危险物品、一般物体表面	清洁剂清洗		10 000 mg/L 含氯消毒剂或 1 mol/L NaOH 擦拭或浸泡消毒，至少 15 min
	环境表面	清洁剂清洗		10 000 mg/L 含氯消毒剂至少 15 min
低度危险组织（脑脊液、肾、肝、脾、肺、淋巴结、胎盘组织）	中、高度危险组织低度危险物品、一般物体表面、环境表面	传播朊病毒的风险还未明，可参照上述措施处理采取相应常规消毒方法处理		
其他无危险组织	中、高度危险组织低度危险物品、环境表面	清洗并按常规水平消毒和灭菌程序处理采用标准消毒方法处理，如 500~1 000 mg/L 的含氯消毒剂或相当剂量的其他消毒剂处理		

注：NaOH 属于危险化学品，可以预先采购专人专柜保管，需要时临时配制。将 40 g 固体 NaOH 溶于 1 L 蒸馏水，即为 1 mol/L NaOH 溶液。由于它具有强碱性，腐蚀性很强，配制时需要小心，防止喷溅灼伤皮肤。

第二节　病理解剖学实验室设施要求

一、病理实验室设施

实验室合理布局必须要严格区分试验区、污染区、半污染区与清洁区、办公区。可以根据自身需求，以"各区独立，防止污染"为原则，增减各功能区。污染区和试验区必须设置独立的排风及排污系统，以防止实验过程中产生的生物气溶胶对操作者和实验室内环境的危害。分区如下。

1. 污染区

包括标本接收室、取材室、标本储藏室、冰冻切片室、细胞涂片制作室等。安装通风设备利于有害气体的排放，取材室要安装配有标准排风系统的取材台。还应安装紫外线灯等消毒装置，每天定时或即时消毒。进出污染区必须注意个人防护，操作完毕或离开必须规范洗手。

2. 半污染区

包括组织包埋室、制片室、染色封片室、免疫组化室、特染室、诊断室、切片蜡块储存室等。应安装通风设备利于有害气体排放。

3. 清洁区

包括档案室、示教室、办公室、会议室、休息室等。严禁组织标本及体液标本进入清洁区。

二、分子病理实验室设施

分子实验室的污染分为生物污染和核酸污染，生物污染主要是在处理体液样本的区域，而核酸污染主要是在核酸提取、扩增和分析的区域。因此分子病理实验室可以以生物污染的对象划分为生物污染区、生物半污染区和生物洁净区，也可以以核酸污染的对象将实验室划分为核酸污染区、核酸半污染区和核酸洁净区。

为防止核酸气溶胶污染，各功能区需安装独立的通风系统，不得交叉通风、避免交叉污染。通风气流宜采用上送下排方式，送风口和排风口的布置应有利于室内可能被污染空气的排出，在生物安全柜操作面或其他有气溶胶产生的地点上方附近不应设置送风口。有条件的实验室可安装负压装置，功能区内气压（负压）与室外大气压的压差值应 > 30 Pa，与相邻区域的压差（负压）应 > 10 Pa。

实验功能区均需设置缓冲区间，控制空气的流向，缓冲区间门具有互锁功能，不能同时处于开启状态。缓冲区间内设置非手动开关的洗手装置、衣架或衣柜，方便实验人员进出换实验服。

另外，应在样本前处理区和样本制备区内安置紧急冲淋洗眼器装置，便于紧急事故的处理。

三、尸体解剖室设施

1. 布局和要求

设计时的原则是确保解剖室及其设施的预防感染能力、减少污染途径，优化解剖人员工作环境，方便操作。解剖室一般位于地面一层，设工作人员进出解剖室专用大门和通道，使人与尸体不共道。另有专供尸体和运尸人员进出的厅道和面对运输道路的大门。在排水设施上，除一般地下排水设施外，增设地面排水槽，保证大量用水冲洗地面的需要。房间设置上应包括解剖间（如有条件可专设一个小解剖间用于传染病病例）、取材间、更衣间、卫生间、洗澡间、接待室等基本结构。解剖室的面积不应小于 40 m^2；传染病的小解剖间出于消毒防污染的考虑，面积一般不大于 30 m^2[8]。

整个尸检区域及其涉及内容均应被指定为生物危害区域并张贴适当的警告标志。理想的尸检区域应当通风良好，具备负压空气流排气系统，并包含一个单独的低流量隔离室。

2. 照明及洗手池

设日光灯照明和紫外线灯光消毒，日光灯数量及照明量应依据解剖间面积而定，一般应不低 500 ～ 750 照度（lx）。紫外灯的设计亦应根据房间的大小，以每 10 m^2 设 30 W 紫外灯为参数进行计算。解剖间及更衣间均应设置洗手池，配置安放洗手液及消毒液的设备，安装感应式或胳膊碰撞式水龙头开关。

3. 污水排放和处理系统

是否具备污水处理系统，是衡量解剖室是否能够接受传染病尸检能力的一个决定性指标。国家规定，凡是新建、改建、扩建医院时，都必须遵照防治污染条例，让医院污水处理设备与主体工程同时设计、同时施工、同时投产，以控制新污染源的产生。新建解剖室在建设前一般需要通过卫生及环保要求的审查，可参照国家卫生管理部门相关政策。

第三节　病理解剖学实验室仪器设备要求

病理实验室依据从事病理诊断和教学的目的有相应的仪器设备，本节主要介绍尸体解剖实验室的设备要求。

一、解剖床及其器材的选择

鉴于便于消毒和清洁，防腐防锈且结实耐用等因素，目前国内外多数解剖台、柜子、器械车、运尸车等器具均采用不锈钢材质。解剖台式样的选择在满足工作需要的前提下，台面越简单越好。建议选择一体压模成型浅碟面设计，可适合各种解剖需要且一般不会积水，便于清洁和消毒。槽式台面在防止水的外溅上比碟式台面要好，但由于有缝隙，容易藏污纳垢。

二、通风及排气设备

解剖室最好是在大楼建设时统一设计中心通气及换气系统，能够节约大量资金。可以采用管道式中央送风及排气系统，通常为上面送风，下面抽气的方法，将空气或污气经管道排出。条件允许的话建议安装与解剖台配套设计的环形控流换气排水系统，在解剖台上方的房顶设环形送风槽，解剖台脚的四周对应送风处设环形抽气和排水槽，气体与污水分离后，经室内地下流向室外。由于对应性送气及抽气形成很好的隔离作用，可调式对流风量很大，所以换气及排臭气的效果非常好，还能清洁和过滤空气 [8]。

三、尸体解剖个人装备

对于所有的尸体解剖，都需要个人防护设备（personal protective equipment，PPE），包括刷手服、长袍、防水套袖、塑料一次性围裙、帽子、N95 颗粒面罩、护目镜（护目镜或面罩）、鞋套或限于污染区域的鞋子和两副手套。推荐防切割和防刺穿的手部保护（塑料或钢手套）用于高风险的操作，有回顾性研究显示其可以有效减少损伤[9]。

第四节 病理解剖学实验室人员安全

一、规范生物安全防护

（一）病理实验室通用原则

1. 组织固定

组织需要在 10 倍于组织体积的 10% 福尔马林溶液（含 3.7% 的甲醛）中充分固定。除了朊病毒（见第一节）和分枝杆菌外，所有重要的传染性病原体均可被杀死或灭活。含有戊二醛的防腐剂也可以有类似的效果。分枝杆菌可在组织内存活数日，常规的福尔马林固定液或防腐剂难以使其灭活，含有 50% 乙醇的 10% 福尔马林溶液能够杀灭分枝杆菌，包括结核杆菌和其他的非典型性分枝杆菌。在取材前应有足够的时间使固定液充分穿透组织。

2. 个人防护

口罩、帽子、鞋套、手套、防护衣是必备品，有条件者还可以配备防护眼镜、活性炭口罩。

（二）尸体解剖实验室通用原则

为了尽量减少感染的风险，首先应该有充分的保护屏障。尸体解剖实验室安全管理一般遵循以下原则。

1. 完整原则

只要签署了知情同意，最好进行完整的尸检，包括脑和脊髓。因为难以确定哪些病例含有感染源，谨慎的做法是将所有尸检视为潜在的感染源。因此任何尸检的生物安全防护都是国家疾病预防控制中心或世界卫生组织制定的标准（通用）感染控制预防措施的实践内容。

2. 防护原则

所有尸体解剖或新鲜尸检组织必须将其视为可能含有感染源来进行处理（标准预防措施）。

这种基本的防护包括正确的着装、屏障保护、小心使用锋利的器械、组织固定、设备和工作台表面的去污，以及手部清洁。另外，它还要求进一步地正确处理、清理溢出物，对所有损伤立即治疗，以及对通知相关部门，例如，感染控制、环境健康和安全部门。

配备一个相对"清洁的"尸检助手很有帮助，可以帮助记录器官重量、大小和其他观察内容，以及协助拿取任何所需物品。如果要按顺序进行多个尸检，则首先应进行感染风险最大的尸体解剖，以免尸检人员之后疲惫时处理它。所有的程序都是以降低飞溅、溢出物、飞沫或气溶胶风险的方式来进行。所有污染的设备、仪器等均应该被限制到指定区域

（尸检台、仪器台、解剖区和水槽）。记录的文书不得被污染，污染的文书其信息可以通过数据拍照的方式安全转移出去[5]。

（三）传染病的防护

如术中冰冻新鲜组织取材遇有结核病灶（特别是活动期）、梅毒、HIV 以及不明情况的感染性标本时极易造成操作者及环境的污染。冰冻制片过程中的细小气雾也极易播散到空气中。结核杆菌抵抗力强，其在阴暗处可存活数周，有报道显示其在干燥痰液存活可达 6 ~ 8 个月。含结核杆菌的痰液小滴的尘埃 8 ~ 10 h 后仍有传染性。因此在新鲜组织取材时必须做好个人防护，带好口罩、手套、穿防护服，最好在生物安全柜中取材。冰冻切片时箱盖避免打开过大，切片时动作轻柔以避免碎屑气雾飞溅，操作过程中做好必要防护（戴口罩、手套、护目镜等）。切片固定时间相对延长，工作完成后及时清洗和更换固定瓶及固定液。即时或工作完成后必须启动消毒程序，在全部工作结束后还应打开紫外线灯或空气熏蒸器进行空气消毒[10]。

（四）实验室消毒处理空气、器械、台面以及地面

1. 空气消毒

在工作完成后进行紫外线消毒，照射时间不少于 30 min，也可使用循环紫外线空气消毒器进行空气消毒。尤其是对处理过结核样本的实验室消毒，使用辐射强度在 100 μw/cm² 以上的 30 W 紫外线灯，在相对湿度 50% ~ 70% 的条件下，照射 40 min 以上可使空气中结核杆菌杀灭效果达到 99.9% 以上。

2. 台面、器械以及离心机的消毒

台面、器械以及离心机使用后可用戊二醛浸泡擦拭消毒；实验室地面可用 0.1% 过氧乙酸或有效氯喷洒或拖地，拖把应专用，污染区、清洁区不得混用，使用后应浸泡消毒冲洗干净后悬挂晾干。

3. 细胞学制片的消毒

应尽量在生物安全柜中进行，避免用热风吹片或酒精灯烤片而产生气溶胶造成吸入或环境污染，还应每日定时消毒。

4. 金属器材的消毒

如取材器械可用 2% 碱性或中性戊二醛溶液浸泡 2 h，冲洗后再进行干热或压力蒸汽灭菌。

5. 贵重或大型仪器的消毒

如显微镜、离心机、天平、冰箱、温箱等可用 2% 碱性或中性戊二醛溶液擦拭，也可用环氧乙烷消毒。

（五）福尔马林暴露的处理

工作人员必须检测实验室福尔马林的浓度，应使实验室工作人员暴露于安全的浓度范围之内。另外，还应对按 8 h 暴露于福尔马林的时间加权的平均浓度大于或等于 0.1 ppm 的工作人员提供强制性培训，培训中需要涉及福尔马林的操作说明和工作中福尔马林的安全工作实践说明，介绍福尔马林的用途、适当的使用和个人防护设备的局限性，并介绍紧急情况和处理方法[11]。

（六）尸体解剖实验室摄影

无论新鲜还是固定标本，应用盘子转运脏器至拍摄点以保持清洁。但摄影方式的选择还需要参考自身解剖实验室的布局和人员安排来决定，如对于新鲜组织，有时需要原位摄影以更好地展示病变与相应器官之间的关系，如肺动脉栓塞，原位摄影可以避免在房间内挪动新鲜组织而引起的额外危险。固定后的标本更干净，对其摄影更可取，尤其是在已经确定有感染源存在的情况下。在拍摄点需要戴清洁手套拿照相机或由另一个人拍摄。拍摄完毕后，应用消毒剂消毒拍摄点。照相机、镜头和其他拍摄设备应当使用不影响其功能的杀菌物质消毒。非手动的拍摄系统也可减少污染的危险，如固定在拍摄点的脚控式摄影设备。

二、应急处理

当液体溅入眼、口、鼻黏膜时立即冲洗，有条件的可使用洗眼器，清除被污染物，脱去防护衣、手套、口罩等以避免二次污染。如有手部损伤应先脱去手套（避免再次污染），撤离到半污染区，由另一名工作人员对创面进行规范处理。

三、锋利器械的使用

在使用锋利的器械和针头时，尸检人员应该特别小心，尽量减少造成伤害的风险。

1. 针头

应尽可能避免使用针头。常规尸检时发生针刺伤，从操作上完全可以避免，在大多数情况下使用钝针和冲洗球吸出液体。许多针刺事故都是发生在处理针头时，因此针头永远不要再重复使用。使用完毕后，针和其他锐器应当直接进入利器盒，而不应该随意放置在工作区周围。

2. 刀具和剪刀

意外的自我割伤，特别是远端拇指、示指和中指，是病理医生最常见的损伤。这种类型的损伤通常发生在解剖过程中或修剪组织用于包埋时。对于绝大多数尸检程序，使用一把剪刀可以充分替代手术刀，包括取出脏器。建议使用钝头的，而不是尖头的剪刀，它可以适用于几乎所有的尸检组织解剖。当一只手使用尖锐的器械时，另一只手应该使用一个长柄的镊子固定组织，而不要用另一只手直接拿组织。对于高风险的病例，可以使用钢丝手套或其他一些抗解剖刀材料的手套。塑料或 Kevlar（一种合成纤维）制成的防割手套可以在提供保护的同时保持相对灵活性，建议必要时使用。

用刀具或大剪子在去除胸骨的过程中切割肋骨软骨交界处的肋软骨。手术毛巾应放在肋骨边缘的切口上，以防止刮伤。使用长刀对体积大的器官进行切片时，解剖人员应使用厚海绵或纱布，以便用非切割手稳定器官。在尸检结束缝合体壁时，用大齿镊子或有齿钳固定皮瓣，而不是用手[12]。

在尸解过程中有很大概率是在刀片切割中发生更大更深的损伤。有研究显示尸解操作者的非主要操作手或回缩组织是最常发生损伤的。手套被割破可能不被注意。锐器损伤并不仅仅受限于刀片和针头。像碎玻璃、断了的针头和骨片都是可以造成锐器损伤的。一个死去的个体，无论是死于 AIDS，还是近期内感染 HIV，病毒的载量都可能很高。

3. 刺伤后的处理

如在尸检过程中不慎被刺伤，应立即采取保护措施，如清创、对创面进行严格消毒处理。可在伤口边轻轻挤压，尽可能挤出损伤处的血液，然后用 0.5% 聚维酮碘消毒伤口。被

HBV 阳性患者的血液、体液污染的锐器刺伤时，最好在 24 h 内注射乙肝免疫高价球蛋白，同时进行血液乙肝标志物检查。

第五节　病理解剖学实验室化学品安全

一、病理实验室污染物、废弃物的处理

严格按照《固体废物污染环境防治法》《医疗卫生机构医疗废物管理办法》《医疗废物管理条例》和医院的有关规定进行各类废弃物的标识、存放和处理，要有完备的标本接收登记程序和纸质记录，并由专人负责。每日取材后、制片后申请单放入消毒柜内进行臭氧消毒。常见的四种病理实验室污染物、废弃物的处理如下：

- 病理标本性废弃物是指在诊疗过程中产生的人体废弃物和医学实验动物的尸体，还包括病理切片废弃的人体组织和蜡块。应置于黄色垃圾袋中，不能超过袋容积的 3/4，用一次性锁扎紧。其他生物废弃物的操作与处置详见第九章医学与医学生物学实验室废弃物的处置。
- 福尔马林等液体化学废弃物均要使用专门容器储存并标记，最大存放量为该容器的 2/3，由具有相关废液处理资质的单位进行收集并处理。需要特别注意的是化学废弃物不能混合放在同一个容器中。
- 损伤性废弃物是指能刺伤或划伤人的医疗锐器，包括取材切片废弃的一次性刀片、细针穿刺的针头、载玻片等。应存放于损伤性废弃物专用容器内，由学校主管部门收集和处理。
- 感染性废弃物用有标记的专用袋盛装、结扎和标记，由学校进行收集并统一处理。

二、尸体解剖残余物的处理

尸检后用去污剂（如 1：10 家用漂白剂）消毒尸体，然后用水冲洗后放于一次性防漏塑料尸体袋中。所有尸体都应小心处理。如果需要，在尸体袋外放一个警示以警告他人可能有液体漏出。

第六节　病理解剖学实验室安全管理

2009 年国家卫生部依据《中华人民共和国执业医师法》和《医疗机构管理条例》，结合《传染病防治法》《医院感染管理规范》和《医疗废物管理条例》等法律法规，印发了《病理科建设与管理指南》，要求加强病理实验室的建设和管理。可以将病理实验室安全管理分为生物安全管理、设施和环境管理，以及医疗废弃物的管理 3 个方面[13]。

一、病理实验室生物安全管理

- 成立病理实验室生物安全管理小组，由病理科主管医疗的主任或副主任任组长，副主任、技术组主管和医疗秘书等参与。定期举行管理小组会议，讨论实验室生物安全问题。

- 认真贯彻执行《中华人民共和国传染病防治法》《中华人民共和国消毒法》《实验室生物安全通用要求》等法律法规，制定安全操作规程。定期组织生物安全知识的宣传和教育，通过对病理医务人员的培训和考核，增强生物安全防范意识。
- 审查开展的实验项目是否符合本单位生物安全要求，对操作的生物因子进行危险度评估。
- 审查突发事故应急预案，对实验室安全事件进行风险评估，提出处理和改进意见。
- 监督人员管理的实施（准入、培训与健康监护等）。

二、病理解剖学实验室化学品存放和使用要求

1．化学品存放要求

化学品要按无机物、有机物、生物培养剂分类存放。无机物按酸、碱、盐分类存放，盐类按金属活跃性顺序分类存放，生物培养剂按培养菌群不同分类存放。购进试剂需要验收数量、规格、批号及有效期。药品要有分类索引卡片。

药品柜和试剂溶液均应避免阳光直晒及靠近暖气等热源。要求避光的试剂应装于棕色瓶中或用黑纸或黑布包好存于暗柜中。发现试剂瓶上标签掉落或将要模糊时应立即贴好标签。无标签或标签无法辩认的试剂都要当成危险品重新鉴别后小心处理，不可随意丢弃。化学试剂定位放置、用后复位、节约使用，但多余的化学试剂不准倒回原瓶。要注意化学药品的存放期限，一些试剂在存放过程中会逐渐变质，甚至形成危害。

2．危险性化学品的保存要求

病理实验室常见的易燃易爆危险品有乙醇、二甲苯、甲醛等，该类化学品必须有独立的危险品仓库，不能整箱堆放，必须拆箱分类存放于专用的化学品防爆柜中。防爆柜外部醒目张贴危险品标识并配备灭火装置。存储量适量即可，严禁在病理实验室存放大于 20 L 的瓶装易燃液体。易燃易爆药品不要放在冰箱内（防爆冰箱除外）。

病理实验室常见的腐蚀化学品有盐酸、硝酸，对于该类物质应放置于专门的强酸强碱储存柜中，柜外张贴危险品标识。该类化学品必须与碱性物质、易燃易爆物品分开存放，不能混存。

化学危险品的存放与使用应每月定期检查 1～2 次，登记检查内容为：使用封闭性及存放安全状态条件，如室内温度情况；包装容器是否泄漏及清洁卫生情况；通风状况；使用人签字；试剂管理员签字等。

剧毒品的使用要求请参考第八章相关规定执行。

三、病理实验室设施和环境的管理

由于甲醛、二甲苯、乙醇本身的毒性和挥发性，病理实验室要禁止明火。安装科学合理的通风系统能有效降低甲醛等有毒有害气体的浓度；使用全封闭式脱水机可明显减少脱水过程中有害气体的挥发；同时，提倡使用环保试剂，安装甲醛浓度检测仪和空气净化系统。

四、病理实验室医疗废弃物的管理

病理实验室医疗废弃物按照《医疗废物管理条例》和《医疗卫生机构废弃物管理办法》等相关法律、法规妥善处理医疗废弃物，具体参考第九章相关规定。

病理实验室应设置危险物品存储间，对工作人员进行上岗前培训，按照生物防护级别配备必要的安全设备和个人防护用品，并保证工作人员能正确使用。

（贺慧颖）

参考文献

[1] Marty AM. Anatomic laboratory and forensic aspects of biological threat agents [J]. Clin Lab Med. 2006，26（2）：515-540.

[2] 刘喜波，王宁，姚玉英. 病理科工作环境的危害与对策 [J]. 中华病理学杂志，2011，40（2）：143-144.

[3] 章如松，魏雪，何燕，等. 病理医务人员职业危害因素与防护对策 [J]. 临床与实验病理学杂志，2016，32（6）：714-715.

[4] 杨月红，袁静萍，刘杰. 病理科生物安全问题的思考与对策 [J]. 临床与实验病理学杂志，2009，25（5）：554-555.

[5] 吴秉铨、谢志刚. 病理解剖·指南和图谱. 2版. 北京：北京大学医学出版社，2011.

[6] 中华人民共和国卫生部. 传染病病人或疑似传染病病人尸体解剖查验规定（卫生部 [2018] 43号）. 2018.

[7] Ritchie DL，Ironside JW. Neuropathology of human prion diseases [J]. Prog Mol Biol Transl Sci. 2017，150：319-339.

[8] 王慧君，丁彦青. 病理解剖间建设及SARS解剖人员保护 [J]. 中华病理学杂志，2003，32（3）：299-301.

[9] Fritzsche FR，Dietel M，Weichert W，et al. Cut-resistant protective gloves in pathology—effective and cost-effective [J]. Virshows Arch. 2008，452（3）：313-318.

[10] Nielsen GD，Larsen ST，Wolkoff P. Re-evaluation of the WHO（2010）formaldehyde indoor air quality guideline for cancer risk assessment [J]. Arch Toxicol，2017；91（1）：35-61.

[11] Walter E.F，Philip C.U，Richard LD. Autopsy Pathology：A Manual and Atlas [M]. Singapore：Elsevier Health Sciences，2010.

[12] Shkrum MJ，Kent J. An autopsy checklist：a monitor of safety and risk management [J]. Am J Forensic Med Pathol，2016，37（3）：152-157.

[13] 阎红琳，袁静萍，吴昊等. 病理科生物安全管理体系的建立 [J]. 诊断病理学杂志，2017，24（10）：799-801.

第十六章　医学与医学生物学放射性实验室安全

1895 年伦琴发现了 X 射线。1896 年贝克勒尔发现了放射性现象。这两件事拉开了人们对放射性领域的研究。在其后的五十年中出现了一大批科研成果，十多人在此领域获得了诺贝尔奖，其中就有居里夫妇与爱因斯坦等。电离辐射技术在医学领域的发展应用最广、影响最大，已逐步发展成多个学科，如 X 线诊断学、核医学、放射肿瘤学、放射物理学等。电离辐射技术已成为当前医学和生物学实验的一种重要手段，在疾病预防和诊断治疗方面发挥了重要作用。

第一节　基本概念

某种核素的原子核自发发生衰变，释放出一些射线（α 射线、β 射线或 γ 射线）或粒子，而变成另一种核素的性质，叫做放射性。按照其原子核是否能够保持稳定这一尺度，可把核素分为稳定性核素和放射性核素两大类。某种元素的原子核自发地放出某种射线，进而转变成别种元素的原子核的现象，称作放射性衰变。能发生放射性衰变的核素，称为放射性核素（或称放射性同位素）。

1896 年，法国物理学家贝克勒尔在研究铀盐的实验中，首先发现了铀原子核的天然放射性。在已发现的 100 多种元素中，约有 2 600 多种核素。其中稳定性核素仅有 280 多种，属于 81 种元素。放射性核素有 2 300 多种，又可分为天然放射性核素和人工放射性核素两大类。放射性衰变最早是从天然重元素铀的放射性而发现的。

如同上述，那些能够自发释放出上述射线或粒子的物质，叫作放射性物质。一般情况下，该放射性物质主要有放射性核素、由其标记与被包含的化合物等。能够产生预定水平 χ、γ 电子束，中子射线等的电器设备，或内含放射源的装置（高能加速器除外），叫作射线装置。放射性物质与射线装置都可称为放射源，但两者具有本质上的区别。

放射性设备与仪器，连同实验所使用的放射性试剂，可以分为六大类：放射性物质（包括放射性同位素）、辐射设备与射线装置、放射性检测与监测的仪器与设备、放疗性的仪器与设备、放射性防护的仪器与设备、放射性实验的辅助仪器与设备。其中，放射性同位素指不包括作为核燃料、核原料、核材料的其他放射性物质。射线装置主要指 X 线机、加速器及中子发生器。

根据放射源对人体可能的伤害程度，将放射源分为 5 类：①Ⅰ 类放射源属极危险源。没有防护情况下，接触这类源几分钟到 1 h 就可致人死亡。②Ⅱ 类放射源属高危险源。没有防护情况下，接触这类源几小时至几天可以致人死亡。③Ⅲ 类放射源属中危险源。没有防护情况下，接触这类源几小时就可对人造成永久性损伤，接触几天至几周也可致人死亡。④Ⅳ 类放射源属低危险源。基本不会对人造成永久性损伤，但对长时间、近距离接触这些放射源的人可能造成可恢复的临时性损伤。⑤Ⅴ 类放射源属极低危险源。不会对人造成永久性损伤。在我国被盗或失控的放射源多数属于Ⅳ 类放射源或Ⅴ 类放射源。

当前，在医学和生物学与实验室中常遇到的射线主要为 α 射线、β 射线、γ 射线、X 射线、质子线、重离子射线。

第二节　放射性实验室的安全重要性

放射性实验室是利用电离辐射技术开展辐射监测、放射性核素分析及其在相关领域应用研究的实验场所。按照辐射检测与监测的原理及其应用的主要类型，可将放射性实验室分为放射性物理监测和组分分析类实验室（简称为放射物理实验室）、放射性化学监测和组分分析类实验室（简称为放射化学实验室）、生物学与医学类放射性应用实验室（简称为生医放射实验室）、地质与材料类放射性应用实验室（地材放射实验室）、天体与大气类放射性应用与模拟实验室（简称为天体放射实验室）和综合类放射性实验室（简称为综合放射实验室）等。

上述实验室的分类并不十分严谨，可能会有交叉，这样划分主要是突出其差异性，强调它们各自的侧重点。放射性实验室一般具有非封闭性放射性物质、以放射性源为主的封闭性放射性物质、辐射装置（辐射监测仪器等）三类之一的物品。这些放射性物质产生放射线，若与之接触或不当操作，会对人体产生直接影响和危害，也会产生放射性废弃物。严重的还会引起放射性事故，给健康与环境保护带来严重挑战，给国家财产造成损失。因此，从事放射性实验的人员要认真做好对放射性物质和辐射装置的管理，严格操作规程，并对放射性废弃物进行科学处置，确保放射性实验室依法依规、安全运转。

近年来，我国有关部门先后出台了一系列有关放射性实验室管理的法规与标准，规范了放射性实验室的基本操作与流程，建立了放射性实验活动的质量控制体系，制定了实验室内外环境安全管理制度，规范了实验室活动中放射性废弃物收集与处置工作。对从事放射性实验人员的资质与辐射防护等提出了明确要求，旨在确保放射性实验室人员的身心健康与实验安全。2014年12月9日，原国家卫生和计划生育委员会发布《医学与生物学实验室使用非密封放射性物质的放射卫生防护基本要求》，这是我国首次出台有关实验室放射卫生的强制性标准。本标准规定了医学与生物学实验室使用非密封放射性物质时放射卫生防护的一般原则、实验室及其实验操作的安全防护要求、放射防护监测和个人监测规定、放射性废弃物管理、非密封放射性物质的贮存与保管等内容。

第三节　放射性危害与风险

在放射性实验室，使用放射性核素、放射源或射线装置，需要必需的辐射防护措施，也需了解放射性对人体的危害与风险。从放射性射线与粒子的特性来说，α射线的电离能力极大，对人体损伤集中，可致细胞成团死亡，引起发炎或皮肤烧伤，因此，由α射线造成的损伤难以恢复。β射线对人体组织的损伤不很集中，被β射线杀死的细胞旁边还存在许多具有活力的细胞，故人体遭受β射线伤害后，较易借新陈代谢恢复正常。外部照射时，它可被皮层及皮下的一些细胞吸收而引起皮炎。γ射线的穿透力强，危险性最大，即使是体外照射，也容易引起体内各种病症。同γ射线一样，X射线也具有很强的穿透性。因此，大剂量X射线的短期照射或微弱的X射线长时间照射都会对身体造成严重的损伤。对于其他的带电粒子，对人体的损伤更复杂一些，有的甚至可以严重破坏人体正常的生理功能，因此可诱发一系列病变。因此，了解放射性对人体的危害和风险十分必要。

一、放射性对实验人员和公众的危害与风险

放射性实验室内的放射性，与其他环境中的放射性一样，对人体的主要伤害类型及其作用机制相同。辐射对人体的危害主要依靠各类射线对人体照射所引起的各种生物效应。放射性核素发出的射线作用人体的形式主要有两种。

1. 内照射

在实验室内，不管是起因于实验因素还是误操作等而带来的放射性事故，还是其他原因，导致放射性核素经静脉、皮肤、口腔或呼吸道等进入生物体内，对该机体产生辐射，这种辐射形式叫做内照射。对于这种情况，若在医院出于治疗的目的，这种内照射主要用于肿瘤等治疗。在实验室，常利用这种内照射方式作用于实验动物体内，完成某一科研目的，这是许可的实验方法。如果人们的内照射属于被动方式，就应该用药物阻止在体内吸收，并加速将这些放射性核素排出体外，减少不必要的射线损伤。

2. 外照射

放射性物质在生物体之外，对生物体产生了照射，叫做外照射。这种照射方式包括出于诊疗目的的 X 射线、γ 射线等医学检查和治疗，以及放射性工作中接受的外照射或因事故原因等被动接受的外照射。

不管哪种射线，对机体组织作用的最终主要形式为原子激发和电离，可使机体内起重要作用的生物大分子（如 DNA、蛋白质、生物膜中的脂质大分子等）遭到破坏，诱发基因突变和染色体畸变，导致细胞功能损伤。机体照射剂量较大时（1 Gy 以上），可造成细胞大量死亡、组织器官功能失代偿，表现为一系列全身症状。人体在一次或短时间（数日）内分次受到大剂量照射，可引起急性放射病。依据受剂量的大小，可分为以骨髓造血组织损伤为基本病变的骨髓型急性放射病（1 ~ 10 Gy）、以肠胃道损伤为基本病变的肠型急性放射病（10 ~ 50 Gy）和以脑组织损伤为基本病变的脑型急性放射病（50 Gy 以上）。急性放射病是由大剂量急性照射所引起，一般情况下不会发生。只有在发生意外放射性事故或核爆炸时，才可能发生。

人体在较长时间内连续或间断受到超剂量限值的照射，达到一定累积剂量后，可以引起慢性放射病。慢性放射病通常和造血组织损伤相联系。外周血白细胞数量减少是机体在受到照射时最为敏感的反应之一。

人体受过量照射后，也可造成局部器官病变。如大剂量照射可造成眼晶状体浑浊，诱发放射性白内障；可造成男性睾丸或女性卵巢损伤，导致暂时性或永久性不育；皮肤受过量照射，可引起表皮、汗腺、皮脂腺及毛囊萎缩，真皮纤维化，血管扩张，甚至皮肤溃疡等。妊娠中的胚胎和胎儿对射线较为敏感，受照射后可以引起胚胎死亡、胎儿畸形，出生后反应迟钝，智商下降等。

辐射诱发癌症是射线对人体最重要的危害之一。实验研究和人群流行病学调查均已证实，射线可导致人体产生白血病、多发性骨髓瘤、甲状腺癌、乳腺癌、膀胱癌、卵巢癌、肺癌、胃癌和结肠癌等多种癌症。目前的主流观点认为，辐射致癌没有剂量阈值，即较低的剂量照射也可能导致癌症发生。辐射并不能引起一种特殊的"专有的"癌症，只是使人患癌症的可能性在原有本底水平上有所增高。辐射诱发癌症一般有 10 ~ 20 年的潜伏期，其中辐射诱发白血病潜伏期最短，五年之内便可以发生。另外，辐射会导致生殖细胞（精细胞、卵细胞）突变，还可以导致受照射者的后代出现多种遗传性疾病，这称为辐射的遗传

效应。

在放射生物学上，将效应的严重程度与受照剂量关联的辐射效应叫作确定性效应，如急性放射病、慢性放射病、放射性白内障、放射性皮肤损伤等即为确定性效应。通常情况下，此类效应存在剂量阈值。当超过剂量阈值时，效应才会发生，且受照剂量越大，效应的严重程度越大。若效应的发生概率与受照射剂量相关，而严重程度与剂量大小无关的辐射效应叫作随机效应。例如，辐射诱发癌症效应和辐射遗传效应为随机性效应。一般认为这种效应的发生不存在辐射剂量阈值，表现为受照剂量越大，效应的发生概率（而非严重程度）越高。

由上可知，辐射效应的发生与受照剂量密切相关。放射防护的目的就是要通过采取各种有效的放射防护措施，降低受照者所受到的辐射剂量，从而有效地避免确定性效应的发生，并将随机效应的发生率降低到最低程度，有效保护实验人员和公众。

二、放射性事故对实验室的影响和风险

实验室内的放射性事故，特别是放射性污染事故，也可能污染实验器材、实验台面，甚至是污染整个实验室。若少量放射性物质污染了实验室的局部范围，如实验室仪器和实验室平面，可采用去污和表面洗消方式解决；若放射性物质污染了实验室较大范围，并且辐射剂量较大，采用单纯的洗消手段难以解决。若该实验室无法达到国家规定的使用标准，就暂时无法继续使用该实验室。

若发生放射性物质丢失，其不利影响与危害性极其重大。按照突发放射性污染事件可控性、严重程度、影响范围和紧急程度，将突发放射性污染事件分为四级，即特大放射性污染事故（Ⅰ级）、重大放射性污染事故（Ⅱ级）、较大放射性污染事故（Ⅲ级）、一般放射性污染事故（Ⅳ级）[1]。

1．特大放射性污染事故（Ⅰ级）

凡符合下列情形之一者，为特大放射性污染事故。

（1）Ⅰ类、Ⅱ类放射性源丢失、被盗、失控造成大范围严重辐射污染后果。

（2）放射性同位素和射线装置失控导致3人及其以上急性死亡。

（3）因放射性污染使当地经济、社会的正常活动受到严重影响。

（4）对公共环境造成严重危害。

2．重大放射性污染事故（Ⅱ级）

凡符合下列情形之一者，为重大放射性污染事故。

（1）Ⅰ类、Ⅱ类放射性源丢失、被盗、失控。

（2）放射性同位素和射线装置失控导致2人以下（含2人）急性死亡或者导致10人以上（含10人）急性重度放射病、局部器官残疾。

（3）因放射性污染使社会安定受到影响。

（4）对公共环境造成较大危害。

3．较大放射性污染事故（Ⅲ级）

凡符合下列情形之一者，为较大放射性污染事故。

（1）Ⅲ类放射性源丢失、被盗、失控。

（2）放射性同位素和射线装置失控导致9人以下（含9人）急性重度放射病，局部器官残疾。

4. 一般放射性污染事故（Ⅳ级）

凡符合下列情形之一者，为一般放射性污染事故。

（1）Ⅳ类、Ⅴ类放射性源丢失、被盗、失控。

（2）放射性同位素和射线装置失控导致人员受到超过年剂量限值的照射。

第四节　放射性核素毒性及实验室分级

在放射性实验室内，实验人员会根据不同实验目的使用不同的放射性核素与放射源开展实验活动。通常情况下，我们难以做到在一个实验室内只使用一种核素，往往是在一类实验室内使用多种放射性核素或放射源。

一、放射性核素毒性与日等效操作量概念

放射性核素不仅具有放射性活度的问题，还具有放射性毒性的问题。有的放射性核素具有不同毒性，这是我们在实验活动以及在生活中需要认真注意的一大问题。根据放射性核素的毒性不同，核素可分为极毒组、高毒组、中毒组、低毒组。实验人员进入实验室不仅要面对放射性辐射，还会接触有毒性的放射性核素，以及操作与使用时间长短等问题。如何衡量实验人员使用不同放射性核素的操作负担？为此，引入了放射性核素日等效操作量的概念。所谓放射性核素的日等效操作量，就是放射性核素的实际日操作量（Bq）与该核素毒性组别修正因子的积，除以与操作方式有关的修正因子所得的商。放射性核素的毒性组别修正因子及操作方式有关的修正因子分别见表 16-1 和表 16-2。

表16-1　放射性核素毒性组别修正因子

毒性组别	毒性组别修正因子
极毒	10
高毒	1
中毒	0.1
低毒	0.01

表16-2　操作方式与放射源状态修正因子

操作方式	放射源状态			
	表面污染水平较低的固体	液体、溶液、悬浮液	表面有污染的固体	气体、蒸汽、粉末、压力很高的液体、固体
源的贮存	1 000	100	10	1
很简单的操作	100	10	1	0.1
简单的操作	10	1	0.1	0.01
特别危险的操作	1	0.1	0.01	0.001

二、放射性实验室的分级

对放射性实验室的分级，不仅要考核放射性核素的物理特性，还要考虑放射性核素本身的毒性、实验防护，以及实验活动的时间等因素。根据《电离辐射防护与辐射源安全基本标准》（GB18871—2002）和《关于发布放射源分类办法的公告》（国家环境保护总局公告2005 年第 62 号）的规定，按放射性核素日等效最大操作量的大小，将非密封源工作场所分为甲、乙、丙三级，它们所对应的放射性核素日等效最大操作量数值范围如表 16-3 所示。

表16-3　非密封源工作场所的分级

放射性实验室级别	日等效最大操作量 /Bq
甲级	$> 4 \times 10^9$
乙级	$2 \times 10^7 \sim 4 \times 10^9$
丙级	豁免活度值以上至 2×10^7

对于一般的医学放射性实验室与生物学放射性实验室，有些是使用密封的放射源，有些是使用非密封源，一般情况下在实验室内都会兼用这类放射性物质。基于此，对于医学放射性实验室与生物学放射性实验室的分级，就可以参照非密封源工作场所的定义与分类方法，将我国医学与生物学放射性实验室分为甲级放射性实验室、乙级放射性实验室和丙级放射性实验室。此外，还有一种豁免水平的实验室。

1．甲级放射性实验室

甲级放射性实验室需要分区和出入控制，分为控制区（红区、橙区和绿区）与监督区。红区就是实验室内放射性物质所在的区域，操作时外照射很强，空气污染严重；绿区就是实验室内从事隔离操作放射性物质的工作区；橙区就是实验室内工作人员不经常停留的区域，只有在进行去污、检修和取样等工作时才进入。该实验室要求实验室的地板与地面无缝隙、表面平整与清洁、安装排风柜和室内抽风机、设立特殊下水系统。下水道宜短，大水流管道需有标志，以便于维修，并配有清洁和去污设备。此外，要符合现行《放射卫生防护基本标准》的有关规定。

2．乙级放射性实验室

乙级放射性实验室可以在一般建筑物内，但应集中在同一层或同一端与非放射性工作场所分开。乙级放射性实验室分为白区、绿区和红区。乙级实验室的白区和绿区之间应设有卫生出入口，卫生出入口内应设置家庭服衣柜、专用工作服衣柜和淋浴设施，并配有表面污染监测仪器。上述卫生出入口规模应根据进入绿区的总人数决定。淋浴器应按最大班人数 5 ～ 8 人设置一具。

3．丙级放射性实验室

丙级放射性实验室分为白区与绿区。白区和绿区之间应设置换鞋、更衣、洗手和表面污染检测的过渡间。该过渡间的面积应不少于 6 m^2。

第五节　放射性实验室安全管理的原则

一、建立和完善实验室规章制度

实验室的安全有序运行依赖于各种管理制度的建立，更依赖于实验室管理者和使用者对制度的严格遵守与执行，所以应该制定《放射性实验室管理规定》《放射性实验室安全守则》《放射性实验室操作流程》《放射性废物处理办法》《放射性污染防治办法》《放射性仪器设备使用制度》等。这些制度的建立会使实验室管理人员和实验室使用人员在操作上有章可循。

二、加强领导，责任到人

为加强实验室的放射安全和防护工作，单位应成立放射安全领导小组，单位负责人任组长，放射性实验室主任担任副组长，各相关放射性实验室负责人为小组成员，同时实行岗位负责制。逐级签订实验室安全责任书，将实验室每个房间的安全管理落实到人，使责任人明确自己在安全管理上的责任和义务，强化安全责任意识。单位领导和实验室主任可随时进入任何放射性实验室进行检查，对操作不规范者与管理不到位者给予警告。

三、加强实验室安全软硬件建设

- 根据放射性设备与仪器的性能要求，规划好实验室建设和改造。在此基础上安装好实验室的供水、供电、消防与监控等系统，配备消防器材，采取防火、防潮、防热、防尘、防盗等措施[2]。
- 使用放射性同位素的实验室必须申领许可证，领得许可证后方可从事许可登记范围内的放射性工作。各单位必须成立相应的安全管理领导小组，做好安全使用放射性物质与射线装置、放射性检测与检测仪器和设备的宣传和教育工作，使用人必须经过严格培训，持证上岗，使用中严格遵守放射性物质与射线装置的操作和使用规定，做到熟练掌握仪器与设备的使用方法与操作流程，并有很好的放射性防护知识与技能。实验室内的设备与仪器，采用专人负责制。
- 成立放射性实验室安全管理小组，制定仪器与设备安全的管理制度，明确操作流程与实验要求。加强对放射性仪器与设备的检查与工作督导工作，提高它们的使用率，确保仪器与设备的运转与存放等的安全。
- 放射性物质的使用、贮存场所和射线装置的工作场所必须设置防护设施，其入口处必须设置放射性标志、中文警示说明和必要的安全防护、报警装置或者工作信号，射线工作场所要定期进行放射性监测检查。
- 放射性实验室应安装监控系统与良好的门禁系统，对于放射性物质，包括放射性同位素与放射性源等，要建立双人双锁的存放与使用场所管理模式，放射性同位素与放射性源的外借、使用、检查、核实、分装、归还、报废、移交、购置等应有严格的审批与监管程序与制度，确保它们的辐射安全与管理安全。
- 放射性实验室必须指定责任心强、工作认真和具备相当业务能力的专人负责放射性物质（主要是放射源）的使用和管理工作，建立严格的放射性同位素储存保管制度。

《中华人民共和国放射性防治法》规定：①放射性同位素应当单独存放，不得与易燃、易爆、腐蚀品存放在一起；②放射性同位素贮存房间应采用有效的防火、防盗、防射线泄露的安全防护措施，并定期对安全防护措施进行检查和维护；③放射性同位素须有专人管理。因此，我们依据法规，将易构成外照射的放射性物质放入专门的铅砖式保险柜内，将发射 β 射线、能量较低的同位素放入专门地方。所有同位素的存放和使用，要实施双人管理制度，且根据辐射防护要求，要有双套记录。同时建立放射性同位素账目，建立完整的登记和使用制度，记录放射性同位素核素名称、出厂日期、活度、标号、编码、使用人员、使用日期、使用量、归还日期等信息，做到账目清晰，账物相符。

- 在实验工作中，若未得到放射性实验室安全管理小组负责人允许，一般情况下不准乱动仪器与设备。若有外借、维修、向室内外移动、检查损坏、归还等，要有完整的审批手续，同时要进行其质量与性能检查。一般的放射性仪器与设备的维修、拆卸等，要经过主管部门同意批准。即使有主管部门同意批准意见，不具备维修能力人员也不准许拆卸仪器与设备。若开展仪器维修、外借、转移、报废等，要注意精密贵重仪器设备的保护，同时应有仪器相应的处理记录。若外界使用或借用，应遵照严格的仪器与设备审批手续。

- 要防止电压波动和突然停电、停水对一些放射性仪器与设备的破坏。一般情况下仪器与设备在使用过程中要有专人指导，防止各类事故发生，使用人要认真地做好仪器与设备的实验记录，保护好仪器与设备，防止其损坏与遗失。否则，将依据有关的处分办法严肃处理与惩罚责任人。

- 放射性仪器与设备申购人，必须提出书面的采购申请，经放射性实验室安全管理领导小组与单位行政主管负责人签字同意后，报设备采购部门审核。审核通过后，由设备采购部门委派专人按当地省市有关规定订货，其他任何单位和个人不得自行对外采购订货，做好仪器与设备的订购备案工作。对于放射性物质的运输，按省市公安、环保部门现行规定执行，由设备部门指定专人负责提货，然后直接交同位素订购人。订购人在收货时必须认真检查和核对，做好登记，如发现差错，应及时向设备处经办人员报告，以便妥善处理；如发现包装破损、溶液泄漏等情况，应及时启动应急预案；如验收合格，要及时与设备部门经办人员联系办理报销和登记手续。

- 放射性废弃物的处理和贮存应有专人负责，包括贮存放射性物质的空容器，应及时妥善保管，不得随意乱丢，由设备部门联系有关部门统一处理，严防污染环境，危及个人安全。如有违反规定，按情节轻重和造成后果追究当事人的责任，凡玩忽职守或利用放射性同位素进行破坏活动者将按照相关规定严惩。

- 实验室内严禁烟火，严禁外来散杂人员进入，禁止在实验室内从事与放射性实验内容无关的各种事情，确保实验室安全、放射性物质与设备等安全。

- 制定实验室安全各类应急预案及其安全制度，包括实验室安全值班与巡查制度，确保放射性物质与射线装置、放射性仪器与设备的安全，防止安全事故的发生与扩大。

四、实施人员培训制度

为了保护好放射性实验从业人员的安全与健康，长期从事放射工作人员及短期介入放射工作人员在上岗前必须接受辐射防护知识培训和放射性相关法规培训，考试合格并取得放射人员工作人员证后方可进入实验室操作。对于长期从事放射性工作的人员，还需每两年重新培训一次，每次培训时间不少于两天，同时建立培训档案。培训档案要包括每次培训的课程名称、培训时间、考试成绩等资料。

使用放射性实验室的人员专业不一、层次不同，对于非放射专业的、因科研或学习需要偶尔从事放射性实验操作，需经过严格培训，使他们充分了解放射性基础知识，掌握内外照射防护原则，了解自己实验室所使用核素的性质、辐射类型和毒性分组，掌握放射性废弃物处理原则、污染的预防和清除，以及放射性实验操作流程之后，方可进入实验室操作实验。此外，对于高校里的在校学生，只要他们学习过放射性专业知识，可在带教老师指导下且经过实验室安全教育和实验室操作培训之后方可进入实验室工作。严禁学生、偶尔接触放射性物质的非放射工作人员独自在放射性实验室操作，必须得有持有《放射人员工作人员证》的放射工作人员在现场监督、陪同、指导下方可实验。他们的一切行动要遵守实验室的管理规定与放射性的防护要求。

五、加强实验室人员的自身防护工作

要做好对实验室人员的辐射防护工作，要为他们配备专门、必需的工作服，防护铅衣等防护用品，不得将放射性同位素存放在办公室内。此外，要采用有效的辐射防护、防火防盗、防辐射泄漏等安全措施，并指定专人负责保管放射性物质。贮存、领取、使用、归还放射性同位素必须进行登记与检查，做到账物相符。

在实验室内避免使用易划破皮肤的容器和器皿。凡在人体裸露部位（如脸部、手部等）有划伤的工作人员在未愈期间不要开展放射性工作。放射性工作台面应铺设易清除污染的材料。在分管放射性试剂或同位素时，应在专门房间内进行，并设有相应的防护屏蔽，同时配备必要的剂量检测仪器和应急工具。在放射性实验室处理粉末或易挥发的放射性样品时，应该在排风柜或手套箱内中进行。若实验室人员身体受到意外污染时，应立即清洗，并及时送医院检查。

总之，放射性实验室的安全关系到工作人员的安全与健康。我们要本着"预防为主、防治结合、严格管理、安全第一"的方针，杜绝实验室内放射性事故的发生，为科研单位和高校的放射性实验工作创造一个高质量的、安全的工作环境。

第六节　放射性实验室安全管理内容

一、国家关于放射安全防护的法律、法规

与放射性实验室安全防护与管理密切相关的法律、法规及国家标准主要有《中华人民共和国放射性污染防治法》《中华人民共和国职业病防治法》《放射性同位素与射线装置安全和防护条例》《放射性同位素与射线装置安全许可管理办法》《电离辐射防护与管射源安全基本标准》等。

通过上述法律、法规的建立，国家对从事放射性作业以及生产、销售、使用放射性同位素和射线装置的单位和人员，在放射性污染防治、职业病防治，以及安全防护方面实行法制化管理。法律、法规授权环保、公安、卫生行政部门对从事放射性作业的单位与人员，在放射性污染防治、职业病防治，以及安全与防护方面进行监督管理。放射性实验室的安

全运行，必须严格按照上述法律、法规，服从环保、公安、卫生行政部门的监督管理，履行法律、法规所赋予的责任和义务。

二、申请办理辐射安全许可证

按照国务院《放射性同位素与射线装置安全和防护条例》和原国家环保部《放射性同位素和射线装置安全许可管理办法》，使用放射性同位素和射线装置的单位必须依法取得辐射安全许可证，禁止无许可证或者不按许可证规定的种类和范围从事放射性同位素和射线装置的使用活动。使用Ⅰ类放射源和Ⅰ类射线装置辐射工作单位的许可证，由国务院环保主管部门审批颁发；使用Ⅱ类至Ⅴ类放射源和Ⅱ类、Ⅲ类射线装置的辐射工作单位的许可证，由省级政府环保主管部门审批颁发。拟建放射性实验室的单位在申请领取许可证前，应当组织编制和填报环境影响评价文件，并上报环保主管部门审批。

使用放射性同位素和射线装置的实验室要申请领取许可证，应当具备以下条件：

- 使用Ⅰ类、Ⅱ类、Ⅲ类放射源或使用Ⅰ类、Ⅱ类射线装置的单位，应当设立专门的辐射安全和环境保护管理机构，或者至少有一名具有本科以上学历的技术人员专职负责辐射安全与环境保护管理工作；对于使用其他类型放射性物质的单位，应当有一名具有大专以上学历的技术人员专职或者是兼职负责辐射安全与环境保护管理工作。
- 从事此类实验工作的人员必须通过辐射安全与防护专业知识及相关法律、法规的培训和考核。
- 单位应当有满足辐射防护与安全保卫要求的放射源暂存库和设备。
- 使用场所有防止误操作、防止工作人员和公众受到意外照射的安全措施。
- 配备和辐射类型和辐射水平相适应的防护用品和检测仪器。
- 有健全的操作规程、岗位职责、辐射防护和安全保卫制度、设备检修维护制度、放射源同位素使用登记制度、个人培训计划、监测方案等。
- 有完善的辐射事故应急措施。
- 有确保放射性废气、废液、固废达标排放的处理能力或者可行的处理方案。

三、放射性同位素转让、转移活动的审批与备案

两个辐射工作单位之间转让放射性同位素时，每次转让前需上报所在地省级环保主管部门审查批准。分批次转让非密封放射性物质的，转入单位可以每6个月上报所在地省级环保主管部门审查批准。放射性同位素只能在持有许可证的单位之间转让。未经批准不得转让放射性同位素。转入放射性同位素的单位，应当于转让前向所在地省级环保主管部门提交放射性同位素转让审批单，并提供下列材料：

- 转出、转入单位的辐射安全许可证；
- 放射性同位素使用期满后的处理方案；
- 转让双方签订的转让协议；
- 转入、转出放射性同位素的单位应当在转让活动完成之日起二十天内，分别将一份放射性同位素转让审批单送各自所在省级环保主管部门备案。

四、放射源的贮存要求

放射源贮存可以由使用单位统一贮存，也可以由各放射性实验室自行贮存，其要求是如下。

（1）放射源应存放在专用的安全贮存库内。放射源贮存的要求如下：

- 贮存库墙外一米处的剂量率不能超过自然本地水平。
- 库房的建筑必须采取有效的防火、防水、防盗、防丢失、防破坏、防射线泄漏等安全防护措施。
- 库房应坚固完整，门锁齐全（双人双锁管理），窗有铁护栏。
- 库内通风良好，并装监控、报警设备。
- 在库房外的明显处，应贴有放射性标志符号，如图 16-1 所示。

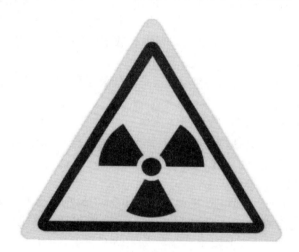

图 16-1　放射性危险标识（核辐射）

- 贮存库不能与易燃、易爆物品库连建在一起。
- 库内不得存放非放射性物质，更不能存放易燃、易爆、剧毒和腐蚀性物质。

（2）对放射源还应根据其潜在危害程度，建立相应的多层防护和安全措施，并对可移动的放射源定期进行盘存，确保其处于指定的位置，并给予可靠的安全保障。

（3）放射源应设专人负责管理，建立台账，详细记载放射源的核素名称、状态、出厂时间和放射性活度、标号、编码、存放日期、存放负责人、来源和去向等。严格执行贮存、领用、归还、消耗登记制度。账目要清，并及时核对，账物必须相符。

（4）装有放射性液体，特别是装有高活度（大约为放射性核素豁免水平的 3 倍以上）液体的玻璃器皿，必须放在金属和塑料容器内贮存，以防止玻璃器皿破碎后造成放射性液体泄漏而污染环境。

（5）被贮存的放射源有可能放出放射性气体或气溶胶时，必须放在封闭的容器内，并将容器保存在排风柜中。

（6）不宜再用或废弃的放射源，经环保、公安部门批准，可交由放射性废弃物治理公司处置，不得擅自处理[3]。

五、辐射防护检测

1．防护监测的目的

防护监测可以保障放射人员和公众及其子孙后代的健康，限制个人受照剂量，便于及早发现事故征兆，及时采取有效措施。对放射工作人员、工作场所和周围环境进行有效的辐射剂量监测，是管理工作当中的一项重要内容。

2．个人剂量监测

个人剂量监测的内容包括外照射和内照射两部分。外照射检测一般是测量个人在一段时间内或一次性操作过程所接受β、γ、X射线或中子射线外照射的剂量，以及对特殊操作或事故处理等进行个人剂量监测。常见的个人剂量计有个人剂量笔、光玻璃剂量计、热释光剂量计、数字式个人报警器等。

在开放型放射性实验室工作的人员，一般都应进行体内放射性核素的剂量检测。可以用体外测量的方法，估算体内放射性核素积存量；也可以用（有些核素只能用）测定工作人员或患者的排泄物（尿、粪）和肺呼出气体当中的放射性核素的含量、活度等方法。

个人剂量监测应遵守以下规定。

（1）外照射个人剂量监测周期一般为30天，最长不超过90天。内照射个人剂量的监测周期按照有关规定执行。

（2）建立并终生保存个人剂量监测档案。

（3）包括实验室工作人员在内的所有电离辐射从业人员年辐射剂量标准为20 msv以下，5年中最高的一年不超过50 msv。

3．工作场所的监测

（1）外照射监测：外照射剂量监测主要是对β、γ、X射线或中子射线的监测。可根据工作特点、性质，采用定期、定点的常规检测，也可以采用不定期、不定点的重点监测，以确定工作场所和周围环境的辐射水平、辐射分布情况是否符合国家标准。

（2）表面污染监测：表面污染监测可判断工作场所有无放射性污染、污染程度、污染范围和污染的核素种类等，以便确保是否需要去除污染，并确定控制污染和消除污染的手段。

（3）工作场所空气污染监测：空气污染最常见于铀、钍矿的开采，放射性同位素的涂描作业、生产加工以及开瓶分装等项工作。在实验室内很少发生空气污染问题，但对操作易挥发性的同位素（如碘、氙、氡）的实验室，也应特别注意对空气污染的监测。

4．设置放射性标志

任何有放射性同位素和射线装置存在的场所，包括放射性实验，都应该设置放射性标志图和警示语句，提醒人们"当心电离辐射"，以免对人员造成不必要的射线伤害。

六、放射源的安全检查

放射源的安全检查，是贯彻放射安全防护法规、督促辐射工作单位落实放射安全防护制度、保障放射源安全的重要手段。

1．安全检查的方式

（1）本单位保卫部门、安全防护管理机构和有关方面负责人进行的自查。

（2）公安部会同环保、卫生部门的联合检查。

（3）公安部门单独进行的重点安防单位的抽查和普查。

2.安全检查的主要内容

（1）辐射工作单位的安全负责人对安全防护工作是否重视，对存在的隐患和问题是否能及时检查、发现与解决。

（2）辐射工作单位对国家相应法规的落实和执行情况，是否有保证国家法规贯彻执行的相应规章制度，以及岗位责任落实情况。

（3）辐射工作单位是否建立健全了安全防护管理机构，是否有工作计划，日常工作情况是否正常，单位领导对安全防护管理机构工作的支持情况。

（4）安全防护设施是否符合安全要求。

（5）放射性同位素的使用、保管是否安全，有无隐患和漏洞之处。

（6）放射工作人员的个人情况、技术水平、教育和培训工作计划及落实情况。

七、放射工作人员的职业健康管理

为保证放射工作人员的健康与安全，放射工作人员的职业健康管理应严格按照《中华人民共和国职业病防治法》和原卫生部《放射工作人员职业健康管理办法》的有关规定，做到以下几点：

- 放射工作人员上岗前，应当进行上岗前的职业健康检查，符合放射工作人员健康标准的，方可参加相应的放射工作。

- 放射工作人员上岗前应当接受放射防护和有关法律法规培训，考核合格方可参加相应的实验工作。

- 放射工作人员上岗前，放射工作单位负责到所在地政府卫生行政部门为其申请办理《放射工作人员证》。

- 放射工作单位应当按照国家有关标准、规范的要求，安排本单位的放射工作人员接受个人剂量监测，按照《放射工作人员个人剂量监测方法》的有关规定建立放射工作人员的个人剂量档案。此档案存放于本单位放射卫生防护部门30年，通常在放射工作人员脱离放射工作后还应保存10年。

- 放射工作单位应当组织上岗后的放射工作人员定期进行职业健康检查，两次检查的时间间隔不应该超过两年，必要时可增加临时性检查。职业健康检查机构发现有可能因放射性因素导致健康危害的，应当通知放射性工作单位，并及时告知放射工作人员本人。

- 放射工作单位应当为放射工作人员建立并终生保存职业健康监护档案，职业健康监护档案应包括以下内容：①职业史、既往病史和职业照射接触史，②历次职业健康检查结果及评价处理意见，③职业性放射性疾病诊疗、医学随访观察等健康资料。

第七节　放射性实验室建筑与设施安全

放射性实验室是一种以实验为职业的放射性工作场所。按照《建设项目职业卫生"三同时"监督管理暂行办法》的规定，建设项目一般分为职业病危害一般、职业病危害较重和职业病危害严重三类。对于放射性实验室，在其设计时要考虑到这类职业病危害性的评价要求，特别要加强实验室选址、内在布局、确保辐射防护安全等措施的论证工作，也要在其运转中做好辐射防护效果的评估工作。认真对待一个基本性前提——放射性实验室的建筑与设施安全。

一、放射性实验室选址与场所要求

1. 放射性实验室建筑选址要求

在选择伴有辐射照射设施的地址时，应考虑该实验室的污染源项、地理环境、生态、水文、地质、气象和周围人口密度分布等因素，要注意空气、水源和居民不受放射性物质的污染。凡被选取的地址均应同时考虑到正常运行和意外事件，并满足从事实验的人群所受的剂量当量不得超过相应极值的规定，公众所受的集体剂量符合可合理达到、尽量低的原则。

（1）第一、第二类开放型放射性实验室大楼不得设于城市市区（经有关行政部门会同放射卫生防护主管部门审查批准的第一、二类单位可除外）。第三类开放型放射性实验室大楼可设在市区。

（2）新建的第一、二类放射性实验室大楼应建在当地常年最小频率的下风向，应避开原有的永久性建筑和人员稠密的地方，使其不在防护监督区内。新建居住区也应设在该区之外。当条件不利于排放时，应扩大防护监测区范围。注意要远离食堂、托儿所、医院等人群密集场所。

（3）产生并向环境排放放射性废弃物的辐射装置，在建设前应对所选地址周围环境影响做出预评价，上报环境保护部门审查批准后方可建设。

（4）选择地势较高的地区，有利于少量放射性气体及气溶胶经烟囱排放至高空稀释、防洪和利用自然坡度进行排水。地下水位较高地区，要注意排水口的标高，避免出现倒灌现象。

（5）距开放性水源，如江、河、湖、水库应有一段距离，以免扩散放射性物质对周围环境的污染。利用绿化进行防护，不仅能美化环境、净化空气和改善气候，还能阻挡风沙。

（6）在放射性实验室大楼选址过程当中，应同时考虑废水处理设施、废弃物临时存储室和废气排放烟囱的位置。

（7）若将放射性实验室大楼设置在地震区，必须有可靠的安全措施。根据具体条件适当考虑远期规划。

2. 实验室场所设置要求

（1）第一类放射性实验室的工作场所应设在单独的建筑物内。第二、第三类放射性实验室的工作场所可设在一般建筑物内，但应集中在下风向同一层或一端，与非放射性工作场所隔开。

（2）放射性实验室要按其所属类别，在污染源的周围划出防护监测区。定期监测放射性物质对周围环境可能污染的范围。在监测过程中，如发现该区的空气、水和农牧产品中的放射性物质超标，应采取有效防护措施。

（3）将放射性实验室的放射性工作区和非放射性工作区严格分开，并在两者之间设立卫生通过区；卫生通过区是工作人员从非放射性工作区进入放射性工作区所必须经过的区域。通过此区可进行更衣、换鞋、洗浴和放射性监测等。

（4）在放射工作区内，应根据操作放射性水平的高低，按照顺序排列：高活性区一般设在平面的末端，且是主风的下风侧。

（5）非排放的流向以及室内人工通风系统的气流方向，均应由低放射性区流向高放射性区。

二、放射性实验室的内在布局

一般采用三区配置法，即按照实验室整体来划分为把放射性活性区和非放射性活性区分开，中间必须设立卫生通过间，以进行更衣、淋浴、检测放射性污染等。如按照工作中有无放射性物质，可将各工作室按非限制区、监督区和控制区配置，在控制区又可以根据放射性物质的活度分为高活性区、中活动区、低活性区和清洁区。

1. 高活性区

高活性区即放射性活度在毫居里水平，须远离其他工作室，房间墙壁有足够厚度，可包括放射源贮存室、核素发生器室、核素分生器室、开瓶分装室、污物处理室；放射源贮存室要有单独出入口，以便运输。

2. 中活动区

中活动区即放射性高于低活性区，包括注射室、扫描室、洗涤室等，室内需要有排风柜或手套箱。

3. 低活性区

低活性区即放射性活度在微居里水平，包括测量室和示踪室。

4. 清洁区

清洁区应位于上风向侧，无放射性物质污染，包括办公室、会议室、图书室、资料室等。

各区域的分布以危险程度较高的区域依次被危险程度较低的区域包围，人员在各区域之间的通行应当按照进入时从危险程度较低的区域到较高的区域，出来时则按反向顺序进行。

对具有放射性的实验动物，在其饲养与实验过程中，均要符合辐射防护的要求，也要符合实验动物的有关规定，同时要根据其放射性核素性质及其活度大小，做好相应的辐射防护工作。这些均要在相应的活性区内完成。

三、放射性实验室的建筑结构

● 要求具备能够承受重量较大的铅板、铅砖和铅屏风以及其他设备。门、窗、内部设计及设备等应尽量简单，墙壁、门、窗屏蔽防护都要符合国家规定的标准。

● 房间面积不宜过大，以 30 m² 为宜，可放置 1～3 个实验台为宜。因为吊顶天棚内设有通风装置，暗装日光灯灯具和管网，房间高度设为 3 m 左右。

● 室内必须安装良好的通风设备，且采用合理地送风和排风的直流流向系统，不能循环使用。活性区室内空气对外部经常保持负压，使空气从低活性区流向高活性区。即空气运动方向为清洁区→卫生通过区→监督区→控制区→净化处理设施→大气稀释排放。排风应从排风柜排出，排风口应安装过滤装置和节流器，选择离心式鼓风马达，安装于房顶的管道口外，操作时的截面风速每秒不低于 1 m，以确保每个房间能够有足够的换气（每小时 6 次左右）。通风管道高度应超过周围 50 米范围内的最高屋脊梁 3 m 以上，并设有废气净化装置，排除废气不应超过管理限值。有两个排风柜时，应同时开关（有一个开关控制）。对于微居里水平的放射性核素分装、称重和研磨应在手套箱内进行（可用有机玻璃做成）。

- 地面可根据条件采用 5 mm 厚的聚氯乙烯塑料、塑料漆、硬橡胶或耐酸金属板覆盖，覆盖物的块与块之间的缝隙要密合，边缘与地面相连接处高出 20 cm 与墙体贴连。地面设有地漏，并有一定的坡度斜向地漏处，便于污水进入地漏。要设有专用下水管道，流入废水处理池后排放。
- 墙体离地面 2 m 以下涂以耐酸、耐碱腐蚀的淡黄色油漆，天花板为白色油漆。墙壁和墙壁、天棚与墙壁、地面与墙壁要设置成弧形，便于冲洗。
- 实验室内所有的垂直管道都安放在管道竖井内，管道竖井的尺寸为 160 cm × 88 cm。水平管道在天花板的吊棚内穿过。
- 高活性操作室所有管道（包括自来水、暖气片等）最好置于墙内暗装。电灯开关装于门外，最好采用感应式自动与弹簧门，应用独立的电源供电。放射性核素实验室应设有小型暗室[2]。

四、放射性实验室主要配套设施

1. 排风柜

（1）放射性核素的开瓶、稀释、分装等过程必须在排风柜内进行。排风柜应保持在负压条件下工作。在排风柜门打开一半时，其开口处的平均风速应在 1 m/s 以上，不应将排风柜设置在门、窗附近，否则气流会中断。

（2）实验室平台：因为要放置铅砖、防护屏等重物，实验台的台面结构要求坚固，在钢筋混凝土之上辅以聚氯乙烯薄膜后，再辅以钢化玻璃。材料应光滑、不易渗透、不易吸附放射性物质，并便于清洗去污。用水洗涤材料表面的放射性污染去污率为聚乙烯 > 玻璃 > 不锈钢 > 水泥。工作台与排风柜的工作面应采用光滑、无缝、耐酸的金属板等制造。实验台的台面宽应为 1.2 m，长应为 2.7 m，高应为 0.85 m。台面上设有的煤气龙头、冷热水、电插座等都应设置在墙内管道壁内或以光滑材料覆盖，避免外露。净水水龙头开关应设置成肘式开关、脚踏开关和感应式自动开关。

2. 手套工作箱

一般进行 α、β 放射性粉末或易吸入的有毒性物质的实验和封装工作，均应在手套工作箱内操作。手套孔的间距为 450 mm。手套工作箱设有进风过滤器和排风过滤器，照明用白炽灯，用普通玻璃做观察窗。工作箱内应设有水、电插座、煤气、压缩空气、冲洗工作箱的液体进入口和污水排水口等。通风机使工作箱内保持 10 ~ 20 mm 水柱的负压。

3. 防护屏障

（1）组合式防护屏蔽：最常用的是被制造成能够相互咬合、各种形状的铅砖。通常摆在排风柜操作口处，与铅玻璃形成操作屏障以便分源、淋洗或组合成一定形状的辐射围屏，包绕辐射源以便防止射线泄漏。

（2）直接操作防护屏蔽：适用于操作水平不高，持续水平较短的 γ 或 β 液体辐射源。这种操作不需要在排风柜和手套箱内进行，故采用这种防护屏可将操作者的身体或主要部位与辐射源隔离。

（3）贮源防护屏蔽：适宜对 β 或 γ 放射源应用前贮存、应用过程中短暂的转移贮存和应用后有污染的废弃物的暂时贮存等。

第八节　放射性废弃物处理要求

在实验过程中产生的含有放射性物质或被放射性物质污染的、放射性比活度或浓度大于审管部门规定的清洁解控水平的、预测不会再利用的、任何物理形态的废弃物被称为放射性废弃物。

对于放射性废弃物有很多的划分方法，可以按照废弃物的物理、化学形态分类，也可以按照放射性水平、放射性废弃物来源、半衰期长短、辐射类型、放射性核素毒性、对放射性核素的处置方法等分类。我国现行放射性废弃物分类方法，主要是参照了 IAEA（International Atomic Energy Agency，国际原子能机构，1954 年 12 月由第 9 届联合国大会通过决议设立并于 1957 年 7 月成立）的主要分类方法。2009 年 IAEA 出版的《放射性废物分类》（IAEA GSG-1）中提出了一套覆盖多种放射性废弃物来源的分类方法。该种分类方法也可以适用于放射性液体和放射性气体废弃物的管理。

当前，我国的放射性废弃物问题已经引起高度关注，按照"减少数量，减小风险"的治理原则，正有效推进我国的放射性废弃物处理工作。加强对核活动中所产生的放射性废弃物处置，并解决核工业原遗留的有关问题，在新时代更具有重要的社会意义，可更好地确保公众生存环境的安全和可持续发展，有利于"生态文明"下核安全与环境安全的实现。

一、实验室内所产生的放射性污染物

- 使用放射性核素的实验过程中所使用的纸（吸水纸、层析纸、滤纸等）、滤膜、手套、塑料吸头、培养板、培养皿、空的同位素瓶、注射器等放射性材料沾污造成的固体废弃物；
- 动物尸体、废弃的组织和器官、动物尿液、血液和其他生物废弃物；
- 使用放射性核素的实验过程中产生的液体（细胞培养液、洗脱液、闪烁液、接触到放射性物质的器械冲洗液体等）；
- 放射性核素在使用后所遗留的包装容器及其残留的放射性物质；
- 从涉及放射性物质的事件或事故中产生的废弃物；
- 其他被认定为实验活动中产生或遗留的放射性废弃物，包括放射性废气和带有放射性的实验样品等。

二、放射性废弃物处置的基本原则

- 保护人体健康：放射性废弃物处置应能确保人体健康且使之处于国家所规定的辐射限值内的剂量水平。
- 保护环境：放射性废弃物处置应能确保环境生态安全，且使之处于国家所规定的辐射限值内的剂量水平。
- 减少影响：放射性废弃物处置时应考虑其是否会超越国界，以及对国内外环境生态和人体健康是否会造成不利影响。
- 保护后代：放射性废弃物处置应保证对后代预期的健康影响，使其不要大于当今人体可接受的辐射水平。放射性废弃物处置不应给后代留下不适宜的负担。
- 符合国家有关的法律与法规：放射性废弃物处置应在适当的国家法律框架下开展工作。

- 放射性废弃物产生和管理要有相关性：放射性废弃物管理必须考虑产生和管理各个环节之间的相互依存与工作衔接等关系。
- 确保设施寿期内的安全与可靠：要确保放射性废弃物处置和管理设施在使用寿期内安全、可靠。

三、放射性废弃物的分类标准（GB 9133—1995）

1. 豁免废物

豁免废物（exemption waste，EW）低于清洁解控水平，且免受辐射防护监管控制的废弃物。

2. 极短寿命废弃物

极短寿命废弃物可在一个长达几年的时间内存放衰变，最终要符合监管机构批准的无须控制的处置、使用或排放要求，而无须监管控制。这类放射性废弃物所含的主要为短半衰期核素。

3. 极低放废弃物

极低放废弃物（very low level radioactive waste，VLLW）高于放射性的清洁解控水平，但并不需要高级别的限制和隔离，可以在近地表填埋场形式的设施中处置，对其进行有限监管控制。这种填埋场形式的设施可能还含有其他有害废弃物。其代表的废弃物包括低活度的土壤和碎石。在极低放废弃物中，长寿命的放射性核素浓度一般非常有限。

4. 低放废弃物

低放废弃物（low level radioactive waste，LLW）为高于放射性的清洁解控水平，但含有一定量长寿命核素的废弃物。这类废弃物需要强行隔离和限制长达几百年的时间，适合于在近地表处置场中处置。这类废弃物涵盖了范围很广的放射性废弃物。低放废弃物可包括较高水平活度浓度的短寿命核素以及较低水平活度浓度的长寿命核素的废弃物。

5. 中放废弃物

中放废弃物（intermediate level radioctive waste，ILW）为含有长寿命核素的废弃物，应该采取比近地表处置要求更高的限定与隔离措施，但是，对于它们在储存和处置期间的散热问题，可以无须采用额外的限控方法。中放废弃物中可能含有长寿命核素，尤其是释放出 α 射线的核素，在常规控制期间，无法衰变到地表可以接受的活度浓度水平。因此，这类废弃物需要深埋处理，大约要埋在几十米到几百米之间，即为中等深度地质处置。

6. 高放废弃物

高放废弃物（high level radioactive waste，HLW）的放射性核素的活度浓度很高，在其衰变过程中产生大量的热或者含有大量长寿命核素，在对其处置设计中应该考虑这些问题，不然，就无法对其做到安全处置。对于它的处置，一定要采用深层地质处置，即将其深埋到地下数百米或更深的稳定地层中。

四、放射性废弃物的处理

放射性废弃物最终变成可以处置形式的过程叫放射性废弃物处理。放射性废弃物处理的目标是减少放射性废弃物随流出物排入环境的数量，同时把废弃物中绝大部分放射性物质集中到体积尽量小的稳定物体中以待处置。

（一）废气的净化

放射性废气的来源可分为两种，分别为通风排气和工艺废气。这些放射性物质常以放射性气溶胶或气态放射性成分的形式存在。废气经过净化后，可通过烟囱排放到大气中。

1. 空气净化

所有操作放射性物质的工作场所，都可能有放射性物质逸出，放射性物质应该进入通风环境中。

（1）放射性气溶胶：其粒径在 $10^{-3} \sim 10^{-2}$ μm 的范围中。在空气净化系统中一般使用预过滤器与高效过滤器组成的净化系统来滤除气溶胶粒子。随着滤材中粉尘的积累，过滤效率逐步下降，阻力也增大。当阻力增大到影响通风系统正常工作时，即需更换过滤器。

（2）放射性气体：对于短寿命的气态放射性核素，可经过一定时间的封闭存放，使其衰变至无害水平。对于寿命不太短的核素，通常用吸附或吸收过程来脱除。

2. 工艺废气

在后处理厂的工艺处理或医学实验中若含有半衰期较长的核素，如 ^{129}I 等，其净化方法主要有溶液吸收法和固体吸附法。由于 ^{129}I 寿命较长，必须将吸收或吸附的碘转化为某种适于做最终处置的固体形式。

（二）放射性废液的处理

放射性废液一般要经过净化浓集与固化包装两步骤处理。

1. 净化浓缩过程

常用的净化浓缩过程有蒸发，离子交换和化学沉淀等。净化浓缩的指标有：

$$净化系数 = 原废液的放射性比活度 / 净化后废液的放射性比活度$$
$$减容比 = 原废液体积 / 浓集物体积$$

（1）蒸发法：在蒸发过程中，大量的水分经气化冷凝得到净化，非挥发性的放射性成分和盐类被留在少量的蒸残液中。净化系数一般为 $10^3 \sim 10^4$，最高可达 10^7。减容比取决于原废液的含盐量。蒸发设备，最简单的是釜式蒸发器。自然循环式或强制循环式蒸发器具有较高的热强度。蒸发过程多采用连续进料、间断排出残液的操作方式。

（2）离子交换法：废液的放射性离子可与离子交换剂上的可交换离子发生交换而被去除，从而达到净化的目的。最常用的离子交换设备是固定床或交换柱。交换剂先用酸液或碱液处理转型。废液以一定的流速流过床层，放射性离子被吸着在交换剂上，出水即得到净化。当出水质量不合格时即须进行再生，用酸液或碱液逆流过床层把留在交换剂上的放射性离子交换下来。这样原废液中的放射性成分就集中在少量再生液中。再生后的交换柱可重复使用。

（3）化学沉淀法：在废液中加入凝聚剂使其生成絮状沉淀，通过沉淀或吸附的机制把放射性核素载带下来，上面的清液即得到净化。常用的凝聚剂有铁盐 + 氢氧化钠、碳酸钠 + 石灰水等。它的净化系数一般只有 10 左右，对 α 核素可能达到 10^2。这种化学沉淀法也叫凝聚法。

2. 固化过程

在净化浓集过程中产生的浓集物，如蒸残液、再生液和淤泥等，都必须转化成稳定的固体形式。为了适应处置的要求，固化产物应具有良好的抗浸出性、化学稳定性、辐照稳定性和机械强度。为了减少运输、处置费用，还要求其体积尽量小，现在低、中放废液的固化方法有水泥固化、沥青固化和塑料固化；高放废液的固化方法，目前比较成熟的是玻璃固化。

（三）放射性固废的处理

固废处理的目标是减容和提高稳定性。

1. 压缩

可燃的和不可燃的固废都可以用压缩方法减容。减容的效果取决于废弃物的形状与使用的压力。减容比一般为 3 ~ 10。所用设备为水力或气力压缩装置。可以直接在处置容器中进行压缩，也可以先压缩，然后把压缩的废弃物转移到处置容器中。

2. 焚烧

可燃的固体废弃物在焚烧后，其中的放射性核素大部分集中在残留的灰分中。焚烧过程的减容比可达到 40 ~ 100。最常用的焚烧炉形式是过量空气焚烧炉。经过焚烧后，炉底的灰必须小心收集，再进行固化处理；其烟气经过净化，除去其中的放射性成分。

第九节　放射性事故应急处理与管控要求

为及时有效应对放射性事故，提高医学应急响应能力，避免和减少放射性事故造成的人员伤害、社会影响和经济损失，最大限度保障放射工作人员和公众的安全，应建立快速反应机制，做到对放射性事故早发现、速报告、快处理。

相关单位应依据《中华人民共和国职业病防治法》《中华人民共和国放射性污染防治法》、《放射性同位素和射线装置安全和防护条例》《卫生部核辐射与放射事故应急预案》与《核应急管理导则——放射源和核辐射技术应用应急准备与响应》等有关法律、法规和规章制度，制定《放射性事故应急处理预案》《放射人员与患者遭受意外射线损伤的医学应急处理程序》和《放射性事故应急处理程序》等制度。

一、应急准备与响应 [5]

1. 辐射应急组织机构与职能

具有放射性实验室的单位应成立相应的辐射应急组织机构，负责组织核与辐射事故的调查处理和应急响应工作。应急组织机构中应明确相关人员职责，以便保证事故发生时能够及时有效处理。

2. 放射性事故应急处理预案

应急预案应涵盖用源单位所有的放射源与射线装置。明确应急内容、应急流程及处理程序等内容。

（1）放射性事故：在辐射加工、工业探伤、核医学应用和放射性实验中，因违规操作、设备故障和进入失控场所会使工作人员或病人受到过量照射而导致辐射损伤乃至死亡；放射源和放射性污染严重的金属物件的误置、丢失、遗弃或被盗，以及在此之后通过废金属回收、熔炼和可加工成金属制品等环节，以毫无戒备和完全失去控制的方式进入社会生活，会造成财物被污染、公众照射，乃至少数公众成员遭受严重辐射损伤。

（2）可能发生的辐射事故：在放射性实验活动中，可能发生的辐射事故，包括放射源、放射性材料、放射性污染严重的物件的丢失或被盗、误置、遗弃；密封源或辐射装置的照射室进入了失控状态；放射源装置和辐射装置故障或误操作引起辐射屏障丧失；密封放射源或者包容放射性物质的设备或容器泄漏；放射性物质从放射源与辐射技术应用设施异常释放等。

（3）实验室工作人员和公众受到辐射的可能途径：如果发生以上事故，使实验室工作人员和公众受到照射的可能途径包括①直接来自放射源或辐射装置的辐射所产生的外照射；②衣服和皮肤上的放射性污染所产生的外照射；③事故释放的气体中载有的放射性物质所产生的外照射，或沉降到地面上和其他表面上形成的沉积物所产生的外照射；④吸入事故释放的气体中载有的放射性物质所产生的内照射；⑤食入被放射性物质污染的食物和水所产生的内照射；⑥被误置、丢失、遗弃或被盗的放射源或放射性污染严重的金属物件进一步通过废金属回收、熔炼和加工成金属制品进入社会生活产生的照射。实际情况表明①和⑥通常是造成严重后果的主要照射途径。

（4）做好安全检查与预防处理规范等工作

- 必须严格遵守国家有关放射防护的法规和规定，贯彻"安全第一，预防为主"的方针；定期做好放射源装置和射线装置的安全检查工作，确保门机联锁装置、紧急开关装置等安全装置，射线报警仪等防护安全装置工作状态良好；确保放射性物质不得遗撒或污染到实验室工作人员身上，并制定相应的预防处置规范等方案，努力将发生放射性事故和辐射事故的可能性降低至最低。

- 建立放射性事故报告制度：一旦发生放射性事故，实验室事故现场负责人应立即向应急响应组织负责人报告。实验室领导和应急响应组织负责人应按照应急计划和程序启动应急响应，指挥控制、缓解事故，按照有关规定向相关部门报告。如有放射性物质污染环境，应及时向环境保护部门报告。如果应急事态特别紧张，事故现场的负责人有义务主动承担起指令启动应急响应和指挥控制缓解事故的责任。

- 发生放射源丢失或被盗、误置、遗弃事故时，所在部门应当迅速根据放射源种类、放射性活度，立即报告应急部门，并保护好现场。积极配合行政部门做好调查、侦破工作，尽快追回丢失的放射源。若放射性物质遗撒在实验室工作人员身上等，应有正确的处置方案。若发生放射性污染事件，应立即向主管实验室的负责人和老师报告，并及时采取相应的去污措施，切忌私自处理与隐瞒不报。在处置放射性除污时必须注意以下几点：

A. 清除污染越早越好。在污染早期，放射性物质与物体表面结合不太牢固，容易除污。手和皮肤污染的清洁可用肥皂、洗涤剂、高锰酸钾、柠檬酸等。不宜用有机溶剂和较浓的酸洗手，这样做反而将会促使污染物进入体内。实验室表面污染之后，要根据表面材料的性质和污染情况，选用适当的清洗方式。一般先用水和去污粉或肥皂刷洗。若污染严重，则考虑用稀盐酸或柠檬酸溶液冲洗，或刮去表面或更换材料。

B. 有次序清污，避免低污染区的污染加重。清洗工作，由低活性污染区开始，然后到高活性污染区。严防将高活性污染区的物质带入到低活性污染轻，加重低活性污染区的污染程度。

C. 去污时严防扩大污染面积，清污尽量局限于污染区。

D．污染物品分类处理，避免低污染物品污染加重。

E．去污后进行表面污染监测，保护实验室工作人员。

● 在放射源意外丧失屏蔽，并且难以恢复到其安全贮存位置的情况下，人员应该立即撤离到该辐射源影响而产生高剂量率的房间或局部区域，应对撤离的房间和局部区域实施出入控制，直到采取了事故缓解措施，使其恢复可以接受的安全状态后，方可解除其出入控制。

● 对于履行控制缓解行动的设施内部应急人员、外来支援人员和急救人员，应提供适当的个人辐射防护用品。

（5）放射性事故等级划分[3,5]：《放射性同位素与射线装置安全和防护条例》第四十条和《卫生部核事故与辐射事故卫生应急预案》第五节规定，根据事故的性质、严重程度、可控性和影响范围等因素，从重到轻分为特别重大辐射事故、重大辐射事故、较大辐射事故和一般辐射事故四个等级。关于四个等级的划分详见本章第三节。

（6）一般原则

● 射线装置机房进入失控，如门机联锁装置失效或射线装置故障以及误操作引起的误照射，根据外照射防护基本措施要求，应该减少照射时间、增加照射距离并立即切断电源或按下紧急开关，同时尽快撤离事故现场，到放射性实验室外安全区域。

● 对于受到或怀疑受到急性辐射损伤人员应迅速送至专门的辐射损伤医疗单位进行诊断或治疗。应向医疗单位提供就诊人员个人剂量监测或估算结果，以及他们受照情况。

● 及时认真地收集与事故有关的物品和资料、仔细分析事故原因、判断事故级别。处理事故措施要考虑社会因素和经济效益，尽可能降低事故的损伤，保护好国家和公众的财产。

● 对单位负责人、放射性实验室工作人员以及参与应急响应的组织成员开展与其在应急中所承担的任务、职责相适应的培训和定期再培训。

● 以模拟辐射事故应急响应的形式开展应急演练，对应急响应中各种具体操作技能进行练习，发现不足后及时改进。

● 以适当方式向有关人员宣传辐射应用、辐射危害和防护、辐射事故应急等方面的知识，提高工作人员对辐射知识的认识，消除对核辐射的恐惧心理。

3．放射性事故应急处理流程

（1）发生放射性事故应首先迅速疏散受照人员、封锁相关区域、保护事故现场。

（2）同时报告辐射事故应急领导小组和负责人。

（3）立即逐级向相关部门报告，再按领导指示采用其他措施。

（4）发现辐射伤病人员时应立即送至专门的辐射损伤医疗单位进行救治。

4．放射性实验室工作人员遭受意外辐射损伤的医学应急处理程序

放射源装置和射线装置故障或误操作引起的误照射、密封源或射线装置机房的进入失控等放射性事故发生，会使实验室工作人员受到意外照射而引起辐射损伤。意外辐射损伤的医学应急处理的主要任务就是对受照射人员进行及时、正确的医学处理，极大限度地减少人员伤亡和远期危害，有效保护放射性实验室工作人员与公众的安全与健康，在发生放射性事故之后，可对受照射人员进行妥善的医学救治处理，可以限制和减少事故造成的后果。

依据《外照射急性放射病诊断标准及处理原则》和《放射性皮肤病诊断标准及处理原则》等国家规定，各级医学应急组织在诊断和治疗辐射损伤时，对放射性事故中受照人员实行分级救治的原则。我国对放射性事故中的受照人员的分级救治实行三级医疗救治体系。

（1）一级医疗救治（也称现场救治或场内救治）[3]：由本单位组织实施，必要时可请求场外支援。主要任务是发现和救出伤员，对伤员进行初步的医学处理，抢救需紧急处理的伤员。

首先将伤员撤离事故现场并进行相应的医学处理，对危重伤员应优先进行紧急处理。初步估算人员受照剂量，进行初步分类处理，必要时应及早使用稳定性碘或抗放药物。

填写伤员登记表。根据初步分类诊断，尽量将各种急性放射病、放射性复合伤，以及一级医疗救治不能处理的非辐射损伤人员送至二级医疗救治单位。必要时将重度以上的急性放射病、放射性复合伤人员直接送至三级医疗救治单位。伤情危重不宜后送者可以继续就地抢救，待伤情稳定后及时后送。对怀疑受到照射人员也应及时护送。

在实施现场救护时，应遵守快速有效、边发现边抢救、先重后轻、对危重伤员先抢救后除污染、保护抢救者的原则。

对一级医疗救治单位的医护人员和管理人员等，需进行技术教育与培训。为保证应急响应的顺利进行，平时应对放射性实验室工作人员等进行普及教育。

（2）二级救治（又称为地区救治或当地救治）：由本单位所在省市应急医疗救治机构实施，主要任务是对中度及中度以下的辐射损伤和放射复合伤伤员，以及中度以上的各种非辐射性损伤伤员进行确定诊断与治疗。对中度以上的辐射损伤伤员和放射性复合伤伤员进行二级分类诊断，并及时将重度和重度以上的辐射损伤、放射性复合伤伤员，以及难以确诊和处理的伤员送至三级医疗救治单位。同时要收治轻中度急性放射病、放射性复合伤和各种非放射损伤伤员。

要详细记录病史、全面系统检查，进一步确定受照剂量和损伤程度，进行二次分类处理。将重度和重度以上急性放射病、放射性复合伤患者送至三级医疗救治机构治疗。对于暂时不宜送诊的人员，可就地观察和治疗。对于伤情难以判断的，可请有关医疗专家会诊或及时送诊。

（3）三级救治（又称专科救治）：由三级医疗救治单位实施。三级医疗救治单位为国家指定的设有辐射损伤治疗专科的综合医院，主要任务是收治重度和重度以上的急性放射病、放射性复合伤人员，进一步明确诊断，并给予良好的专科治疗。必要时要对一、二级医疗救治单位给予支援和指导。

要开展比较全面的放射性污染检查，则需进行血液学检查或进行其他检查。必要时应对伤员进行全面的血液学、血液生化学、细菌学检查，脑血流图、骨骼 X 线片，以及眼晶体和眼底和精液的检查，作为临床预后判断和远期效应对比分析的基础，从而开展确定性诊断和治疗。各类伤员的确定诊断和治疗原则，要按有关标准和建议执行。

二、培训、演练和应急响应能力的保持

1. 培训

放射源和辐射技术应用单位的负责人、工作人员，以及参与应急响应的公安、消防、医疗、环境监测等人员，均应进行与其在应急响应中所承担任务和职责相应的培训和定期

再培训。培训一般包括以下内容。

（1）辐射危害和防护的基本知识。

（2）放射源和辐射技术应用中可能产生的辐射事故及其应急处置措施。

（3）国内外放射源和辐射技术应用中实际发生的典型辐射事故及其应急处置的经验教训。

（4）所涉及的应急计划和程序。

（5）急救和消防基本知识和基本技能。

（6）人员和场所去污的基本知识和操作技能。

（7）有关辐射监测仪表的性能和操作。

2．演练

以模拟辐射事故应急响应的形式进行应急演练，应设计不同场景的假想辐射事故进行演练，还应对应急响应中各种具体操作技能进行练习。应急演练的主要目的和作用有以下几点。

（1）检验应用单位（或法人）以及地方政府有关部门的应急计划或程序的可行性和有效性。

（2）使应急指挥和响应人员熟悉应急响应计划和程序，检验应急组织和应急人员的相应能力与技能。

（3）发现应急计划（或程序）和应急准备的不足之处，以便改进。

应急演练应按照应急计划所规定的频度定期进行，对每一次演练应该认真进行评价和总结。

3．应急响应能力的保持

应随时具备应有的应急响应能力，除了定期进行培训和演练之外，还应做到应急响应的人力、物力和日常工作的"积极兼容"。对用于应急响应的设备、器材和用品经常进行检查和维护；定期修改和更新应急计划和程序；在应急计划和程序中应该包括培训、演练、应急响应能力保持等内容，并应对其规定提出明确的要求。

第十节　放射性安全教育及其要求

随着核技术在工业、农业、医疗等各个领域的广泛应用，涉及核技术应用的单位越来越多，大众对放射性安全问题的关注度也越来越高。这对放射工作人员的法规责任与安全意识提出了新的、更高的要求。为此，加强辐射安全与防护知识培训、提高从业人员放射性安全意识、增强辐射安全与操作技能显得尤为重要。

一、安全培训的主要内容与适用范围

对于从事放射性实验室工作人员的培训内容，一般包括辐射防护基础知识、核技术利用相关法律、法规及标准、辐射安全与防护、辐射安全文化、放射源安全原则、辐射安全监管、辐射事故应急处理、辐射防护与检测设备和仪器、辐射事故案例和经验反馈、放射性实验室建筑要求、实验室安全管理、放射性实验废弃物处置、核与辐射安全防护知识问答等。

适用于一切从事放射性医学实验的工作人员。拟开展该实验的本科生、研究生、进修人员与换岗的工作人员，以及涉及辐射实验工作的管理人员。培训可划分为入岗培训、换岗培训、再培训、应急人员与有资格单位的培训。

- 入岗培训：工作人员在初次进入某放射性操作岗位之前，所必须接受的与该岗位的安全操作要求相适应的辐射安全培训，也可称作职业前培训。
- 换岗培训：辐射工作人员调换工作岗位时，由于岗位不同而必须补充的安全培训。
- 再培训：在入岗培训或换岗培训之后，由于辐射安全出现新的要求，或者由于脱离岗位较长时间而需要的再次培训。
- 应急人员的培训：在应急情况下，参加应急行动的各类非专门从事辐射安全工作的人员。
- 有资格单位的培训：获得上级辐射安全主管部门认可的，有资格负责组织其管辖范围内辐射工作人员的辐射安全培训并发放培训合格证书的单位。在他们具有该资格之前，也要对他们进行培训。

二、基本原则和目的

1．基本原则

（1）培训与考核：放射性安全培训是整个辐射安全实施计划不可缺少的一部分。一切辐射工作单位都必须对有关人员进行必要的辐射培训，并经考核合格后由有资格单位发放相应的培训合格证书。由本人签名，有资格单位盖章。培训合格证书应一式两联，一联由辐射安全部门存档，另一联则交受训者本人。它既作为已通过该次培训的凭证，又表明受训人员开始负有遵守有关安全规定的义务。

（2）准入：各类人员只有在他们取得必要的放射性安全培训合格证书之后，才允许参加相应级别的辐射工作。否则应视情况追究有关人员的相应责任。

2．目的

放射性安全培训的目的至少应包括以下几点。

（1）了解放射性实验工作中的辐射安全问题和潜在危险，并对其树立正确的态度。

（2）了解有关安全法规以及与放射性实验岗位有关的辐射安全规程。

（3）了解与掌握减少受照剂量的原理和方法，以及有关防护器具、衣具的正确使用方法。

（4）促进工作人员提高技术熟练程度，避免一切不必要的照射。

（5）了解与掌握在操作中避免或减少事故的发生或减轻事故后果的原理与方法，懂得有关事故应急的基本对策。

三、安全培训工作的组织实施

1．条件保障

各单位的行政领导必须把辐射安全教育和培训列为职工或学生教育计划的主要内容之一，并保证为培训提供必要师资、专项经费和时间。

2．计划制定

安全培训计划的制定和实施应由有资格单位负责，或会同职工教育部门共同负责，也可由有资格单位委托合格的教育或科研机构进行全部内容培训或部分内容培训。

培训计划应当能适应不同培训重点的要求，以满足不同放射性实验室（放射性物理实验、放射性化学实验、生物类放射性实验室以及混合型实验等）的运行要求。

3．培训机构

在培训中承担教育培训工作的人员必须在该科目方面具有较高的理论水平和较丰富的

实践经验，以便能从理论上和实际应用上对有关问题进行解释。

4．培训档案

单位应该对每个工作人员的安全培训情况建立必要的档案。由培训部门记录各次培训中的课程名称及培训时间、考试或考核成绩等。所有这些记录应当由单位培训部门或行政主管部门保存足够长的时间。至少保存到该受训人员脱离辐射工作十年以后。

四、受训人员的分类及其培训要求

依据工作人员进入辐射区域的频度、停留时间、在工作中所处地位的重要性，以及其他照射情况，可以将受训人员分为下列五类。

1．职业受照人员

职业受照人员指那些在职业性工作中经常有可能受到某种程度照射的人员。这类人员需要更多更系统的安全培训。可根据情况选择其中的必要部分并由此估计出所需的培训时间。对于这类人员的职业前培训以一周左右为宜。

2．偶然受照人员

偶然受照人员指那些并不操作放射性物质或其他辐射源，但因其职责而可能偶然进入辐射区域的工作人员。对于偶然受照人员的安全培训，需要 2～4 h 或者更多，但其内容深度可稍浅一些。

3．领导和技术管理人员

这类人员的培训非常重要。因为他们可能影响到隶属人员的操作和安全。为此，他们应当具有较广泛的辐射安全知识，以满足他们在组织安全生产、预防事故和应急对策方面履行其职责的需要，对于他们的培训，可按对职业受照人员的要求实行。

4．访问人员

这类人员一般不会受到明显的照射。对其中的临时来访人员，只需要在进入某些区域时有专人陪同即可。但对另外一些来访人员，如访问学者、咨询人员、实习学员等，他们访问的时间一般会长一些，对他们应当给予必要的辐射安全培训。

5．应急人员

他们可能是本单位的正式职工，也可能是合同人员或临时从邻近地区来的有关人员。对这类人员应根据他们在应急情况下所担负的责任，使他们受到为履行这些责任所需要的辐射安全培训。这种培训可包括听课、熟悉现场、观看有关录像、联合演习等方法，让他们了解设施内部存在的各种辐射危害因素以及与此相联系的各种可能影响因素及其对策等。

五、职业受照人员的培训要求

1．入岗培训

对初次参加放射性实验工作的职业受照人员的入岗培训（职业前培训）应当给予特别重视。这种培训应包括有关辐射防护和安全法规基础知识及要求，以及紧密结合本单位、本岗位具体情况的有关危害因素分析、安全规定、应急要求等内容。在确定职业受照人员的培训要求时，应考虑下列因素。

（1）实际的和潜在照射种类、性质和严重程度。

（2）工艺和设备操作的复杂程度，可能导致发生事故的潜在因素，事故的性质、危害和损失程度。

（3）其他因素：主要指受训人员将要从事的工作的独立程度和受监督程度。独立工作或不受到经常监督的人员应比那些受到直接和连续监督的人员受到更多的培训。

2. 再培训

对以前受过培训的人员，应视情况进行必要的定期再培训和再考核。

3. 特殊培训

在某些特殊情况下，还需要提供附加的特殊培训。当工作人员需要进入强辐射场工作时，必须严格限制其工作时间。此时，为了能快速而安全地按规定程序操作，就可能需要附加的特殊培训，或需要进行一些模拟和空白操作练习。这种特殊培训对各种职业受照人员都是适用的。

4. 专题培训

除了按需要组织的较系统的培训和特殊情况的附加培训以外，还可以组织一些小型专题培训。

六、辐射安全培训计划和培训方式

1. 培训计划

（1）放射性安全培训计划要有针对性：在拟定培训计划时，应考虑受训人员的工作任务和工作条件、受训人员的类别以及受训人员水平和素质等因素。

（2）培训计划组成：培训计划分为 4 部分。

- 培训目的；
- 培训内容和要求；
- 选用或编写的教材；
- 课时安排和实施、考核要求和办法、效果评价和总结等。

（3）培训教材应能及时反映有关科学技术的发展、经验的积累或者操作规程上的变化。以便不断地提高培训水平和满足再培训的要求。

2. 培训方式

培训可根据需要采用个人学习、集体培训或现场培训等多种方式进行。个人学习是以个人阅读和钻研书面教材、演算习题为主，适于分散进行，自由安排进度和增补学习内容。集体培训包括大组和小组两种形式：大组适于授课，小组则适于讨论和学习。现场培训是指结合岗位现场的工作条件进行的培训。它可以结合实际操作条件重复实践，对于事故预防或应急进行培训，还可以组织适当的模拟事故演习等。

（丁库克　崔　燕）

参考文献

[1] 潘自强. 辐射安全手册 [M]. 北京：科学出版社，2011.

[2] 苏旭，侯长松. 放射防护监测与评价 [M]. 北京：中国原子能出版社，2016.

[3] 谢凯，张丽红. 放射防护学 [M]. 北京：人民卫生出版社，2011.

[4] 郭志敏. 放射性固体废物处理技术 [M]. 北京：原子能出版社，2007.

[5] 潘自强，叶常青，陈竹舟. 核与辐射恐怖事件管理 [M]. 北京：科学出版社，2005.

第十七章　医学与医学生物学教学实验室安全

医学与医学生物学教学实验室是医学相关专业学生完成实验课程与实践训练的场所。主要功能是通过实践教学培养学生的动手能力和分析、解决问题的能力，加深对基础理论及相关应用的理解，同时获得基本实验技能与实践经验。同一般科研实验室相比，教学实验室存在参与学生人数多、人员密度高、流动性强、涉及学科广、课程轨道多、仪器耗材使用量大、废弃物多等特点。这些特点决定了教学实验室在建设和安全管理中，既要符合国家对高校实验室的要求和管理规定，也要依据医学教育的特点不断探索安全管理的经验和管理措施。教学实验室安全管理的核心理念是尽最大可能预防安全事故，特别是防止群体性伤害事件的发生，以维护学校和社会的安全稳定。

本章针对高等医学院校教学实验室的功能、特点及安全现状，对教学实验室可能存在的安全风险进行分析，依据国家及教育部的要求，从实验室安全设施建设、设备与材料及试剂使用与管理、人员要求、安全管理、安全教育等多个方面进行探讨，以期对高校医学与医学生物学教学实验室的安全管理起到指导作用。

第一节　教学实验室概述

实践教学是指高校根据自己的专业培养目标，按照教学大纲要求，组织学生通过基本技能训练、实践能力培养来获取有教学目的感性知识的各种教学形式的统称。实践教学与理论教学是高校教学体系中既相互联系又相互独立的教学环节[1]。与理论教学相比，实践教学在培养实践能力和创新能力人才方面具有理论教学不可替代的作用。

1995 年，国家教育委员会为了贯彻《中国教育改革和发展纲要》的实施意见，制定了《高等学校基础课教学实验室评估办法》和《高等学校基础课教学实验室评估标准表》，对教学实验室的环境与安全做出明确要求，并组织开展基础课教学实验室评估，进一步提升高校教学实验室的建设与管理。2005 年 5 月，教育部正式在全国本科院校开展国家级实验教学示范中心建设和评审工作。2008 年 2 月国家批准成立了高等教育国家级实验教学示范中心联席会，进一步促进了各中心的沟通交流与协同发展，充分发挥实验教学中心的示范与辐射作用。

2016 年，《教育部关于中央部门所属高校深化教育教学改革的指导意见》指出，高校要加强综合实训中心建设，兼顾基础与前沿，统筹各类实验教学资源，构建功能集约、资源共享、开放充分、运作高效的专业类或跨专业类的实验教学平台[2]。高等院校的本科生实验教学逐渐由教研室管理体系转向实验教学中心统一管理的模式，独立建制的实验教学中心将原附属于各学科的实验教学剥离出来，打破了过去每门实验课教学只考虑单一学科建设的弊端，更有利于学科交叉、重组，有利于实验教学体系改革。其人员、设施、设备、消耗性材料与试剂等相关实验资源的管理相对独立，也有利于安全风险的管控[3]。2016 年 12 月教育部办公厅印发《国家级实验教学示范中心管理办法》，对实验教学示范中心管理职责、立项与遴选、运行与管理、考核做出明确规定[4]。

为加强高校教学实验室安全工作、不断提高师生安全意识、增强师生安全防护能力、提升高校校园安全和人才培养整体水平，2017 年 2 月，教育部办公厅下发《关于加强高校教学实验室安全工作的通知》，并公布了《高等学校教学实验室安全工作部分法律、行政法规、部门规章和国家强制性标准目录》[5]，从高校教学实验室增强安全红线意识、健全安全责任体系、完善安全运行机制、推进安全宣传教育、开展安全专项检查、提高安全应急能力、夯实安全工作基础七个方面做出明确要求。2018 年，教育部在《开展高等学校科研实验室安全检查工作的通知》文件中发布了《高等学校实验室安全检查项目表》（附录 17-1）[6]，对于教学实验室的安全管理同样具有重要的指导意义。

第二节　教学实验室安全风险

医学与医学生物学教学实验室（中心），除开放性实验室中有学生开展探索性实验及大学生自主创新项目实验外，用于本科生教学的实践教学内容多为验证性实验、基本操作训练以及临床基本技能训练等。实验内容与操作属于低风险性，因此实验室日常运行的安全风险相对较低。但由于医学类实验室的特殊性与复杂性，加之刚进入实验室的本科生通常缺乏足够的安全经验及实验操作技能，使得教学实验室也同样面临着安全隐患，必须系统分析日常实验教学中存在的风险因素、确定实验室安全管控的维度、列出各维度下实验室安全管控的风险清单、建立实验室安全评价体系（风险评价体系或危险评价体系）、制定降低实验室安全风险的对策、防止事故发生。这对确保实验教学工作顺利进行意义重大。医学教育的特殊性决定了医学与医学生物学教学实验室安全面临多纬度多范畴的风险因素，归纳为如下几个方面。

一、设施设备风险

设施设备风险主要包括教学实验室设计、水、电、气、通风、化学防护、生物防护、辐射防护、安保、消防设施等方面的风险因素，实验设备涉及高低温、正负压、高低速、粉尘、电离及光辐射等风险因素，以及个人防护用品不完备带来的风险等。

从近年高校实验室发生的安全事故看，压力设备相关的爆炸风险应予以重点关注。例如：2009 年 10 月 25 日，北京某大学实验室在为新购置的厌氧培养箱充气调试过程中因压力失控而发生爆炸，导致 5 人受伤；2015 年 4 月 5 日，位于徐州的某大学化工学院实验室在配制甲烷混合气体时引发储气钢瓶爆炸，导致 1 死 4 伤的严重后果；2015 年 12 月 18 日，北京某高校化学实验室在进行催化加氢反应时发生氢气钢瓶爆炸并引发火灾，导致 1 人死亡；2017 年 3 月 27 日，上海某高校化学系的教学实验室在进行高温合成反应时发生反应釜爆炸，导致 1 名本科生手部严重受伤。

二、材料与试剂风险

材料与试剂风险主要包括实验样品涉及临床及动物样本、有害微生物、有毒动植物等风险因素。实验耗材涉及金属与玻璃利器等风险因素，实验试剂涉及有害、有毒、易燃、易爆、易制爆、易制毒等风险因素。

三、实验人员风险

教学实验室人员多，流动性大，人员素质与安全意识存在很大差异，实验管理与操作规范化不到位将导致相当大的偶然性风险。事故致因理论轨迹交叉论认为事故的发生是人的不安全行为（失误）和物的不安全状态（故障）两大因素综合作用的结果；而在构成伤亡事故的人与物两大系列因素中，人的因素占绝对地位[7]。

据统计，80%以上的实验室事故原因是由于实验人员违反操作规程和操作不当所致，其他原因包括实验设施不健全、试剂存储不规范、废弃物处置不当、设备与线路老化或缺陷等。在实验室安全事故中，超过80%的事故与危险化学品引发的燃烧与爆炸有关，其中约20%涉及实验设备的误操作与老化问题。易燃或毒性气体是致人伤亡的主要原因[8-11]。

由此可见，实验操作人员的失误与风险性材料或设备是实验室安全风险的主要来源。上述风险因素在现有实验室管理、新实验室建设立项与实验内容更新过程中均应当予以足够的重视，并建立切实可行的风险评估机制与相应对策。

第三节　教学实验室基础设施安全要求

一、教学实验室（中心）的建设与管理应满足国家有关要求

医学与医学生物学教学实验室的建筑设计与基本设施要求应符合相关的建设标准和规范，同时要满足国家对高校实验室建设的要求。

2000年，国家教育部发布了《高等学校基础课实验教学示范中心建设标准》，对于高等学校基础课实验教学示范中心的环境设施提出了更高的要求[12]：

- 实验室生均占有实际使用面积至少 2.5 m^2。
- 实验室房间高度不低于 2.5 m，地面防滑、耐磨，地面和墙面有特殊需要的要耐腐蚀。
- 房屋无破损、无危漏隐患，需防振的要远离振动源。实验台、柜、桌、椅无破损，且符合规范标准。
- 实验室通风良好。根据实验要求需控温控湿的实验室，温度保持在 16 ～ 26℃，湿度保持在 60% 左右。
- 实验室照明良好，桌面光照应达到 150 lx 以上。水、电、气管道、网络走线布局安全、合理、符合国家规范。噪音一般低于 55 dB（机械设备可低于 70 dB）。
- 中心要根据国家有关部门的规定有防火、防盗、防爆、防破坏的基本设备和措施。高压容器，易燃、易爆、有毒等物品要按国家有关规定合理存放，专人管理。使用放射性同位素和有害射线的教学实验室要有许可证、有三废处理措施、符合环保要求。
- 中心教学环境清洁、整齐、卫生，避免师生在实验过程中的交叉感染。

2018年，教育部在《高等学校实验室安全检查项目表》中对于实验场所与安全设施的管理提出了明确的要求[6]，医学与医学生物学教学实验室的安全管理与设施建设同样应参照执行。

二、教学实验室（中心）的基础设施建设与管理措施

医学与医学生物学教学实验室（中心）的设施建设与管理除了应符合上述要求外，还

应依据本领域教学与教学场所的特殊性，从场所总体布局、各专业特殊要求、基础设施管理等方面统一考虑安全管控的问题，如以下几点。

1．合理布局

实验室的基础设施建设应该从源头抓起，在实验室建设初期及扩建、改造、装修时就考虑安全管控的问题。要考虑因人员密集因素带来的安全风险，实验室要保证学生实验空间宽裕、过道畅通，便于学生和教师组织教学、现场互动、助教巡视及出现事故时及时逃生。根据教育部要求，教学实验人均实验室面积至少为 $2.5\ m^2$，教学实验室面积一般设计为 $80\ m^2$ 以上，大型教学实验室可以建到 $200\ m^2$ 以上，可同时容纳一个班级或一个年级学生每人一组同时段独立开展实验，并实现教学实验室空间的共享、共用和合理利用。实验台间距高于科研实验室 1.2 m 的要求，要设计为 1.5 m 及以上。教学实验室（中心）在空间上要相对独立，与科研实验室在空间上保持一定距离，防止科研安全事故波及教学实验室，因此教学实验室（中心）在条件允许的情况下，要求相对集中。要设置学生专用的疏散通道或逃生梯，在课程开设期间保持畅通。合理规划与教学实验相关的配套用房，如准备室、天平室、库房等，辅助用房需邻近实验教学实验室。合理划分实验室区域，根据国家相关安全标准合理设计实验室内仪器设备布局，划定实验过程中产生的危险废弃物摆放区域并有明确标识。由于大都涉及化学药品和化学处置，教学实验室应有专属的化学操作空间，并与微生物实验、细胞培养、动物实验和放射性实验隔离。

2．通风设施

为避免阻挡视线、确保随时可以观察学生实验安全情况，并满足教学实验室共享的需求，实验室通风设备宜采用全面排风设计，一般排风罩或排风口的风量不低于 $2\ 000\ m^3/h$。在实验室四周靠墙处设置一定数量的排风柜，以供学生实验时配置易挥发试剂。在实验台上方，平均每米设置 1 个万向排风罩，以达到及时排风的需要。

3．水、电管线及实验台

实验室给排水管径不小于规定数值，以确保实验室给排水通畅。在每个房间明显位置，设置该房间上水总闸门；在每条实验台水池柜下方，设有方便检修的水阀；凡有上、下水房间均要求设置防臭地漏、防水层。为防止有机化学试剂的腐蚀现象，教学用化学实验室下水管道一般采用铸铁材质。

合理设计实验室电容量以满足实验室用电需求，并预留适当的备用容量，为将来扩展提供可能。每米实验室边台电量设计不小于 10 A、1 kW，每个排风柜电量设计不小于 15 A、3 kW。设计照明电与动力电电闸分开，确保发生实验室事故时一键断电，有效遏制事故的继续蔓延。对实验室烘箱、冰箱、恒温箱、空调等固定设备，设计专用供电电源，确保不因在实验结束后切断实验室电源时而影响其正常工作。马弗炉、电烤箱、离心机等大功率设备要单独设计电源。每个实验室设置一个变电箱，设计短路、过载、漏电等保护装置。口腔医学烤瓷铸造教学实验室、仿头模教学实验室、临床见习实验室等需配备稳压电源。

实验台设计要求耐酸、耐碱、耐腐蚀、防火、易清洁、不易碰碎玻璃仪器，且要求加工实验台材料对环境无污染。

4．安全性设施、用品

强化安全基础设施的建设来保障实验室安全。具体措施包括建立健全实验室消防设施，设计烟雾报警系统、温感报警器、自动喷水灭火系统、防排烟系统，设置安全出口、疏散通道、安全梯、应急灯、疏散指示灯、防火门，安装消防栓，摆放灭火器等；对关键实验室安装安防设施，设计门禁管理系统、摄像监控系统等；对剧毒品实验实行 24 h 监护，防止危险物品的流失和不正当使用；对开放性实验室采用网络摄像监控系统进行实时动态监控；在实验室配备防护工作服、眼镜、口罩、手套、鞋（靴）等个体防护用品，配备洗眼器、喷淋装置、急救箱等急救设施，配备灭火器、灭火毯、灭火沙袋等消防器材。

5. 专用实验室的建设

专用实验室包括仪器室、天平室、细胞间、洁净间、生物安全实验室、放射性实验室、动物实验室、低温冰箱室、洗刷间、准备室、药品库房、冷库等。例如，在药剂、药理等实验室设计洁净室，有效保证洁净空间不受人员操作和物料传递的影响；对高级别生物安全实验室要注意关键工艺设施设备，如高压灭菌器、污水处理系统、生物安全柜、高效过滤系统等的设计；在放射性实验室，设计专用下水道、衰变池；医学检验专业教学实验室要满足生物安全 II 级实验室（BSL-2）的建设标准。

此外，在做好实验室硬件建设的同时，应加强对实验室水、电、通风及消防和安防设施的维修、维护、保养及检测，以保证其正常运行，有效杜绝实验室的安全隐患[13-15]。

第四节　教学实验室设备安全要求

高校医学与医学生物学教学实验室承担了医学院校的基础实验教学工作，其教学内容与涉及专业的复杂多样，决定了相关教学实验设备的多样化。设备安全管理的核心原则是既要保证使用人员的人身安全，同时要保证设备的财产安全。

一、设备分类

一般而言，高校医学与医学生物学教学实验室设备可以按照其学科特点如下分类：

- 生物相关学科主要涉及生物材料的培养、观察、提取、分离、鉴定、功能评价等相关设备，其中涉及高温 / 高压的常用设备如高压灭菌器、细胞培养箱、厌氧培养箱、水浴摇床、PCR 仪等，涉及低温的设备如冰箱、超低温冰箱、液氮罐等，涉及高低速的设备如离心机、细胞 / 组织破碎机等，涉及辐射的设备如紫外透射反射仪、酶标仪、凝胶成像仪、超净工作台、生物安全柜、紫外杀菌灯等，涉及高压电的如电泳仪、基因导入仪等。
- 化学相关学科主要涉及化学物质的合成、分离、纯化、检验、鉴定、分析等相关设备，涉及高温 / 高压的常用设备如电热套、水浴锅、反应釜、回流提取器、加热搅拌器、旋转蒸发仪、鼓风干燥箱、真空干燥箱、高效液相色谱仪、气相色谱仪、原子吸收光谱仪等，涉及辐射的常用设备如紫外分光光度计、荧光分光光度计等。
- 临床相关学科主要涉及疾病临床诊断与治疗的相关医疗设备与器材，其中生物相关的大部分设备亦在医学检验的相关实验中应用。此外，临床技能实验室还涉及高速切割机、高频电刀、麻醉机、除颤仪、磁共振成像仪、CT 机、X 光机等高风险设备，以及智能模拟人、生化分析仪、模拟病房设备带等贵重设备。

二、设备运行管理要点

据统计，实验室安全事故中大约有 20% 与设备误操作引发的燃烧与爆炸有关，涉及的设备包括气瓶、冰箱、色谱仪、烘干机、高温熔炉、厌氧培养箱、压力容器、反应釜等[8,10]。

　　教学实验室的设备管理与要求同样应参照教育部 2018 年发布的《高等学校实验室安全检查项目表》中对于风险设备的管理要求，并应当重点管控涉及气体与高温高压的相关设备[6]。

　　教学实验设备的安置应该遵循安全与方便使用的原则，通常高值的贵重设备应该单独放置并专人管理，依据功能设立专门的仪器室；低值的常用设备可以按照教学科目安置，方便使用与管理。

　　教学实验设备安置的关注要点可参考如下几点，包括但不限于：

- 实验室负责人应保证实验设备及设施条件满足实验内容所需的化学与生物防护要求，现有条件不能满足的，应升级设备设施，必要时修订实验教学内容。
- 实验室设计之初即应该预估安置的设备与电容量，同时设计足够的墙上和实验台安全插座，减少外接拉线，降低火灾安全隐患。
- 加热与制冷设备应该分开放置，避免将大量加热设备安置于同一房间，液氮罐、钢瓶等设备必须有防倾倒装置。
- 烘箱、电阻炉等加热设备不超期服役（一般为 12 年），不使用接线板供电，周围保留一定的散热空间，边上不能放置易燃易爆化学品、气体钢瓶、冰箱、杂物等。涉及化学品的实验室不使用明火电炉。
- 贮存危险化学品的冰箱为防爆冰箱或经过防爆改造的冰箱，禁止使用无霜型冰箱储存易燃易爆试剂，实验室冰箱中不放置食品。
- 教学实验室应尽量避免使用可燃钢瓶气体，气相色谱等设备可配置气体发生器。
- 培养室如安装固定的紫外线消毒灯必须符合以下要求：紫外线消毒灯的开关须单独设置，并采取防误开措施，与照明灯开关保持一定的距离，不允许将紫外线消毒灯开关与照明灯开关并列排放。紫外线消毒灯开关设置要离地 2 m 以上，并加开关盒盖，在盒盖上要贴上醒目的警告标志，由专人负责开关。

三、设备使用管理要点

　　实验设备使用过程的安全管理核心针对风险设备与贵重精密设备建立安全操作规程并严格执行，将管理责任落实到人，如此方能显著减少由于实验人员操作不当导致的安全风险与安全事故。

　　教学实验室仪器设备使用的安全管理要点可参考如下，包括但不限于：

- 实验室负责人应保证贵重仪器设备、高温高压设备、使用危险性气体的设备，以及其他存在安全隐患的设备建立了安全操作规程。相关使用人员必须经过培训，考核合格后方可上岗。气体钢瓶、高压灭菌器、高压反应釜等压力容器达到特种设备标准的，需取得《特种设备使用登记证》并定期检验；操作人员需取得《特种设备作业人员证》。
- 仪器设备的安全负责人应经常进行安全检查，发现问题或隐患应及时解决或排除；实验室应定期对仪器设备进行维护、校验和标定；设备发生故障要及时维修，并做好维修记录；不具备维修专业知识的人员不得进行仪器设备的维修、拆卸工作。
- 仪器设备负责人应该在实验开始前对所有相关设备进行调试，使其处于运行良好的状态，出现故障而暂时尚未维修的设备应该设立停用警示牌提示。

● 教师应在所有涉及风险设备的实验课程中向学生明示操作风险及相关操作规程，同时进行示范性操作演示。参与教学的助教必须完成相关操作培训方能上岗。

● 学生应当在充分了解仪器设备的操作规程与风险的基础上使用设备，在条件具备的基础上可先通过计算机虚拟仿真软件进行操作培训。首次操作实验设备的学生必须由教师或助教现场指导，操作风险设备必须做好个人防护。

第五节　教学实验室材料与试剂安全要求

一、材料与试剂分类

高校医学与医学生物学教学实验室的材料与试剂安全包括实验样品、耗材、试剂的采集、购置、保存、领取、使用、处理等安全内容，相关要求与管理规范如第七章、第八章所述。

高校医学与医学生物学教学实验室常涉及的风险性材料与试剂可以按照其学科特点分类如下。

1. 生物相关学科主要涉及血液、细胞、组织、菌（毒）株、实验动物、大体标本等相关生物材料，注射器、解剖用利器、一次性塑料器皿及移液吸头等耗材，苯酚、氯仿、溴化乙锭、β-巯基乙醇、多聚甲醛、二甲苯、苯甲基磺酰氟、叠氮钠、丙烯酰胺、焦碳酸二乙酯等有毒有害化学试剂；普鲁卡因、戊巴比妥等麻醉性药品。

2. 化学相关学科主要涉及易燃、易爆、易制毒及有毒、有害化学试剂，常用的有甲醇、乙醇、乙腈、丙酮、氯仿、石油醚、苯、强酸、强碱等，以及注射器、玻璃器皿等耗材。

3. 临床相关学科主要涉及人体血液、组织、排泄物等临床样本，以及手术器具等耗材。此外，生物相关的大部分试剂与耗材亦在医学检验的相关实验中应用。

二、材料与试剂风险防控

不同学科类型的教学实验室各有其风险防控重点。生物相关实验室的防控重点是感染性生物材料与有毒试剂，化学相关实验室的防控重点是危险化学品，临床相关学科的防控重点是临床样本。医学与医学生物学教学实验室的生物与化学材料安全管理要求同样应参照教育部2018年发布的《高等学校实验室安全检查项目表》中的相关内容（详见附录17-1）[6]。临床样本的安全管理可参考国家卫生行业标准《临床实验室生物安全指南》（WS/T 442—2014）和《临床微生物学检验标本的采集和转运》（WS/T 640—2018）。

如前所述，绝大部分实验室事故的发生与危险化学品引起的燃烧、爆炸或中毒有关[8-11]，据统计，高校实验室事故常涉及的易燃易爆危险化学品包括甲烷、氧气、乙炔、氢气、氨气、汽油、乙醇、甲醇、乙醚、石油醚、红磷、黄磷、五氧化二磷、金属钠、金属镁、酸性氧化物、碱性氧化物、硝基苯、叠氮化钠等[10-11]，其中部分试剂在化学相关教学实验室中亦有使用。因此，危险化学品的安全管理与规范使用同样是医学与医学生物学教学实验室安全管理的重点内容。此外，危险生物样品特别是实验动物与病原微生物的安全管理同样不可忽视，曾有科研或教学中使用不合格实验动物而导致群体性细菌或病毒感染的案例。

三、材料与试剂管理要点

教学实验室人员众多的特点决定了其实验内容应该尽量避免高危险化学品与生物样品的使用，并应该严格进行分类管理与规范化操作培训。即使是低危险试剂，在存放与使用量大的情况下也可能导致安全风险大大增加，特别是易燃有机试剂带来的火灾风险。因此，涉及大量易燃试剂的教学实验室应该建立一套高效运转的易燃试剂购置、配制、使用、处理流程，减少易燃试剂在教学实验室的存放量以防控火灾风险。

教学实验室材料与试剂的安全管理要点可参考如下，包括但不限于：

- 实验室负责人应针对教学实验中涉及的风险性材料与试剂组织开展风险评估，制定安全操作规程及风险防控预案，针对各管理环节明确责任人。

- 实验室负责人应保证实验教学在具备相关防护条件的环境中进行，并配备足够的个人防护用品。按照目前我国高校实验教学的实际情况，涉及实验动物与感染性病原体的生物类实验，应尽量在内容设计上符合动物生物安全Ⅰ级实验室（ABSL-1）或生物安全Ⅰ级实验室（BSL-1）的防护要求（详见第四章）。如实验内容涉及卫生部发布的《人间传染的病原微生物名录》第三类危害程度以上的病原微生物如金黄色葡萄球菌、志贺菌、伤寒沙门菌、产气肠杆菌、肺炎链球菌等的培养、观察、鉴定，以及动物感染等操作，则应在生物安全Ⅱ级实验室（BSL-2）或动物生物安全Ⅱ级实验室（ABSL-2）的防护条件下完成。涉及临床样本的微生物检验等实验操作，亦应在生物安全Ⅱ级实验室（BSL-2）条件下完成。现有教学条件不能达到相应生物防护要求的，应尽可能调整实验内容，采用低危险度的生物材料，并至少保证教师实验准备室达到Ⅱ级实验室的生物防护标准。相关生物安全防护的操作规程可参考我国国家标准《实验室生物安全通用要求》（GB 19489—2008）以及世界卫生组织发布的最新版《实验室生物安全手册》。

- 实验室应有专用于存放试剂药品的空间（储藏室、储藏区、储存柜等），应通风、隔热、避光、安全。化学药品、试剂必须分类存放，标签应清晰牢固；试剂不得叠放，配伍禁忌化学品不得混存，实行固/液分开、酸/碱分开、氧化物/还原物分开放置等原则；有机溶剂储存区应远离热源和火源；易泄漏、易挥发的试剂要保证充足的通风。试剂柜中不能有电源插座或接线板。

- 剧毒、易制毒、易制爆、易爆、麻醉药品与精神类药品等购买前必须经学校审批，上报公安机关或相关部门批准或备案后，向具有经营许可资质的单位购买，不得私自从外单位获取管控化学品。上述化学品的存放、保管、领取、使用、处置均应遵循相关安全流程并保留台账记录。

  原则上，教学实验室在内容设计上应该尽量避免使用剧毒化学试剂与国家管控的麻醉、精神类药品，如果必须使用，则应该专柜保存、专人管理，并建立管理台账和使用记录，定期检查库存情况，保证账物相符。剧毒、易爆及第一类易制毒化学品、麻醉药品和第一类精神药品等高危品必须单独存放于符合安全标准的专库或专用保险柜并实施重点监管，严格执行双人收发、双人记账、双人双锁、双人领取和双人使用的"五双"管理制度。

- 具有感染性风险的生物样品、菌（毒）株、实验动物与临床样本等必须通过正规途径从具备资质的单位获得，实验室负责人应当指定专人管理，其存放、保管、领取、使用、处置均应遵循相关安全流程并保留台账记录。

- 教师应在所有涉及风险材料与试剂的实验课程中向学生明示操作风险及防范措施，同时进行示范性操作演示，使实验人员在开展实验前就做好风险防控准备。参与教学的助教必须在完成预试与相关操作培训的基础上方能上岗。
- 学生应当在充分了解风险材料与试剂的操作规程与操作风险的基础上进行实验操作，在条件具备的基础上可先通过计算机虚拟仿真软件进行相关安全防护培训与模拟操作。高风险性操作必须由教师现场指导，并做好个人防护。
- 教师、助教与实验准备人员应承担材料与试剂使用过程中的管理责任，在实验前后对高风险性材料试剂进行清点回收，避免出现失窃与意外泄漏的情况。
- 实验室产生的各种有害废弃物必须按规定分类收集、标注、转运、处置，不得随意丢弃或私自处置。

第六节　教学实验室人员安全要求

高校教学实验室的工作人员通常包括管理人员、教师、助教、学生、工程技术人员、实验技术人员等，他们是实验室安全管理的主体，也是实验室风险防控的关键因素。实验室人员管理的核心要素是达成安全责任、安全意识与安全行为的"知行合一"。

教学实验室首先应该明确各类人员的安全职责，与医学与医学生物学实验教学相关的安全职责分配要点可参考如下，包括但不限于：

- 教学实验室（中心）的行政负责人为第一安全责任人，应当承担实验室的领导责任和管理责任，负责组织完成实验室的建章立制、风险评估、固定人员教育、防护设施完善与升级等。实验室负责人应该全面了解实验室运行的总体状况，预估潜在的化学、生物、辐射、水火、失窃、泄漏等安全风险，并承担起组织协调全体人员将安全规程落到实处的职责。
- 各学科教学实验室的使用者是直接安全责任人（通常为实验课程的负责人），负责本实验室实验项目的风险评估、安全操作规程与风险防控预案的制定、助教与学生的安全教育等。
- 实验课任课教师的主要职责是保障实验项目安全有序进行，并能在出现安全状况时按照标准程序处置。教师在实验开始前应向学生明示相关的安全操作规程，在进行风险操作时亲身示范与直接指导，实时监控设备的安全运行状况与风险性材料的使用情况，监督管理风险材料的使用、回收、处置过程。
- 实验课助教应该在熟悉实验项目安全操作规程的前提下完成预试训练，做到能够熟练操作示范，并在学生操作时起到监督与提示的作用，配合教师完成教学过程与后续管理。
- 实验室工程技术人员与实验技术人员通常是实验设备与实验材料的直接管理人，应该保证相关的设备材料在实验开始前处于良好待用状态，并在实验结束后协助指导助教做好设备检查与风险材料的回收、处置工作。
- 学生在进入实验室前应该经过基本的实验室安全培训，具备生物防护与化学防护的相关知识并事先预习实验内容，遵守实验室安全规定；开展实验前应清楚了解实验操作中可能出现的风险与防护措施；实验中严格遵守操作规程，做好个人防护，在出现意外状况时及时向教师汇报处置。

高校教学实验室中直接或间接参与实验教学的人员可能面临较高安全风险，也是最容易受到安全事故伤害的群体，因此加强实验人员的安全意识与安全常识教育、加强风险实验的安全防护显得至关重要。高校医学与医学生物学教学实验室的人员防护要求如第十二章至第十七章所述。涉及特殊设备与危险材料试剂的操作人员要求与防护措施同样应参照教育部 2018 年发布的《高等学校实验室安全检查项目表》中的相关管理要求[6]。

如前所述，80% 以上的实验室事故是由于实验人员违反操作规程和操作不当所致[8]，而这与实验操作和管理人员普遍存在的侥幸心理、自负心理与从众心理等心理诱因密切相关。因此，有效强化实验室人员的安全意识与责任意识教育，实现实验人员的自我约束与行为的规范化是保障人员与公共财产安全的关键要素。

此外，在教学实验室中安装监控设施也是及时发现安全风险及管控人员行为的重要措施。

第七节　教学实验室安全管理

高校实验室近年来出现的一系列恶性安全事故引起了国家和社会的高度关注。从风险上来说，进入教学实验室的学生通常对即将开展的实验缺少实践经验，对其中可能存在的风险估计不足，而人员众多的特点也使误操作出现的概率大大增加。此外，随着国家对于基础实验教学的持续投入，更多的贵重精密设备进入教学实验室，在改善实验教学条件的同时也带来了新的安全风险，这意味着即使在常规的基础实验教学中也绝不可以掉以轻心。

一、完善安全管理体制

高校是教学实验室安全责任的主体，要在学校统一领导下，构建由学校、二级单位、教学实验室组成的三级联动的教学实验室安全管理责任体系。高校应根据"谁使用，谁负责；谁主管，谁负责"的原则，逐级分层落实责任制。

二、建立健全安全管理机制

教学实验室安全管理的核心是建章立制与责任到人，实验室应参照教育部发布的《高校教学实验室安全工作检查要点》（2019 版，附录 17-2）[16]建立完整的安全管理体系与切实可行的长效机制，教学实验室安全管理制度及实验安全操作规范包括：① 实验室管理制度；② 实验室安全操作规程；③ 岗位安全责任制（各级签订安全责任书）；④ 实验室安全培训及安全告知制度；⑤ 实验室安全检查制度；⑥ 劳动保护 / 安全防护用品配备制度；⑦ 实验室应急管理制度；⑧ 实验室设备安全管理制度；⑨ 实验室特种设备专项管理制度；⑩ 实验室关键岗位持证上岗制度；⑪ 实验室安全例会制度；⑫ 实验室安全经费投入制度；⑬ 实验室危险化学品安全管理制度；⑭ 实验室废弃物安全管理制度；⑮ 实验室安全奖惩制度；⑯ 实验室安全档案及台账管理制度；⑰ 实验室涉及使用新材料、新设备、新工艺、新仪器必须进行安全培训的规定；⑱ 消防、应急设施管理制度；⑲ 生物、辐射安全管理制度；⑳ 事故处理和责任追究制度。建立安全制度，还要在心理上强化安全意识，让实验室中的所有人员切实意识到规范操作与风险防控的重要性，自觉将安全意识与安全行为融入日常的实验室工作中。教学实验室（中心）要在学校的统一领导下，建立起危险性实验风险评估与实验室准入机制，不断完善教学实验室全生命周期安全运行机制，实现对教学实验室安全的全过程、全要素、全方位的管理和控制。

三、创新安全监管方式方法

建立定期检查、定期评估制度，及时排查安全隐患，依法依规建立教学实验室安全事故隐患排查、登记、报告、整改等制度，实行闭环管理，确保整改责任、资金、措施、时限和预案"五落实"。要创新安全监管方式方法，着力构建安全风险分级管控和隐患排查双重预防机制。要建立学校教学实验室安全工作年度报告制度。要加强安全队伍建设，不断提高人员素质和能力。要不断提高教学实验室安全工作的信息化水平，建设全校统一的教学实验室安全管理信息化系统，及时登记、记录全流向、闭环化的危险源信息数据，实现安全信息汇总、分析、发布、监督、追踪等综合有效管理，促进信息技术与安全工作的深度融合。

第八节　教学实验室安全教育

教学实验室除了培训学生专业技能以外，更重要的是培养适用社会发展所需、科研创新所需、安全文化素养过硬的有用人才。实验室安全教育在教学实验室中显得尤其重要。实验室安全教育主要包括安全思想教育、安全法制教育、安全责任教育，以及相关安全操作技术培训。通过安全教育，使得实验室相关学习、工作、管理人员能在实验过程中清楚不安全因素及相应预防措施，一旦发生事故，能迅速、冷静地处理，最大程度降低安全损失。

高校教学实验室的人员通常包括教师、研究生助教、学生、工程技术人员、实验技术人员、管理人员等，按照"全员、全程、全面"的要求，医学与医学生物学教学实验室要依据实验室人员分类、本学科教学实验室的特点，建立安全教育制度体系，包括准入教育制度、持续教育制度、惩罚性教育制度等，树立"以人为本、安全第一、预防为主"的安全观念，并促进医学与医学生物学教学实验室安全文化的建设，使医学相关专业学生在教学实验室中通过学习掌握实验规范操作技能，逐渐树立正确的、明晰的安全价值观和安全伦理道德，形成较好的安全防范意识，养成良好的安全行为习惯，这样不仅个人会受益终身，更有益于毕业后为提高全社会的安全文化水平做出贡献。通过加强实验室安全文化建设，提高实验室学习、工作人员的安全文化素养，来规范他们的实验态度和行为操作，营造积极、健康、有序的实验室安全文化氛围；同时能提高实验室技术人员、管理人员的服务意识和管理水平，形成有利于重视和加强安全实验的良好环境，实现实验室的根本安全。

一、安全教育制度

教学实验室要建立规范的岗前安全培训和安全准入制度，对进入实验室的教师必须进行安全技能和操作规范培训，未经相关安全教育并取得合格成绩者不得进入教学实验室工作。组织教师系统学习相关法律法规和规章标准中涉及教学实验室安全的具体内容，通过案例式教学、规范性培训和定期检查考核等方式，不断提高教学实验室教学人员的安全意识和对安全风险的科学认知水平；助教一般由研究生担任，除了完成三倍量的实验教学训练外，还要进行实验室安全环境、安全隐患、事故应急处置等培训，协助教师演示实验正确操作、仪器正确使用，还要提示学生违规操作带来的危害及可能引发的事故；对工程技术人员、实验技术人员、管理人员等进行安全责任教育，加强对教学实验室的管理和日常检查工作，保证教学设施设备正常运行、试剂材料正确使用，以及废弃物规范处置。

对学生教育要制定多级培训、持续培训制度。在医学专业学生培养前期，即理论与实验教学培养阶段，高校要为不同轨道、不同专业的学生开设有一定学分的安全教育必修课程，在进入实验室前组织学生参加安全准入考试，考试内容包含通识类和各专业学科分类安全知识、安全规范、国家相关法律法规、应急措施等；在每门实验课开始前安排安全导论课，讲述与本实验有关安全知识，课后进行安全内容测验，考试合格后方可参加相关专业实验课；并在实验教学中，教育学生严格按照实验要求操作，并要遵守各专业实验室的安全管理规定，养成安全、环保、科学、诚信的良好行为习惯；在后期，即进入临床实习、实习实践、实验科学研究、毕业论文设计培养阶段的学生，在临床技能教学实验室及相关专业实验室，需继续进行相关专业知识培训、导师培训及经验丰富的实验人员示范培训等，对口腔专业的学生还要进行口腔科无菌操作培训，避免因不规范操作造成安全事故。

建立惩罚性教育制度，对引发或造成严重实验室安全事故的学生和老师，视后果的严重性依据学校学生守则及教师处分条例，给予相应的惩罚，提高其对不良习惯及行为的约束。

二、安全教育形式和教育内容

高校要根据师生特点，积极开展多种形式的安全教育。在传统课堂教学、讲座等形式的基础上，积极利用传统媒体和新媒体等多种形式进行案例分析和教育，建立起全链条医学实验室安全知识教育体系，形式上可以是安全手册、安全刊物、网上安全信息与常识、多媒体网络课件、培训课程等，并将教学实验室制定的有关安全制度公布在教学实验室（中心）的网站及微信平台上，加强安全教育宣传工作。依托教学实验室定期开放日，积极宣讲教学实验室安全常识；设立实验室安全隐患意见箱，增强师生安全意识；在实验室张贴各类安全警示标识，对学生进行安全警示教育；结合学科特点，针对教学实验室可能发生的事故，根据国家相关法律规定编制应急救援预案，定期组织师生进行模拟火灾逃生演练、灭火器使用演习、火灾初期扑救、应急演练、遇险处理、事故救援等。国家规定有特殊要求的专业培训应由有资质的专门机构组织进行，如辐射安全培训、高压灭菌锅的上岗培训等。

实验室安全教育培训内容应突出医学专业的特点。医学与医学生物学实验室除了一般的实验室所关注的防火、防电、防盗之外，在医学实验室安全隐患中试剂药品安全、仪器设备的操作安全、实验用动物、微生物和放射性等诸多因素应纳入到安全教育，尤其应加强危险化学品安全管理、安全使用的培训。培训内容可以包括医学实验室的环境安全建设规范、实验室各项实验操作安全注意事项警示、各种实验用品的潜在危险提示、实验室废弃物及医疗废弃物的分类处理、实验室安全应急处置措施等，使进入实验室的人员做到进入实验室前心中有数，进入实验室后则思路清晰、行为规范。建立实验室安全知识考试系统，使其具有学习与考试功能，题库内容包含通识类和各专业学科分类安全知识、安全规范、国家相关法律法规、应急措施等[17-18]。

随着虚拟仿真技术的快速发展，它更多地运用于高校实验教学及实验安全教育中。根据 2013 年教育部《关于开展国家级虚拟仿真实验教学中心建设工作的通知》，虚拟仿真实验教学依托虚拟现实、多媒体、人机交互、数据库和网络通讯等技术，构建高度仿真的虚拟实验环境和实验对象，学生在虚拟环境中开展实验，达到教学大纲所要求的教学效果。虚拟仿真实验教学中心的建设任务是实现真实实验不具备或难以完成的教学功能。在涉及高危或极端的环境、不可及或不可逆的操作，高成本、高消耗、大型或综合训练等情况时，提供可靠、安全和经济的实验项目[19]。医学与医学生物学教学实验室建立虚拟仿真教学平台，采取虚拟现实（virtual reality，简称 VR）、增强现实（augmented reality，简称 AR）、混合现实（mixed reality，简称 MR）等多种技术探讨安全教育和培训的模式，如爆炸实验、燃烧实验、中毒反应、病毒大规模流行等各类化学与生物安全事故模拟及应急演练，火灾逃生及灭火器、灭火毯、消防砂等消防器材使用的培训演练等，将在高校未来的安全教育工作中有很好的发展前景。

三、安全教育效果评价体系

探索以安全教育形式、接受培训频率、培训内容、安全意识、安全技能等多纬度的安全教育效果评价体系，可采用访谈、检查、评比、问卷调查等多种方式对安全教育效果进行安全教育效果评价。了解哪些安全教育形式吸引学生、哪些培训内容对学生帮助大、学生安全意识是否提高学生安全技能是否提高等，从调查结果分析实验室安全教育工作存在的问题，并不断改进[20]。

（张英涛　郭敏杰）

参考文献

[1] 麻丽丽. 医学专业教育中实践教学重要性以及现存问题探讨 [J]. 中国电力教育，2012，（34）：104-105.

[2] 教育部办公厅. 关于中央部门所属高校深化教育教学改革的指导意见（教高厅 [2016] 2 号）. 2016.

[3] 姚玉献. 医学院校实验教学中心的构建与管理 [J]. 中国教育技术装备，2012，（12）：96-98.

[4] 教育部办公厅. 教育部办公厅关于印发《国家级实验教学示范中心管理办法》的通知（教高厅 [2016] 3 号）. 2016.

[5] 教育部办公厅. 教育部办公厅关于加强高校教学实验室安全工作的通知（教高厅 [2017] 2 号）. 2017.

[6] 教育部. 关于开展 2018 年度高等学校科研实验室安全检查工作的通知（教技司 [2018] 254 号）. 2018.

[7] 谭洪卓，杜传林，李福君，等. 安全管理学在实验室安全工作中的应用 [J]. 实验室科学，2018，21（2）：213-216，220.

[8] 李志红. 100 起实验室安全事故统计分析及对策研究 [J]. 实验技术与管理，2014，31（4）：210-213.

[9] 贺蕾，廖婵娟，卢丽丽，等. 112 起高校实验室事故分析统计与防控对策研究 [J]. 中国公共安全（学术版），2017，（2）：49-53.

[10] 付净，刘虹，刘文博. 高校实验室火灾爆炸事故原因分析及管理对策 [J]. 吉林化工学院学报，2018，35（05）：87-92.

[11] 李志华，邱晨超，贺继高，等. 化学类实验室事故风险分析及其对策 [J]. 实验室研究与探索，2018，37（3）：294-298.

[12] 教育部. 关于实施"新世纪高等教育教学改革工程"的通知（教高［2000］1 号）. 2000.

[13] 余也，马小艳，边贵荣，等. 高校药学专业实验室建设的实践与探索［J］. 实验技术与管理，2018，35（2）：235-237.

[14] 郝程，刘英，席涛，等. 浅谈口腔医学实验中心实验室安全管理［J］. 卫生职业教育，2017，35（19）：95-96.

[15] 周剑涛，姚尧，丁海峰，等. 医学检验专业教学实验室"安全态"的探讨［J］. 国际检验医学杂志，2013，34（11）：1475-1476.

[16] 教育部. 关于进一步加强高校教学实验室安全检查工作的通知（教高厅［2019］1 号）. 2019.

[17] 聂立华，何御舟，王秋芳，等. 高校医学实验室安全文化建设研究［J］. 实验技术与管理，2018，35（11）：257-258.

[18] 姚婧婧，孙品阳，刘久弘，等. 北京大学医学实验室人员安全教育情况的调查研究［J］. 实验技术与管理，2015，32（10）：224-226.

[19] 教育部. 关于开展国家级虚拟仿真实验教学中心（教高司函［2013］94 号）. 2013.

[20] 石玉琴，付国庆，周婷，等. 高校医学实验室安全现状调查及改进措施［J］. 科教导刊，2015，5（下）：181-183.

附录17-1　教育部发布的高等学校实验室安全检查项目表（2018）

《高等学校实验室安全检查项目表》（2018）查询及下载链接：http：//www.moe.gov.cn/s78/A16/s8213/A16_sjhj/201807/t20180713_342968.html

由于《高校学校实验室安全检查项目表》每年会更新，因此，如需使用该表，建议在中华人民共和国教育部网站查询最新的相关内容。

附录17-2　教育部发布的《高校教学实验室安全工作检查要点》（2019版）

《高校教学实验室安全工作检查要点》（2019版）教育部官方查询及下载链接：http：//www.moe.gov.cn/srcsite/AD8/S7945/201901/t20190124-368001.html.

一、教学实验室安全管理体制机制

（一）教学实验室安全管理责任体系建设情况

1．教学实验室安全管理机制运行情况（校院均有完整、明确的实验室安全管理组织架构图，显示各级安全管理责任及任务分工）；

2．专职教学实验管理人员情况（校院均有专职的实验室管理人员，专职实验室管理人员具有一定资质，岗位责任明确）；

3．兼职教学实验室安全员情况（每个实验室均配备有安全管理员，安全管理员的职责清晰）。

（二）教学实验室安全责任人逐级分层落实情况

1．校领导安全责任落实情况（高校党政主要负责人是学校安全工作第一责任人；分管高校教学实验室工作的校领导协助第一责任人负责教学实验室安全工作，是教学实验室安全工作的重要领导责任人；其他校领导在分管工作范围内对教学实验室安全工作负有监督、检查、指导和管理职责）；

2．部门负责人安全责任落实情况（学校教学实验室安全管理机构和专职管理人员负责学校教学实验室的日常安全管理；学校二级单位党政负责人是本单位教学实验室安全工作主要领导责任人）；

3．教学实验室负责人安全责任落实情况（教学实验室负责人是本实验室安全工作的直接责任人，负责实验室安全的日常管理）。

（三）教学实验室安全管理制度及各项实验安全操作规范情况

1．实验室管理制度；

2．实验室安全操作规程；

3．岗位安全责任制（各级签订安全责任书）；

4．实验室安全培训及安全告知制度；

5．实验室安全检查制度；

6．劳动保护／安全防护用品配备制度；

7．实验室应急管理制度；

8．实验室设备安全管理制度；

9．实验室特种设备专项管理制度；

10．实验室关键岗位持证上岗制度；

11．实验室安全例会制度；

12．实验室安全经费投入制度；

13．实验室危险化学品安全管理制度；

14．实验室废弃物安全管理制度；

15．实验室安全奖惩制度；

16. 实验室安全档案及台帐管理制度；

17. 实验室涉及使用新材料、新设备、新工艺、新仪器必须进行安全培训的规定；

18. 消防、应急设施管理制度；

19. 生物、辐射安全管理制度；

20. 事故处理和责任追究制度。

（四）教学实验室全生命周期安全运行机制建设及运行情况

1. 明确和落实教学实验室建设项目的安全设施必须与主体工程同时设计、同时施工、同时投入生产和使用；

2. 对实验教学过程中需要使用的物品，建立采购、运输、存储、使用、处置等全流程安全监控制度和运行情况；

3. 教学实验室安全定期评估制度建立和运行情况；

4. 教学实验室安全事故隐患排查、登记、报告、整改等制度建立和运行情况。

（五）教学实验室安全管理队伍建设情况

1. 是否有专业高效的实验室安全管理队伍；

2. 是否建立安全队伍培养、培训、管理机制。

（六）教学实验室安全信息化建设情况

1. 全校统一的教学实验室安全管理信息化系统建设情况；

2. 危险源信息数据登记、记录全流向、闭环化管理与运行情况；

3. 安全信息汇总、分析、发布、监督、追踪等综合有效管理情况。

二、教学实验室安全宣传教育

（一）教学实验室安全准入制度建设落实情况

1. 学校建立的教学实验室安全准入制度（安全测评考试、风险评估等）；

2. 教学实验室安全管理过程中严格执行和落实制度中对实验室安全的各项要求（定期安全检查、安全相关会议、安全处罚情况等）。

（二）针对进入教学实验室的师生进行安全技能和操作规范培训、考核情况

1. 教学实验室安全教育培训计划（新入教学实验室人员安全教育记录等）；

2. 教学实验室安全培训内容、培训考核、实验室安全培训归档。

（三）教学实验室安全知识宣传工作情况

1. 教学实验室安全教育和安全告知情况；

2. 实验室安全教育手册；

3. 实验室安全守则、安全操作规程、应急指南的明示情况。

（四）教学实验室实验教学情况

1. 教师和学生在实验过程中，按照操作规程验证确认安全防范措施执行的规范性；

2. 教师和学生在实验过程中，按照教学实验室现场化学品安全技术说明书要求及个人安全防护用品制度佩戴个人安全防护用品；

3. 教师和学生对教学实验室场所中的安全设施、安全装备的演示或使用中，按照操作规程验证确认安全设施、安全装备的演示或使用的规范性。

三、教学实验室危险源管理

（一）教学实验室危险源排查与记录情况

1．教学实验室应定期进行实验室危险源辨识并建立危险源清单（清单的制定、检查周期、方法、保管等是否符合规范要求或自行建立了相关的管理办法）；

2．清单项目是否合规合理，记录是否完整，其中危险源排查是否包括（但不限于）以下几个方面：（1）化学品；（2）剧毒品；（3）易制毒化学品；（4）易制爆化学品；（5）电气；（6）气瓶；（7）高温或低温；（8）高压或低压；（9）化学反应；（10）运动设备等。

（二）教学实验室危险源监控及采取整改措施记录情况

1．按照相关规范制定教学实验室危险源控制措施；

2．按照相关规范设置实验室危险源监测系统；

3．定期进行实验室隐患排查与整改，并保存完整记录。

（三）教学实验室重大危险和多发易发危险应急处置措施办法制定情况

教学实验室根据危险源的特点，依据国家相关的法律规定确定重大危险和多发易发危险并编制应急处置措施办法并定期进行相关演练（如有危化品的实验室，应制定相应化学品的安全应急处理规范）。

四、教学实验室安全设施与环境

（一）教学实验室的设施、设备布局情况

1．涉及安全通道、安全出口、消防设施、报警装置、隔离防护设施的平面布局位置情况；

2．定期对教学实验室设备、设施的安全性检查；

3．教学实验室涉及易燃易爆、有毒有害、放射物质、生物污染等危险物品的器材储存、放置位置应当合理；

4．教学实验室安全用电应符合国家标准（导则）和行业标准；

5．教学实验室通风系统符合国家法律标准的相关规定；

6．教学实验室管理符合现场管理的相关标准；

7．针对不同的危化品教学实验室，应按照国家消防要求和火灾种类，配备相应的灭火器，如液体用、固体用、精密仪器、活泼金属等。

（二）教学实验室安全标志标识的设置情况

1．教学实验室应在相关位置设置安全标志标识（在房间和走廊应有安全逃生图，在地面和墙面应有带荧光或反光指示箭头）；

2．安全标志标识应符合国家安全标志标识标准；

3．安全标志标识应与教学实验室现场实际情况吻合（有化学品使用或存放的房间，应在门外有明显标识）。

（三）教学实验室危险物品、废弃物品的采购、运输、储存、使用和废弃物处置情况

1．学校应通过具有安全生产经营许可证的销售单位进行危险物品采购；

2．学校危化品仓库管理和使用管理应符合国家有关规定和标准；

3．学校应委托具有相应资质的第三方负责危险物品、废弃物品的运输、处置；

4．针对易制毒化学品和剧毒品，严格按国家相应规定进行购买、使用、登记、储存。

（四）教学实验室个人安全防护用品的配备情况

　　1．教学实验室配发个人安全防护用品的目录；

　　2．教学实验室个人安全防护用品的选型适用于所在实验，符合国家法规标准要求，数量和存放位置合理（针对不同的危化品，应配备相应的防护用品，如防强酸手套、活性炭口罩、防护面罩、自呼吸防护面罩等）；

　　3．教学实验室个人安全防护用品的定期更新记录。

五、教学实验室安全应急能力建设

（一）教学实验室根据国家相关法律规定编制并及时修订安全应急预案情况

　　1．针对教学实验室可能发生的事故，根据国家相关法律规定编制应急救援预案；

　　2．如实验项目发生变化，及时对应急预案进行修订并做好相关记录。

（二）教学实验室定期进行安全应急演练及记录情况

　　1．教学实验室应定期进行安全应急演练，并保存演练的完整记录；

　　2．定期总结评估应急演练的效果，完善相关应急措施。

（三）教学实验室安全应急资源储备情况

　　1．教学实验室应急资源涉及应急组织架构及人员、物资、经费、安全急救设施和个人防护器材配备；

　　2．校内外安全应急可调配的其他资源。

后 记

自 2015 年夏，经中国医学装备协会医学实验室装备与技术分会常务理事会讨论，决定对《医学与生物学实验室安全技术管理》（第 2 版）进行修编以来，历时 4 年有余，本书第 3 版以《医学与医学生物学实验室安全》为名，终得以成书！该书的修编，凝聚了分会众多专家、学者的智慧和心血。吕兆丰理事长亲自审定编写大纲，全程参加历次编写工作会议并给予指导；李健民、崔泽实副会长及李桂芬、范宪周、孙家霖、孟宪敏等专家在具体工作中多次给予指导和支持；分会原副理事长高贵凡、吴兵、贾延江、王旻、谢利德等多次参加编写工作会议并提出真知灼见……正是在他们无私而真诚的帮助、编委会的指导和编写者的共同努力下，今天付梓面世。衷心感谢所有在本书编写过程中给予支持和帮助的领导、专家和学者！

本书从第 1 版到第 3 版的修编，历经了由安全技术指南，到安全技术管理，再到实验室安全的转变过程。本书第 3 版从实验室安全基本概念出发，意图通过贯彻安全理念、掌握安全方法、严格规范行为等，形成良好的实验室安全文化。编委会的目标是使本书成为以实验室安全管理为关注点的学术性著作，成为行业内公认的教材，并探索医学与医学生物学实验室安全管理学术建设的可能。编写者力争实现这个目标，但因知识、能力、视野、时间等所限，仍会有不完善或不尽如人意的地方。除此之外，一些实验室安全管理的新理念、新技术、新方法等有所涉及但叙述不深不透，甚至有的并未涉及；出版社希望配合该书的出版加入一些技术操作演示视频或相关多媒体资料，此次编写过程中也未完成。这是本书的些许遗憾。

诚恳希望各位专家、同行和读者对本书提出宝贵意见和建议，并就医学与医学生物学实验室安全相关问题给予指点或与我们共同探讨。希望本书再次修编时能更加完善，为医学相关实验室安全工作提供参考，并为健康中国事业做出贡献！

徐善东

2019 年 7 月